Wie Kinder Witze erzählen

Zürcher Germanistische Studien

Herausgegeben von
Michael Böhler
Harald Burger
Peter von Matt und
Ulrich Stadler

Band 60

PETER LANG
Bern · Berlin · Bruxelles · Frankfurt a.M. · New York · Oxford · Wien

Stefan Hauser

Wie Kinder Witze erzählen

Eine linguistische Studie zum Erwerb narrativer Fähigkeiten

PETER LANG
Bern · Berlin · Bruxelles · Frankfurt a.M. · New York · Oxford · Wien

Bibliografische Information Der Deutschen Bibliothek
Die Deutsche Bibliothek verzeichnet diese Publikation in der Deutschen Nationalbibliografie; detaillierte bibliografische Daten sind im Internet über ‹http://dnb.ddb.de› abrufbar.

Die vorliegende Arbeit wurde von der Philosophischen Fakultät der Universität Zürich im Sommersemester 2004 auf Antrag von Prof. Dr. Harald Burger und PD Dr. Ulla Kleinberger Günther als Dissertation angenommen.

Umschlagsabbildung: *Dimea und Lia*. © Stefan Hauser. Mit der freundlichen Genehmigung der Eltern.

ISSN 0178-0778
ISBN 3-03910-766-6

Hochfeldstrasse 32, Postfach 746, CH-3000 Bern 9
info@peterlang.com, www.peterlang.com, www.peterlang.net

Danksagung

Humor ist, wenn man trotzdem lacht, so heisst es sprichwörtlich. Dass mir während der Entstehungszeit der vorliegenden Arbeit – trotz Unterbrüchen und Durststrecken – das Lachen nicht vergangen ist, verdanke ich dem Zuspruch und der Unterstützung wohlgesinnter Menschen. Bei ihnen allen möchte ich mich an dieser Stelle bedanken.

Ein ganz besonderer Dank gebührt Prof. Dr. Harald Burger, der die vorliegende Arbeit mit Interesse und Wohlwollen begleitet und mit grosser fachlicher Kompetenz kritisch-konstruktiv unterstützt hat. Auch bei PD Dr. Ulla Kleinberger Günther möchte ich mich herzlich für die zahlreichen wertvollen Inputs bedanken, die sie mir in verschiedenen Phasen der Entstehung gegeben hat. Ausserdem danke ich verschiedenen Kolleginnen und Kollegen am Deutschen Seminar der Universität Zürich, insbesondere lic. phil. Franziska Gugger und Dr. Martin Luginbühl, für das Interesse, das sie meiner Arbeit entgegenbrachten. In der Anfangsphase haben auch die Literaturhinweise von Dr. Thomas Studer entscheidend dazu beigetragen, Licht ins Dunkel theoretischer und methodischer Probleme zu bringen. Und natürlich wäre diese Studie ohne die Mitarbeit der vielen Kinder, die bereitwillig mitmachten, nicht zustande gekommen. Ihnen und den verschiedenen Lehrpersonen, die mich bei meinem Vorhaben unterstützten, gilt ebenfalls ein besonderer Dank.

Für ihre wertvolle moralische und finanzielle Unterstützung möchte ich mich bei meinen Eltern Ruth und Hans Hauser-Meier bedanken. Zu Dank bin ich auch Dr. Esther Steck verpflichtet, die sich die Mühe genommen hat, das Skript im Hinblick auf Tipp- und andere Fehler Korrektur zu lesen. Und schliesslich geht ein ganz spezieller Dank an Dominique Sigl, die mich in vielfältiger Weise unterstützt hat und die trotz Verzögerungen und Unterbrüchen die Zuversicht nicht verloren hat, dass dieses Buch eines Tages fertiggestellt sein wird.

Inhaltsverzeichnis

1. Einleitung

Kinder zeigen bereits in frühen Phasen des Spracherwerbs Freude am kreativen Umgang mit Sprache. Die Entwicklung des verbalen Humors beginnt mit Wortverdrehungen, falschen Namen, Phantasiewörtern und nimmt bald schon komplexere Formen und Strukturen an. Mit dem fortschreitenden Erwerb der Erzählfähigkeit lassen sich bei den Kindern unterschiedliche Arten von komischen Texten beobachten, die aus entwicklungspsychologischer und vor allem auch aus linguistischer Perspektive von grossem Interesse sind. Im Rahmen der vorliegenden Arbeit wird aus den verschiedenen Spielarten des verbalen Humors, die im Verlauf der kindlichen Entwicklung zu beobachten sind, der Textsorte Witz besondere Beachtung geschenkt. Im Mittelpunkt der Arbeit steht die Frage, welche sprachlichen Formen und narrativen Strategien den Kindern unterschiedlichen Alters zur Verfügung stehen, wenn sie Witze erzählen. Die Schwierigkeit, einen Witz so zu erzählen, dass er die intendierte Wirkung erzielt, lässt sich an folgendem Beispiel illustrieren. Es handelt sich dabei um einen Witz, den ein viereinhalbjähriger Junge erzählte:

> Es fliegen zwei Vögel … dangangang!

Man würde dieses Erzählfragment wohl kaum als Witz auffassen, wenn man nicht wüsste, dass es der Erzähler explizit als «Witz» angekündigt und sich darüber auch köstlich amüsiert hat. Das Handlungsgeschehen ist in diesem Beispiel auf ein absolutes Minimum reduziert und es ist daher zu bezweifeln, dass man die Pointe versteht, wenn man den vollständigen Witz nicht kennt. Die vollständige Version dieses Witzes sähe übrigens in etwa so aus:

> Zwei Vögel fliegen durch die Luft. Da sagt der vordere zum hinteren: «Achtung! Eine Telefonstangangangang …!» Da erwidert der hintere: «Schon zu spangangang …!»

Wie aus dem Vergleich der beiden Versionen gut ersichtlich ist, fehlen in der oberen Variante entscheidende Informationen, die man für das Verständnis der Pointe bräuchte. Es ist allein aufgrund dieses Witzfragments nicht eindeutig festzustellen, ob der Erzähler selber den Witz verstanden hat, den er hier wiederzugeben versucht, oder ob er einfach bruchstückhaft nacherzählt, was er einmal gehört hat. Was jedoch feststeht, ist, dass der Erzähler noch nicht über die narrativen Fähigkeiten verfügt, die es ihm erlauben würden, seinen Text so zu gestalten, dass er auf eine Pointe hinausläuft, die man als Zuhörer nachvollziehen kann.

Vergleicht man die Witze von Kindern verschiedenen Alters, dann zeigt sich sehr deutlich, dass Witze keine einfach zu realisierenden Texte sind. Ungenau oder unvollständig erzählte Witze erzielen die gewünschte Wirkung in der Regel nicht. Für das Gelingen der Pointe ist es daher entscheidend, dass es der Erzähler versteht, die einzelnen Handlungselemente und Dialogsequenzen präzise aufeinander abzustimmen und folgerichtig mit den Figuren zu verbinden. Nur so kann die überraschende Wirkung der Pointe zum Tragen kommen. Dazu sind beim Erzähler verschiedene narrative Fähigkeiten sowie ein ausgeprägtes (meta-)sprachliches Bewusstsein notwendig. Die vorliegende Arbeit interessiert sich dafür, wie sich die Entwicklung der Erzählkompetenz bei Kindern zwischen dem Vorschulalter und der sechsten Klasse der Primarschule auf das Erzählen von Witzen auswirkt. Als Datenbasis für die Analyse dieser sprachlich-kognitiven Entwicklung dient ein Textkorpus, das sich aus 332 Witzen zusammensetzt. Es handelt sich bei den Belegen um Witze, die sich gleichaltrige Kinder von vier verschiedenen Altersstufen gegenseitig erzählten (Kindergarten, zweite Klasse, vierte Klasse und sechste Klasse).

Die Entwicklung narrativer Fähigkeiten ist im Rahmen der so genannten Erzählerwerbsforschung seit den 70er Jahren in zahlreichen Studien untersucht worden. In der Erzählerwerbsforschung werden verschiedene Erzählmodelle diskutiert und es wird mit Hilfe unterschiedlicher Methoden untersucht, wie sich die kindliche Erzählkompetenz über verschiedene Altersstufen hinweg entwickelt. Bislang wurden dabei bestimmte Arten von Erzähltexten bevorzugt behandelt: einerseits fiktionale Erzählungen (zumeist Nacherzählungen von Bildergeschichten) und andererseits Schilderungen persönlicher Erlebnisse. Es gibt aber auch narrative Texte, die unter dem Aspekt des Erzählerwerbs bislang noch kaum untersucht wurden. Dazu gehört auch die Textsorte Witz. Die vorliegende Studie versteht sich als Beitrag, der diese Forschungslücke schliessen will. Dementsprechend wird im Kontext dieser Arbeit die Herausforderung, vor die ein Witzerzähler gestellt ist, als ein narratives Problem aufgefasst. Witze sind Texte, die eine Reihe besonderer Eigenschaften aufweisen, was vom erzählerwerbstheoretischen Standpunkt neue Erkenntnisse ermöglicht, aber auch neue Fragen aufwirft.

Das Interesse der vorliegenden Untersuchung gilt dem *Erzählen* von Witzen, nicht dem *Verstehen* von Witzen. Es geht also in erster Linie um Fragen der

Produktion und nicht um Fragen der *Rezeption*. Die Verstehensproblematik wird zwar an einzelnen Stellen zur Sprache kommen, sie steht aber nicht im Mittelpunkt des Interesses. Ausserdem gilt es festzuhalten, dass sich die Analyse der Kinderwitze primär mit sprachlichen Phänomenen befasst, während funktionale Aspekte humoristischer Interaktion nicht den Schwerpunkt dieser Studie darstellen. Und es sei auch darauf hingewiesen, dass es nicht zur Zielsetzung gehört, die gesamte Entwicklung des verbalen Humors zu beschreiben. Vielmehr konzentriert sich die Arbeit mit der Textsorte Witz auf einen Teilbereich der Humorentwicklung. Mit dieser Beschränkung auf einen Ausschnitt des Gesamtkomplexes Humor geht eine Konzentration auf die erzählerwerbstheoretische Problematik einher. Die Studie will also einerseits einen Beitrag zur Humorforschung und andererseits einen Beitrag zur Erzählerwerbsforschung leisten.

Die Arbeit gliedert sich in einen theoretischen Teil (Kap. 2–4) und einen empirischen Teil (Kap. 5–12). Zunächst soll es darum gehen, die theoretischen Grundlagen zu erarbeiten, die für die Beschäftigung mit der Textsorte Witz notwendig sind (Kap. 2). Dazu wird einerseits auf text- und gesprächslinguistische Beschreibungskategorien Bezug genommen, andererseits werden Fragen aufgegriffen, die in der kognitiven Humorforschung diskutiert werden. Zunächst geschieht dies anhand von Beispielen des Erwachsenenhumors, und zwar nicht weil der Erwachsenenhumor als Norm interpretiert wird, sondern weil damit eine Vergleichsbasis für die Analyse der Kinderwitze vorliegt. Mit dem dritten Kapitel wird schliesslich der Blick der Entwicklung des kindlichen Humors zugewandt. Ausgehend von Studien zur frühkindlichen Humorentwicklung und mit Bezug auf kognitions- und sozialpsychologische Modelle des Humorerwerbs sollen wesentliche Kategorien diskutiert werden, die für eine linguistische Herangehensweise an die kindliche Humorentwicklung von Bedeutung sind. Das vierte Kapitel vermittelt einen Überblick über die Grundfragen der Erzählerwerbsforschung, insbesondere über die wesentlichen theoretischen Konzeptionen des Erzählerwerbs. Damit wird neben der Humorforschung der zweite wichtige Bezugspunkt der vorliegenden Arbeit angeführt.

Der zweite Teil beginnt mit dem fünften Kapitel, das die Erhebungsmethode sowie das Datenmaterial der Studie vorstellt. In diesem Zusammenhang werden auch verschiedene Überlegungen bezüglich der Leistungsfähigkeit der angewandten Methode angestellt. In den Kapiteln 6–12 wird das Datenmaterial schliesslich in einer Querschnittstudie ausgewertet. Die Analyse der Kinderwitze konzentriert sich hauptsächlich auf die Textebene: Es werden formale, stilistische, textstrukturelle, inhaltliche sowie interaktionale Aspekte der Textsorte Witz berücksichtigt. Es geht im empirischen Teil dieser Untersuchung also vor allem um sprachliche Fragen und weniger um soziale oder psychologische Phänomene der Humorentwicklung. Durch den Vergleich der vier Altersstufen sollen im Hinblick auf den Erwerb der Erzählkompetenz verschiedene Entwicklungsprozesse genauer untersucht werden, die bislang weder in der Erzählerwerbsforschung noch in der Humorforschung im Zentrum des Interesses standen.

2. Witze als Gegenstand der Linguistik

Die Frage, über welche narrativen Fähigkeiten ein Sprecher verfügen muss, um einen Witz erfolgreich erzählen zu können, erfordert eine ausführliche Auseinandersetzung mit der Textsorte Witz. Dies soll im Rahmen dieses Kapitels geschehen. Die Beschäftigung mit der Textsorte Witz bedingt aber auch, dass über die Verwendung der Begriffe «Komik» und «Humor» nachgedacht wird. In Bezug auf die Begriffe «Komik» und «Humor» Klarheit zu schaffen, erweist sich allerdings als äusserst schwierig. Vom englischen Komiker Rowan Atkinson, der als «Mr. Bean» Bekanntheit erlangte, stammt die folgende Aussage: «Egal, was man über das Komische sagt, das Gegenteil ist genauso wahr.» Diese Bemerkung führt in einen Problembereich, der nicht nur für die vorliegende Arbeit, sondern für die gesamte Humorforschung von Bedeutung ist. Es geht um die folgenden grundlegenden Fragen:

Was ist Humor? Wie lässt sich das Phänomen Komik beschreiben? Welchen Stellenwert hat das Lachen bei der theoretischen Bestimmung von Humor und Komik?

Es wäre vermessen zu glauben oder zu behaupten, es würde eine einheitliche Antwort auf diese Fragen geben. Doch die nicht zu vermeidende Vielheit der Standpunkte zeugt nicht von einem schrankenlosen Relativismus, sondern vom Umstand, dass die wissenschaftliche Diskussion über diese Themenkomplexe unvermeidlich von Voraussetzungen geprägt ist und daher aus unterschiedlichen Perspektiven und Zusammenhängen heraus spricht. Einigkeit besteht in den verschiedenen Disziplinen, die sich mit diesen Fragen beschäftigen, zumindest darin, dass es bis heute nicht gelungen ist, eine konsistente Definition des Humors oder des Komischen zu formulieren. Es ist in der Forschungsliteratur geradezu zu einem Topos geworden, dass sich Humor bzw. Komik einer theoretischen Definition entziehen (vgl. Attardo 1994; Schäfer 1996). Dabei gilt es zwei Aspekte zu unterscheiden: Einerseits bestehen erhebliche Differenzen im theoretischen Zugang zu den fraglichen Phänomenbereichen und andererseits werden die Begriffe Komik und Humor nicht einheitlich verwendet.[1] Auf diesen Sachverhalt macht auch Ruch (1998) aufmerksam:

1 Überblicksdarstellungen über die verschiedenen Theorieansätze finden sich in Keith-Spiegel (1972), Best (1989), Attardo (1994), Schäfer (1996), Schreiner (2003).

> The meaning of humor is best illuminated by fixing its position in the complex net of terms used in the whole field. At present several formal and informal nomenclatures coexist and, unlike in other disciplines, no committee has decided on some common, binding usage of terminology in humor research. One historical nomenclature stems from the field of aesthetics (as studied by philosophers and psychologists) where *the comic* – defined as the faculty able to make one laugh or amuse – is distinguished from other aesthetic qualities, such as beauty, harmony, or the tragic. Humor is simply *one* element of the comic – as are wit, fun, nonsense, sarcasm, ridicule, satire, or irony – and basically denotes a smiling attitude towards life and its imperfections: an understandig of the incongruities of life. [...] The other major terminological system, largely endorsed by current Anglo-American research (and in everyday language) uses humor as the umbrella-term for *all* phenomena of this field. Thus, humor, replaced *the comic* and was treated as a neutral term; i.e. not restricted to positive meanings. (Ruch 1998, 6)

Im Rahmen der vorliegenden Arbeit wird der Begriff «Humor» in einem weiten Sinne verwendet, und zwar werden damit sowohl unterschiedliche Verhaltensweisen wie auch unterschiedliche Textsorten bezeichnet. «Komik» wird hauptsächlich als ein Rezeptionsphänomen verstanden, das einen Teilbereich des Humors darstellt. Das Interesse gilt jedoch in erster Linie der *Textsorte Witz*. Es ist nicht das Ziel, das Phänomen des Komischen an sich zu ergründen oder den Begriff Humor abschliessend zu definieren. Vielmehr sollen verschiedene text- und gesprächslinguistische Aspekte der Textsorte Witz untersucht werden, die schliesslich als Grundlage für die Analyse der Kinderwitze (Kap. 6–12) dienen werden. Der Versuch, Witze als Textsorte zu beschreiben, heisst erstens, ihnen etwas Vergleichbares zuzuschreiben und zweitens andere Textsorten abgrenzen zu können. Im Verlauf der folgenden Ausführungen wird sich zeigen, dass Witze auf verschiedenen Beschreibungsebenen über eine Reihe spezifischer Merkmale verfügen. Gleichzeitig wird aber auch zum Ausdruck kommen, dass eine eindeutige Abgrenzung zu verwandten Texttypen nicht überall möglich ist. Unter den verschiedenen Spielarten des verbalen Humors stellt die Textsorte Witz eine Variante dar, die verschiedene Gemeinsamkeiten mit anderen humoristischen Textsorten aufweist.

2.1 Die Textsorte Witz

Trotz der verschiedenen Möglichkeiten in der Betrachtungsweise von Witzen zeichnen sich in der linguistischen Literatur zur Textsorte Witz zwei Hauptrichtungen ab, die zu unterschiedlichen theoretischen Konzeptionen des Phänomens Witz geführt haben. Mit diesen zwei Hauptrichtungen ist einerseits eine textinterne und andererseits eine textexterne Perspektive gemeint. Die textinterne Sichtweise rückt formal-inhaltliche und strukturelle Aspekte in den Vordergrund, während der textexterne Ansatz Texte als Interaktionseinheiten zwischen einem Produzenten und einem oder mehreren Rezipienten versteht. Die textexterne Sichtweise interessiert sich für Witze als Einheiten eines kommunikativ bedingten und sozial geprägten Vorgangs. Eine umfassende Konzeption der Textsorte Witz liegt bislang noch nicht vor. Daher wird hier zunächst auf eine allgemeine Textsortenbestimmung zurückgegriffen, mit dem Ziel die verschiedenen zur Diskussion stehenden Text-Dimensionen aufzuzeigen. In der folgenden Textsortendefinition von Brinker (1997), die nicht speziell für die Textsorte Witz formuliert ist, werden die wichtigsten Aspekte genannt, die auch für die Auseinandersetzung mit der Textsorte Witz ausschlaggebend sein werden:

> Textsorten sind konventionell geltende Muster für komplexe sprachliche Handlungen und lassen sich als jeweils typische Verbindungen von kontextuellen (situativen), kommunikativ-funktionalen und strukturellen (grammatischen und thematischen) Merkmalen beschreiben. Sie haben sich in der Sprachgemeinschaft historisch entwickelt und gehören zum Alltagswissen der Sprachteilhaber; sie besitzen zwar eine normierende Wirkung, erleichtern aber zugleich den kommunikativen Umgang, indem sie den Kommunizierenden mehr oder weniger feste Orientierungen für die Produktion und Rezeption von Texten geben. (Brinker 1997, 132)

Was Brinker für die Beschreibung von Textsorten im Allgemeinen formuliert, hat auch für die Textsorte Witz Gültigkeit: Die charakteristischen Strukturmerkmale des Witzes lassen sich nur unter Berücksichtigung der spezifischen Interaktionssituation adäquat verstehen. Daher sind Witze nicht nur als Strukturtypen, sondern auch als Interaktionstypen zu verstehen.[2]

Die vorliegende Arbeit folgt der Überzeugung, dass eine adäquate Beschreibung der Textsorte Witz sowohl auf der textinternen als auch auf der textexternen Sichtweise aufbauen muss. Formale und strukturelle Aspekte sind genauso

2 Wenn in dieser Arbeit von der Textsorte Witz die Rede ist, dann sind primär mündliche Witze gemeint, obwohl vieles auch auf schriftliche Beispiele zutrifft.

zu berücksichtigen wie interaktionale und soziale Komponenten. In der folgenden Grafik sind die verschiedenen Ebenen dargestellt, die im Rahmen der vorliegenden Untersuchung von Bedeutung sind:

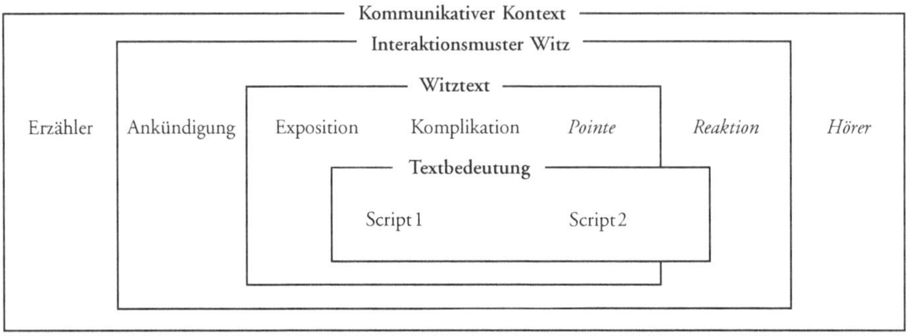

Abbildung: Analyseebenen

Wie in dieser grafischen Darstellung zum Ausdruck kommt, ist der Witz als komplexe Struktureinheit immer in einem kommunikativen Kontext eingebettet, der den Rahmen abgibt für die Interaktion zwischen Erzähler und Hörer. Zum Witz als Interaktionsmuster gehört aber nicht nur der Witztext, sondern auch die Ankündigung des Erzählers sowie die Reaktion des Hörers. Der Witztext im engeren Sinne besteht aus der Dreigliederung in Exposition, Komplikation und Pointe. Eine genauere Beschäftigung mit der Funktionsweise der Witzpointe wird jedoch zeigen, dass sich die Pointe nicht im Text manifestiert, sondern als Ergebnis der doppelt angelegten Textstruktur und der Verstehensleistung des Hörers zu verstehen ist.

Obwohl in der vorliegenden Arbeit die gleichzeitige Wirksamkeit und die gegenseitige Abhängigkeit der verschiedenen Ebenen des Witzes postuliert wird, müssen die einzelnen Sachverhalte getrennt voneinander behandelt werden. Die Diskussion der witztypischen Elemente beginnt auf der Ebene des Witztextes (Kap. 2.2), und zwar weil sich der Witztext als narrative Einheit relativ einfach eingrenzen lässt. Im Zusammenhang mit der Frage, wie sich die Pointe eines Witzes linguistisch beschreiben lässt, kommt die doppelte Textbedeutung in Witzen zur Sprache (Kap. 2.3). Und schliesslich soll der Witz als Interaktionsmuster thematisiert werden, das durch verschiedene Aspekte des konversationellen Kontextes bedingt ist (Kap. 2.4).

2.2 Strukturelle Merkmale des Witztextes

Im Hinblick auf die verschiedenen Typen von Witzen gilt es als Erstes zwei grundlegende Realisationsformen des Witzes zu unterscheiden: einerseits den *dialogischen Witz* und andererseits den *narrativen Witz*. Das Kriterium für diese Unterscheidung bildet die Art der Interaktion zwischen Erzähler und Hörer: Während der narrative Witz vom Erzähler monologisch realisiert wird, findet der dialogische Witz als kurze Frage-Antwort-Sequenz zwischen Erzähler und Hörer statt.[3] Dabei umklammern Frage und Antwort einen Gedankengang, dessen wesentliche Teile nicht ausgedrückt sind, sondern vom Rezipienten zusammengefügt werden müssen. Wie die folgenden Belege illustrieren, lassen sich zwei Typen von dialogischen Witzen unterscheiden:

(A) Was sucht ein einarmiger Bandit in der Einkaufsstrasse?
Einen Second-Hand-Shop.

Was antwortet ein arbeitsloser Jurist auf die Frage, wie es ihm gehe?
«Ich kann nicht klagen.»

Was liegt am Nil und schmilzt?
Ein Schokodil.

(B) Was ist der Unterschied zwischen einem Pfarrer und einem Wegweiser?
Es gibt keinen. Beide weisen zwar den Weg, gehen ihn aber nicht.

Was ist der Unterschied zwischen Roger Federer und Samuel Schmid?
Bei Federer freut man sich auf den zweiten Satz.[4]

Was ist der Unterschied zwischen einem Lehrer und einem Terroristen?
Der Terrorist ist von Sympathisanten umgeben.

3 Witzklassifikationen, die sich an inhaltlichen Kriterien orientieren, haben in der Regel den Nachteil, dass sie weder exhaustiv noch distinktiv sind (vgl. z. B. Röhrich 1977). Daher werden in der vorliegenden Arbeit Witze nach linguistischen Merkmalen klassifiziert.

4 Roger Federer ist ein bekannter Tennisspieler, Samuel Schmid ist Mitglied des Schweizerischen Bundesrates. Derselbe Witz wurde vor einigen Jahren mit Boris Becker und Helmut Kohl erzählt.

In dialogischen Witzen des Typs (A) wird nach einer Person, nach einer Handlung oder nach einem Sachverhalt gefragt, wobei zwischen der Frage und dem Referenzobjekt ein Zusammenhang besteht, der erst durch die Antwort zu einer «sinnvollen» Lösung führt. Der zweite Typ des dialogischen Witzes (B) fragt nach dem Unterschied zwischen zwei Personen, Gegenständen oder Sachverhalten, bei denen entweder kein erkennbarer oder aber ein vermeintlich offensichtlicher Zusammenhang besteht. Die Pointe beruht schliesslich darauf, dass über ein nicht erwartbares *tertium comparationis* ein Bedeutungszusammenhang hergestellt wird, der gleichzeitig einen komischen Kontrast zwischen den Referenzobjekten bildet.

Natürlich sind diese Fragen ebenso wenig ernst gemeint wie die Antworten, was auf die Ähnlichkeit von Dialog-Witzen und Scherzfragen hinweist. Dialog-Witze beruhen ebenso auf Scheinfragen und Scheinproblemen, sind aber gemäss Attardo & Chabanne (1992) von den Scherzfragen zu unterscheiden, weil sie im Gegensatz zu diesen eine pointierte Antwort bieten. Es ist allerdings fraglich, ob dies ein brauchbares Unterscheidungskriterium ist. Folgendes Beispiel wäre demzufolge als Scherzfrage zu bezeichnen:

> Weshalb haben Häuser manchmal farbige Ziegel?
> Damit es nicht hineinregnet.

Bei der Scherzfrage wird nach Auffassung von Attardo & Chabanne (1992) durch die Frage des Erzählers das Vorhandensein einer Pointe suggeriert, was sich dann aber als Trugschluss herausstellt. Dieser Überlegung folgend wäre das Unterscheidungskriterium zwischen Witz und Scherzfrage, dass in Scherzfragen über den Hörer gelacht wird, während es in Witzen das Ziel ist, den Hörer zum Lachen zu bringen.[5] Gemäss Fischer (1991, 48) setzen Scherzfragen «in ihrer Unlösbarkeit einen Scherz voraus, den lediglich der Fragesteller richtig beibringen kann». Dies gilt aber grundsätzlich auch für dialogische Witze, und kann daher auch kein brauchbares Unterscheidungskriterium sein. Ob es klare Kriterien gibt, um Scherzfragen von Witzen abzugrenzen, bleibt also vorerst offen. Auch Rätsel sind von ihrer Frage-Antwort-Struktur her mit den dialogischen

5 Konsequenterweise wäre eine Scherzfrage dann keine Scherzfrage mehr, wenn auch der Rezipient darüber lacht. Bei einer solchen begrifflichen Festlegung, die das Lachen als Unterscheidungskriterium ansetzt, ist allerdings zu fragen, ob es sich beim Lachen um eine objektivierbare Qualität des Textes handelt oder ob damit primär die Interaktion zwischen Produzent und Rezipient beschrieben wird.

Witzen verwandt. Rätsel werden jedoch mit einer kongruenten Antwort begründet, während der dialogische Witz eine Antwort gibt, «die gleichzeitig ein Rätsel enthält» (Bausinger 1996, S. 1996). Damit ist gemeint, dass beim dialogischen Witz die kognitive Ergänzungsleistung des Hörers durch die erzeugte Inkongruenz erst eigentlich in Gang gesetzt wird. Demgegenüber ist beim Rätsel in der Antwort die Lösung des Problems enthalten. Da aber auch Rätsel witzige Elemente enthalten können, kann sich eine klare Abgrenzung zwischen dialogischen Witzen und Rätseln im Einzelfall als schwierig herausstellen.

Im Gegensatz zu den dialogischen Witzen handelt es sich bei den narrativen Witzen um zumeist kürzere Erzählungen, denen die drei makrostrukturellen Elemente *Exposition*, *Komplikation* und *Pointe* zugeordnet werden können. Im Folgenden sollen die Strukturelemente narrativer Witze genauer betrachtet werden.

2.2.1 Einleitung (Exposition)

Die Einleitung stellt die Witzfiguren und ihre Situationen vor und eröffnet den narrativen Rahmen für die Handlung. Es gibt zwar witztypisches Personal wie etwa Schotten, Mantafahrer, Blondinen etc., aber grundsätzlich können in Witzen beliebige Figuren auftreten. Während es Witzfiguren gibt, die über längere Zeiträume aktuell bleiben, gibt es andere, die ebenso schnell wieder verschwinden, wie sie in Mode kamen. Es handelt sich bei den «Protagonisten» nicht immer um Menschen, es können durchaus auch sprechende und agierende Tiere oder Objekte vorkommen. Eine wichtige Funktion der Exposition ist es, «kurz und prägnant eine fiktive Wirklichkeit zu entwerfen» (Marfurt 1977, 93), in der sich dann die Witzhandlung abspielen wird:

> Zwei Bananen graben ein Loch …
> Der Arzt zum Patienten …
> Kommt ein Mantafahrer in die Garage …

Der Exposition kommt die Aufgabe zu, mit minimalem narrativem Aufwand die Voraussetzungen zu schaffen, auf denen die Witzhandlung aufbaut. Wie Attardo & Chabanne (1992) festhalten, ist es für die Textsorte Witz typisch, dass die Witzfiguren nur durch sehr wenige Eigenschaften charakterisiert werden. Da der Witzerzähler und der Witzhörer auf eine gemeinsame Kenntnisgrundlage zurückgreifen können, reichen meistens bereits wenige Angaben aus, um sich über eine typische Witz-Figur in einer für sie typischen oder atypischen Situation zu verständigen. Die Ausgangssituation, auf der die folgende Handlung aufbaut, wird meistens nur oberflächlich skizziert. Die Witz-Exposition hat nicht die Funktion über eine Witzfigur zu informieren, sondern es sollen beim Hörer bestimmte Vorstellungen evoziert werden. Die Knappheit der Exposition fordert den Hörer auf, die benannten Personen nicht als wirklich existierende zu begreifen, sondern einem Inventar von bekannten Witzfiguren zuzuordnen (Marfurt 1977, 96).[6]

Diese für die Witz-Exposition charakteristischen inhaltlichen Merkmale haben auf der formalen Ebene eine Entsprechung. Zu den rekurrenten formalen Merkmalen gehören der syntaktisch verkürzte erste Satz, die Inversion von Subjekt und finitem Verb sowie die Verwendung des bestimmten Artikels zur Einführung der Witzfiguren.[7] Der definite Artikel ist ein Mittel der Personenstilisierung und dient der unmittelbaren Typenerkennung (vgl. Kotthoff 1995). Mit dem bestimmten Artikel am Textbeginn sollen «pauschale Vorurteile und Rollenerwartungen» (Marfurt 1977, 96) geweckt werden, die durch den weiteren Handlungsverlauf bestätigt werden und mit der Pointe eine überraschende Wendung nehmen.[8] Die elliptische Erzähleröffnung (Der Arzt zum Patienten …)

6 Nach Auffassung Eulers (1991, 41) trifft die Einleitung eines Witzes eine Auswahl aus der Menge der konventionellen Witzfiguren und -situationen und grenzt damit den Witz von der Anekdote ab. Da es aber auch Witze gibt, die bekannte und real existierende Persönlichkeiten enthalten (z. B. Politikerwitze), ist das Personal letztlich wohl doch kein hinreichendes Kriterium, um die Anekdote vom Witz zu unterscheiden. Der Unterschied zwischen Witz und Anekdote lässt sich rein textimmanent vermutlich nicht abschliessend beurteilen, da es sich um zwei Textsorten handelt, die mit teilweise ähnlichen Pointierungsverfahren arbeiten. Aber die Art und Weise der Kontextualisierung dürfte dem Rezipienten in der Regel ziemlich klare Hinweise darauf geben, mit welcher Textsorte er es zu tun hat. Hinzu kommt, dass Anekdoten und Witze zumeist in unterschiedlichen Situationen erzählt werden. Anekdoten haben veranschaulichenden Charakter und eignen sich daher nur bedingt für eine Witzrunde.

7 Während die Ankündigung des Witzes («Kennst du den schon …?») explizit auf den Witz verweist (vgl. 2.4), sind die Witzfiguren und die formalen Elemente der Witzexposition implizite Signale, die den Text als Witz kennzeichnen.

8 Die Knappheit des Witzes lässt sich auch verstehen als rezeptionssteuerndes Mittel (vgl. 2.3.1), das den Hörer veranlasst, bestimmte Annahmen zu treffen und fehlende Informationen aufzufüllen. Genau diese Inferenzprozesse werden aber vom Witz unterlaufen. Vor diesem Hintergrund bekommt die als charakteristisch bezeichnete Kürze des Witzes nebst der stilistischen noch eine weitere, nämlich psycholinguistische Bedeutung.

gehört ebenfalls zu den typischen Elementen des Witzes. Die äusserst knappe Skizzierung der Ausgangslage manifestiert sich auf diese Weise auch in der sprachlichen Gestaltung der Witzexposition. Ähnlich wie die Ellipse ist auch die Inversion von Subjekt und finitem Verb eine syntaktische Auffälligkeit, die zu den typischen Merkmalen der Witzexposition gehört. Diese konventionellen Muster der Erzähleröffnung haben für den Witz eine vergleichbare Funktion wie «Es war einmal ...» für das Märchen. Ein weiteres typisches Element des narrativen Witzes, das Kotthoff (1998) als «Involviertheitsstrategie» des Witzes bezeichnet, ist das atemporal verwendete Erzählpräsens. Mit dem Präsens soll nicht die zeitliche Einordnung der dargestellten Ereignisse, sondern die Unmittelbarkeit des witzigen Geschehens hervorgehoben werden.

Dem Witzerzähler stehen also verschiedene formale Mittel zur Verfügung, mit denen die Textsorte Witz eröffnet werden kann. Diese Konventionen zu kennen, ist für den Erzähler des Witzes von Bedeutung. Diese Feststellung machen Boueke & Schülein (1991b) auch für die Textsorte *Erzählung:* «Für den Erzähler ist die Wahl der ‹Textsorte› keineswegs beliebig, vielmehr muss er, will er mit seiner Erzählung Erfolg haben, die für eben diese Textsorte spezifischen Merkmale berücksichtigen.» (Boueke & Schülein 1991b, 19) Auf den Witz übertragen, gilt dies freilich nicht nur für die Exposition, sondern für die narrative Gestaltung des gesamten Witzes.

2.2.2 Hauptteil (Komplikation)

Zusammen mit der Exposition stellt die Komplikation die narrative Basis des Witzes dar, während die Pointe den Erzählfokus des Witzes bildet.[9] In der Komplikation gilt es, eine Erzählstruktur zu realisieren, die parallel zwei voneinander unabhängige Sinnebenen im Text etabliert. Es ist die Aufgabe des Erzählers, die

9 Der Begriff «Komplikation» stammt aus der Erzähltheorie und wird in der Humorforschung üblicherweise zur Bezeichnung des «Mittelteils» von Witzen verwendet. Dabei sollte allerdings beachtet werden, dass die «Komplikation» beim Witz nicht exakt die gleiche Funktion hat wie z. B. in einer Geschichte. Während beim Witz die «Komplikation» sozusagen im Dienst der Pointe steht, enthält die «Komplikation» einer Geschichte wesentliche Elemente dessen, was in der Erzählforschung als «Erzählwürdigkeit» bezeichnet wird (vgl. dazu auch Kap. 4). Der funktionale Unterschied ist also mitzuberücksichtigen, wenn der Begriff «Komplikation» auf verschiedene Texttypen angewandt wird.

Geschehnisse auf eine scheinbar eindeutige Weise darzustellen und gleichzeitig im Text eine zweite Deutungsmöglichkeit anzulegen, die jedoch erst durch die Pointe offengelegt wird. Marfurt spricht in diesem Zusammenhang von «polyfunktionaler Vertextung» (Marfurt 1977, 66). Ziel der Komplikation ist es also, durch eine geschickte Perspektivierung des Geschehens dem Hörer eine bestimmte Auffassung des Geschilderten nahezulegen und seine Erwartung so zu beeinflussen, dass er schliesslich von der Pointe überrascht wird (Euler 1991, 48).

Ein typisches Strukturprinzip in Witzen ist die narrative Wiederholung, die gewöhnlich in der dreifachen Repetition eines jeweils leicht veränderten Handlungsverlaufs besteht. In der Regel führt das dreimalige Durchspielen einer Handlung oder einer Ereigniskette im dritten Anlauf zu einer pointierten Lösung. Die dreifache narrative Wiederholung hat als retardierendes Element einerseits spannungsfördernde Wirkung (Wenzel 1989), andererseits wird so ein Hintergrund geschaffen, vor dem die Überraschung durch die Pointe besonders stark wirkt:

> Drei Bauern treffen sich, ein Franzose, ein Amerikaner und ein Schweizer. Da beginnt der Franzose zu protzen: «Mein grösster Acker ist so gross, dass ich einen ganzen Tag brauche, um ihn abzuschreiten.» Da erwidert der Amerikaner: «Mein kleinster Acker ist so gross, dass ich einen halben Tag brauche, um ihn abzufahren.» Da meint der Schweizer: «Ja, so einen alten Traktor hatte ich früher auch.»

Bei solchen «Übertrumpfungswitzen» besteht die Pointe in der Regel darin, dass der dritte Handlungsschritt ganz anders verläuft als die beiden ersten (vgl. dazu Röhrich 1977). Mit dem Schlussargument resp. mit der letzten Handlung erweist sich der Dritte entweder als der Dümmste oder als der Klügste. Durch das dreimalige Durchspielen wird eine Verstehensebene in den Vordergrund gerückt, die sich am Ende als falsch erweist. Wie Bausinger (1996, S. 1994) festhält, ist dieser Dreier-Mechanismus unter den humoristischen Textsorten vor allem für Witze typisch und hat z. B. für Anekdoten keine besondere Bedeutung.

Wie bereits dargelegt, gilt es in der Komplikation, die Geschehnisse auf eine scheinbar eindeutige Weise darzustellen und gleichzeitig eine zweite Deutungsmöglichkeit anzulegen, die erst durch die Pointe aufgedeckt wird. Dabei spielt der Dialog der Witzfiguren eine zentrale Rolle. Die Dialogizität wird in der Humorforschung als ein konstitutives Element des Witzes erachtet (vgl. Marfurt 1977; Attardo & Chabanne 1992, Kotthoff 1998). Attardo & Chabanne (1992, 168) vertreten diesen Standpunkt sehr pointiert: «The joke can be characterized as revolving around a verbal interaction frame in a given situation.»

Tatsächlich sind Witze, die ohne Dialog auskommen, sehr selten. Ob dies, wie Marfurt (1977, 97ff.) vermutet, hauptsächlich auf die witztypische Ökonomie der Darstellung zurückzuführen ist oder ob sich Dialoge auch aus anderen narratologischen Gründen dafür eignen, die Witzhandlung zu verdichten, wäre eigens zu diskutieren. Feststeht jedoch, dass der Dialog für die Textsorte Witz ein elementares Merkmal darstellt. Typisch für narrative Witze ist, dass sie mit einer dialogischen Sequenz enden:

> Der Chef erzählt in der Kaffeepause einen Witz, und alles biegt sich vor Lachen, nur die Sekretärin nicht. Da fragt ein Kollege erstaunt: «Haben Sie denn gar keinen Sinn für Humor?» – «Doch, aber ich habe bereits gekündigt.»

Im Zusammenhang mit dem Dialog ist auch die Verwendung der direkten Rede im Witz zu sehen, die ein gebräuchliches Stilmittel ist, um die Witzfiguren mit ihrem Sprechen zu charakterisieren. Die direkte Rede bietet die Möglichkeit der Stilisierung und damit auch der Kontrastierung verschiedener Figuren. Versetzt man probehalber einen Witz in die indirekte Rede, hat das in der Regel den Effekt, dass die Pointe an Schärfe verliert. Kotthoff (1995) spitzt diese Beobachtung zur Feststellung zu, es käme einem Ruin des Witzes gleich, wenn er in indirekter Rede erzählt würde. Dieser Auffassung ist jedoch entgegenzuhalten, dass direkte Rede zwar in besonderer Weise zur Darstellung von Unmittelbarkeit dient und insofern als wichtiges Stil- oder Gestaltungsmittel zu betrachten ist, aber nicht als konstitutives Strukturmerkmal.

Während andere Erzähltypen dem Sprecher verschiedene Möglichkeiten für die Realisierung seiner Erzählung offenlassen, ist ein Witzerzähler an die Einhaltung bestimmter Formen und Strukturen gebunden, da sonst die Pointe nicht zustande kommt und somit die Wirkung des Witzes verloren geht. Witze weisen eine Erzählstruktur auf, die parallel zwei voneinander unabhängige Sinnebenen etabliert, welche erst am Textende offengelegt werden dürfen. Bereits durch geringfügige Mutationen, z. B. durch das Auswechseln von Witzfiguren, können konnotative Bedeutungsaspekte verloren gehen und somit als Interpretationshilfen fehlen. Mit einem unvollständig oder ungenau erzählten Witz lässt sich in der Regel die gewünschte Wirkung, nämlich jemanden zum Lachen zu bringen, nicht erzielen. Für das Gelingen des Witzes ist also entscheidend, dass es der Erzähler versteht, durch genaues Abstimmen von Handlungselementen und Dialogsequenzen dem Hörer eine bestimmte Auffassung der Geschehnisse nahezulegen und seine Erwartung so zu beeinflussen, dass er von der Pointe überrascht wird.

Die Variierbarkeit der einzelnen Textelemente ist beim Witz also weitaus geringer als in Alltagserzählungen.[10] Marfurt (1977, 50 ff.) spricht in diesem Zusammenhang von einem «Idealtext» und verbindet damit die Auffassung, der Witzerzähler müsse den Witz «annähernd wortgetreu» wiedergeben. Euler (1991) relativiert die Notwendigkeit des wortgetreu wiedergegebenen Idealtextes, indem sie auf die jeweils unterschiedlichen Bedingungen des Kontextes hinweist:

> Aus linguistischer Sicht kann es ‹den Idealtext› nicht geben. Ein ‹idealer Text› ist allenfalls der, der Inhalt, Aufbau und Pointe des Witzes eloquent realisiert und gleichzeitig der augenblicklichen Erzählsituation optimal angepasst ist. Ein solcher Text ist sprachlich geprägt von der Individualität des Sprechers und von dessen Sensibilität für die Reaktionen der Hörer. Wegen seiner Bindung an den jeweiligen kommunikativen Kontext ist ein ‹idealer Text› nicht wiederholbar. (Euler 1991, 27)

Wie Kotthoff (1996) betont, gilt für orale Gattungen generell, dass lediglich «Textgerüste» relativ stabil bleiben, während ihre narrative Umsetzung immer wieder anders realisiert werden kann. Auch aus der Sicht der Folkloristik gibt es die alleingültige, authentische Fassung nicht, sondern nur Versionen desselben Witzes (vgl. Bausinger 1996). Trotz der individuellen mündlichen Gestaltungsmöglichkeiten des Erzählers ist jedoch festzuhalten, dass sich die Pointe eines Witzes aus textsemantischen Gründen nur in einem relativ engen textuellen Rahmen entfalten kann. Die Pointe ist ein kognitiver Effekt, der nur dann eintritt, wenn es der Erzähler versteht, die verschiedenen Textbausteine genau zueinander in Beziehung zu setzen. Unterschiedliche theoretische Konzeptionen der Pointierung sollen im Folgenden besprochen werden.

2.2.3 Pointe

Die Pointe stellt nicht nur im Alltagsverständnis das wesentlichste Element des Witzes dar, sondern auch in praktisch allen Humortheorien, die sich mit der Textsorte Witz befassen. Aus sprachwissenschaftlicher Sicht ist die Pointe aber gerade dasjenige Element, das am schwierigsten zu identifizieren und zu beschreiben ist. Im Gegensatz zur Exposition und Komplikation lässt sich die Pointe nicht an der «Textoberfläche» festmachen. Das inkongruente Ende des Witztex-

10 «Gelingen oder Misslingen des vollzogenen Musters sind in der Witzerzählung schärfer voneinander zu trennen als in der Alltagserzählung.» (Schülting 1991, 229).

tes weist zwar auf die Pointe hin, aber es ist nicht möglich, der Pointe als Textelement habhaft zu werden. Die Pointe wird im Text nicht ausgedrückt, sondern ist eine Ergänzungsleistung oder Verstehensleistung, die im Kopf des Rezipienten stattfindet. Eine rein textimmanente Gliederung in Exposition, Komplikation und Pointe lässt sich also nicht aufrecht erhalten. Ulrich (1991) versucht das Problem zu lösen, indem er die Dreigliedrigkeit nicht als textinternes Strukturmerkmal auffasst, sondern an die Rezeptionsphasen des Hörers anbindet:

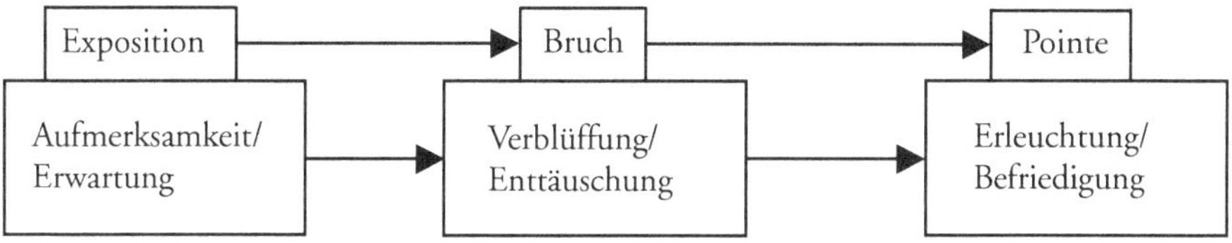

Abbildung: Strukturmodell nach Ulrich (1991)

Was sonst Pointe genannt wird, heisst bei Ulrich (1991) «Bruch». Der Bruch ist nach Auffassung Ulrichs eine Inkohärenz am Textende, die mit «Verblüffung» oder «Enttäuschung» seitens des Hörers verbunden ist. Die «Verblüffung» führt schliesslich zur notwendigen Ergänzungsleistung des Hörers. Erst wenn diese erbracht ist, hat sich die Pointe vollzogen und der Hörer reagiert mit «Erleichterung» und «Befriedigung», d. h. mit Lachen. Dieser an der Rezeption orientierten Struktur ist insofern zuzustimmen, als sie die Pointe nicht als Strukturelement des Textes begreift, sondern als Verstehensleistung des Rezipienten.[11] Damit es zu diesem Überraschungseffekt kommen kann, muss der Text so gestaltet sein, dass die zweite Sinnebene zunächst im Hintergrund bleibt und erst durch die Inkongruenz am Textende vom Rezipienten entdeckt wird. Wie entscheidend die Verstehensleistung des Hörers ist, kommt nicht zuletzt auch dadurch zum Ausdruck, dass Witz-Pointen in der Regel nicht erklärt werden können, da sie sonst sofort ihre Wirkung verlieren. Auch das Zusammenfassen eines Witzes ist nicht möglich, ohne dass dabei die Pointe verloren geht.

Gemäss Raskin (1985, 114–117) ist für jede Pointe ein Element ausschlaggebend, das den Wechsel von der einen Lesart zur anderen ermöglicht, nämlich

11 Etwas unglücklich gewählt – wenn auch von der Idee her durchaus nachvollziehbar – sind die Begriffe Bruch, Verblüffung und Enttäuschung. Von Enttäuschung zu reden wäre eher dann sinnvoll, wenn infolge einer *fehlenden* Pointe sich die Hörererwartung nicht erfüllt. Auch der Begriff der Verblüffung passt in diesem Kontext nicht, da der Witzrezipient ja geradezu darauf wartet, dass eine komische Situation folgt.

der «Script-Switch-Trigger». Der Script-Switch-Trigger ist in der Konzeption Raskins das Element des Witztextes, das mit beiden im Witz angelegten Verstehensebenen (Scripts) kompatibel ist. Der Trigger, der den Umschlag bewirkt, kann sprachlicher oder nichtsprachlicher Natur sein. Dementsprechend lassen sich im Kontext des Witzes zwei Grundtypen der Pointierung ausmachen, die im Folgenden als sprachbasierte und als handlungsbasierte Pointen unterschieden werden. Damit soll an die in älteren Arbeiten übliche Unterscheidung zwischen «Wortwitzen» und «Sachwitzen» (vgl. z. B. Röhrich 1977) angeknüpft werden. Die Pointe kann auf dem Spiel mit der Mehrdeutigkeit von Sprache beruhen oder auf einer handlungsbezogenen nichtsprachlichen Ebene.[12] Zu den sprachbasierten Pointen sind alle Formen der Pointierung zu zählen, die auf der Mehrdeutigkeit von Sprache aufbauen. Demgegenüber machen sich handlungsbasierte Pointen verschiedene Arten von Normverstössen und Verdrehungen der Logik zunutze. Sie können auch auf Unkenntnis, Fehlüberlegungen oder Fehlverhalten der Witzfiguren beruhen. Im Falle der handlungsbasierten Pointen bilden also nicht sprachliche Ambiguitäten die Grundlage für den komischen Effekt, sondern Mehrdeutigkeiten, die sich aus Situationen oder Sachverhalten ergeben.[13] Als Beispiel für eine handlungsbasierte Pointe lässt sich der folgende Witz anführen, dem eine für den schwarzen Humor typische Umkehrung der Verhältnisse zugrunde liegt:

> Nach einem Unfall erwacht der verletzte Autofahrer im Krankenwagen aus seiner Ohnmacht und fragt verwirrt: «Was ist los, wo bin ich, wo fahren wir hin?», worauf ihm der Arzt antwortet: «Sie befinden sich im Krankenwagen und wir fahren zum Friedhof.» «Aber wieso zum Friedhof, ich bin ja noch nicht tot.» Darauf der Arzt: «Wir sind ja auch noch nicht dort.»

Der Unterschied zwischen pragmatischen und linguistischen Pointen zeigt sich unter anderem daran, dass die Komik in handlungsbasierten Witzpointen sprach-

12 Euler (1991, 47) kritisiert die Unterscheidung von Sach- und Wortwitzen mit dem Argument, jeder Witz sei ein Wortwitz, da er auf der Wirkung von Sprache beruhe. Das stimmt zwar für den Witz als Text, trotzdem verfängt die Kritik nicht, denn die Pointe – und das ist der entscheidende Punkt – basiert entweder auf einer sprachlichen oder einer konzeptuellen Mehrdeutigkeit.

13 Wenn im Rahmen dieser Arbeit sprachbasierte und handlungsbasierte Pointen unterschieden werden, dann ist damit keine dichotomische Trennung gemeint. Es lassen sich auch Beispiele finden, die sich einer eindeutigen Zuordnung entziehen. Dennoch lässt sich die Funktionsweise von Witzpointen auf diese beiden grundlegenden Prinzipien zurückführen.

unabhängig funktioniert, während die Komik in sprachbasierten Witzpointen an das Material einer bestimmten Sprache gebunden ist. Aus diesem Grund sind sprachbasierte Witzpointen in der Regel nicht übersetzbar (vgl. Röhrich 1977, 41). Ein Beispiel einer sprachbasierten Pointe, die nicht ins Deutsche übersetzbar ist, liegt im Fall der folgenden Pointe vor:

> Why is 6 afraid of 7? Because 7 8 9.

Die Pointe basiert auf der Homophonie der englischen Lexeme «eight» und «ate». Es handelt sich hierbei um eine sprachbasierte Pointe, die nicht ins Deutsche übersetzbar ist.[14] Der Trick der Pointe besteht also darin, dass im Text zwei unterschiedliche Bedeutungsebenen angelegt sind, die durch den Trigger miteinander verbunden sind. Es ist die Aufgabe des Hörers, diese beiden Sinndimensionen zu erschliessen. Mit der Inkongruenztheorie liegt ein Ansatz vor, der versucht, die Grundlage für diesen Rezeptionsprozess zu beschreiben.

2.2.4 Die Inkongruenztheorie

Von den vielfältigen Erklärungsansätzen des Komischen, die in der Geschichte der Humorforschung entwickelt wurden, gilt das Inkongruenzmodell als der Ansatz mit dem grössten Konsens (Attardo 1994, Kotthoff 1996b).[15] Auch in Theorien, die Humor und Lachen in den Zusammenhang mit Degradation und Aggression stellen oder als Mechanismen der Triebbefriedigung auffassen, spielt

14 Allerdings wäre es irreführend zu glauben, dass Pointen, die auf pragmatischer Inkongruenz beruhen, in einer anderen Sprache, d. h. auch in einem anderen kulturellen Kontext, ohne weiteres die gleiche Wirkung erzielen. Es gibt sehr wohl nichtsprachliche, aber kulturbedingte Zusammenhänge, die sich nicht «übersetzen» lassen (vgl. dazu Schäfer 1996).

15 Arthur Schoppenhauer (1788–1860), der die plötzliche Wahrnehmung einer Nichtübereinstimmung zwischen Konzept und realem Objekt als Grund für das Lachen annahm, wird gemeinhin als Urheber für die Inkongruenztheorie in der Humorforschung genannt. Keith-Spiegel (1972) und Schäfer (1996) nennen weitere Vordenker des Inkongruenz-Ansatzes, insbesondere des 18. Jahrhunderts. Demgegenüber verfolgte Attardo (1994) in seinem historischen Überblick die Wurzeln des Inkongruenzgedankens zurück bis in die Humortheorien der Renaissance.

die Wahrnehmung von Inkongruenz eine wesentliche Rolle.[16] Auch für die vorliegende Arbeit ist eine Auseinandersetzung mit verschiedenen inkongruenztheoretischen Überlegungen angezeigt, nicht zuletzt deshalb, weil für die Forschung zur kindlichen Humorentwicklung der Inkongruenzansatz eine wichtige Rolle spielt (vgl. Kapitel 3).

Im Folgenden sollen nur die wichtigsten Grundfragen verschiedener Inkongruenzauffassungen behandelt werden, nicht ohne dabei auch auf die Grenzen dieses Erklärungsansatzes zu verweisen. Denn so attraktiv das Modell für eine linguistische Theorie erscheint, so problematisch erweisen sich auch gewisse Annahmen bei genauerem Hinsehen. In der folgenden allgemein formulierten Definition von Shultz (1976) sind die wesentlichen Aspekte des Inkongruenzprinzips enthalten: «Incongruity is usually defined as a conflict between what is expected and what actually occurs in the joke. It is a concept which accounts well for the most obvious structural feature of jokes, the surprisingness of the punchline.» (Shultz 1976, 12) Diese Charakterisierung des Inkongruenzkonzepts enthält verschiedene Aspekte, die für die unterschiedliche Verwendung des Begriffs in der Literatur typisch sind. Einerseits wird der Begriff Inkongruenz auf die *Textstruktur* angewandt, andererseits aber auch auf den *Verstehensprozess* des Rezipienten. Die Definition von Shultz (1976) ist auch ein Beispiel dafür, dass sich die Diskussion um die Inkongruenz in der Regel auf die Funktionsweise der Pointe beschränkt, während andere Formen von Inkongruenz im Witz unberücksichtigt bleiben.[17] In der kognitiven Humorforschung hat sich eine bis heute anhaltende Debatte über die Rolle verschiedener Inkongruenzkonzepte entfacht (vgl. dazu Forabosco 1992). Grundsätzlich geht es dabei um die folgenden zwei Positionen:

a) Wahrnehmung und Auflösung von Inkongruenz als zweistufiger Prozess

Gemäss den Vertretern dieses Ansatzes, der auch als «Incongruity-Resolution»-Modell bezeichnet wird, baut der Witztext in der Exposition und in der Komplikation beim Rezipienten eine Erwartungshaltung auf. Diese Erwartung an den Weiterverlauf des Geschehens wird jedoch durch das Textende nicht bestätigt. Der Rezipient begegnet also einer Inkongruenz, die er in einem zweiten

16 Trotz seiner Omnipräsenz wird der Inkongruenz-Begriff von manchen Autoren kritisiert und als schwammig bezeichnet: «Incongruity is, of course, a rather slippery term and phenomenon.» (Vogel 1989, 221).

17 Lefort (1992) macht darauf aufmerksam, dass Witze mehrere Inkongruenzen aufweisen können, was insbesondere bei den Kinderwitzen eine wichtige Rolle spiele (vgl. dazu Kap. 12).

Schritt, in einer Art Problemlöse-Prozess, zu beheben sucht. Indem er den Text nach einer zweiten, verdeckten Sinnebene absucht, versucht der Rezipient die Ungereimtheit aufzulösen.[18] Das Resultat dieses Problemlöseprozesses manifestiert sich im Lachen des Rezipienten.

b) Wahrnehmung und Verstehen von Inkongruenz als gleichzeitiger Prozess

Im Rahmen des zweiten Ansatzes, der «Incongruity»-Modell genannt wird (vgl. Forabosco 1992), wird die Auffassung vertreten, die Inkongruenz werde im Text nicht aufgelöst, sondern bleibe bestehen. Die kognitive Restrukturierung des Textes, die durch die Inkongruenz ausgelöst wird, führe zwar dazu, dass die zweite, zunächst verdeckte Sinnebene zum Vorschein komme, aber der komische Effekt beruhe auf der gleichzeitigen Wirksamkeit der beiden Deutungsmöglichkeiten. Es wird also die Wahrnehmung des Kontrasts zweier verschiedener Lesarten betont, die beide mit dem Witztext kompatibel sind.

Forabosco (1992, 53) spricht von konzeptueller Komplementarität der beiden Positionen, da beide Ansätze die anfängliche Kongruenz als organisierendes Prinzip und die folgende Inkongruenz als dynamisches Prinzip erachten.[19] Eine klare Trennlinie zwischen den beiden Hauptrichtungen des Inkongruenz-Ansatzes lässt sich jedoch nicht ziehen, was zum einen durch die Vagheit des Inkongruenz-Konzepts erklärbar ist und zum anderen darauf zurückzuführen ist, dass der Inkongruenz-Begriff in der Humorforschung auf verschiedene Problembereiche angewandt wird.[20] Vielfach ist nicht klar, ob mit der Inkongruenz die Kategorie *Verstehen* oder die Kategorie *Wirkung* gemeint ist. Dass teilweise auch inhaltliche und strukturelle Aspekte vermischt werden, lässt sich am Beispiel McGhees (1979) illustrieren, der von der Auffassung ausgeht, Inkongruenzen

18 «[H]umor derives from experiencing a sudden incongruity which is then made congruous.» (Suls 1972, 82).

19 Auf den Umstand, dass Inkongruenz im Kontext der Witz-Pointe einen zweistufigen Rezeptionsprozess beinhaltet, weisen auch Attardo & Chabanne (1992) hin: «Incongruity is a relational concept. An object is not incongruous *per se;* it becomes such if introduced into a situation in which it does not fit or by comparison to a model of the object from which it differs. The function of the narrative introduction is precisely that of setting the background against which and in reason of which the punch line appears incongruous.» (Attardo & Chabanne 1992, 169).

20 Schäfer (1996) weist auf die Vielfalt der Ansätze innerhalb der Inkongruenztheorie hin: «Trotz vieler verschiedener Ansätze bleibt der Begriff der Inkongruenz unscharf, denn gemeint sind unter anderem eine Erwartungsenttäuschung oder ein Widerspruch, ein Paradox, eine Unstimmigkeit, ein Nicht-Zusammenpassen (dann meist eher Kontrast), Unlogik, aber auch Übertreibung.» (Schäfer 1996, 72).

seien wirkungsvoller, wenn sie mit Inhalten eines bestimmten Typs «angereichert» seien: «[V]ery few people really break up laughing at pure incongruities, but the addition of allusions to sex or aggression may produce this effect.» (McGhee 1979, 9) Die Auffassung, bestimmte Inhalte seien als «Zusatz» zur Inkongruenz eines Witzes zu verstehen, ist nur schwer nachvollziehbar, da die Inkongruenz eine strukturelle Notwendigkeit der Pointe ist, die als theoretisches Konzept losgelöst vom Inhalt des Witzes zu betrachten ist.[21]

Die mehrheitlich kognitionspsychologische Diskussion unter den Vertretern der beiden Richtungen dreht sich primär um die Frage, ob eine Auflösung der Inkongruenz für die Wahrnehmung des komischen Kontrasts notwendig sei oder nicht. Für die meisten Arbeiten, die dem Incongruity-Resolution-Modell verpflichtet sind, gilt allerdings, dass der Begriff «Auflösung» *(Resolution)* nicht genug präzise definiert ist. So ist etwa die Rede von «einer Art Problemlöseprozess», ohne dass geklärt wird, was damit genau gemeint ist.[22] Ob mit der «Auflösung» gleichzeitig auch die Eliminierung der Inkongruenz gemeint sei, ist unter den Vertretern des Incongruity-Resolution-Ansatzes umstritten. Forabosco (1992), der einen integrativen Ansatz verfolgt, versucht die Kontroverse um die Frage der «Resolution» folgendermassen zu lösen:

> Resolving the incongruity does not mean eliminating it. It means having, at the end of the process, an incongruity ‹that makes sense›, or again, to use an oxymoron – often useful in connection with humor – we might say that at the end we have a *congruent incongruity.* (Forabosco 1992, 59)

Wieviel damit tatsächlich gewonnen ist, muss hier offengelassen werden. Solange jedenfalls unklar bleibt, was unter dem Begriff «Resolution» zu verstehen ist, ist es schwierig eine Debatte über die Notwendigkeit einer «Resolution» zu führen.

In der Diskussion um den Stellenwert verschiedener Inkongruenz-Konzepte gibt es abgesehen von den erwähnten Problemen weitere Fragen, die bislang

21 Auch unter Berücksichtigung weiterer Textstellen wird McGhees Standpunkt nicht klarer: «In my opinion, the addition of sexual or aggressive elements in a joke probably has the effect of increasing the enjoyment of jokes that are otherwise boring because of their simplicity.» (McGhee 1979, 39).

22 Wie unterschiedlich die Auffassungen sind, die mit dem Begriff «Resolution» verbunden sind, geht aus den folgenden beiden Zitaten hervor: «In the second stage, the perceiver engages in a form of problem solving to find a cognitive rule which makes the punch line follow from the main part of the joke and reconciles the incongruous parts.» (Suls 1972, 82) Dieser Auffassung von «Resolution» steht diejenige von Deckers & Buttram (1990, 53) gegenüber: «Resolution may simply represent a case of incongruity occurring between schemata.».

noch unbeantwortet sind. So kann es beispielsweise durchaus vorkommen, dass ein bereits bekannter Witz auch beim zweiten Hören nochmals als lustig empfunden wird. Dies widerspricht aber den Annahmen der Inkongruenztheorie, denn eine Pointe, die schon bekannt ist, kann keine Überraschung mehr auslösen.[23] Wenn Inkongruenz tatsächlich ein notwendiges Merkmal einer Witzpointe ist, dann stellt sich die Frage, ob ein Witz, über den man zum zweiten Mal lacht, immer noch inkongruent ist. Verneint man die Frage, stellt dies den Erklärungsanspruch des Inkongruenzansatzes grundsätzlich infrage. Bejaht man hingegen die Frage, ist es erklärungsbedürftig, weshalb das Moment der Überraschung ein notwendiges Kriterium für das Funktionieren der Pointe sein soll. Wie auch immer man die Sache dreht, mit den Grundannahmen der Inkongruenztheorie bleiben verschiedene ungelöste Probleme verbunden. Diese ungelösten Fragen verdeutlichen vor allem eines, nämlich die Unklarheit, die in der kognitionspsychologischen Diskussion herrscht, ob mit der Inkongruenz das Verstehen oder die Wirkung von Witzen beschrieben wird.

Versucht man im Hinblick auf die Textsorte Witz die Inkongruenz mit linguistischen Mitteln genauer zu fassen, dann zeigt sich, dass vor allem der Zusammenhang zwischen sprachlichen Strukturen und Verstehensprozessen ins Blickfeld genommen werden sollte. Ein Mangel der kognitiv ausgerichteten Inkongruenztheorie ist die fehlende Verankerung des Begriffs «Inkongruenz» in textlinguistischen Ansätzen. Wenn in der inkongruenztheoretischen Diskussion davon die Rede ist, dass ein Textrezipient sich in seiner Erwartung getäuscht sieht, dann gilt es unter linguistischer Perspektive danach zu fragen, wie ein Text Erwartungen überhaupt aufbaut. Wenn man Inkongruenz als die Diskrepanz zwischen dem zu erwartenden Weiterverlauf der Handlung und dem tatsächlich eintretenden Ereignis auffasst, dann schliesst sich daran die Frage an, wie es denn zu diesen spezifischen Erwartungen überhaupt kommt.[24] Im Folgenden soll die Inkongruenz-Problematik vor dem Hintergrund der Doppelstruktur des Witzes genauer betrachtet werden.

23 Dieses Problems ist man sich unter den Vertretern des Inkongruenzansatzes durchaus bewusst: «A weakness of any humor theory based on incongruity is that it does not account for the fact that some humor can be appreciated more than once. According to incongruity theory, on a second hearing the punch line should not seem incongruous, present no problem, and, therefore, provide no amusement.» (Suls 1972, 94) Hingegen stellt das Phänomen, dass mehrmals über den gleichen Witz gelacht werden kann, unter psychoanalytischer Perspektive kein Problem dar (vgl. Freud 1905).

24 Dabei ist es wesentlich festzuhalten, dass sich diese Frage auch dann stellt, wenn der theoretische Status der Inkongruenz vorläufig noch nicht bis ins Letzte geklärt ist.

2.3 Die Doppelstruktur des Textes

Wie oben bereits ausgeführt wurde, weist der Witztext eine Erzählstruktur auf, die gleichzeitig zwei kontrastierende Sinnebenen etabliert, wobei die Pointe darin besteht, dass die zweite Deutungsmöglichkeit zunächst verborgen bleibt und erst durch das inkongruente Textende aktualisiert wird. Das plötzliche Umschlagen von einem Kontext in einen anderen, das in der Humorforschung als konstitutiv für die Pointe gilt, wird aus inkongruenztheoretischer Sicht als überraschende Nichterfüllung von Erwartung verstanden. Dies hat ganz zentral mit der vom Witztext erzeugten Erwartungshaltung und mit der Fokussierung der Aufmerksamkeit des Rezipienten zu tun. Eine Schlüsselrolle für den überraschenden Erwartungsbruch beim Witz spielen die vom Hörer aktivierten Wissensmuster (vgl. Kotthoff 1998, 163f.). Es gilt also, das Zusammenwirken von Textstruktur und Rezeptionsprozess genauer zu untersuchen.

2.3.1 Die Erzeugung von Erwartungsstrukturen

Ein theoretisches Konzept, das für eine solche Fragestellung geeignet ist, ist der von Bartlett (1932) in die Psychologie eingeführte Begriff des kognitiven *Schemas*. Wie Bartlett in seinem 1932 erschienenen Buch *Remembering* festhält, wird beim Verarbeiten von Sinneswahrnehmungen die Fülle von Informationen nicht einzeln verarbeitet, sondern unter bereits bekannte Wissensmuster gebracht. Insbesondere betont Bartlett (1932), dass die Verarbeitung von Informationen nicht ein passiver Vorgang des Registrierens von Daten sei, sondern vielmehr als die aktive Organisation der wahrgenommenen Informationen durch den aufnehmenden Organismus zu verstehen sei.[25] Der dem Schemaprinzip zugrunde liegende Gedanke behauptet also das Vorhandensein kognitiver Muster, die bei der Wahrnehmung und bei der Durchführung sprachlicher und nicht-sprachlicher Handlungen wirksam werden.

25 «*Schema* refers to an active organisation [sic] of past reactions, or of past experiences, which must always be supposed to be operating in any well-adapted organic response. That is, whenever there is any order or regularity of behaviour, a particular response is possible only because it is related to other similar responses which have been serially organised, yet which operate, not simply as individual members coming one after another, but as a unitary mass.» (Bartlett 1932, 201).

Modellvorstellungen, die auf den Grundannahmen des Schema-Ansatzes basieren, wurden seit den 70er Jahren vor allem in der kognitiven Psychologie und in der KI-Forschung, aber auch in der Soziologie und in einzelnen Bereichen der Linguistik erneut diskutiert und weiterentwickelt.[26] Wenn im Folgenden von Schemata die Rede ist, dann ist damit der Sammelbegriff für eine Reihe von ähnlichen Konzepten gemeint, die trotz unterschiedlichem Erklärungsanspruch an den gleichen Grundannahmen orientiert sind.[27] Als gemeinsamer Nenner der unterschiedlichen Richtungen lässt sich festhalten, dass es sich bei den Schemata um kognitive Datenstrukturen handelt, «in denen Erfahrungen verallgemeinert sind und die typische Sachverhalte bzw. zu erwartende Zusammenhänge aus einem bestimmten Realitätsbereich repräsentieren» (Schnotz 1994, 61).[28] Es handelt sich bei den Schemata also um abstrahierende Muster zur Organisation des Wissens, die bei der Wahrnehmung von Ereignissen, aber auch bei der Organisation von Handlungen wirksam werden.[29] Wie man sich die Struktur dieser Wissensmuster vorzustellen hat und worin die Aufgabe der Schemata im Einzelnen besteht, wird je nach theoretischer Ausrichtung anders beurteilt.

26 Überblicksdarstellungen über verschiedene Schema-Konzeptionen finden sich in Mandl et al. (1988); Konerding (1993); Schnotz (1994).

27 Dazu gehören etwa die Begriffe *Frame*, *Script*, *Plan*, *kognitives Modell*, *Szenario*. Auch das Konzept der *Story Grammars*, das im Kontext der Erzählerwerbstheorien noch eine Rolle spielen wird (vgl. Kap. 4.1.2), geht auf diese Forschungstradition zurück.

28 Zu den meistdiskutierten Vertretern des Schemakonzepts gehören die *Frames* und die *Scripts*. Das Frame-Konzept stellt eine eher statische, zumeist hierarchisch strukturierte Variante des Schemas dar, das Wissen über typische Zusammenhänge eines Realitätsbereichs enthält (vgl. Minsky 1979). Demgegenüber stellt das Script eine prozedurale bzw. episodische Variante dar, in der vor allem Wissen über typische Ereignisabläufe gespeichert sind (vgl. Schank & Abelson 1977). Mit ihrer Konzeption des «script» betonen Schank & Abelson (1977, 41) den prozeduralen Aspekt von Wissensmustern: «[A] script is a predetermined, stereotyped sequence of actions that defines a well-known situation.».

29 Wie selbstverständlich solche Wissensmuster in der alltäglichen Verstehenspraxis angewandt werden, ist in ethnomethodologischen Arbeiten nachgewiesen worden. Garfinkels berühmte Krisenexperimente (Garfinkel 1972), in denen Kommunikationspartner selbstverständliches Wissen explizierten und damit z. T. massive Krisen in den entsprechenden Beziehungen auslösten, bewiesen nicht nur das Ausmass derartigen Wissens in alltäglichen Interaktionssituationen, sondern insbesondere auch, wie zentral der implizite Charakter dieser Wissensmuster für die Funktionsweise von alltäglicher Verständigung ist. Diese Wissensstrukturen sind auch für die Funktionsweise von humoristischen Texten von grosser Bedeutung.

In textlinguistischen und psycholinguistischen Ansätzen, die sich für die Erklärung von Textverstehensprozessen auf das Schemakonzept berufen, wird angenommen, dass bei der Verarbeitung von (Neu-)Information die aufzunehmende Information und das bereits vorhandene Wissen in einen gegenseitigen Integrationsprozess eintreten, was sich im Zusammenspiel zwischen datengeleiteten Verarbeitungsprozessen (bottom up) und schemageleiteten Verarbeitungsprozessen (top down) niederschlägt. Einlaufende Informationen aktivieren bestimmte Schemata und die aktivierten Schemata führen ihrerseits zu bestimmten Hypothesen bezüglich der zu erwartenden Information (vgl. Mandl et al. 1988; Schnotz 1994). Auf diese Weise ermöglichen und lenken Schemata auch die Interpretation von mehrdeutiger und unvollständiger Information. Aufgrund ihrer strukturierenden Funktion wird den Schemata eine herausragende Rolle für eine kohärente Ereignisrepräsentation beim Textverstehen zugeschrieben.

> Die Theorie der kognitiven Schemata bietet mit diesem Zusammenspiel von auf- und absteigenden Aktivationsprozessen einen Erklärungsansatz dafür, wie das Individuum mit einer begrenzten Zahl von Wisseneinheiten eine Vielzahl von neuen und komplexen Situationen bzw. Sachverhalten repräsentieren kann. Sie erklärt mit dem Konzept der Schema-Leerstellen, die durch bestimmte Ersatzannahmen *(default assignments)* ausgefüllt sind, wie es beim Textverstehen zu Inferenzen kommt und weshalb es sich dabei nicht um logische Ableitungen, sondern um plausible Annahmen aufgrund allgemeinen Weltwissens handelt. (Schnotz 1994, 71)

Allerdings bleiben trotz der postulierten und in psycholinguistischen Tests nachgewiesenen Wirksamkeit der Schemata verschiedene Fragen offen. So ist es beispielsweise umstritten, welche Informationen in einem Schema enthalten sind und wie diese Informationen intern strukturiert sind. Für die vorliegende Fragestellung ist jedoch lediglich ein Ausschnitt aus der Gesamtheit der zur Diskussion stehenden Fragen von Bedeutung. Es geht hier im Wesentlichen um zwei Punkte: erstens um die Frage, wie ein Text bei einem Rezipienten Erwartungen auszulösen vermag. Dies ist im Hinblick auf den überraschenden Erwartungsbruch eine entscheidende Frage. Und die zweite Frage ist, wie ein Text die Aufmerksamkeit des Rezipienten so zu lenken vermag, dass nur ganz bestimmte Bedeutungszusammenhänge wahrgenommen werden. Dies ist im Hinblick auf die Doppelstruktur des Witztextes von Interesse. Diese beiden Punkte, die lediglich Teilaspekte von komplexeren Verstehensprozessen sind, die aber für die Pointierung zentral sind, lassen sich anhand der Wirksamkeit von Schemata erklären. Trotz der wiederholt geäusserten Kritik an einzelnen Schemakonzeptionen bezüglich ihrer Vagheit und bezüglich ihrer mangelnden definitorischen Exaktheit (vgl. Rickheit & Strohner 1993, 80 f.), bleibt dieser Ansatz für die

Humorforschung wichtig. Anhand der Wirksamkeit von Schemata lässt sich nämlich die Herausbildung von Erwartungen erklären, die aus inkongruenztheoretischer Sicht konstitutiv sind für das Funktionieren der Pointe. Wie dieser für das Textverstehen sehr grundlegende Prozess bei der Pointierung zur Geltung kommt, lässt sich anhand eines sehr einfachen Beispiels illustrieren:

> What has four wheels and flies? – A garbage truck.

Versucht man bei diesem Beispiel den Verstehensvorgang zu rekonstruieren, dann ist es plausibel, den Überraschungseffekt dadurch zu erklären, dass durch die Nennung von «wheels» in Kombination mit der Zahl «four» die Aufmerksamkeit auf die Verstehensebene *Transportmittel* gelenkt wird. Verstärkt und gleichzeitig spezifiziert wird dieses Wissensmuster in der Folge durch das Wort «flies». Erwartbar wäre also beispielsweise die Antwort «Flugzeug». Durch die Fokussierung dieses zwar möglichen aber nicht zwingenden Zusammenhangs geht die Tatsache unter, dass «flies» in diesem Satz nicht nur als Verb, sondern auch als Nomen fungieren kann. Im Hinblick auf die Pointe ist es also die Aufgabe des aktivierten Schemas, dem Hörer eine bestimmte Lesart des Textes nahezulegen und damit Erwartungen auszulösen, die dann dazu führen, dass gezielt nach jenen Informationen gesucht wird, die ins aktivierte Schema passen. Somit ist mit der selektiven Aufmerksamkeitszuwendung auch eine selektive Informationsverarbeitung verbunden, die dafür verantwortlich ist, dass vorerst nur die eine der beiden Sinnebenen verarbeitet wird. Auf diese Weise werden beim Rezipienten Verstehensroutinen in Gang gesetzt, die zu bestimmten Annahmen über den Weiterverlauf und den Gesamtzusammenhang führen.[30] Die Pointe besteht darin, diese Annahmen nicht zu erfüllen, sondern den Hörer durch die Inkongruenz am Textende zu einer Reevaluation des Textzusammenhangs zu bewegen. Dabei beruht die Wirkung der Pointe auf der Diskrepanz zwischen der vom Rezipienten aufgebauten Erwartung und der plötzlich erscheinenden zweiten Deutungsmöglichkeit.

30 Wirth (1999) nennt es die «Strategie des Witzes», den erwarteten und den benutzten Kontext gegeneinander auszuspielen: «Der Effekt eines Witzes besteht in der nicht voraussehbaren Vereinseitigung zugunsten einer Interpretationsmöglichkeit, im pointierten Switching, das zum plötzlichen ‹Kippen› der Interpretation führt. Der Witz lässt also in der Pointe die zunächst als relevant favorisierte Hypothese scheitern, um eine andere, bislang als irrelevant betrachtete Hypothese als ‹wahre› aufzuwerten.» (Wirth 1999, 281 f.).

Die so genannte ‹Semantic-Script-Theory of Humor› (SSTH) von Raskin (1985) ist der bislang elaborierteste (und gleichzeitig umstrittenste) Versuch, die Grundannahmen des Schemaansatzes als Basis für eine Theorie des Humors zu nutzen.[31] Die Doppelstruktur von Witzen erklärt Raskin (1985) mit dem Vorhandensein zweier im Text angelegter Scripts. Dabei verwendet Raskin den Script-Begriff nicht in seinem ursprünglichen Sinn (vgl. Schank & Abelson 1977), sondern definiert Scripts als Bündel semantischer Informationen, die an Einzellexeme gebunden sind: «The script is a large chunk of semantic information surrounding the word or evoked by it.» (Raskin 1985, 81) Gemäss Raskin aktiviert und festigt der Witztext durch die Fokussierung einzelner Textelemente beim Hörer das Script 1. Am Textende wird dann plötzlich ein zweites Script aufgedeckt, das vorher noch verborgen war. Die Pointe besteht somit im nicht vorhersehbaren Wechsel von Script 1 zu Script 2. Anhand des folgenden Beispiels expliziert Raskin (1985) die Wirksamkeit von Scripts in Witzen:

> Ein schwer erkälteter Mann klingelt an der Türe des Arztes, worauf die Frau des Arztes öffnet. Der Patient flüstert mit heiserer Stimme: «Ist der Herr Doktor zuhause?» Ebenfalls flüsternd antwortet die attraktive junge Frau: «Nein, kommen Sie schnell herein.» (Übersetzung von S. H.)

Raskin (1985) spricht in diesem Kontext von der Überlagerung zweier Scripts («script overlap»), wobei zuerst nur das eine, nämlich das ‹Arzt›-Script wahrgenommen werde. Während des Rezeptionsvorgangs nimmt der Witz-Hörer gemäss Raskin vor allem die Signale wahr, die mit dem Arzt-Script kompatibel sind. Es handelt sich dabei um die Lexeme «erkältet», «Arzt», «Patient», «heiser», «Doktor». Die paradoxe Antwort der Frau im Flüsterton passt aber nicht zu den

31 Auch Deckers & Buttram (1990) nehmen Bezug auf das Schema-Konzept: «A schema is a useful concept for understanding incongruity and resolution in humor. A schema is a cognitive structure for representing generic knowledge in memory. A schema represents stereotypical concepts of objects, situations, and behavior sequences.» (Deckers & Buttram 1990, 53) Ebenso betont Forabosco (1992), dass Inkongruenz nur vor dem Hintergrund von vorhandenen Wissensstrukturen wahrgenommen werden könne: «In the normal functioning of an individual, an incoming stimulus is compared with and evaluated against a cognitive model. If it conforms, then it is congruous; if it differs, it is perceived as incongruous. Generally speaking, a cognitive model does not define characteristics given in a predetermined way; rather it delineates the field of variation within which the characteristics of the stimulus must fall in order to be perceived as conforming and hence congruous.» (Forabosco 1992, 54).

Erwartungen, die aufgrund des vorhergehenden Texts aufgebaut wurden. Diese Inkongruenz führt dazu, dass plötzlich ein anderes, nämlich das «Liebhaber»-Script (Raskin 1985, 85) zum Vorschein kommt. Die Abwesenheit des Arztes, der zugleich Ehemann ist, und das Flüstern, das für den Patienten Heiserkeit und für die Frau Heimlichkeit bedeutet, bilden die Brücke zwischen zwei völlig verschiedenen Kontexten. Die Pointe besteht also darin, dass plötzlich ein zweites Script aktiviert wird, das der Aufmerksamkeit des Rezipienten entgangen ist. Das «Liebhaber»-Script wird zwar bereits durch die Attribute «attraktiv» und «jung» angetönt, aber erst die paradoxe Antwort der Frau vermag den «Script-Switch» (Raskin 1985, 114) auszulösen. Der Text enthält somit zwar Hinweise, die auch auf eine alternative Lesart passen, aber da der Rezipient mangels eindeutiger Indizien vom Normalfall *(default-case)* ausgehen muss, wird die zweite Verstehensmöglichkeit erst am Schluss eröffnet.

Obwohl Raskin (1985) in seinen theoretischen Ausführungen die *lexikalische* Verankerung der Scripts betont, dient ihm der Script-Begriff bei der Analyse der Witze auch als *textuelle* Bedeutungsstruktur. Eine konsequente Auslegung des Raskinschen Script-Begriffs müsste eigentlich dazu führen, dass ebenso viele Scripts aktiviert werden, wie es lexikalische Einheiten gibt. Da aber im Witztext nur zwei Scripts angelegt sind, bleibt letztlich unklar, ob Raskins Script-Modell als *lexikalische* oder als *textuelle* Bedeutungsstruktur aufzufassen ist.[32] Abgesehen von dieser Unklarheit ist festzuhalten, dass eine rein merkmalssemantische Analyse der Textstruktur, wie Raskin (1985) sie vorschlägt, eine Reihe von Fragen nicht schlüssig zu erklären vermag. Das lässt sich am Beispiel von «flüsternd» aus dem oben zitierten Witz zeigen. Die von Raskin postulierte Zugehörigkeit von «flüsternd» zum «Liebhaber»-Script lässt sich nicht alleine aufgrund von lexikalischem Bedeutungswissen erklären. Viel eher ist das Flüstern der Frau als Teil einer Verhaltensweise zu interpretieren, die aufgrund der Kenntnis von aussersprachlichen Wissensmustern verständlich wird. Der Script-Begriff, so wie ursprünglich von Schank & Abelson (1977) konzipiert, würde genau diesem Umstand Rechnung tragen. Trotz verschiedener Inkonsistenzen ist Raskins Modell als ein Ansatz zu werten, der versucht, die doppelte Textstruktur des Witzes mit linguistischen Mitteln zu beschreiben. Eine andere Frage ist hingegen, wie der komische Kontrast zwischen den beiden Verstehensebenen (Scripts) erfasst werden kann.

32 Feststeht jedenfalls, dass er mit seiner Auffassung des Script-Begriffs in Bezug auf den verbalen Humor nicht viel weiter kommt als schon die Vertreter des Isotopiekonzepts (vgl. dazu Greimas 1966; Marfurt 1977).

2.3.2 Statische und dynamische Konzeptionen des komischen Kontrasts

Wenn bislang davon die Rede war, dass die Struktur eines Witzes von zwei im Text angelegten Bedeutungszusammenhängen geprägt sei, dann ist damit noch nicht erklärt, wie die komische Wirkung zustande kommt. Die Frage ist nun, wie bzw. ob sich der komische Kontrast, der das Verhältnis der beiden Lesarten prägt, mit linguistischen Mitteln erfassen lässt. Auch in dieser Hinsicht sei auf Raskin (1985) verwiesen, der mit Bezug auf Methoden der strukturalistischen Semantik versucht, nicht nur den Witztext, sondern auch die Struktur der Komik zu erklären. Das komische Potential einer Witzpointe leitet Raskin aus dem semantischen Verhältnis der beiden im Witz angelegten Scripts ab. Nach Raskin (1985, 107–114) müssen die sich im Witztext überlappenden Scripts in einer binär verstandenen semantischen Opposition zueinander befinden, damit die Pointe ihre komische Wirkung entfalten kann. Auf dem höchsten Abstraktionsniveau siedelt Raskin (1985, 111) das Oppositionspaar «real vs. unreal» an.[33] Darauf bauen gemäss Raskin die drei grundlegenden Script-Oppositionen «actual vs. nonactual», «normal vs. abnormal» und «possible vs. impossible» auf. Diese drei Oppositionspaare bilden schliesslich die Grundlage für alle weiteren Script-Oppositionen auf dem niedrigsten Abstraktionsniveau, wie z. B. «good vs. bad» oder «money vs. no money». Auf diese Weise meint Raskin, alle Pointenstrukturen erklären zu können. Dabei bleibt allerdings die Frage ungeklärt, wie die semantische Gegenteiligkeit theoretisch zu verstehen ist und zudem bleibt auch unklar, worin das spezifisch Komische dieser Scriptopposition besteht. Es ist fraglich, ob die von Raskin formulierten Gegensatzpaare letztlich überhaupt mehr aussagen, als dass zwischen den zwei Lesarten eines Witztextes eine Art des Kontrastes besteht. Der Versuch, die Qualität der Kontrastverhältnisse auf eine semantische Opposition zurückzuführen, ohne den jeweiligen Kontext zu berücksichtigen, führt, wie Brock (1996, 39) zurecht festhält, lediglich zu Abstraktionen, die kaum Erklärungskraft besitzen.[34] Ob der Script-Switch zum gewünsch-

33 Wie Brock (1996) anmerkt, ist das Begriffspaar «real vs. unreal» für Witze insofern problematisch, als es sich beim Witz um eine fiktionale Erzählung handelt. Wenn man mit «real» und «unreal» operieren will, dann muss das in Bezug auf die Realität innerhalb der Witzwelt geschehen.

34 Was die Notwendigkeit einer binär verstandenen Script-Opposition grundsätzlich infrage stellt, ist die von Kotthoff (1998) für den konversationellen Humor mehrfach belegte Beobachtung, dass eine Pointe auch zustande kommen kann, indem in einem Gesprächsverlauf ein untergeordneter Aspekt plötzlich zentral gesetzt wird. Um einen komischen Effekt zu erzielen, brauchen sich gemäss Kotthoff (1998) nicht unbedingt zwei gegenteilige Scripts zu überlagern, sondern die Umperspektivierung kann auch in einer ungewöhnlichen Fokussierung eines Teils des aktivierten Gesamtzusammenhanges bestehen.

ten Effekt führt, ist nicht allein eine Frage der Script-Opposition, sondern ist vor allem von der Art und Weise abhängig, wie diese narrativ aufgebaut und schliesslich durch die Inkongruenz offengelegt wird. Losgelöst vom Text und ohne Berücksichtigung des Rezeptionsvorgangs ist die merkmalssemantische Beschreibung von Kontrasten wenig aufschlussreich.[35]

Interessant ist Raskins (1985) Versuch, den komischen Kontrast anhand merkmalssemantischer Oppositionen zu beschreiben dennoch, und zwar nicht weil die Lösung besonders überzeugt, sondern weil damit auf ein grundlegendes Problem der Humorforschung aufmerksam gemacht wird. Raskin geht – wie viele andere Humortheoretiker auch – von der Auffassung aus, es gebe ein einheitliches Strukturprinzip des Komischen. Die Idee eines komischen Strukturprinzips ist zwar durchaus plausibel, greift aber, wie Schäfer (1996) bemerkt, möglicherweise dennoch zu kurz:

> Ein solches Prinzip scheint es aber nur ansatzweise zu geben, da es bei genauerem Hinsehen kein generelles komisches Prinzip ist, sondern genauso die Struktur tragischer Konflikte bilden kann, was eine allgemeingültige Beschreibung des Phänomens sehr kompliziert macht. (Schäfer 1996, 57)

Wie der Ansatz von Raskin (1985) zeigt, vermag eine statische Konzeption des Kontrastverhältnisses die Funktionsweise einer Witzpointe nicht adäquat zu erfassen. Vielmehr müssen die dynamischen Aspekte, die bei der Rezeption von Witzen bedeutsam sind, stärker in den Vordergrund gerückt werden. Diesbezüglich weist Gioras Ansatz (1988, 1991) in eine interessante Richtung. Giora kritisiert zwar Raskins Konzept der binär verstandenen Script-Opposition, behält aber dennoch den Script-Begriff bei. Giora (1988, 1991) schlägt die Unterscheidung von markierten und unmarkierten Scripts vor, wobei das zuerst wahrgenommene Script im Witz das unmarkierte Script, das zweite das markierte ist. In der Pointe vollzieht sich nach Giora der plötzliche Wechsel vom unmarkierten zum markierten Script. Giora vertritt die Auffassung, es sei nicht primär die Script-Differenz, sondern die asymmetrische Verteilung unterschiedlich markierter Scripts, die die Wirkung eines Witzes ausmache.[36] Mit diesem Ansatz

35 So bezeichnet Raskin die Opposition des Arzt- und des Liebhaber-Scripts mit dem Gegensatzpaar «Sex» vs. «kein Sex». Inwiefern damit der komische Kontrast zu erklären ist, bleibt indes offen.

36 «Thus, it is not only a question of script difference. Mainly, it is the linear ordering of differently loaded scripts in terms of markedness that determines the funniness of a joke. The script that is withheld to the end must be the marked one.» (Giora 1988, 412).

steht weniger das statische Oppositionsverhältnis im Vordergrund, sondern der Fokus verlagert sich weg von der Script-Differenz hin zum Prozess der Wahrnehmung und zur Umstrukturierung des Textzusammenhangs. Damit ist ein erster Schritt getan, um den dynamischen Charakter der Pointe stärker zu betonen.[37] Wenzel (1989, 22 f.), der einen ähnlichen Standpunkt vertritt, hält fest, dass der Effekt der Pointierung immer auf zwei voneinander getrennten Phasen beruht. In einer «expositorischen» Phase wird durch eine ganz bestimmte Fokussteuerung ein Vorstellungshorizont erzeugt, der in einer zweiten Phase der Umstrukturierung radikal verändert wird. Die Reevaluation der Textinformation und die mentale Umstrukturierung des Witztextes führen zu einem «sprunghaften Wechsel der Interpretationsperspektive» (Wirth 1999, 280) und genau diesen Aspekt der Dynamik gilt es zu betonen.

Der Versuch, die Pointe aus einem statisch konzipierten und semantisch beschreibbaren Oppositionsverhältnis herzuleiten, vernachlässigt den Umstand, dass der komische Effekt, der im Witz aus dem Wechsel von einer Lesart zur anderen resultiert, durch die Dynamik des Rezeptionsprozesses bedingt ist. Es sollte also nicht nur der Inkompatibilität der beiden Sinnebenen Beachtung geschenkt werden, sondern auch dem Prozess, der diese kognitive Umstrukturierung leistet.[38] Ohne den Prozesscharakter der Informationsverarbeitung zu berücksichtigen, lässt sich die Pointe nicht angemessen verstehen. [39]

An dieser Stelle werden zwei Dinge evident: Erstens reichen die Mittel und Möglichkeiten der Linguistik alleine nicht aus, um die Grundlagen komischer Phänomene zu verstehen. Zweitens lässt sich die Frage, *worüber* wir lachen, wenn wir einen Witz hören, letztlich nicht von der Frage trennen, *warum* wir überhaupt über diese Dinge lachen. Schäfer (1996) meint, es herrsche heute darüber

37 Zu den ersten Humortheoretikern, die den Prozess des «Umkippens» betonen, ist bereits Koestler (1966) zu zählen. Koestler (1966) beschreibt diesen Prozess, für den er den Begriff «Bisoziation» geprägt hat, als «das Erfassen einer Situation oder Idee [...] in zwei sich geschlossenen, aber gewöhnlich nicht miteinander zu vereinbarenden Bezugssystemen [...].» (Koestler 1966, 24 f.).

38 Auch Kotthoff (1998) trägt mit ihrem Plädoyer für eine wissenssoziologische Herangehensweise dem Umstand Rechnung, dass die dynamischen Aspekte des Verstehensprozesses eine wichtige Rolle spielen: «Der kreativen Sinnherstellung im Humor wird das wissenssoziologische Verstehenskonzept eher gerecht als ein semantisches oder sprechakttheoretisches.» (Kotthoff 1998, 70).

39 Ähnlich wie es bei der Interpretation syntaktischer Strukturen der prozessuale Faktor ist, der zum sog. ‹Garden-Path›-Effekt führt (vgl. Dietrich 2002), ist auch bei der Witzpointe der prozessbedingte Informationsaufbau für den Pointierungseffekt massgebend.

Konsens, dass das Komische kein linguistisch beschreibbares Phänomen sei. Dieser Einschätzung ist insofern beizupflichten, als sich mit linguistischen Mitteln lediglich die sprachlichen *Strukturen* von Texten beschreiben lassen, die als komisch erachtet werden. Die komische *Wirkung* hingegen ist keine linguistisch fassbare Kategorie.

2.3.3 Der gestaltpsychologische Ansatz

Zur Erklärung der Pointierungstechnik und zur Erläuterung der Doppelstruktur von Witzen wird von zahlreichen Humorforschern auf die Erkenntnisse der Gestaltpsychologie verwiesen (Suls 1983; Wenzel 1989; Metz-Göckel 1989; Macha 1992; Schäfer 1996). Nebst bestimmten allgemeinen Grundannahmen der Gestaltpsychologie sind es vor allem die Kippfiguren, die das Interesse verschiedener Humortheoretiker geweckt haben. Dabei wird insbesondere postuliert, das Umschlagphänomen in Kippfiguren könne als visuelles Pendant zur Funktionsweise von Witzpointen erachtet werden. Bei solchen Vergleichen ist allerdings Vorsicht geboten, auch wenn sich gewisse Parallelen zwischen visueller Wahrnehmung und Textverarbeitung als durchaus erhellend für das Verständnis der Pointierungstechnik erweisen.[40]

Der gestaltpsychologische Ansatz baut auf der Beobachtung auf, dass bei der visuellen Wahrnehmung einerseits holistische Verfahren zum Zug kommen und dass andererseits gewisse Ordnungsprinzipien (z. B. das Prinzip der Geschlossenheit) die Wahrnehmung strukturieren. Für die vorliegende Fragestellung sind die Begriffe *Figur* und *Grund* von Bedeutung, die, wie Schäfer (1996, 78 ff.) ausführt, in der Gestaltpsychologie zunächst als deskriptive Kategorie bzw. als Gliederungsprinzip für visuelle Gestalteigenschaften dienten. Die Figur-Grund-Struktur bezeichnet das Phänomen, dass bei der visuellen Wahrnehmung immer einem Teilinhalt einer Gestalt mehr Aufmerksamkeit geschenkt wird als einem anderen. Derjenige Teilinhalt, der beim Rezipienten auf einer höheren Bewusstseinsstufe liegt, wird *Figur* genannt, der jeweils andere ist der *Grund*. Für die Humorforschung ist in diesem Zusammenhang vor allem das Prinzip

40 Es sollte nicht übersehen werden, dass sich die Humorforschung nur für einen relativ spezifischen Teilbereich der Gestaltpsychologie interessiert, nämlich für bestimmte Phänomene der visuellen Wahrnehmung. Wesentliche Teile der gestaltpsychologischen Theorie bleiben dabei unberücksichtigt.

der ungleich gewichteten Aufmerksamkeitsverteilung von Bedeutung. Es wird postuliert, dass auch der Verstehensprozess eines Witzrezipienten von selektiver Wahrnehmung geprägt sei und dass dies eine notwendige Voraussetzung für das Zustandekommen der Pointe sei. Auch beim Witz wird die Aufmerksamkeit auf bestimmte Aspekte fokussiert, während andere in den Hintergrund treten. Mit dem Verstehen der Pointe wird der gesamte Textzusammenhang plötzlich neu strukturiert. Man kann es als die Strategie des Witzes bezeichnen, dem Rezipienten eine bestimmte «Sichtweise» des Geschehens nahezulegen und diese am Schluss durch eine andere unerwartete zu ersetzen. Dieses plötzliche «Umkippen» in einen anderen Kontext (Preisendanz 1970, 21) lässt sich anhand von Kippfiguren illustrieren:

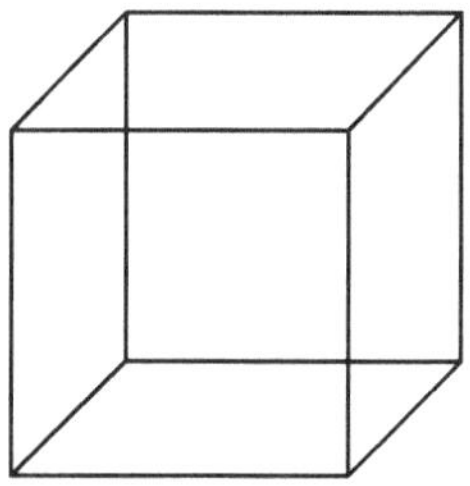

Abbildung: Kippfigur

Die entscheidende Parallele zwischen Witz und Kippfigur wird im «Perspektivenwechsel» gesehen. In beiden Fällen wird ein bestehender Gesamtzusammenhang plötzlich auf andere Weise neu zusammengefügt. Eine als wesentlich aufgefasste Analogie zwischen Kippfigur und Textstruktur des Witzes ist, dass jeweils zwei unterschiedliche Interpretationen vorhanden sind, die sich gegenseitig ausschliessen. Während jedoch bei der Kippfigur der «Perspektivenwechsel» in der *Neustrukturierung der optischen Wahrnehmung* besteht, beruht beim Witz der «Perspektivenwechsel» auf einer *kognitiven Umstrukturierung der mentalen Textinformation.* Das heisst, dass der Begriff «Perspektivenwechsel» bei den Kippfiguren im wörtlichen Sinne gemeint ist, während er im Falle des Witzes im metaphorischen Sinne verwendet wird.

Hinzu kommt, dass bei den Kippfiguren eine für das Funktionieren des Witzes entscheidende Frage keine Rolle spielt, nämlich wie die Rezipienten auf die gleiche Wahrnehmung gelenkt werden. Kippfiguren können prinzipiell auf zwei Arten wahrgenommen werden, wobei die beiden enthaltenen Darstellungen nur einzeln und nicht gleichzeitig wahrnehmbar sind (vgl. Schäfer 1996, 79). Welche visuelle Wahrnehmung jedoch zuerst erfolgt, ist für den Kippeffekt nicht entscheidend. Wichtig ist lediglich, dass die andere Perspektive auch noch entdeckt wird. Beim Witz hingegen ist es wesentlich, dass der Rezipient nicht einfach eine der beiden Sinnebenen verarbeitet, um dann am Textende auch noch die andere zu bemerken, sondern es ist notwendig, dass eine bestimmte Sinnebene zuerst verfolgt wird und die andere erst als zweite entdeckt wird. Beim Witz stellt sich die Frage, wie der Text die Wahrnehmung des Rezipienten so steuert, dass dieser die für die Pointe erforderlichen Erwartungen an den Weiterverlauf des Textes aufbaut. Dieses Problem, das für die Funktionsweise der Pointe wesentlich ist, kann der gestalttheoretische Ansatz nicht plausibel explizieren.

2.4 Das Interaktionsmuster Witz

Wie sich mehrfach gezeigt hat, ist es sinnvoll und notwendig, die Besprechung textinterner Formen und Strukturen durch eine textexterne Sichtweise zu ergänzen. Nur wenn der Hörer und dessen Verstehensleistung in die Beurteilung miteinbezogen wird, lässt sich die Funktionsweise von Witzen erklären. Es besteht also ein funktionaler Zusammenhang zwischen der Textstruktur und dem Interaktionsvorgang. Der Erzähler muss sich bemühen, beim Hörer die nötige Rezeptionshaltung zu schaffen, indem er durch eine eröffnende Verdeutlichung das von ihm intendierte sprachliche Interaktionsmuster signalisiert. Der Hörer seinerseits hat nicht nur die «Aufgabe», den Witz zu verstehen, er sollte auch die gewünschte Reaktion zeigen. Diese textexternen Faktoren des Witzerzählens werden von Lixfeld (1984, 209) unter dem Begriff «Witzereignis» zusammengefasst. In Anlehnung an Marfurt (1977) ist im Folgenden die Rede vom «Interaktionsmuster Witz».[41] Damit sind die verschiedenen sprecher- und hörerseitigen Beiträge gemeint, die für das Erzählen und Hören von Witzen charakteristisch sind.

41 Marfurt (1977, 39 ff.) spricht vom «Interaktionsmuster *Witzerzählen*», womit die Produktionsseite stärker gewichtet wird als die Rezeptionsseite. Mit dem in dieser Arbeit gewählten Begriff «Interaktionsmuster *Witz*» soll impliziert werden, dass es sich bei Witzen um eine Interaktionsform handelt, die auf der Kooperation von Produzent *und* Rezipient aufbaut.

2.4.1 Die kommunikative Funktion der Ankündigung

Eine erste Voraussetzung für das Gelingen eines Witzes ist, dass der Erzähler einzuschätzen weiss, ob sich der kommunikative Kontext dafür eignet und ob beim Hörer die Bereitschaft vorhanden ist, auf das Interaktionsmuster Witz einzutreten. Es ist also die Aufgabe des Erzählers, seinen Gesprächsbeitrag als Witz zu kennzeichnen.[42] Wie die soziolinguistische und gesprächsanalytische Forschung gezeigt hat, ist die so genannte «Kontextualisierung» ein wesentlicher Faktor für die Sicherung der Verständigung im Rahmen von Interaktionsprozessen (vgl. Auer & di Luzio 1992; Gumperz 2001). Der kommunikative Kontext wird in diesem Zusammenhang nicht einfach als gegeben erachtet, sondern er muss von den Interagierenden erst etabliert und fortlaufend neu angepasst werden. Zur Kennzeichnung des kommunikativen Kontextes stehen den Interaktionsteilnehmern verschiedene (verbale, para- und nonverbale) Kontextualisierungshinweise, die «contextualization cues», zur Verfügung. Dies ist im besonderen Masse auch für humoristische Interaktion von Bedeutung. Gerade weil in diesem Bereich der Interaktion die Gefahr von Missverständnissen gross ist, was für den weiteren Kommunikationsverlauf folgenreich sein kann, ist es für einen Witzerzähler entscheidend, dem Hörer die entsprechenden Signale zu geben. Im Fall der Textsorte Witz erfolgt die Kontextualisierung häufig explizit. Die prototypische Witz-Ankündigung ist die elliptische Frage «Kennst du den schon …?». Es handelt sich dabei nicht um eine eigentliche Frage, sondern um eine feste Formel, die die Erzählabsicht des Sprechers zum Ausdruck bringt (vgl. Bausinger 1994). Die syntaktische Auffälligkeit dieser rhetorischen Frage besteht darin, dass die Referenz des Akkusativobjekts «den» ungenannt bleibt (Schäfer 1996). Diese feste Formulierung hat im Kontext des Witzes die Funktion einer expliziten Ankündigung.[43] Als eine Alternative zur konventionellen Ankündigung ist auch die Frageform der folgenden Art gebräuchlich: «Kennst du den schon mit der Blondine und dem Computer?» Dieser Typ von Frage bringt zwar ebenfalls

42 «It is up to the joker to signal the play frame and to express the jest in a form accessible to members of a certain group, and it is up to the listener to interpret and then to reinterpret the turn to get the joke, and to show understanding with laughter.» (Norrik 2001, 1438).

43 Es gibt aber auch implizite Signale, die auf den Witz hinweisen; sie finden sich vor allem auf der nonverbalen Ebene: «In addition to the ‹warning› of a joke's imminent appearance through a formal verbal introduction or stock opening ‹joke language› in the opening, the jokester usually provides a wealth of nonverbal cues that we should prepare to be amused.» (Gruner 1997, 15).

die Erzählabsicht des Sprechers zum Ausdruck, erforscht aber gleichzeitig auch den Kenntnisstand des Hörers, der mit seiner negativen Antwort quasi die Erzähl-«Erlaubnis» geben soll.[44]

Wie empirische Untersuchungen zeigen, signalisieren Witzerzähler ihre Erzählabsicht in der Regel sehr deutlich, indem sie den Witz ankündigen. Sie tun dies häufig auch in Situationen, die eine solche Ankündigung nicht erfordern würden, z. B. im Rahmen einer laufenden Witzrunde. Die Gründe dafür liegen im Wesentlichen auf zwei Ebenen. Auf der Ebene der Gesprächsorganisation dient dem Erzähler die Ankündigung zunächst einmal ganz einfach dazu, auf sich aufmerksam zu machen. Indem der Sprecher seine Erzählabsicht bekannt gibt, versucht er einerseits sich vorübergehend als alleiniger Redner zu etablieren, und andererseits will er damit auch die Bereitschaft der Zuhörer zur Teilnahme am Interaktionsgeschehen erwirken. Was das Rederecht, aber auch was das Hörerverhalten betrifft, zielt der Erzähler mit der Ankündigung darauf, die Kommunikation von einer dynamischen in eine statische Situation überzuleiten.

Nebst der gesprächsstrukturierenden hat die Ankündigung auch rezeptionsleitende Funktion, und zwar ist die Witz-Ankündigung im Zusammenhang mit der Festlegung der Interaktionsmodalität von Bedeutung.[45] Mit der Ankündigung eines Witzes verbindet sich also nebst der gesprächsorganisatorischen auch eine metakommunikative Funktion, und zwar wird eine als komisch aufzufassende Diskurseinheit eingeleitet, die vom Hörer eine entsprechende Rezeptionshaltung erfordert. Für den Erfolg eines Witzes ist es nicht unerheblich, dass der Hörer den Text unmittelbar als Witz auffasst und ihn dementsprechend interpretiert. Mit der Ankündigung wird der kommunikative Rahmen geschaffen, der die adäquate Interpretation des Witzes ermöglicht.

Die Ankündigung kann, besonders wenn sie zusammen mit weiteren Kommentaren vorkommt, auch in sozialer Hinsicht eine Rolle spielen. Wie aus der konversationsanalytischen Humorforschung hervorgeht (vgl. Norrick 2001), wird Humor von Interaktionsteilnehmern häufig dafür eingesetzt, sich mit dem Gesprächspartner über gemeinsame Wertvorstellungen zu verständigen. Wenn nun

44 Nach Ansicht Marfurts (1977) ist das Moment der Neuheit zentral für die Wirkung des Witzes. Daher diene die Ankündigung dem Erzähler primär dazu, sicherzustellen, dass der Rezipient den Witz noch nicht kenne. Der Auffassung, Witze müssten neu sein, um den gewünschten Effekt zu erzielen, widerspricht allerdings, dass sich Hörer durchaus auch über bekannte Witze amüsieren können (vgl. auch Bausinger 1994).

45 «Interaktionsmodalitäten sind Rahmungsverfahren, welche den besonderen Realitäts- und Kohärenzbezug regeln. Im Spass wird der Realitätsbezug gelockert, und es werden spezielle Inferenzleistungen verlangt [...].» (Kotthoff 1996, 147).

der Erzähler glaubt, sein Witz werde die Wertvorstellungen seiner Zuhörerschaft verletzen, kann ein vorausgeschickter Hinweis als eine Art Vorwarnung oder als Entschuldigung dafür dienen, dass etwas Pikantes thematisiert wird. Was seitens des Erzählers dem Witz vorausgeschickt wird, dient unter solchen Umständen auch der Regulierung der Beziehung. Im Unterschied zu ironischen Bemerkungen, die – wenn es die Situation zulässt – auch im Nachhinein noch kontextualisiert werden können (z. B. «Das war jetzt ironisch.» oder «Ich hab' das vorhin übrigens nicht ernst gemeint.»), müssen Witze, um die gewünschte Wirkung erzielen zu können, vom Erzähler im Vornherein kontextualisiert werden.

2.4.2 Das Verhältnis zwischen Erzähler- und Hörerrolle

Im Unterschied zur Textsorte Witz können im Rahmen des konversationellen Humors verschiedene Sprecher an der Konstruktion einer Pointe beteiligt sein (vgl. dazu Kotthoff 1998). Wird unter Freunden im Kontext eines Gesprächs gescherzt, kann sich ein komisches Element über mehrere Redebeiträge erstrecken und kann von unterschiedlichen Rednern mitinitiiert werden. Sind mehrere Personen an der Konstruktion des Komischen beteiligt, entfällt die Aufgabenteilung in Erzähler und Hörer weitgehend. Beim Witz sind die Verhältnisse diesbezüglich eindeutiger festgelegt, insofern als die Pointe nicht spontan aus der dialogischen Situation heraus entsteht, sondern Teil resp. Resultat eines festen Textes ist, der üblicherweise von einer Person realisiert wird. Beim Witz lässt sich somit klarer zwischen Erzähler und Hörer unterscheiden als bei den meisten Formen des konversationellen Humors. Allerdings ist auch beim Witz die Vorstellung einer strikt reziproken Verteilung von Hörer- und Erzählerrolle problematisch. Wenn Marfurt (1977, 75) festhält, der Witz-Hörer verpflichte sich stillschweigend «jegliche Unterbrechung oder Störung des Erzählflusses durch Metakommunikation etc. zu unterlassen», dann geht er von einer Vorstellung des Interaktionsmusters aus, die in realen Kommunikationssituationen wohl eher selten vorkommt.[46] Im Fall des Witzes ist es zwar angezeigt, die Erzähler- und die Hörerrolle zu unterscheiden, aber damit ist nicht ein völlig passives Kommunikationsverhalten der Hörer gemeint. Wie aus empirischen Untersuchungen zu humoristischen Interaktionsformen hervorgeht (z. B. Euler 1991), verhalten sich die Rezipienten

46 Auch Wagners (1986) Einschätzung, Witze seien monologische Höhepunkt-Erzählungen, beruht bezüglich des Hörerverhaltens auf einer idealisierten Sichtweise.

während des Witzeerzählens nicht durchwegs so ruhig und kooperativ, wie teilweise angenommen wird. Besonders in der Anfangsphase lassen sich unterschiedliche Formen von Unterbrechungen und Zwischenbemerkungen beobachten. Die sprecherseitige Schwierigkeit, die Witzerzählung in Gang zu bringen, lässt sich an den Redeanfängen verdeutlichen, die nicht selten von Stottern, Wortwiederholungen und mehrfachen Ansätzen gekennzeichnet sind (Euler 1991, 31). Nach Eulers Beobachtung sind Einwürfe der Hörer während der Exposition vergleichsweise häufig. Es handelt sich vielfach um Kommentare oder in manchen Fällen auch um Unmutsäusserungen, die zum Ausdruck bringen, dass der Witz bereits bekannt ist. Diese Bemerkungen können die Position des Erzählers gefährden, indem sie das expansive Rederecht des Erzählers in Frage stellen.[47] Allerdings kann es aus Sicht des Hörers durchaus gute Gründe geben, den Erzähler zu unterbrechen, gerade wenn der Hörer den Witz schon kennt. Damit kann der Hörer sich selber und dem Erzähler eine unangenehme Situation ersparen. Marfurts (1977, 48) Auffassung, wonach es sich beim Erzählen von Witzen um eine Form der Kommunikation handle, die den Rezipienten praktisch dazu zwinge, zur Intention des Erzählers sein Einverständnis zu geben, ist folglich zu relativieren. Gleichwohl trifft es zu, dass es eine kommunikativ heikle Angelegenheit ist, das Erzählangebot eines Witzerzählers auszuschlagen.

Während der Erzähler die Rolle als alleiniger Sprecher mit der Ankündigung des Witzes noch nicht innehat, stabilisiert sich die Erzählerrolle bei fortlaufender Realisierung des Interaktionsmusters. Der textstrukturelle Unterschied zwischen Exposition und Komplikation spiegelt sich nach Eulers Beobachtung auch im Hörerverhalten: «Im Gegensatz zu den behindernden Einwürfen während der *expositio* haben Unterbrechungen während der *complicatio* eher einen unterstützenden Charakter.» (Euler 1991, 56) Zudem finden sich solche Unterbrechungen gemäss Euler nur am Anfang der Komplikation. Je näher die Pointe rückt, um so schweigsamer wird die Hörerschaft. Die Kommentare und Unterbrechungen nehmen also im Verlauf der Erzählhandlung in ihrer Häufigkeit ab. Die Erzählerrolle wird bei fortgeschrittener Witzerzählung in der Regel nicht mehr grundsätzlich angetastet, sodass sich der Erzähler am Ende des Witzes seines expansiven Rederechts sicher sein kann.

Obwohl die an den Hörer gerichtete meta-kommunikative Aufforderung in Ankündigung und Einleitung unmissverständlich ist, nämlich zunächst zu-

47 Was das Beharren auf dem Rederecht betrifft, weist Jenkins (1996) nach, dass sich männliche Witzerzähler weniger unterbrechen lassen als weibliche. Und Van Alphen (1996) zeigt, dass sich dieses unterschiedliche Kommunikationsverhalten schon bei Kindern abzeichnet.

zuhören und am Ende zu lachen, ist das Verhalten der Hörer zu Beginn der Interaktionseinheit nicht immer kooperativ. Da das Rederecht dem Erzähler vielfach erst im Laufe der Witzerzählung zugebilligt wird, erstreckt sich die Funktion der Ankündigung, nämlich die dynamische Kommunikationssituation in eine statische überzuführen, vom Anfang der Erzählhandlung bis hin zur Pointe (Euler 1991, 57). Der Übergang von der Ankündigung in die Erzählhandlung scheint beim Witz eine besonders heikle Phase zu sein. Erklärbar ist dies möglicherweise damit, dass mit dem Witz häufig auch ein Wechsel der Interaktionsmodalität einhergeht. Denn der Erzähler ist nicht nur darum bemüht sich als alleiniger Sprecher zu etablieren, sondern er nimmt mit der Ankündigung, einen Witz erzählen zu wollen, gleichzeitig eine Situations- bzw. Interaktionsdefinition vor. Die Hörerschaft muss dieser Absicht entweder explizit oder stillschweigend zustimmen.

2.4.3 Die Erwartung von Unerwartetem

Wie die obigen Ausführungen gezeigt haben, ist der Witzerzähler bemüht, durch die explizite Ankündigung oder durch andere Signale beim Hörer die witzgerechte Rezeptionshaltung hervorzurufen. Um ein Scheitern seiner Erzählbemühungen zu vermeiden, ist der Witzerzähler daran interessiert, dass der Hörer den Witz auf Anhieb richtig interpretiert. Die Frage ist nun, worin dieses spezifische Verstehensprogramm des Hörers besteht. Preisendanz (1970) hat mit folgender Formulierung die witztypische Rezeptionshaltung treffend beschrieben:

> Die Erwartung von Unerwartetem bestimmt unsere Einstellung, wenn uns ein Witz angekündigt ist; genauso erwarten wir freilich auch, dass sich dieses Unerwartete als etwas von vornherein durchaus Erwartbares herausstellt. (Preisendanz 1970, 27)

Der Ausdruck «Erwartung von Unerwartetem» referiert auf die hörerseitige kognitive Strategie, den Text im Hinblick auf die zu erwartende Inkongruenz zu rezipieren. Der Hörer eines Witzes weiss, dass ihn eine Pointe erwartet und dass es gilt, die Pointe zu verstehen. Er ist also darauf gefasst, dass in ihm Erwartungen geweckt und schliesslich auf eine nicht von vornherein erwartete Weise erfüllt werden, so dass es «zum Kollaps des Erwartungsschemas kommt», wie Preisendanz (1970, 28) ausführt. Marfurt (1977) nennt es eine «paradoxe Verpflichtung», die ein Witzerzähler eingeht, denn «er hat jemanden zu überraschen, der vorgewarnt ist, dass er überrascht wird«. (Marfurt 1977, 44) Vom kommunikationstheoretischen Standpunkt her ist die Situation nicht als paradox aufzufassen, denn der Rezipient soll nicht dadurch überrascht werden, *dass* seine Erwartung nicht erfüllt wird, sondern *wie* seine Erwartung nicht erfüllt wird.[48]

Deckers & Avery (1994) versuchten den Einfluss des Erwartungsschemas auf die Witzrezeption nachzuweisen, indem sie verschiedenen Gruppen von Probanden Witze vorlegten, deren Enden sie abgeändert hatten. Bei den einen Texten wurde die Pointe durch ein handlungslogisches Ende ersetzt, andere Witze erhielten ein «Nonsense»-Ende, und in einer dritten Kategorie wurde die Pointe belassen. Der ersten Probandengruppe wurde gesagt, es handle sich bei den Texten um Witze, der zweiten Probandengruppe wurde mitgeteilt, es handle sich um kurze Geschichten. Auf diese Weise wurde ein Vergleich verschiedener Erwartungsstrukturen möglich. Die verschiedenen Versuchspersonen, die von jeweils anderen Voraussetzungen ausgingen, wurden schliesslich gebeten, die unterschiedlich manipulierten Texte nach ihrer Wirkung zu bewerten. Die Autoren sehen in den Resultaten der Studie ihre Annahme bestätigt, wonach die Erwartungshaltung des Hörers massgebend ist für den Verarbeitungsprozess des ganzen Textes.[49] Deckers & Avery (1994) stellen fest, dass Witzpointen eine ganz andere Wirkung zeigen, je nachdem unter welchen Voraannahmen die Texte rezipiert werden. Die gleichen Witze mit den gleichen Pointen werden als bedeutend weniger lustig bewertet, wenn sie unter der Annahme rezipiert werden, es handle sich um eine kurze Geschichte. Dies fassen die Autoren als ein Indiz dafür auf, dass sich unter veränderten Bedingungen nicht nur die Wirkung, sondern der gesamte Verstehensprozess verändert.[50]

Wie kognitivistische Ansätze in der Text- und Gesprächslinguistik gezeigt haben, spielt in jeder Art von Interaktion die Erwartungshaltung des Rezipienten

48 Ausserdem bleibt anzumerken, dass die «Erwartung von Unerwartetem» zwar die für das Interaktionsmuster Witz typische Grundstruktur ist, sie findet sich aber auch in anderen Kontexten. Auch Kriminalromane (zumindest die «klassischen») und Rätsel beruhen auf diesem Prinzip.

49 Strenggenommen weisen Deckers & Avery (1994) lediglich einen Zusammenhang zwischen der Erwartungshaltung und der *Wirkung* des Witzes nach. Aus den unterschiedlichen Reaktionen auf die gleichen Texte lassen sich aber durchaus Schlussfolgerungen auf unterschiedliche Verarbeitungsprozesse ableiten.

50 Auch im umgekehrten Fall ist es deutlich, dass die Erwartungshaltung den Verstehensprozess vorbestimmt. Folgt auf einen als Witz angekündigten Text statt der erwarteten Pointe ein logisches Ende, dann werden die Erwartungen des Hörers auf eine nicht erwartete Weise nicht erfüllt, was verständlicherweise zu Verwirrung oder Enttäuschung führt: «Based on joke structure schema, a logical ending to a joke is incongruous. The logical ending is not expected and thus is puzzling when it appears.» (Deckers & Avery 1994, 318).

eine eminent wichtige Rolle für das Verstehen. Für den Verlauf und das Ergebnis von Verstehensprozessen ist es entscheidend, unter welchen Voraussetzungen resp. Vorannahmen ein Rezipient einen Text verarbeitet. In dieser Hinsicht unterscheiden sich Witze nicht grundsätzlich von anderen Texten. Witze sind höchstens insofern ein Spezialfall, als sie darauf angelegt sind, beim Rezipienten eine unmittelbare Reaktion auszulösen. Zeigt der Hörer diese Reaktion nicht, ist der Erzähler mit einem kommunikativen Misserfolg konfrontiert. Daher ist es im Interesse des Witzerzählers, dem Hörer zu signalisieren, wie dieser den Text zu verstehen hat. Ein Witz muss also nicht nur als solcher angekündigt und erzählt werden, sondern der Hörer muss den Witz auch als solchen rezipieren. Für den Erfolg eines Witzes ist es zudem entscheidend, dass der Hörer die Erzählintention des Erzählers nicht nur erkennt sondern auch anerkennt (vgl. Kap. 2.4.2). Wie aus der Untersuchung von Deckers & Avery (1994) hervorgeht, reicht das Nichterfüllen von Erwartungen alleine nicht aus, um eine komische Wirkung zu erzielen. Die Ankündigung eines Witzes führt offenbar dazu, dass beim Hörer Erwartungen ausgelöst werden, die auf eine ganz bestimmte Weise nicht erfüllt werden sollen.

2.4.4 Sind humorspezifische Konversationsmaximen notwendig?

Wie lässt sich aus Sicht der Pragmatik die Wirkungsweise einer Witzpointe erklären? Im Kontext dieser Fragestellung wird in der Humorforschung eine kontroverse Debatte geführt, was den Status der Grice'schen Konversationsmaximen betrifft.[51] In der Frage, inwiefern die Modellvorstellungen von Grice geeignet sind, um humoristische Interaktion zu erklären, stehen sich zwei Meinungen gegenüber. Auf der einen Seite wird die Auffassung vertreten, Humor stelle eine Interaktionsform dar, die das Kooperationsprinzip suspendiere und daher humorspezifische Konversationsmaximen notwendig mache (so z. B. Raskin 1985; Dolitsky 1986; Attardo 1994). Diese Interpretation des Grice'schen Ansatzes wird von anderer Seite mit dem Argument kritisiert, der Status des Kooperationsprinzips werde auf diese Weise nicht richtig eingeschätzt und daher sei die Formulierung humorspezifischer Konversationsmaximen der falsche Ansatz (vgl.

51 Die Ausführungen dieses Kapitels beziehen sich auf das Interaktionsmuster Witz. Für andere Formen des verbalen Humors gelten z. T. andere Voraussetzungen.

Schäfer 1996; Kotthoff 1998; Wirth 1999). Die vorliegende Arbeit schliesst sich weitgehend dem zweiten Standpunkt an. Folgen wir aber zunächst einmal den Überlegungen Raskins (1985).

Nach Auffassung Raskins (1985) werden die Grundsätze der Wahrheit und der Relevanz, die für die «bona-fide»-Kommunikation Geltung haben, durch den verbalen Humor ausser Kraft gesetzt. Raskin fasst das Erzählen eines Witzes als einen Verstoss gegen das Kooperationsprinzip auf. Ausgehend von dieser Einschätzung folgert er, humoristische Kommunikation bedinge einen speziellen Modus, den so genannten «non-bona-fide communication mode of joke telling» (Raskin 1985, 100). Des Weiteren vertritt Raskin die Auffassung, Witze seien mit den von Grice (1975) formulierten Konversationsmaximen nicht erklärbar und erforderten daher humorspezifische Konversationsmaximen. In Anlehnung an Grice (1975) formuliert Raskin die folgenden vier Witzerzähl-Maximen:

1. Maxim of Quantity: Give exactly as much information as is necessary for the joke.
2. Maxim of Quality: Say only what is compatible with the world of the joke.
3. Maxim of Relation: Say only what is relevant to the joke.
4. Maxim of Manner: Tell the joke efficiently. (Raskin 1985, 103)

Raskins Versuch, den Ansatz von Grice zu modifizieren, um damit humoristische Interaktion zu erklären, beruht jedoch nicht nur auf einer Fehlinterpretation des Grice'schen Modells, sondern auch auf inadäquaten Annahmen über das Interaktionsmuster Witz (vgl. dazu auch Schäfer 1996; Kotthoff 1998; Wirth 1999).[52] Für Raskin ist die humoristische Verletzung der Konversationsmaximen gleichbedeutend mit dem Ausstieg aus den Bedingungen der «bona-fide-Kommunikation» (vgl. Raskin 1985, 102). Dieser Wechsel von der «bona-fide»- zur «non-bona-fide»-Kommunikation stellt sich aber – für Raskin – als ein Problem heraus, denn ein Witzhörer muss gemäss Raskin aus dem wahrgenommenen Verstoss gegen das Kooperationsprinzip im Nachhinein auf die humoristische Absicht des Erzählers schliessen:

52 Die Implikaturtheorie von Grice (1975) ist gerade für jene Fälle konzipiert, in denen ein Gesprächsteilnehmer seinem Gesprächspartner Kooperativität unterstellt, obwohl dieser gegen die Konversationsmaximen verstossen hat. Es ist also genau der springende Punkt des Grice'schen Ansatzes, dass das Kooperationsprinzip auch dann als erfüllt erachtet wird, wenn die Maximen verletzt worden sind. Weil auch in solchen Situationen am Kooperationsprinzip festgehalten wird, funktioniert die Maximen-Verletzung als implikaturauslösendes Verfahren.

> [I]f the hearer establishes beyond reasonable doubt that the speaker violates the cooperative principle for bona-fide communication, the hearer's next immediate hypothesis, in our culture, is that the speaker is engaged in humor. (Raskin 1985, 104)

Wie Brock (2000) feststellt, scheint Raskin (1985) hier von einer Art *default*-Operation und nicht von einer konversationellen Implikatur auszugehen. Das ändert allerdings nichts an der Tatsache, dass Raskins Annahmen über das Interaktionsmuster Witz nicht zutreffend sind. Die formalistische Idee, ein Witzhörer müsse ex post und vermittels eines Schlussverfahrens die Erzählintention des Witzerzählers erschliessen, lässt sich relativ einfach widerlegen, wenn man nicht nur schriftliche und vom Kontext völlig losgelöste Witze berücksichtigt, sondern sich auf reale Kommunikationssituationen stützt. Wie aus empirischen Untersuchungen (Euler 1991; Kotthoff 1998) hervorgeht, sind Witzerzähler bemüht, ihre Texte als Witze kenntlich zu machen. Damit stellen sie sicher, dass die Hörer den Text nicht als etwas anderes missverstehen.[53] Unter gewöhnlichen Umständen lässt sich ein Witzhörer auf ein Interaktionsmuster ein, dessen Spielregeln er sehr wohl kennt. Er braucht also nicht erst zu erschliessen, dass der Erzähler ihm einen Witz erzählen will. Der Hörer erkennt die Wirkungsabsicht seines Gesprächspartners nicht retrospektiv, sondern er ist darauf vorbereitet, dass der Erzähler ihn zum Lachen bringen will.

Auch was Raskins Modifikation der Grice'schen Konversationsmaximen betrifft, offenbart sich ein Missverständnis. Grice (1975) versteht weder das Kooperationsprinzip noch die Konversationsmaximen als moralische Normen oder als Anleitung für erfolgreiche Kommunikation, sondern als nicht hintergehbare Regeln rationalen (Kommunikations-)Verhaltens. Bei Raskin (1985) hingegen sind die Humormaximen als *Normen* konzipiert, die es zu erfüllen gilt, was zur Folge hat, dass nur die Einhaltung der Maximen zum Erzählerfolg führen kann. Die Verletzung der Humormaximen ist in der Überlegung Raskins gleichbedeutend mit der Gefährdung des Witzes. Damit wird deutlich, dass Raskin nicht Humormaximen im Grice'schen Sinn formuliert, sondern eigentlich Handlungsanweisungen für das Erzählen von Witzen. Raskins Humormaximen, die auf den ersten Blick von Grice abgeleitet zu sein scheinen, erweisen sich bei genauerem Hinsehen als Strukturbeschreibungen von Witzen.

53 Wie Raskin (1985) sich den Wechsel vom ernsten in den unernsten Kommunikationsmodus vorstellt, bleibt unklar. Brocks (2000) Vermutung, Raskin fasse den Übergang als eine *default*-Prozedur auf, ist insofern wenig plausibel, als dadurch die Humormaximen obsolet würden. Denn der Hörer hätte in diesem Fall den notwendigen Schluss bereits gezogen und das Gehörte schon als komisch aufgefasst, bevor die Humormaximen überhaupt zur Anwendung kommen könnten.

Der gleichen Fehlinterpretation des Grice'schen Ansatzes unterliegt auch Dolitsky (1986), die den Versuch unternimmt Raskins Maximen zu präzisieren. Dolitsky schlägt vor, die ersten beiden Humor-Maximen von Raskin (1985) seien zu modifizieren, weil sie die Doppelstruktur von Witzen zu wenig genau erfassten:

1. Maxim of Quantity: Give as much information for script 1 as desired; give only enough to evoke script 2.
2. Maxim of Quality: Say only what is compatible with script 1; only imply what is compatible with script 2.

(Dolitsky 1986, 272)

Dolitskys Beobachtung, dass in Witzen entscheidende Sachverhalte oft nicht ausgesprochen werden, um den Hörer zu bestimmten Inferenzleistungen zu bewegen, ist zwar grundsätzlich richtig. Es handelt sich dabei sogar um eine für das Funktionieren der Pointe ganz wesentliche Vertextungsstrategie. Damit ist Dolitskys Vorschlag aber lediglich auf der deskriptiven Ebene der Witzstruktur «genauer» als derjenige Raskins. Was die Funktionsweise der Konversationsmaximen betrifft, liegt auch bei Dolitsky dieselbe inadäquate Interpretation von Grice vor.

Abschliessend lässt sich also festhalten, dass sich die Idee nicht bewährt, für das Interaktionsmuster Witz humorspezifische Konversationsmaximen zu formulieren. Im Unterschied zur Lüge, deren wesentliches Ziel es ist, die Täuschungsabsicht zu verbergen, wird die humoristische Unterhaltungsintention vom Witzerzähler kommuniziert. Wenn also der Rezipient im Rahmen des Interaktionsmusters Witz eine aktive Verstehensleistung zugewiesen bekommt, erschliesst sich ihm die Erzählintention nicht erst durch eine wie auch immer geartete Verletzung von Konversationsmaximen. Vielmehr ist der Hörer darauf gefasst, auf eine Inkongruenz zu stossen, die es entsprechend zu interpretieren gilt.

2.4.5 Zur Bedeutung des Lachens

Versucht man in die Betrachtung des Interaktionsmusters Witz auch den Hörer miteinzubeziehen, dann spielt, wie Schäfer feststellt, das Lachen eine entscheidende Rolle: «Eine gewisse Reziprozität, die es nicht zulässt, das Lachen ohne seine Ursache und das Komische ohne seinen Effekt zu beschreiben, ist scheinbar nicht zu leugnen.« (Schäfer 1996, 18) Lachen wird in den verschiedenen

Wissenschaften, die sich damit befassen, in sehr unterschiedliche Funktionszusammenhänge gebracht, was eine Fülle von Erklärungsmodellen entstehen liess. Auch in der Psychologie, Soziologie, Anthropologie, (Neuro-)Physiologie und in weiteren Disziplinen ist das Lachen ein viel diskutiertes Phänomen. Im vorliegenden Kontext soll es primär um die Frage gehen, welches die linguistisch relevanten Aspekte des Lachens sind. Wie der Neurowissenschaftler Provine (2000) in einer umfangreichen Feldstudie beobachtet, tritt Lachen am häufigsten in Gesprächen auf. Er bestätigt damit einen Befund, der in der Gesprächsanalyse und in der Forschung über nonverbale Kommunikation bereits seit längerem bekannt ist. Lachen ist als expressives Verhalten in verschiedenen Kommunikationssituationen von Bedeutung, auch in Kontexten, die von den Interaktionspartnern nicht als komisch definiert werden:

> Zu bedenken bleibt natürlich, dass das Lachen zunächst ein physiologisches Phänomen ist, das nicht nur zum Komischen in kausaler Beziehung steht. Man lacht aus Freude, Höflichkeit, Verlegenheit und aus vielen Gründen mehr. Im Grunde gibt es eine sehr komplexe Grammatik des Lächelns und des Lachens, die vor allem den ‹Beziehungsaspekt› der Sprache […] betrifft. (Schäfer 1996, 18)

Die vielfältigen gesprächslinguistisch bedeutsamen Aspekte des Lachens und Lächelns im Kontext von Gesprächen sollen hier aber nicht im Vordergrund stehen. Das Lachen ist im Folgenden unter einer relativ eingeschränkten Sichtweise von Interesse, nämlich als hörerseitige Reaktion auf einen erzählten Witz. Allerdings gilt es, nicht nur das Lachen, sondern auch das Ausbleiben von Lachen zu berücksichtigen, denn das Nicht-Lachen erweist sich in den meisten Fällen als die eindeutiger interpretierbare Reaktion als das Lachen. Wenn im Folgenden nach den Ursachen und Funktionen des Lachens gefragt wird, werden kommunikative, kognitive und soziale Aspekte des Hörerverhaltens unterschieden. Die psychoanalytische Auffassung, wonach das Lachen einen Abfuhrmechanismus für angestauten Hemmungsaufwand darstellt (vgl. Freud 1905), basiert auf Modellvorstellungen, die für die vorliegenden Überlegungen von nachgeordneter Bedeutung sind.

Aus *kommunikationstheoretischer* Perspektive lässt sich Lachen als hörerseitiges Signal auffassen, das die Funktion hat, das Interaktionsmuster Witz zu beenden. Mit seiner Reaktion quittiert der Lachende, den Witz verstanden zu haben und honoriert gleichzeitig die Erzählbemühungen des Erzählers. Dies mag zwar zunächst eine etwas mechanistisch anmutende Interpretation des Lachens sein, aber sie weist doch immerhin darauf hin, dass Witze eine Textsorte sind, die vom Hörer konventionellerweise eine ganz bestimmte Reaktion erwarten.[54] Von verschiedenen Autoren wird das responsive Lachen des Witzhörers mit dem sprechakttheoretischen Begriff der Perlokution belegt (vgl. z. B. Köck 1980; Wirth 1999). Dazu ist zu bemerken, dass die Sprechakttheorie im Hinblick auf das Lachen erstens keine besondere Erklärungskraft besitzt. Und zweitens wäre auch zu diskutieren, ob das Lachen nicht auch als Teil der Illokution aufgefasst werden müsste. Diese Diskussion soll hier jedoch nicht geführt werden. Entscheidend ist, dass von einem Witzhörer eine Reaktion erwartet wird. Wie stark der Zwang dieser Konvention sein kann, zeigt sich darin, dass auch Hörer, die den Witz nicht verstanden haben oder nicht lustig finden, meistens doch zumindest (verlegen) lächeln (vgl. auch Euler 1991). Um das Gesicht des Erzählers zu wahren, wird in der Regel mindestens eine Minimalreaktion gezeigt. Semiotisch gesehen handelt es sich bei den verschiedenen Arten des Lächelns und Lachens um eine Form der nonverbalen Kommunikation, wobei das Lachen auch eine paraverbale Komponente aufweist. Im Unterschied zum Lächeln ist das Lachen ein spezifisches Lautproduktionsmuster, das in Kombination mit einer Reihe anderer körperlicher Verhaltensweisen (Tränen, erhöhter Puls, Schenkelklopfen, Atemnot etc.) auftreten kann (vgl. auch Provine 2000). In der Forschung über nonverbale Kommunikation gibt es verschiedene Bemühungen, unterschiedliche Formen des Lachens und Lächelns zu klassifizieren.[55]

Aus *kognitiver* Perspektive wird in der Humorforschung das Lachen des Hörers als Zeichen eines Verstehensprozesses interpretiert (vgl. Wagner & Putz 1995). Allerdings lässt sich aufgrund des Lachens lediglich darauf schliessen, *dass* der Rezipient etwas verstanden hat. *Was* genau der Rezipient verstanden hat, wird je nach theoretischer Konzeption der Pointe anders beantwortet. Die Wahrnehmung (und Auflösung) von Inkongruenz wird in kognitionspsychologischen Arbeiten als Ursache für das Lachen genannt. Es wird aber, wie empirische Studien zeigen, nicht lediglich im Zusammenhang mit dem Verstehen der Pointe

54 Eine rein am kommunikativen Verhalten von Erzähler und Hörer orientierte Sichtweise des Lachens greift natürlich zu kurz, denn ein Witzerzähler will schliesslich nicht einfach Lachen als Reaktion erzeugen, sondern er beabsichtigt, einen kognitiven Effekt zu erzielen, der Lachen zur Folge hat.

55 FACS (Facial Action Coding System) ist ein System zur Kodierung von Gesichtszügen und Muskel-bewegungen während des Lachens (vgl. LaFrance 1983). FACS unterscheidet 44 Aktionseinheiten (action units), wobei Intensität, Lateralität, Dauer usw. eine Rolle spielen. Es gehört zu den Zielen dieser Methode, echtes von unechtem Lachen zu unterscheiden: «Premature or delayed laughter may thus be a sign that humor is expected rather than experienced.» (LaFrance 1983, 7).

gelacht; häufig lachen Witzhörer auch über komische Elemente, die sie im Verlauf der Witzhandlung wahrnehmen.[56]

Lacht ein Witzhörer über einen Witz *nicht*, gibt es vom kognitiven Standpunkt her gesehen zwei Erklärungen: Entweder hat der Rezipient den Witz (noch) nicht verstanden, was mit Nachdenken oder mit Fragen verbunden sein kann. Oder der Hörer findet den Witz ganz einfach nicht komisch, weil er beispielsweise banal oder schon bekannt ist. Häufig zeigen aber Hörer dennoch ein Lächeln als Anerkennung für die Bemühungen des Erzählers.

Was die *sozialen* Aspekte des Lachverhaltens betrifft, sind unterschiedliche Einflussgrössen von Bedeutung. Im Rahmen der gesprächsanalytischen Forschung werden dem Lachen sehr vielfältige Funktionen zugeschrieben, z. B. Herstellung von Intimität, Aushandlung heikler Themen, Regelung von Machtverhältnissen etc. (vgl. Groth 1992; Thimm & Augenstein 1996; Norrik 2001). Wie ein Rezipient auf einen Witz reagiert, hängt einerseits davon ab, ob er alleiniger Witzhörer oder Teil eines grösseren Publikums ist.[57] Grösse und Zusammensetzung des Publikums können entscheidende Faktoren für das Lachverhalten des Einzelnen sein. Es entspringt der Alltagserfahrung, dass Lachen nicht ohne weiteres kontrollierbar ist, sondern auch ansteckende und selbstverstärkende Wirkung haben kann. Dies sind Hinweise dafür, dass Lachen nicht nur kognitive, sondern vor allem auch soziale Ursachen hat (LaFrance 1983).[58] Andererseits kommt auch der Frage grosse Bedeutung zu, wer einen Witz erzählt und wer die Zuhörenden sind. Wie die Forschung zum geschlechtsspezifischen Humorverhalten gezeigt hat, engagieren sich Frauen grundsätzlich mehr durch Lachen für ihre Gesprächspartner, als dies Männer tun (Groth 1992; Kotthoff 1996). Ausserdem lachen Frauen auch deutlich häufiger, wenn sie selber die «Zielscheibe» eines Witzes darstellen. Männer und Frauen lachen weniger häufig, wenn sie einer Frau zuhören als wenn sie einem Mann zuhören.[59] Dabei hat das unter-

56 Der Zusammenhang zwischen der kognitiven Ebene und der motorisch-physiologischen Reaktion ist jedoch weitgehend unklar: «One of the greatest puzzles of humor continues to be why the mental experience of humor should be associated with the motor experience of laughter.» (McGhee 1983, 20).

57 «After all, laughter is more social than solitary; and it is not only a *response*, but can be a *stimulus*.» (Gruner 1997, 40).

58 Gemäss Provine (1996) tritt das ansteckende Lachen zwar als soziales Phänomen auf, hat aber eine starke neuro-physiologische und genetische Basis.

59 Zu geschlechtsspezifischen Unterschieden, die sich bereits im Lachverhalten von Jungen und Mädchen beobachten lassen vgl. Groch 1974; Chapman et al. 1980; Bierbach 1996.

schiedliche Lachverhalten von Frauen und Männern nichts mit der Qualität der erzählten Witze zu tun. Vielmehr sind Faktoren wie Statusunterschiede, Rollenverhalten sowie unterschiedliches Kommunikationsverhalten von Bedeutung. Gar keine Reaktion auf einen Witz zu zeigen, ist, wie bereits erwähnt, eher unüblich und muss vom Sprecher als massive Gesichtsbedrohung gewertet werden. Es gibt aber durchaus Situationen, in denen ein Witzrezipient das Lachen verweigert, weil er dem Erzähler die Zustimmung, die mit dem Lachen immer auch verbunden ist, nicht geben will. Zu solchen Situationen kann es kommen, wenn zwei soziale Wertsysteme in Konflikt geraten. Dabei sind in der Regel unterschiedliche Auffassungen darüber entscheidend, ob man über bestimmte Themen Witze machen darf oder nicht. Daher sind solche «Lachboykotte» vielfach mit (metasprachlichen) Bemerkungen über den Inhalt verbunden, die dem Erzähler klar machen sollen, dass der Hörer die Wertvorstellungen des Erzählers nicht teilt.

Wie aus diesen Ausführungen hervorgeht, kann das Lachen als Reaktion auf einen Witz das Ergebnis sehr unterschiedlicher Faktoren sein.[60] Es ist im Einzelfall nicht auszuschliessen, dass verschiedene Rezipienten aus ganz unterschiedlichen Gründen über denselben Witz lachen. Mit dem Lachen haben wir es also mit einer Verhaltensweise zu tun, die für das Interaktionsmuster Witz zwar zentral, gleichzeitig aber nur schwer bestimmbar ist.

2.4.6 Witze im sozialen Funktionszusammenhang

Man darf zwar davon ausgehen, dass es für die meisten Witzerzähler primär darum geht, die Hörer zu erheitern und nicht sie zu verärgern. Aber es kann dennoch vorkommen, dass ein Witz einem Hörer in den «falschen Hals» gerät, obwohl das im Witz Gesagte als «nicht ernst gemeint» gilt. In diesem Zusammenhang spielt das Problem der Fiktionalität eine entscheidende Rolle. Es ist zwar bekannt, dass die Witzfiguren und ebenso ihre Handlungen und Dialoge nicht als real zu verstehen sind, auch wenn es wie im Fall der Politiker-Witze ein reales Pendant zur Witzfigur gibt. Wenn aber Schülting (1991, 229) behauptet, die Fiktionalität des Erzählten werde von Sprecher und Hörer gleichermassen akzeptiert, dann stimmt das nur unter quasi «idealen» Bedingungen. Denn was in Witzen zum Thema gemacht wird, kann vom Hörer trotz des Wissens um die

60 Das *Ausbleiben* von Lachen scheint hingegen eindeutiger interpretierbar zu sein.

Fiktionalität als Angriff auf die eigenen Person oder als abschätzige Äusserung gegenüber anderen Menschen verstanden werden. Der Auffassung, bei Witzen handle es sich um nicht ernst gemeinte und demzufolge nicht ernst zu nehmende Texte, kann nicht beigepflichtet werden. Daher entspricht auch der folgende, von Vogel (1989) zum Ausdruck gebrachte Standpunkt nicht den Gegebenheiten, wie sie unter realen Interaktionsbedingungen Gültigkeit haben:

> In humorous interacting, an individual is free to do or say something which he would ordinarily not feel free to do or say, safe in his knowledge that he can always disclaim responsibility since what he said or did was, after all, only a ‹joke› and should therefore be interpreted according to a set of alternative rules, the rules of humor – and hence the rules of play. (Vogel 1989, 272)

Auch wenn es sich bei Witzen um eine Textform innerhalb der unernsten Interaktionsmodalität handelt, können Witze Inhalte transportieren, die aus Hörersicht nicht lachenswert sind. Trotz der Fiktionalität des Gesagten sind Witze keineswegs Texte, die sich völlig losgelöst vom sozialen Funktionszusammenhang betrachten lassen. Sie finden immer in einem sozialen Kontext statt und können dementsprechend ganz unterschiedliche Reaktionen auslösen. Um den Witztext und die Wirkung auseinander zu halten, unterscheidet Lixfeld (1984, 210) zwischen der «Fiktivität des Gesagten und der Realität des Gemeinten, d.h. der Witzaussage und ihrer tendenziösen Zielsetzung». Der von Lixfeld (1984) verwendete Begriff «Tendenz» geht auf Freuds Arbeit über den Witz und seine Beziehung zum Unbewussten zurück (vgl. Freud 1905). Freud unterscheidet zwischen dem harmlosen Witz, der allein Selbstzweck ist und dem tendenziösen Witz, der im Dienste feindseliger oder obszöner Triebe steht. Mit tendenziösen Witzen kann ein Erzähler bewusst oder unbewusst als Aggressor auftreten.[61] Auf diese Weise können Witze trotz – oder gerade wegen – ihres fiktionalen Charakters zu rassistischen (Albrecht, 1982) und sexistischen (Moser Rath, 1978) Zwecken verwendet werden. Durch «scherzhafte» Bestätigung von Vorurteilen sind Witze als Instrument der sozialen Unterdrückung geeignet (Richard 1997, 27f.). Das folgende Beispiel zeigt, dass im selben Witz mehrere abwertende Tendenzen wirksam sein können:

61 Lixfeld (1984, 200f.) ist der Meinung, die strukturalistischen Kategorien Freuds seien veraltet und träfen auf die heutige Witzkultur nicht mehr zu. Ausserdem kritisiert er Freuds Unterscheidung in harmlose und tendenziöse Witze als unhaltbar, da es einen kontextunabhängigen Witz nicht gebe.

> Drei katholische Novizinnen haben genug vom Kloster und wollen zurück ins weltliche Leben. Bevor sie sich verabschieden, werden sie von der Oberin gefragt, was sie nun zu tun gedenken. «Verkäuferin», sagt die erste, «Mannequin», die zweite und als die dritte «Prostituierte» sagt, fällt die Oberin in Ohnmacht. Als sie wieder zu sich kommt, erkundigt sie sich nochmals, aber die Antwort ist wieder: «Prostituierte.» Da atmet die Oberin auf: «Gott sei Dank! Ich dachte schon, du wolltest Protestantin werden.»

In diesem Witz lassen sich gleichzeitig misogyne und konfessionelle Tendenzen festmachen. Mit den Begriffen «Tendenz», «Ziel» und «Opfer» hat die psychologisch orientierte Witz-Forschung eine eher pessimistisch anmutende Richtung eingeschlagen. Freud (1905) hat diese Beurteilung von Witzen massgeblich mitgeprägt. Nach Auffassung Freuds dient der Witz dem Aggressionsabbau; das Lachen stuft Freud (1905) als Abfuhrmechanismus angestauter Hemmungsenergie ein. Was in Witzen ausgesagt wird, ist häufig nur indirekt erschliessbar. So kommt nach Freud auch die Aggression nur getarnt zum Ausdruck. Die indirekte Aussageweise gehört zu den Techniken des Witzes, was Renner (1984) im Gegensatz zu Freud (1905) jedoch positiv bewertet: «Durch seine indirekte Aussageweise eignet sich der Witz gut als Instrument der Kritik, da er den Hörer dazu bringt, die Kritik des Sprechers zu verstehen, ohne dass sie jener explizit vorbringen muss.» (Renner 1984, 929)

Im Kontext des sozialen Funktionszusammenhangs sind auch Witze zu nennen, die auf sozialen Stereotypen beruhen. Ethnische Witze, die auf stereotypen Vorstellungen einer sozialen Gruppe über eine andere aufbauen, werden gemäss Davies (1990) weltweit erzählt. Wie aus den interkulturellen Vergleichen von Davies (1990) hervorgeht, gehört die Dummheit zu den verbreitetsten Witz-Stereotypen. Die Minderwertigkeit anderer sozialer Gruppen wird in ethnischen Witzen aber auch durch so unterschiedliche inhaltliche Bereiche wie Mentalität, Aussehen, religiöse und kulturelle Praktiken usw. thematisiert. Zu den weltweit wiederkehrenden Motiven gehören Schmutz / mangelnde Körperhygiene, Faulheit, Geldgier, Unzuverlässigkeit (vgl. Davies 1990).

Stereotype sind nicht nur inhaltlich, sondern auch textlinguistisch von Interesse, da sie im Witz als kohärenzstiftende Elemente wirken. Charakteristische Eigenschaften von Stereotypen sind: sie sind stark schematisch, werden frequent verwendet, umfassen wenige Merkmale und erfassen die Komplexität und / oder Individualität der Bezugsobjekte und -sachverhalte nicht oder nur sehr beschränkt (vgl. Klein 1998, 26). Stereotypen als zumeist unreflektierte Übergeneralisierungen sind nicht als feste Grössen aufzufassen. Sie entstehen und verändern sich mit politischen und ökonomischen Ereignissen, können aber erstaunlich langlebig und konstant sein. Schäfer (1996) erachtet Stereotype als einen integralen Teil einer Kultur, insofern als sie die Wahrnehmung und Bewertung anderer Gruppen, Institutionen und Kulturen widerspiegeln.

Für Witze, die auf sozialen Stereotypen beruhen, sind – von wenigen Ausnahmen abgesehen – vor allem die negativen Merkmalszuschreibungen massgebend. Zu unterscheiden ist zwischen Heterostereotypen, die fremdbezogene Merkmalszuschreibungen enthalten, und Autostereotypen, die selbstbezogene Merkmalszuschreibungen enthalten. Wie in linguistischen und psychologischen Arbeiten über Stereotypen betont wird, haben sowohl Auto- wie auch Heterostereotypen eine nach innen integrierende und nach aussen abgrenzende Funktion (vgl. dazu Heinemann 1998). Das kommt bei Witzen, die auf Stereotypen über ethnische Gruppen beruhen, deutlich zum Ausdruck:

> Komik, die Stereotypen thematisiert, diese also beim Verstehen voraussetzt, geht immer von einem Wir-Gefühl des Erzählers aus. [...] Eine Fremdgruppe *(out-group)* mehr oder weniger aggressiv zu diskreditieren impliziert, Gruppensolidarität innerhalb der *in-group* aufzubauen, wobei hier die Beziehungsebene oft intensiver wahrgenommen wird als die Inhaltsebene [...]. (Schäfer 1996, 156)

Ethnische Witze mit diskriminierendem Charakter richten sich, wie Davies (1990) ausführt, häufig gegen Immigranten. Seit einiger Zeit kursieren solche Beispiele über Immigranten aus den Balkanländern:

> Wer fährt, wenn ein Kroate, ein Serbe und ein Albaner in einem Auto sitzen? Der Polizist.

In diesem Beispiel werden unterschiedliche ethnische Gruppen einem gemeinsamen Merkmal zugeordnet. Die verbreitete stereotype Vorstellung von der kriminellen Bereitschaft dieser ethnischen Gruppen dient in diesem Witz als Kohärenzstifter. Das rassistische Element wird durch die Selbstverständlichkeit verstärkt, mit der hier mittels negativer Assoziationen eine pauschalisierende Abwertung zum Ausdruck gebracht wird. Nicht alle Witze, die auf ethnische Stereotype Bezug nehmen, weisen eine so deutlich abwertende Tendenz auf. Im folgenden Beispiel kommt das Stereotyp zum Ausdruck, dass Sprecherinnen und Sprecher aus der Schweiz besonders viele Diminutive bräuchten:

> «Ein schönes Pullöverli haben Sie an», sagt der Schweizer zu der jungen Frau im Zug. «Ja», antwortet sie, «echtes Kamelhaar.» Darauf erwidert er: «Ja, man sieht's an den Höckerli.»

Wie Kotthoff (1995) festhält, bilden in Witzen, die auf Geschlechterstereotypen beruhen, nur selten die Männer die «Zielscheibe». Beispiele wie das folgende sind in dieser Hinsicht eher die Ausnahme:

> Was ist der Unterschied zwischen einem Mann und einem Foto?
> Das Foto ist entwickelt.

Abhängig davon, wer diesen Witz erzählt, wird die Witzfigur entweder ein Mann, eine Blondine oder eine andere Person sein. In vielen Fällen wird die abwertende Tendenz durch Auswechseln der Witzfiguren auf eine andere soziale Gruppe gerichtet. Besonders bei Witzen, die über soziale Stereotypen eine pejorative Wertung zum Ausdruck bringen, bestätigt sich Gruners (1997) Auffassung, wonach das Entscheidende des Humors im Gewinner-Verlierer-Schema liegt. Wie Davies (1990) beobachtet, werden in der Regel von dominierenden Gruppen Witze über untergeordnete Gruppen oder (ethnische) Minderheiten erzählt. Wie diese Ausführungen nahelegen, sind Witze nicht nur im Hinblick auf ihre strukturellen Besonderheiten zu untersuchen, sondern auch im Hinblick auf den sozialen Funktionszusammenhang. Welche Entwicklungen sich bei den Kinderwitzen im Bereich der sozialen Stereotypen abzeichnet, wird im Analyseteil (Kap. 9.3) ebenfalls von Interesse sein.

3. Zur Entwicklung des kindlichen Humors

Im Rahmen der vorliegenden Arbeit wird als Grundlage für die Analyse der Kinderwitze einerseits Bezug genommen auf textlinguistische und gesprächsanalytische Beschreibungskategorien (vgl. Kap. 2). Andererseits sollen im Folgenden auch verschiedene Forschungsansätze zur Sprache kommen, die sich mit der Entwicklung des kindlichen Humors beschäftigen. Das Interesse am kindlichen Humorverhalten lässt sich in der Literatur zwar weit zurückverfolgen (vgl. z. B. Freud 1905), als Meilensteine der Forschung zur Humorentwicklung sind jedoch erst Wolfenstein (1954) und Helmers (1965) zu bezeichnen. In grösserer Zahl etablierten sich systematische Studien zum Kinderhumor seit Beginn der 70er Jahre (z. B. McGhee 1971, 1979; Groch 1974; Shultz & Horibe 1974; McGhee & Chapman 1980). In der Erforschung der Humorentwicklung ist die Psychologie bis heute führend geblieben.[62] Dabei lassen sich zwei Hauptrichtungen unterscheiden, eine kognitionspsychologische und eine sozialpsychologische Richtung. Im Unterschied zu den kognitionspsychologischen Arbeiten, die den Humorerwerb in Abhängigkeit zur geistigen Entwicklung des Kindes untersuchen (z. B. McGhee 1979; Vogel 1989), fragen sozialpsychologische Studien danach, welche innerpsychischen und interpersonalen Funktionen der Humor in der kindlichen Entwicklung einnimmt (z. B. Klages 2002; Bönsch-Kauke 2003).

Bevor verschiedene kognitionspsychologische und sozialpsychologische Erklärungsansätze zur Sprache kommen, sollen zuerst einige Überlegungen zur Frühphase der Humorentwicklung angestellt werden.[63]

62 Im Vergleich zur psychologischen Forschung steckt die linguistische Forschung zur Humor*entwicklung* noch in den Kinderschuhen. Dies ist umso erstaunlicher, als es zum Thema Humor auch eine breitgefächerte linguistische Diskussion gibt (vgl. Attardo 1994, 2001; Kotthoff 1998; Norrik 2003).

63 Eine Bemerkung zur Begrifflichkeit: Zwischen Humor*entwicklung* und Humor*erwerb* wird im Rahmen dieser Arbeit kein prinzipieller Unterschied gemacht. Dies obwohl es denkbar wäre, den Begriff *Entwicklung* im Sinne eines quasi «von innen» gesteuerten Prozesses zu verstehen und den Begriff *Erwerb* als einen Prozess, der primär in der Übernahme eines «von aussen» herangetragenen Angebots besteht. Die Frage, ob es so etwas wie eine angeborene Disposition für Humor gebe oder ob es sich beim Humor um eine erlernte Verhaltensweise handle, soll hier nicht diskutiert werden (vgl. dazu Schreiner 2003).

3.1 Zur Frühphase der Humorentwicklung

Die Frage, in welchem Alter die Humorentwicklung beginnt, wird in der Forschungsliteratur kontrovers diskutiert. Die Beantwortung dieser Frage gehört zwar nicht zu den zentralen Problemen der vorliegenden Arbeit, aber die Diskussion dieses Themas weist auf einige wichtige Probleme der Humorerwerbsforschung hin. Studien, die sich mit dem Beginn der Humorentwicklung beschäftigen, sind mit der Frage konfrontiert, mit welcher Begründung sie bestimmte frühkindliche Verhaltensweisen als Ausdruck von Humor auffassen und andere nicht.[64] Welches notwendige und welches hinreichende Merkmale des Humors sind, muss in Arbeiten diskutiert werden, die sich mit der Frühphase der Humorentwicklung befassen. Daher ist die Frage nach den Anfängen der Humorentwicklung immer auch mit der Frage nach dem Wesen von Humor verbunden. Es zeigt sich allerdings, dass in der psychologischen Diskussion um den Ursprung der Humorentwicklung gewisse Kategorien zu wenig deutlich unterschieden werden, die aus linguistischer Perspektive von zentraler Bedeutung sind. Berücksichtigt man diese linguistischen Kriterien, lassen sich verschiedene Gegensätze in der Beurteilung der Ursprungsfrage auflösen.

Erstens gilt es zwischen den *produktiven* und den *rezeptiven* Aspekten der Humorentwicklung zu unterscheiden. Erstaunlicherweise wird diese fundamentale Unterscheidung in der Humorforschung nicht immer konsequent beachtet, was mitunter ein Grund ist für die divergente Beurteilung in der Frage, wann die Entwicklung des Humors beginnt. Sowohl theoretisch wie auch methodisch ist es ein grundlegender Unterschied, ob man danach fragt, wann ein Kind einen humoristischen Stimulus versteht oder ob man danach fragt, wann ein Kind diesen Stimulus selber produziert.[65] In diesem Zusammenhang ist auch die teilweise ungenügende Differenzierung zwischen *comprehension* und *appreciation* von Humor zu erwähnen (vgl. z. B. Suls 1983). Ob man das *Verstehen* oder die *Wirkung* von Humor untersucht, ist nicht dasselbe. Dies gilt es insbesondere auch bei Studien zum Lachverhalten der Kinder zu beachten. McGhee (1979) weist zurecht darauf hin, dass das Lachen unterschiedliche kognitive und kom-

64 Die Beantwortung dieser Frage ist nicht nur von theoretischem Interesse, sondern hat auch in methodischer Hinsicht Konsequenzen.

65 Obwohl zwischen der Produktion und der Rezeption enge Verbindungen bestehen, die eine klare Trennung erschweren, ist es für die Beschreibung der Erwerbsprozesse ganz wesentlich, ob die eine oder die andere Perspektive gewählt wird.

munikativ-soziale Funktionen haben kann. Das Lachverhalten der Kinder kann sowohl als Indiz für einen Verstehensprozess als auch als Gradmesser für die Wirkung interpretiert werden.[66]

Zweitens ist es vom linguistischen Standpunkt her gesehen zentral, *verbale* und *nonverbale* Formen des Humors zu unterscheiden, auch wenn in vielen Fällen die beiden Formen zusammen auftreten und sich gegenseitig ergänzen. Gerade in der Literatur, die sich mit den Anfängen der Humorentwicklung befasst, wird diese Unterscheidung nicht immer gemacht. Ob eine komische Inkongruenz auf einer spielerischen Handlung (z. B. Nachäffen einer Person) oder auf Sprache beruht (z. B. Witzeerzählen), ist semiotisch gesehen ein grundlegender Unterschied.

Drittens gilt es verschiedene Aspekte des verbalen Humors zu unterscheiden, die allerdings erst mit fortschreitendem Alter der Kinder relevant werden. Einerseits ist zwischen mündlichen und schriftlichen Humorsituationen zu unterscheiden und andererseits gilt es, dialogische und monologische Formen des verbalen Humors zu unterscheiden. Als «dialogisch» sollen Humorsituationen verstanden werden, die stark kontextgebunden sind (Scherzen und Witzeln in konversationellen Kontexten). Als «monologisch» sind humoristische Interaktionssituationen aufzufassen, die auf festen Erzählstrukturen beruhen (z. B. Witzeerzählen). Obwohl auch Witze als Interaktionsmuster aufzufassen sind, die auf dem Zusammenspiel zwischen Erzähler und Hörer aufbauen, sind sie im Unterschied zu konversationellen Formen des Humors (vgl. Kotthoff 1998) weniger stark vom laufenden Kontext abhängig.

Verfolgt man die Kontroverse um den ontogenetischen Ursprung des Humors vor dem Hintergrund der genannten Unterscheidungskriterien, zeigt sich, dass die Meinungsverschiedenheiten zur Hauptsache auf unterschiedlichen Auffassungen über die dem Humorerwerb zugrunde zu legenden Kategorien basieren. Wie weit diesbezüglich die Meinungen auseinander gehen, lässt sich anhand der drei folgenden theoretischen Positionen illustrieren. Pien & Rothbart (1980)

66 Und zudem ist zu berücksichtigen, dass Lachen auch eine soziale Verhaltensweise ist, die nicht nur in humoristischen Kontexten beobachtbar ist: «It is difficult to be certain that preschoolers' laughter during play means that something is funny. Like adults, children may laugh for reasons that have nothing to do with humor. For example, children, commonly laugh during ongoing play simply because for the excitement of the moment, and because they are having a good time. Because most studies of preschoolers' humor take place in the context of spontaneous play in naturalistic situations (usually a nursery school), humorous and nonhumorous forms of laughter tend to get lumped together in one category. So studies of this age group should probably be considered studies of laughter – not humor.» (McGhee 1979, 211).

gehören zu den kognitionspsychologisch orientierten Humorforschern, die den ontogenetischen Ursprung vergleichsweise früh ansetzen. Sie vertreten die Auffassung, die Humorentwicklung setze beim Kleinkind im Alter von vier bis fünf Monaten ein: «We propose that by the age of four or five months infants are capable of evaluating incongruous stimuli as humorous.» (Pien & Rothbart 1980, 1) Als ausschlaggebendes Kriterium wird die kognitive Fähigkeit erachtet, inkongruente Stimuli als humoristisch zu erkennen. Gemäss dieser auf der Rezeption von Inkongruenz begründeten Auffassung setzt die Humorentwicklung also schon in den ersten Lebensmonaten ein. Demgegenüber vertritt McGhee (1979) den Standpunkt, der Beginn der Humorentwicklung sei in der ersten Hälfte des zweiten Lebensjahres anzusetzen. Seine Auffassung begründet er wie folgt: «It is assumed here that the ability to engage in pretend or make-believe fantasies is a prerequisite for humor, and children do not demonstrate such imaginative activities until early in the second year.» (McGhee 1979, 125) Mit seiner Einschätzung über die notwendigen Voraussetzungen des Humorerwerbs lehnt sich McGhee an Piagets Ausführungen über die Entwicklung der Symbolfähigkeit an (vgl. dazu ausführlicher Kap. 3.2). Noch später, nämlich im Alter von ungefähr zwei Jahren, setzt Shultz (1976; Shultz & Horibe 1974; Shultz & Robillard 1980) den Beginn der Humorentwicklung an. Als wesentliches Kriterium für den Humorerwerb wird dabei die Entwicklung metasprachlichen Wissens erachtet: «The overall thesis of the chapter is that linguistic humour is based on the child's developing metalinguistic knowledge.» (Shultz & Robillard 1980, 60) Gemäss dieser Einschätzung ist ein sprachliches Kriterium ausschlaggebend. Die für den Humorerwerb notwendigen metasprachlichen Fähigkeiten sind nach Auffassung von Shultz jedoch erst ab dem Alter von ungefähr zwei Jahren vorhanden.

Obwohl die drei genannten Studien alle einem kognitionspsychologischen Ansatz verpflichtet sind, kommen sie hinsichtlich des ontogenetischen Ursprungs der Humorentwicklung zu deutlich verschiedenen Einschätzungen. McGhee (1979) begründet seinen Standpunkt damit, dass Humor an die Fähigkeit des Symbolgebrauchs gebunden sei. Im Gegensatz dazu spielt für Pien & Rothbart (1980) die kognitive Fähigkeit des Symbolgebrauchs keine entscheidende Rolle. Stattdessen verweisen sie auf ihre Beobachtungen, wonach Kinder schon sehr früh in der Lage seien inkongruente Stimuli als komisch zu interpretieren.[67] Für

67 «We argue that the development of symbolic play capacities and fantasy assimilitation are *not* necessary for the appreciation of incongruity humour. Instead we propose that incongruity humour involves only the recognition of incongruity and a playful interpretation of incongruity, and we argue that both these abilities are present by the fourth month of life.» (Pien & Rothbart 1980, 3).

Pien & Rothbart (1980) sind die spielerischen Handlungen der Bezugspersonen massgebend, die von den Kindern als komisch wahrgenommen werden. Bei McGhee (1979) hingegen geht es um die spielerischen Handlungen, die die Kinder selber ausführen. Aus diesen unterschiedlichen Standpunkten geht sehr deutlich hervor, dass im einen Fall die Rezeption und im anderen Fall die Produktion von Inkongruenzen das ausschlaggebende Kriterium darstellt. Gemeinsames Merkmal dieser beiden Ansätze ist, dass nicht-sprachliche Stimuli die Grundlage der Humorentwicklung bilden. Im Unterschied dazu sind es für Shultz hingegen gerade die sprachlichen Inkongruenzen, die den Beginn der Humorentwicklung markieren. Der Humorerwerb nach Shultz fängt vergleichsweise spät an, was damit zu erklären ist, dass sich Shultz ausschliesslich für die Entwicklung des verbalen Humors interessiert.

Indem man zeigen kann, dass in der Diskussion um den ontogenetischen Ursprung der Humorentwicklung verschiedene Kriterien zur Anwendung kommen, hat man zwar die eigentliche Frage noch nicht beantwortet, aber die Diskussion verlagert sich dadurch auf eine andere Ebene. Es hat sich gezeigt, dass es zunächst zu klären gilt, für welchen Aspekt der Humorentwicklung man sich interessiert, denn auf die Frage, wann die Humorentwicklung beginnt, gibt es mehrere «richtige» Antworten.

3.2 Kognitive Aspekte der Humorentwicklung

Wie in anderen Bereichen der kognitiven und der sprachlichen Entwicklung lässt sich auch beim Humorerwerb eine Entwicklung von einfachen zu komplexeren Formen und Strukturen beobachten. Diesen Erwerbsprozess einerseits zu beschreiben und andererseits Erklärungen für die verschiedenen Entwicklungsschritte zu liefern, ist das Ziel verschiedener Humorerwerbsmodelle. In kognitionspsychologischen Untersuchungen wird die Entwicklung des Humors mit der geistigen Entwicklung des Kindes in Verbindung gebracht. Das Ziel besteht darin, Stufen oder Phasen des Humorerwerbs zu ermitteln und diese entwicklungspsychologisch zu erklären. Unter den kognitionspsychologischen Modellen ist dasjenige von McGhee (1979) das bekannteste. McGhee postuliert in enger Anlehnung an Piagets vierstufiges Entwicklungsmodell ein ebenfalls vier Stufen umfassendes Modell der Humorentwicklung:

1) Incongruous Actions towards Objects: Auf der ersten Stufe der Humorentwicklung, die gemäss McGhee (1979) im Alter von ungefähr eineinhalb Jahren beginnt, spielt Sprache noch keine Rolle. Nach Auffassung McGhees sind es *nonverbale* Verhaltensweisen, die am Anfang der Humorentwicklung stehen. Es handelt sich dabei um bestimmte spielerische Handlungen, die bei Kindern erstmals in der ersten Hälfte des zweiten Lebensjahres beobachtbar sind (vgl. Piaget 1969). Beispiele für solche Handlungsweisen wären etwa, wenn ein Kind ein Stück Papier ans Ohr hält und so tut, als würde es telefonieren oder wenn ein Kind einen Stofflappen so behandelt, als wäre er ein Kissen (vgl. Piaget 1969).[68] Diese in der Entwicklungspsychologie als «Symbolspiel» benannten Tätigkeiten der Kinder bestehen darin, dass einem Gegenstand durch eine spielerische Verwendungsweise eine gänzlich andere als die konventionelle Bedeutung zugewiesen wird.[69]

Während in der Spracherwerbsforschung die Symbolfähigkeit im Allgemeinen als eine notwendige kognitive Voraussetzung für den Erwerb von Sprache aufgefasst wird (vgl. Klann-Delius 1999; Szagun 2000), erachtet McGhee die Fähigkeit des Gebrauchs von Spielsymbolen (auch) als Grundlage für den Humorerwerb. Als entscheidendes Kriterium für die Zuschreibung dieser Handlungsweisen zur Kategorie Humor erachtet McGhee das Lächeln oder Lachen der Kinder, das als Begleitverhalten zu diesen spielerischen Handlungen beobachtet werden kann.

2) Incongruous Labeling of Objects and Events: Die zweite Stufe in McGhees Entwicklungsmodell umfasst das Alter von zwei bis drei Jahren.[70] Nach Auffassung McGhees bildet die zweite Stufe den Beginn des *verbalen* Humors. Begründet wird diese Einschätzung damit, dass die beobachtbaren Verhaltensmuster der Kinder nun nicht mehr ausschliesslich auf Handlung beruhen wie auf der ersten Stufe, sondern auch auf der Verwendung von Sprache:

68 McGhee (1979) bietet zur ersten Stufe seines Humormodells keine eigenen empirischen Beobachtungen, sondern belässt es bei Verweisen auf die Studien Piagets.

69 «Das Kind verleiht von sich aus dem Gegenstand Valenz, indem es ihm eine Funktion zuschreibt, die der Gegenstand nicht per se haben muss. Ein beliebiger Gegenstand kann auf diese Weise subjektive Valenz erhalten.» (Oerter 1999, 30).

70 Da es beträchtliche individuelle Unterschiede gibt, versteht McGhee (1979) die Altersangaben lediglich als ungefähre Grössen. Gemäss McGhee gibt es zwar Überlappungen zwischen den Stufen, aber die Stufen werden alle in der gegebenen Reihenfolge durchlaufen.

> [I]t is the absence of action toward objects, that epitomizes humor at this stage. Physical activity may occur, but it is not central to Stage 2 humor. The verbal statement alone creates the incongruity and leads to laughter. (McGhee 1979, 69)

Wie McGhee weiter ausführt, fangen Kinder im Alter von zwei bis drei Jahren an, Namen von Personen und Bezeichnungen von Dingen zu vertauschen. Objekte und Personen, aber auch Handlungen werden in spielerischer Absicht falsch bezeichnet. Es macht den Kindern Spass so zu tun, als ob sie sprachliche Normen missachteten, indem sie z. B. einen Hund Katze nennen oder einen Fuss Arm. Solche humoristischen Fehlbenennungen, die in diesem Alter grosses komisches Potential haben, lassen sich als Zeichen einer zunehmenden kognitiven Flexibilität interpretieren.[71] Während die Kinder auf der ersten Stufe die Fähigkeit entwickeln, sich spielerisch von den *Funktionen* von Dingen zu lösen, indem sie sie umdeuten oder substituieren, beginnen sie nun, sich auch von den *Bezeichnungen* der Dinge zu lösen. Die spielerischen Umbenennungen von Gegenständen und Personen mit dem Zweck einen komischen Effekt zu erzielen, bilden gemäss McGhee den Anfang dieses Prozesses.

3) Conceptual Incongruity: Auf der dritten Stufe, die die Altersspanne zwischen drei und sechs Jahren betrifft, sind zwar verschiedene sprachspielerische Aktivitäten der ersten beiden Stufen weiterhin beobachtbar, aber es kommen nun neue Formen des kreativen Umgangs mit Sprache hinzu. Wie McGhee feststellt, beginnen die Kinder in dieser Phase Sprache auch als Objekt zu begreifen, als einen Gegenstand, der sich auf verschiedenen Ebenen manipulieren lässt.[72] Indem sie anfangen, einzelne Laute in Wörtern zu verdrehen (lechts und rinks) oder Wörter falsch zu betonen, entdecken sie verschiedene Möglichkeiten, wie mit formalen Merkmalen sprachlicher Elemente experimentiert werden kann.

71 «Having a sense of mastery over a word seems to be the critical factor in determining when a child begins to find it funny to change names of objects. [...] The duration of this form of humor varies among children, but it usually lasts until other, more interesting forms of humor are discovered. Typically, children maintain some enjoyment of namechange humor until the late preschool years.» (McGhee 1979, 69).

72 Die Entwicklungen der dritten Stufe sind allerdings nicht auf die verbale Ebene beschränkt. McGhee beobachtet auch, dass Kinder in dieser Phase der Humorentwicklung Freude daran haben, wenn sich Objekte oder Sachverhalte durch ungewöhnliche Merkmale auszeichnen: «Incongruity-based humor during Stage 3 may occur when any one or more aspects of a concept are violated. [...] A two-year-old finds it funny to call a ball an apple or a pumpkin, whereas a three-year-old finds it funny if the ball has ears and a nose or says ‹ouch› when kicked.» (McGhee 1979, 72).

Dass die Kinder Freude an Alliterationen und Reimen entwickeln, ist für diese Altersstufe gut belegt (vgl. dazu auch Helmers 1971; Horgan 1981; Popp 1994).[73] Ebenso beginnen Phantasiewörter auf die Kinder eine grosse Faszination auszuüben. Entscheidend ist dabei, dass es sich bei diesen Sprachmanipulationen nicht um Fehlbildungen, sondern um kreative, auf eine komische Wirkung abzielende Verwendungsweisen von Sprache handelt. McGhee ist der Auffassung, auf der dritten Stufe sei es primär die lautliche Verformung sprachlicher Elemente, die den Kindern Spass mache:

> Consistent with the strong perceptual orientation of this period, it is the sound change that is funny, not the altered meaning of the word. Similarly, the generation of such nonsense words [...] are funny simply because they do not sound like any word the child has ever heard before. (McGhee 1979, 75)

Gemäss McGhee haben die Kinder in dieser Phase der Humorentwicklung noch kein Bewusstsein für die semantischen Veränderungen des manipulierten Sprachmaterials. Ob diese Einschätzung tatsächlich zutrifft, wäre zu diskutieren, denn es sind in der Literatur auch Beispiele belegt (z. B. bei Horgan 1981), die darauf schliessen lassen, dass die Kinder dieses Alters durchaus schon in der Lage sein können, gewisse sprachliche Mehrdeutigkeiten als komisch wahrzunehmen.

4) Multiple Meanings: Auf der vierten Stufe, die das Alter zwischen sechs und acht Jahren umfasst, bekommen Sprachspiele, Scherzfragen und Witze eine zunehmende Bedeutung. Mit dem Erreichen der vierten Stufe wird nach Meinung McGhees der eigentliche Schritt in Richtung des Erwachsenenhumors vollzogen.[74] Grundlage für diese Einschätzung ist McGhees Beobachtung, wonach Kinder dieser Altersstufe die Fähigkeit erwerben, sprachliche Mehrdeutigkeit zu erkennen: «By the age of about seven (on the average), children begin to be able to detect linguistic ambiguity and realize that there are two ways in which the key word makes sense.» (McGhee 1979, 76) Nach Auffassung McGhees ist der zentrale Entwicklungsschritt der vierten Stufe, nämlich die Fähigkeit sprachliche Mehrdeutigkeit zu erkennen, an den Erwerb des konkret-operationalen Denkens gekoppelt. Gemäss McGhee ist es der Erwerb des konkret-operationalen Denkens, der es dem Kind erlaubt, Gedankengänge «umzukehren» und –

73 «Both repetitious rhyming of words and the creation of nonsense words are common sources of humor during the three- to six-year period. A child may begin with a familiar word and continue to slightly alter its sound with each repetition [...].» (McGhee 1979, 75).

74 Wie sich das Humorverhalten der Kinder nach dem Alter von acht Jahren weiterentwickelt, wird durch McGhees (1979) Modell jedoch nicht erfasst.

bezogen auf den verbalen Humor – den Text unter anderen Vorzeichen erneut durchzudenken und die einzelnen Textbausteine neu zu kombinieren:

> Stage 4 humor is achieved as a direct result of the acquisition of a series of cognitive abilities referred to by Piaget as concrete operational thinking. [...] Concrete operational skills also allow ‹reversibility› of thinking: that is, they permit one to go back and replay events, examining in the process the relationship between beginning points, middle points, and end points. (McGhee 1979, 77/78)

Diese Flexibilität des Denkens ist für das Verstehen von Sprachspielen und Witzen eine wichtige Voraussetzung. Der Rezipient muss einerseits in der Lage sein, verschiedene Lesarten einzelner Textelemente zu erkennen und andererseits muss er fähig sein, vom inkongruenten Textende her den Gesamtzusammenhang des Textes im Hinblick auf die zweite Sinnebene zu reevaluieren.[75] Um den komischen Kontrast erkennen zu können, gilt es die zweite Sinnebene erneut mit den anderen Elementen des Textes in Beziehung zu setzen. Dass das von McGhee sogenannte «reversible Denken» nicht nur für das Verstehen, sondern auch für das Erzählen von Witzen notwendig ist, spielt in den Überlegungen McGhees keine Rolle.

Das vierstufige Modell von McGhee (1979), das den Anspruch erhebt, die Humorentwicklung vom ontogenetischen Ursprung her zu erklären, beschreibt die Humorentwicklung als einen Erwerbsprozess, der mit *nonverbalen* Verhaltensweisen beginnt (1. Stufe). Die Entwicklung weitet sich in der Folge aus auf die *Produktion* unterschiedlicher Inkongruenzen auf der *verbalen* Ebene (2. und 3. Stufe), um schliesslich mit der *Rezeption* verbal bedingter Inkongruenz die letzte Stufe der Entwicklung zu erreichen. McGhees Humorerwerbsmodell weist also beim Übergang von der dritten zur vierten Stufe einen entscheidenden Perspektivenwechsel auf: Während die ersten drei Stufen die produktiven Aspekte der Humorentwicklung in den Vordergrund stellen, geht es auf der vierten Stufe um Fragen der Rezeption.[76] Ob man diese Umorientierung bezüglich der Leitkategorie als eine Inkonsequenz in der Betrachtungsweise oder als einen notwendigen Perspektivenwechsel erachtet, lässt sich unterschiedlich bewerten. Festzuhalten bleibt jedenfalls, dass die Kategorisierung der Phänomene nicht einem einheitlichen Prinzip folgt.

75 «In the context of a joke, reversible thinking enables a child to go back and forth between several different meanings of key words; and this is precisely what is required for comprehension of jokes based on double meanings.» (McGhee 1979, 78).

76 Eine Begründung für diesen Wechsel der Betrachtungsweise findet sich bei McGhee (1979) nicht.

Ein zweites kognitionspsychologisches Humorerwerbsmodell, das in der Humorforschung allerdings weniger breit rezipiert wurde, stammt von Shultz (1976, Shultz & Horibe 1974; Shultz & Robillard 1980). Shultz konzentriert sich im Unterschied zu McGhee (1979) gänzlich auf das Verstehen des verbalen Humors. Die produktiven Aspekte sowie die präverbale Phase der Humorentwicklung spielen in Shultz' Ausführungen keine Rolle. Shultz, der auf Freuds (1905) Ausführungen zum kindlichen Humor Bezug nimmt, ohne allerdings auf die psychoanalytischen Implikationen einzugehen, postuliert einen dreistufigen Entwicklungsverlauf des Humors. Da sich Shultz fast ausschliesslich mit der dritten Stufe befasst und zu den ersten beiden Phasen lediglich einige kurze Bemerkungen macht, kann von einem umfassenden Modell des Humorerwerbs nicht die Rede sein. Seine Vorstellungen über den Verlauf der Humorentwicklung gehen von der Annahme aus, dass die Fähigkeit Inkongruenzen erkennen und verstehen zu können, die entscheidende kognitive Voraussetzung darstelle.

Die Entwicklung des verbalen Humors verläuft gemäss Shultz (1976) von der Wahrnehmung von so genannt «reiner» Inkongruenz *(pure incongruity)* zu elementaren Formen lösbarer Inkongruenz *(solvable incongruity)* und endet schliesslich mit der Fähigkeit, verschiedene Komplexitätsgrade sprachlicher und nichtsprachlicher Inkongruenzen zu verstehen. In der ersten Phase der Humorentwicklung, die sich gemäss Shultz vom zweiten bis zum sechsten Lebensjahr erstreckt, zeigen Kinder Freude an reinen Inkongruenzen. In der zweiten Phase (zwischen vier und sechs Jahren), die die erste überlappt, beginnen die Kinder gemäss Shultz erste Inkongruenzen zu erfassen, die zu ihrem Verständnis eine «Auflösung» *(resolution)* voraussetzen.[77] Shultz' Interesse gilt schliesslich vor allem der dritten Stufe der Humorentwicklung, die seiner Meinung nach im Alter zwischen sechs und acht Jahren beginnt. In Übereinstimmung mit anderen Humorforschern hält Shultz fest, dass Kinder in diesem Alter die Fähigkeit erwerben, sprachliche Mehrdeutigkeiten zu erkennen und in Texten als Inkongruenzen wahrzunehmen.[78] Als einen für

77 Es erweist sich als erheblicher Mangel, dass Shultz (1976) für die ersten beiden Stufen keine empirischen Belege anführt, sondern sich mit Verweisen auf ältere Studien begnügt. Dadurch bleibt der postulierte Erwerbsverlauf nur schwer nachvollziehbar.

78 Auch Shultz (1976) erwähnt in diesem Zusammenhang den Beginn des konkret-operationalen Denkens, äusserst sich aber bedeutend vorsichtiger als McGhee: «The results of the verbal joke and riddle experiments strongly suggest that the transition between an early stage of appreciation of pure incongruity and a later stage of preference for resolvable incongruity occurs between the ages of 6 and 8 years. The particular timing of this transition raises the possibility that it may be related to the onset of concrete operational thought.» (Shultz 1976, 20).

den Humorerwerb entscheidenden Entwicklungsschritt erachtet Shultz, dass die Kinder in diesem Alter beginnen, sprachliche Mehrdeutigkeiten in Texten als Inkongruenzen aufzufassen und als komisch zu interpretieren. Weshalb bestimmte Inkongruenzen von den Kindern als komisch empfunden werden, geht aus seinen Überlegungen nicht hervor. Sein Interesse gilt ausschliesslich den kognitiven Voraussetzungen des Verstehensprozesses. Er unterscheidet schliesslich verschiedene sprachliche und konzeptuelle Inkongruenzen und untersucht, in welcher Abfolge die verschiedenen Typen von Inkongruenzen wirksam werden. Was die sprachlich bedingten Inkongruenzen betrifft, hält er folgende Entwicklungstendenzen fest:

> Detection of phonological ambiguity appeared first, with the largest improvement occuring between 6 and 9 years of age. Next to appear was the detection of lexical ambiguity, which showed a nearly linear increase across the age span of 6 to 15 years. Detection of surface and deep structure ambiguities did not appear until age 12. (Shultz & Horibe 1974, 15)

Für den Entwicklungsverlauf, wie er von Shultz beschrieben wird, ist entscheidend, dass er ausschliesslich auf der Rezeptionsperspektive aufbaut und dass er ausserdem die gesamte Humorentwicklung als die Fähigkeit erachtet, verschiedene Inkongruenzen erkennen und verstehen zu können.

3.3 Sozialpsychologische Aspekte der Humorentwicklung

Im Unterschied zu den kognitionspsychologischen Arbeiten, die den Verlauf des Humorerwerbs vor dem Hintergrund der geistigen Entwicklung des Kindes erklären, befassen sich sozialpsychologisch ausgerichtete Studien mit der Frage, welche Bedeutung der Humor für die psychische und emotionale Entwicklung des Kindes hat. Es stehen also weniger die strukturellen als vielmehr die funktionalen Aspekte der Humorentwicklung zur Debatte.

Zu den einflussreichsten Forschungsbeiträgen ist diesbezüglich das 1954 erschienene Buch *Children's Humor* von Martha Wolfenstein zu zählen.[79] Wolfensteins Monographie, die eine gross angelegte empirische Querschnittstudie zur Entwicklung des verbalen Humors darstellt, gehört auch in der heutigen Forschung über den Humor der Kinder noch zu den meistzitierten Arbei-

79 Im Rahmen dieser Arbeit wird die Ausgabe von 1978 zitiert.

ten.[80] Wolfensteins Studie steht in der Freud'schen Forschungstradition und ist dementsprechend hauptsächlich an den psychoanalytischen Aspekten des kindlichen Humors interessiert. Wolfenstein vertritt den Standpunkt, dass es die Hauptaufgabe des Humors sei, den Kindern zu helfen, mit Aggressionen, Ängsten und gesellschaftlichen Restriktionen umgehen zu können, die sich mit der Sozialisation zum Erwachsenen verbinden:

> Jokes are a way of enjoying something otherwise forbidden. As we grow up we become aware of restrictions which others impose on our sexual and hostile impulses, and develop inner restraints. Joking is a means of circumventing these inhibitions in ourselves and disarming others. The joke construction makes it possible for us to satisfy sexual or hostile impulses and yet be free of conscious shame or guilt. Thus there is a double aspect to the joke: the sexual or hostile theme and the joke façade which gets it past inner and outer censorship. The need for the joke façade develops gradually in children as their awareness of outer restrictions and their inhibitions increase with age. (Wolfenstein 1978, 159)

Wolfensteins These, wonach Kinder im Alter von ungefähr sechs bis sieben Jahren eine so genannte «Witzfassade» entwickeln, hinter der die eigentlichen Erzählmotive verborgen sind, ist ausschlaggebend für ihre Analyse des Textmaterials.[81] Die Fassaden-Metapher, die Wolfenstein von Freud (1905) übernimmt, findet sich auch in neueren nicht-psychoanalytischen Arbeiten wieder (z. B. McGhee 1979; Vogel 1989; Bönsch-Kauke 2003). Wolfensteins Interesse an den gesammelten Witzen und Scherzfragen ist auf diejenigen Inhalte gerichtet, die sich vor dem Hintergrund psychoanalytischer Grundannahmen interpretieren lassen. Insbesondere will Wolfenstein mit ihrer Untersuchung zeigen, dass es eine begrenzte Auswahl an Themen und Motiven gibt, die für die Humorentwicklung ausschlaggebend sind:

> In surveying the hundreds of jokes children told me, I have tried to see what themes tended to recur. [...] Thus in using psychoanalytical findings to interpret particular jokes or comic themes, I have assumed that there are a number of usual meanings which are apt to overdetermine the given content. (Wolfenstein 1978, 15)

Wolfenstein kommt durch die Analyse ihres Textmaterials zum Schluss, dass die Themenbereiche Sexualität, Aggression und Angst die Schlüsselmotive der kind-

80 Die Untersuchung beruht zum einen auf Interviews mit 90 Kindern (je 10 pro Altersklasse) im Alter von vier bis zwölf Jahren, zum andern auf Beobachtungen in den Klassenzimmern und auf dem Pausenhof einer New Yorker Privatschule.

81 Was den Zusammenhang zwischen Tabuthemen und Erzählstrukturen von Kinderwitzen betrifft, weisen die Befunde der vorliegenden Arbeit allerdings in eine andere Richtung (vgl. Kap. 9).

lichen Komik seien. Versucht man allerdings Wolfensteins Befund an ihren Textbelegen nachzuvollziehen, stellt sich die Frage, worauf sich eine solche Interpretation abstützt. Es ist fraglich, inwiefern sich die genannten Themen tatsächlich aus den Texten ableiten lassen. So fasst sie z. B. die folgende Scherzfrage als einen Beleg für die kindliche Angst vor sexueller Entblössung auf:

What's black and white and red all over? – A newspaper.

Linguistisch betrachtet basiert die Pointe dieses Beispiels auf der Homophonie von «red» (als Farbadjektiv) und «read» (als Partizip Perfekt des Verbs «to read»). Dass es sich bei der Ausgangsfrage nur scheinbar um einen Widerspruch handelt (Was ist schwarz und weiss und gänzlich rot?), wird erst aus der Antwort ersichtlich, die auf der Ambiguität von «red» und «read» aufmerksam macht. Die sprachlich-kognitive Ebene, die für die Wirkung dieses Beispiels ausschlaggebend ist, ist für die Interpretation Wolfensteins jedoch nicht von Bedeutung. Ihr Interesse gilt lediglich dem Lexem «red» in der Bedeutung von *rot*, und zwar erachtet sie «red» als eine Anspielung auf die Schamesröte einer entblössten Person: «If we take red in the sense of blushing, then ‹black and white and red all over› may be a naked person: the hair is black, the skin is white, and he or she turns red all over from the shame of being exposed.» (Wolfenstein 1978, 106) Was aus linguistischer Sicht an dieser Scherzfrage interessant ist, spielt für die Interpretation Wolfensteins keine Rolle. Sie interessiert sich mit anderen Worten nicht für die Pointe, sondern primär für diejenigen inhaltlichen Elemente, die ins psychoanalytische Argumentationsschema passen. Für die Interpretation Wolfensteins genügt im Grunde genommen die Frage, die Antwort auf die Scherzfrage und die dadurch ermöglichte «Lösung» des komischen Widerspruchs ist für Wolfenstein nicht von Interesse. Wolfensteins Auseinandersetzung mit der kindlichen Witzkultur ist also vom Versuch geprägt, die Humorentwicklung in einen übergeordneten Funktionszusammenhang zu stellen. Dabei gehen aus linguistischer Sicht verschiedene Aspekte verloren, die für den kindlichen Humor charakteristisch sind.[82]

82 Wolfensteins Argumentation basiert auf Annahmen, die vom linguistischen Standpunkt her gesehen nur schwer nachvollziehbar sind. So ist etwa die Gleichsetzung von sprachlicher Mehrdeutigkeit mit dem Thema Bisexualität erklärungsbedürftig: «Play on the ambiguity of words draws upon two basic ambiguities, those of sex and emotion. Every individual has bisexual tendencies, and children especially feel that sex is indeterminate, that a boy could be changed into a girl or a girl into a boy.» (Wolfenstein 1978, 63) Die Parallelisierung von sprachlicher Ambiguität und Bisexualität, wie sie von Wolfenstein hier vorgenommen wird, ist – zumindest aus sprachwissenschaftlicher Sicht – eher fragwürdig.

Obwohl zwischen der Arbeit von Wolfenstein (1978) und der vorliegenden Untersuchung beträchtliche theoretische Unterschiede bestehen, sind verschiedene Aspekte von Wolfensteins Studie auch für die Fragestellung der vorliegenden Arbeit aufschlussreich. So stellt Wolfenstein z. B. fest, dass sich der verbale Humor zwischen dem fünften und dem sechsten Lebensjahr stark verändert, und zwar beobachtet sie bezüglich der Struktur der komischen Texte eine Entwicklung von improvisierten lustigen Geschichten hin zu «ready-made-jokes» (Wolfenstein 1978, 16). Ähnliche Veränderungen im Erzählverhalten lassen sich auch anhand der Daten nachweisen, die dieser Arbeit zugrunde liegen. Auch das Konzept der «joke façade» ist für die vorliegende Arbeit von Interesse, allerdings in erzählerwerbstheoretischer und nicht in psychoanalytischer Hinsicht. Was Wolfensteins Arbeit ausserdem Bedeutung verleiht, ist der Umstand, dass ihr englischsprachiges Korpus etliche Beispiele von Kinderwitzen aufweist, die auch im Korpus der vorliegenden Untersuchung zu finden sind. Dies ist im Hinblick auf die Stabilität von Erzählmustern sehr aufschlussreich.

Was die Entwicklung des verbalen Humors betrifft, nimmt im deutschsprachigen Raum Hermann Helmers' 1965 erschienene Arbeit *Sprache und Humor des Kindes* eine Vorreiterrolle ein.[83] Humor ist gemäss Helmers nicht nur als ein Verstoss gegen sprachliche und gesellschaftliche Normen aufzufassen, sondern Humor zielt immer auch gegen die Normen des Denkens. Ausgehend von der Frage, worüber Kinder bevorzugt lachen, beschreibt Helmers verschiedene Formen kindlicher Sprachkomik.[84] Die sprachlichen Verfahren, die Kinder zur Komikerzielung nutzen, interessieren Helmers vor allem im Hinblick auf die Verstösse gegen soziale Normen. Da sich soziale Normen nach Auffassung von Helmers in den sprachlichen Strukturen spiegeln, sei Sprachkomik das geeignete Mittel für Normverstösse:

> Da die Sprache in ihrer grammatischen Struktur eine Art Abbild der logischen Struktur darstellt, richtet sich das humoristische Spiel mit den Normen zunächst auf die grammatischen Normen der Sprache. [...] Weil die logischen Strukturen komplizierter sind als die sprachlichen Strukturen, zieht sich das humoristische Spiel des Kindes häufig auf die grammatischen Normen zurück. (Helmers 1971, 104)

83 Im Folgenden wird die zweite, veränderte und erweiterte Ausgabe von 1971 zitiert.

84 Helmers Ergebnisse beruhen zur Hauptsache auf einer schriftlichen Befragung von Schülern unterschiedlichen Alters. In der Untersuchung wurden die Kinder gebeten, sich zu verschiedenen Themen zu äussern, z. B. zu «Ein lustiges Erlebnis» oder «Worüber ich einmal lachen musste» oder «Ein Witz, über den ich sehr gelacht habe». Indem er nicht mündliche Witze in natürlichen Erzählsituationen untersucht, sondern sich primär auf die schriftlichen Antworten stützt, bekommt er allerdings nur Aufschlüsse, worüber die Kinder *angeben* zu lachen, nicht aber worüber sie tatsächlich lachen.

Was man sich unter dem Abbildverhältnis zwischen den sozialen Normen und den grammatischen Strukturen im Einzelnen vorzustellen hat, führt Helmers nicht weiter aus. Er vertritt aber den Standpunkt, dass die spielerische Sprachproduktion und das komische Textrepertoire der Kinder eine wesentliche sozialisatorische Funktion haben. Der verbale Humor übernehme die Rolle des Einübens in die sprachliche und soziale Ordnung, die im Sprachspiel und im Witz vorübergehend suspendiert werde. Der Versuch die Ordnung kurzfristig ausser Kraft zu setzen oder zumindest in Frage zu stellen, bestätige aber letztlich diese Ordnung. Das Lachen der Kinder fasst Helmers als Ausdruck der Erleichterung darüber auf, dass sich die Ordnung als stabil erweise. Das Lachen der Kinder hat bei Helmers somit eine andere Funktion als etwa bei Freud (1905). Die kindliche Freude am Verkehrten geht gemäss Helmers mit der Gewissheit einher, das Richtige zu wissen. Voraussetzung für humoristischen Sprachgebrauch ist also ein ausgebildetes Bewusstsein für die verschiedenen Normen und deren Gültigkeit.

Wagner & Putz (1995), die sich aus einer funktional ausgerichteten Perspektive mit dem Komischen befassen, bringen den Humorerwerb mit der Persönlichkeitsentwicklung in Verbindung. Sie orientieren sich dabei an einem dreistufigen sozialpsychologischen Entwicklungsmodell. Die erste Stufe ihres Modells wird als «natürliche leibgebundene Identität des kleinen Kindes» aufgefasst, während die zweite Stufe als «rollengebundene Identität des Schulkindes» bezeichnet wird. Die dritte Stufe wird als «Ich-Identität des jungen Erwachsenen» überschrieben. Altersangaben zu diesen drei Stufen werden keine gemacht. In einer eher losen Beziehung zu diesem dreistufigen Entwicklungsmodell vollzieht sich gemäss Wagner & Putz (1995) der Erwerb des Komischen in drei so genannten «Strängen», und zwar von der «freien» über die «befreiende» zur «befreiten Komik». Die drei Typen des Komischen, die die Autoren postulieren, zeichnen sich durch verschiedene Techniken des Normverstosses aus, die jeweils unterschiedliche Grade an geistiger Flexibilität bei den Produzenten voraussetzen. Die «freie Komik» beruht auf dem «Kontrast von Gestalt-Normen, die sowohl Gegenstandsgestalten als auch Sprachgestalten umfassen.» (Wagner & Putz 1995, 132) Demgegenüber beruht die «befreiende Komik» auf dem «Kontrast von gesellschaftlichen Normen» (133). Und für die «befreite Komik» ist schliesslich die «Relativierbarkeit aller Normen» massgebend (135). Die stark metaphorische Terminologie und die fehlende altersmässige Verankerung der verschiedenen Entwicklungsschritte lassen das Erwerbsmodell von Wagner & Putz (1995) als sehr vage erscheinen.

In sozialpsychologischen und pädagogischen Arbeiten, die sich mit der Humorentwicklung befassen, gilt das Interesse nicht nur den Motiven und Themen des kindlichen Humors, sondern auch den sozialen Kontexten, in denen Humor eine Rolle spielt. Eine sozialpsychologische Studie, die auf umfangreichem empirischem Material beruht, legt Bönsch-Kauke (2003) vor. In mehrjähriger Beobachtung und unter Mithilfe mehrerer Beobachterteams hat Bönsch-Kauke insgesamt 6'109 Humorszenen von Schulkindern im Alter zwischen acht und zwölf Jahren dokumentiert. Das Hauptinteresse dieser Studie gilt den sozialen Funktionen des Humors unter Gleichaltrigen. Bönsch-Kauke erachtet das Emotionsmanagement als eine wesentliche Aufgabe des Humors unter Peers:

> Den eigenen Beobachtungen zufolge befriedigen Humor-Interaktionen zwischen Kindern das Bedürfnis nach Aufmunterung, Erheiterung und Steigerung des Lebensgefühls, befriedigen das Streben nach Selbstbehauptung, Macht und Distanzierung, helfen nicht nur Aggressionen sozial akzeptabel auszuleben, sondern vorrangig auch das Bedürfnis nach Zugehörigkeit, Annäherung und Anklang zu erfüllen. Humor-Interaktionen unter Peers dienen mannigfaltigen Zwecken. Humor vermag nicht nur zwischenmenschliche Interaktionen anzuregen, zu vertiefen und zu unterhalten, sondern auch drohende Beziehungsabbrüche zu vermeiden. Insofern kann Humor [...] als interaktive Funktion verstanden werden, wodurch der Mensch und seine Umwelt fortwährend einander anpassen. (Bönsch-Kauke 2003, 268)

Die Studie basiert auf dem Versuch, die vielfältigen Spielarten des Humors in ein exhaustives Beschreibungssystem zu bringen. Bönsch-Kauke (2003) unterscheidet 14 Haupt- und 182 Subkategorien des Humors. Das Ziel, auch die vielen Nuancen humoristischer Interaktionsformen zu berücksichtigen, führt allerdings dazu, dass die Kriterien der Kategorienbildung dem Anspruch an Exaktheit und Distinktivität vielfach nicht genügen. So werden etwa unter der Hauptkategorie «Art» die folgenden zwölf Subkategorien aufgeführt: Ironie, Scherz, Spott, Hohn, Jargon/Kalauer, Witzeln, Heiterkeit, Quatsch, Necken, Streiche, Ärgern, Spiele. Trotz der kurzen Charakterisierung der einzelnen Begriffe bleibt es unklar, wie etwa die Subkategorien Scherz, Witzeln, Quatsch, Necken, Streiche unterschieden werden. Es ist fraglich, ob hier humoristische Verhaltensweisen vorliegen, die als distinkte Subkategorien aufgefasst werden können. Ausserdem sind innerhalb der gleichen Hauptkategorie sowohl funktionale und formale wie auch produktive und rezeptive Aspekte für die Kategorienbildung verantwortlich.[85] Hinzu kommt, dass nicht bei allen aufgeführten

85 Um ein gewisses Mass an Intersubjektivität zu gewährleisten, wurde jede der über 6'000 Humorszenen von zwei Kodierern klassifiziert, wobei jeweils beide Kodierer zum selben Resultat kommen mussten. War dies nicht der Fall, wurde die fragliche Szene aus dem Datensatz ausgeschlossen. Mit dieser Massnahme lässt sich zwar die Zuverlässigkeit der Zuweisung von Zähleinheiten erhöhen, aber die Uneinheitlichkeit der Kategorienbildung bleibt dennoch bestehen.

Beispielen klar ist, weshalb bzw. unter welchen Bedingungen sie als humoristisch aufgefasst werden. Wenn sich zwei Jungen schlagen, boxen und treten und sich den Stinkefinger zeigen, wie unter der Subkategorie «Ärgern» als Beispiel aufgeführt wird, dann kann das zwar vom einem Kind als humoristisch intendiert sein, vom betroffenen Kind aber als ernsthafte Rauferei aufgefasst werden. Die gleiche Situation kann also von den Beteiligten sehr unterschiedlich wahrgenommen werden, was eine eindeutige Zuweisung zu einer Kategorie erschwert. Dennoch zeigt die aufwändige Studie von Bönsch-Kauke (2003) sehr deutlich die Vielfalt unterschiedlicher humoristischer Interaktionssequenzen unter gleichaltrigen Schulkindern. Das umfassende Material lässt auch erkennen, dass Humor als ein vielseitig einsetzbares Mittel zur Regulierung zwischenmenschlicher Beziehungen genutzt wird.

Auch Schreiners (2003) Interesse am Humor von Kindern und Jugendlichen gilt hauptsächlich den verschiedenen innerpsychischen und interpersonalen Funktionen des Humors. Für Schreiners Auseinandersetzung mit der Humorentwicklung spielen diagnostische und psychotherapeutische Fragen eine zentrale Rolle. Da im vorliegenden Kontext die sprachlich-kognitiven Aspekte der Humorentwicklung im Vordergrund stehen, soll darauf jedoch nicht näher eingegangen werden.

Es bleibt aber noch ein Punkt zu erwähnen, der auch für die Fragestellung der vorliegenden Arbeit von Bedeutung ist, und zwar die Frage des geschlechtstypischen Humors. Groch (1974) und McGhee (1976a) gehören zu den Ersten, die die Entwicklung des Humors unter dem Aspekt des geschlechtsspezifischen Humorverhaltens untersuchten. Groch (1974) beobachtet in ihrer Studie mit 30 Kindern im Alter von drei bis fünf Jahren, dass die Jungen tendenziell initiativer sind als die Mädchen; ausserdem ist das Humorverhalten der Jungen mehr von Aggression und Feindseligkeit geprägt. McGhee (1976a, 1979), der zu ähnlichen Ergebnissen gelangt, hält allerdings fest, dass in seinen Studien die geschlechtsspezifischen Unterschiede erst ab dem Alter von etwa sechs Jahren eindeutig nachweisbar seien. Auch Bierbachs (1996) Beobachtungen in einer zweisprachigen Kindergruppe zeigen deutlich, dass sich die Jungen in humoristischen Interaktionssituationen dominant verhalten: Sie unterbrechen die anderen Kinder häufiger und beanspruchen das Rederecht auch dann, wenn sie gar nicht in der Lage sind, ihre Geschichte oder ihren Witz folgerichtig zu Ende zu erzählen. Kotthoff (1995b) hält mit Verweis auf verschiedene Studien zum geschlechtsspezifischen Humorverhalten fest, dass sich bestimmte geschlechtstypische Verhaltensmuster schon sehr früh nachweisen lassen. So engagieren sich Mädchen in ihrem Humorverhalten schon im Alter von sechs Jahren stärker für das Herstellen von Nähe als ihre gleichaltrigen männlichen Gesprächspartner (vgl. auch Schreiner 2003). Diese eher auf Kooperation ausgerichteten Interaktionsformen von Mädchen stehen im Gegensatz zu den eher auf Selbstprofilierung zielenden Verhaltensweisen bei den Jungen. Nach Auffassung Kotthoffs (1995b) sind für die unterschiedlichen Verhaltensweisen hauptsächlich verschiedene Sozialisationsmechanismen verantwortlich. Die kulturellen Erwartungen, unterschiedlichen Rollenzuschreibungen und Identifikationsangebote wirken sich schon sehr bald auf das Humorverhalten der Kinder aus. Im Rahmen der vorliegenden Arbeit gilt die Frage nach den geschlechtsspezifischen Unterschieden vor allem den narrativen Aspekten des Witzeerzählens (vgl. Kapitel 10). Dabei soll auch die Frage reflektiert werden, inwiefern die Erhebungsmethode geeignet ist, um dem unterschiedlichen Humorverhalten von Mädchen und Jungen Rechnung tragen zu können.

Zusammenfassend kann also festgehalten werden, dass sich kognitionspsychologische und sozialpsychologische Arbeiten zum Kinderhumor hinsichtlich ihres Erkenntnisinteresses zumeist stark unterscheiden. Es wird aber von beiden Richtungen angenommen, dass die Humorentwicklung in verschiedener Hinsicht ein wichtiger Faktor in der Sozialisation zum Erwachsenen darstellt. Im vorliegenden Fall sind besonders die sprachlichen Aspekte von Interesse. In Bezug auf die sprachliche Entwicklung versteht Helmers die kindlichen Sprachspiele als «experimentierendes Hineintasten in die muttersprachliche Ordnung» (Helmers 1971, 105). Auch Popp (1994) ist der Auffassung, der verbale Humor leiste «einen wesentlichen Beitrag zur Differenzierung des Sprachverständnisses und der Feinheiten von Semantik.» (1994, 86) Genauso ist Vogel (1989) von der positiven Wirkung humoristischer Sprachverwendung auf die sprachliche und kognitive Entwicklung überzeugt: «The pun is not only a ‹play on words›, it is also a ‹play on thinking› and a play on the relationship between thought and language.» (Vogel 1989, 245) In dieser Hinsicht ist wohl von einer Wechselwirkung auszugehen: Verbaler Humor setzt einerseits sprachliches Bewusstsein voraus, fördert aber auch dessen Entwicklung.

4. Erzählerwerb – Wie lernen Kinder erzählen?

Im Folgenden soll der Bezug hergestellt werden zu einer Forschungsrichtung, die sich mit der Frage befasst, wie Kinder lernen zu erzählen. Die so genannte Erzählerwerbsforschung bildet neben der Humorforschung den zweiten wesentlichen Bezugspunkt der vorliegenden Arbeit.

Während die *Sprach*erwerbsforschung, die sich traditionellerweise mit dem Erwerb von Lauten, Wörtern und Sätzen beschäftigt, auf eine verhältnismässig lange Tradition zurückblicken kann (vgl. dazu Klann-Delius 1999), ist die *Erzähl*erwerbsforschung eine noch eher junge (Teil-)Disziplin. Erst Mitte der 70er Jahre hat man begonnen, die kindliche Sprachentwicklung auch im Hinblick auf die Produktion ganzer Texte zu untersuchen. In Arbeiten zum Erzählerwerb wird danach gefragt, wie Kinder lernen, eine Folge von Ereignissen sprachlich zu strukturieren, so dass eine für den Hörer verständliche Erzählung entsteht. Es geht um die Frage, über welche sprachlichen Mittel Kinder verschiedenen Alters verfügen, um eine «Geschichte» zu erzählen, und wie sich die dafür erforderlichen narrativen Fähigkeiten entwickeln. Dabei ist jedoch nicht nur von Interesse, wie Kinder einen Handlungskomplex in eine lineare Abfolge bringen, sondern es geht darüber hinaus auch um die Fähigkeit, der erzählten Handlung eine gewisse Bedeutung beizumessen, indem die Erzählwürdigkeit hervorgehoben und der Text als abgerundete Erzähleinheit gestaltet wird.[86] Auch die Frage, wie Kinder lernen, ihre Erzählungen konversationell in den kommunikativen Kontext einzubetten, gehört zu den Fragestellungen der Erzählerwerbsforschung. Neben im engeren Sinne textlinguistischen Ansätzen haben also auch psychologische Konzepte und konversationelle Fragestellungen Eingang in die Erzählerwerbsforschung gefunden. Zwischen den verschiedenen Studien, die sich mit dem Erwerb von Erzählkompetenz befassen, sind einerseits unterschiedliche Schwerpunkte bezüglich der konkreten Fragestellung auszumachen, andererseits unterscheiden sich die Studien aber auch hinsichtlich des jeweils zugrunde liegenden

86 Im Zusammenhang mit dem Begriff «Erzählen» ist der Hinweis wichtig, dass damit in der Erzählerwerbsforschung alltägliches und nicht etwa literarisches Erzählen gemeint ist. Im vorliegenden Kontext sind zudem primär mündliche Formen des Erzählens von Interesse. Zum schriftlichen Erzählerwerb vgl. Schmidlin (1999).

Erzählbegriffs. Und schliesslich werden auch in methodischer Hinsicht verschiedene Wege beschritten.[87]

In den folgenden Ausführungen werden grundlegende Fragen der Erzählerwerbsforschung thematisiert, die auch für die Analyse der Kinderwitze (Kap. 6–12) von Bedeutung sind. Nach einem Überblick über die drei wichtigsten erzählerwerbstheoretischen Richtungen werden die verschiedenen Methoden der Datenerhebung diskutiert. Und schliesslich wird aus der Fülle der empirischen Ergebnisse eine Auswahl getroffen, die als Vergleichsbasis für die Analyse der Kinderwitze dienen wird.

4.1 Verschiedene Paradigmen in der Erzählerwerbsforschung

4.1.1 Der textstrukturelle Ansatz

Das für die Erzählerwerbsforschung wohl einflussreichste Erzählmodell stammt von Labov und Waletzky (1973; engl. 1967). Die beiden Soziolinguisten entwickelten aufgrund von 600 mündlichen Erlebnisschilderungen von Sprecherinnen und Sprechern verschiedenen Alters ein viel diskutiertes Erzählmodell, das in der Folge unter dem Namen «Höhepunktmodell» bekannt wurde.[88] Elizitiert wurden die Erzählungen durch die Frage, ob die Sprecher schon einmal in einer Situation waren, in der sie meinten, in ernster Gefahr zu sein getötet zu werden. Eine Alltagserzählung wird in diesem Kontext als eine lineare, um einen Höhepunkt organisierte Struktur verstanden, die aus verschiedenen Strukturelementen besteht. Dabei ist die Frage von entscheidender Bedeutung, wie die Ereignispräsentation so zugespitzt werden kann, dass ein «Punkt maximaler Komplikation» (Labov & Waletzky 1973, 116) erreicht wird. Das Strukturschema

87 Eine ausführliche Überblicksdarstellung über die verschiedenen Ansätze der Erzählerwerbsforschung findet sich bei Boueke et al. (1995). Einen kürzeren Überblick mit besonderer Gewichtung des interaktionstheoretischen Ansatzes bieten Gülich & Hausendorf (2000).

88 Die Arbeit von Labov & Waletzky (1973) ist insofern keine «klassische» Erzählerwerbsstudie, als es darin nicht um den *Erwerb* von narrativen Fähigkeiten, sondern um die Modellierung von narrativen Strukturen in Alltagserzählungen geht. Dies tut dem Einfluss dieses Modells auf die Erzählerwerbsforschung allerdings keinen Abbruch.

von Labov & Waletzky (1973) enthält die drei Kern-Elemente «Orientierung», «Komplikation» und «Auflösung». Da in diesem Verständnis von Erzählen Alltagserzählungen nicht nur als ein Verfahren der Erfahrungsrekapitulation, sondern auch als ein Verfahren der Erfahrungsbewertung aufgefasst werden, kommt der Evaluation eine zentrale Bedeutung zu:

> Die Evaluation einer Erzählung wird von uns als jener Teil der Erzählung definiert, der die Einstellung des Erzählers gegenüber seiner Erzählung dadurch anzeigt, dass die relative Wichtigkeit bestimmter narrativer Einheiten mit Bezug auf andere hervorgehoben wird. (Labov & Waletzky 1973, 119f.)

Einer Erzählung kann fakultativ ein «Abstract» vorangestellt werden, das die Funktion hat, auf die Erzählung hinzuführen (Labov 1972). Ebenfalls optional ist die «Coda», die die Erzählung formell beendet (etwa mit einer Bemerkung wie: «Das war's.»).[89] Die lineare Gliederung einer Höhepunkt-Erzählung lässt sich somit wie folgt darstellen:

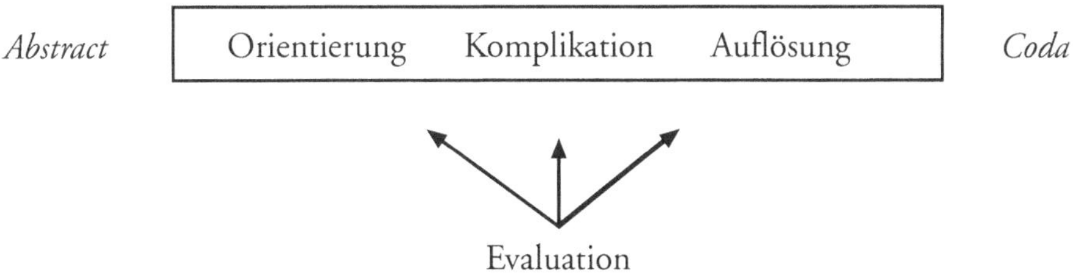

Abbildung: Höhepunkt-Erzählung nach Labov & Waletzky (1973)

Die «Orientierung» entwirft den Rahmen, in dem sich das erzählte Geschehen abspielt. Der Zuhörer wird mit Zeit und Ort der Handlung und mit den Aktanten bekannt gemacht. Daran knüpfen zahlreiche Arbeiten zum Erzählerwerb an, denn an der Art und Weise, wie die Orientierung gestaltet ist, zeigen sich verschiedene Teilkompetenzen des Erzählens, z.B. ob der Erzähler die Fähigkeit der Perspektivenübernahme besitzt. Will er nämlich seine Erzählung so aufbauen, dass sie seinem Gegenüber einen Vorstellungsraum öffnet, muss er sich kognitiv in die Situation des Hörers versetzen und muss einschätzen können, über welches Vorwissen dieser verfügt. Das zweite Strukturelement, die «Komplikation», enthält das Ereignis, um dessentwillen überhaupt erzählt wird, d.h. die «Minimal-

89 Die Unterschiede zwischen dem ersten Erzählmodell von Labov & Waletzky (1967) und der zweiten, leicht modifizierten Version von Labov (1972) sind im vorliegenden Kontext nicht von Bedeutung (vgl. dazu Gülich & Hausendorf 2000, 371).

bedingungen der Ungewöhnlichkeit» (Quasthoff 1980, 27).[90] Die Erzählwürdigkeit des erzählten Geschehens hebt der Erzähler durch Kommentare und Bewertungen hervor. Diese evaluativen Elemente können gemäss Labov und Waletzky (1973) überall auftreten, am häufigsten jedoch zwischen Komplikation und Auflösung.[91] In der «Auflösung» stellt der Erzähler schliesslich das positive oder negative Resultat des Handlungsverlaufs dar. Die beiden Autoren weisen darauf hin, dass nicht in allen Erzählungen jedes Strukturelement versprachlicht ist. So kann beispielsweise die Evaluation mit der Auflösung zusammenfallen.

In verschiedenen Untersuchungen wurde das Erzähl-Modell von Labov & Waletzky auf Erzählungen von Kindern angewandt. Dabei kommt Haslett (1986) zur Einschätzung, dass die Erzählungen von sechs- und siebenjährigen Kindern die Bedingungen des Strukturmodells von Labov & Waletzky weitgehend erfüllen. Während Peterson & McCabe (1991) zu ähnlichen Ergebnissen kommen, ist die Beurteilung von Hudson & Saphiro (1991) etwas vorsichtiger. Nach ihrer Auffassung erfüllen erst die Texte von achtjährigen und älteren Kindern diese Bedingungen. Auf einzelne empirische Ergebnisse, die im Rahmen von Höhepunkt-Untersuchungen erzielt wurden, soll hier jedoch nicht eingegangen werden. Stattdessen sollen einige Überlegungen angestellt werden im Hinblick auf Ähnlichkeiten und Unterschiede zwischen Höhepunkt-Erzählungen und Witzen. Es finden sich zwar bei beiden Erzähltypen jeweils drei konstitutive Strukturelemente, was jedoch eine primär äusserliche Ähnlichkeit darstellt. Funktional sind die drei Strukturelemente in Höhepunkt-Erzählung und Witz grundverschieden. Ausserdem ist die «Pointe» beim Witz nicht im gleichen Sinne ein Textelement wie die «Auflösung» im Erzählmodell von Labov & Waletzky (vgl. zur Pointe Kap. 2.2.3). Auch die «Evaluation», die für die Erzählkonzeption in Höhepunktmodellen von zentraler Bedeutung ist, spielt beim Witz keine

90 Ein gemeinsames Merkmal verschiedener Höhepunkt-Modelle ist der Versuch, die Erzählwürdigkeit einer Geschichte als manifestes Element der globalen Text-Struktur zu beschreiben. Je nach Erzählmodell wird hierfür auch die Wichtigkeit von Hindernissen (Jose 1988) oder das Kriterium der Zielorientierung (Trabasso & Nickels 1992) betont.

91 Obwohl Labov (1972) die evaluativen Elemente genauer zu bestimmen sucht, indem er sie in «Intensifiers», «Comparators», «Correlatives» und «Explicatives» unterteilt, wurde die Kategorie «Evaluation» mehrfach kritisiert. Bemängelt wird einerseits, dass es unklar bleibt, wie die evaluativen Elemente in Erzählungen identifiziert und kategorisiert werden können (vgl. Bamberg 1987, 6). Andererseits wird den Kategorien der Evaluation vorgeworfen, sie seien nicht erzählspezifisch (vgl. Boueke et al. 1995, 47 f.). Zum Problem der Evaluationen vgl. auch Wolf (2000).

entscheidende Rolle. Beim Witz ist das Problem der Erzählwürdigkeit an die Pointe gekoppelt. In Bezug auf die Erzählkonzeption gilt es also zwischen Höhepunkt-Erzählungen und Witzen verschiedene Unterschiede zu beachten.

4.1.2 Der kognitive Ansatz

Für die kognitionspsychologisch ausgerichteten Erzählerwerbsarbeiten sind besonders die in verschiedenen Versionen entwickelten «Geschichtengrammatiken» *(story grammars)* wichtig geworden. Das Konzept der *story grammars* basiert auf der Überzeugung, dass für die Durchführung sprachlicher Handlungen routinisierte, kulturell geprägte Muster vorhanden sind, die als mentale Schemata sowohl Produktions- wie auch Rezeptionsprozesse erleichtern.[92] Die Überzeugung der Geschichtengrammatiker ist es, dass nicht nur das Lesen und Hören, sondern auch das Erzählen einer Geschichte gesteuert wird durch konventionalisiertes Wissen darüber, wie eine Geschichte gewöhnlich erzählt wird und über welche Elemente sie verfügen muss. Für die Beschreibung dieser narrativen Strukturmuster bilden zwar Erzähltexte die empirische Grundlage, es wird aber stets angenommen, dass diese zugleich die kognitiven Schemata abbilden, denen Sprecher/Hörer bei der Produktion und Rezeption von Erzählungen folgen (vgl. Boueke & Schülein 1988, 131). Die Geschichtengrammatiker wollen also mit ihren Modellen nicht nur die Struktur von narrativen Texten abbilden, sondern behaupten auch deren kognitive Repräsentation im Kopf der Erzähler darstellen zu können.[93]

Im Unterschied zur linearen Erzählstruktur von Labov & Waletzky (1973), in der nur ein Typ von Strukturelementen vorkommt, gibt es in den Geschichtengrammatiken komplexe übergeordnete und einfache untergeordnete Strukturelemente. Ein für die Entwicklung der *story grammars* wegweisender Aufsatz, der erstmals ein hierarchisch gegliedertes Struktur-Modell abbildet, stammt von

92 Ebenso wie der Script-Begriff (vgl. Kap. 2.3) lässt sich auch die Idee der *story grammars* auf Bartletts (1932) Konzept des «Schemas» zurückführen.

93 Den Beweis für die mentale Existenz dieser Schemata versucht man durch psycholinguistische Verstehens- und (Re-)Produktionstests zu erbringen (vgl. Bloom 1988; Harris et al. 1988). Dabei wird betont, dass die einzelnen Konstituenten, aus denen sich eine Erzählung zusammensetzt, von unterschiedlicher Bedeutung für das Erinnern, aber auch für das Produzieren eines Erzähltextes seien.

Rumelhart (1975). Der Kognitionspsychologe Rumelhart orientiert sich dabei einerseits an schematheoretischen Überlegungen und andererseits bezieht er sich auf bestimmte Grundannahmen der generativen Tranformationsgrammatik. So verfügt ein Sprecher gemäss Rumelhart nicht nur über ein Set an syntaktischen Regeln, das ihm erlaubt wohlgeformte Sätze zu generieren, sondern der Sprecher verfügt auch über ein Regelsystem, das die Erzeugung wohlgeformter Geschichten ermöglicht.[94] Die für eine Erzählung konstitutiven Elemente und die Art und Weise ihrer Zuordnung lassen sich gemäss Rumelhart (1975, 217) durch ein hierarchisch organisiertes Baumdiagramm abbilden:

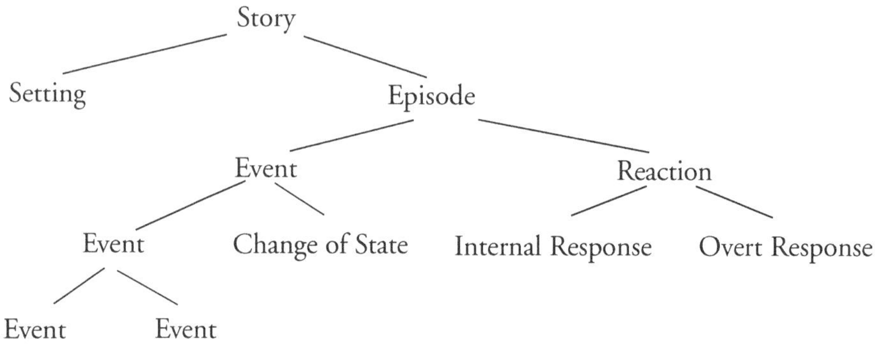

Abbildung: story grammar nach Rumelhart (1975)

Die Verfechter der *story grammars* interessieren sich in der Regel nicht in erster Linie für die sprachlichen Aspekte in Erzähltexten, sondern vor allem für das funktionale Zusammenspiel der einzelnen Strukturelemente (vgl. z. B. Trabasso & Nickels 1992). Im Unterschied zu den High-Point-Modellen verzichten die meisten Geschichtengrammatiken darauf, den Stellenwert evaluativer oder emotionaler Äusserungen für das Erzählen zu behandeln, was verschiedentlich zu Kritik Anlass gegeben hat.[95] An den frühen Geschichtengrammatiken wird über-

94 In Anlehnung an die generative Transformationgrammatik formuliert Rumelhart (1975) die folgenden Ersetzungsregeln: 1) Story → Setting + Episode; 2) Episode → Event + Reaction; 3) Event → (Event oder Change of State) + Event; 4) Reaction → Internal Response + Overt Response.

95 Diese Kritik wird besonders von Boueke et al. (1995) in ihrem schematheoretischen Erzählmodell berücksichtigt. Mittels so genannter «Affektmarkierungen» (A-Markierungen) versuchen Boueke et al. (1995) in ihrem Erzählmodell den emotionalen Gehalt des Erzählens an bestimmten sprachlichen Elementen festzumachen. Die «Ereignisstruktur-Markierungen» (E-Markierungen) sollen den «Bruch» der erwartbaren Ereignisfolge kennzeichnen und damit das Kriterium der Erzählwürdigkeit im Modell integrieren.

dies bemängelt, dass sie erzählspezifische Aspekte wie die von Quasthoff formulierten «Minimalbedingungen von Ungewöhnlichkeit» (1980, 27) nicht oder zu wenig berücksichtigen und dementsprechend Texte als «Erzählungen» behandeln, die gar keine sind, sondern allenfalls als Beschreibungen eines Vorgangs gelten können (vgl. Boueke et al. 1995, 58).

In Erzählerwerbsarbeiten, die mit Geschichtengrammatiken arbeiten, wird unter Erzählfähigkeit eine kognitive Kompetenz verstanden, die sich darin zeigt, dass der Sprecher über ein narratives Schema *(story grammar)* verfügt, das sowohl für die Produktion wie auch für die Rezeption von Texten als Muster dient. Erzählerwerb wird von den Geschichtengrammatikern also zumeist nicht im Hinblick auf einzelne Erzählfähigkeiten, sondern als Erwerb der narrativen Schemata verstanden. Die *Entwicklung* der Erzählkompetenz lässt sich somit an verschiedenen Stufen des Erwerbs eines narrativen Schemas erkennen.

Für die Textsorte Witz ist die Erzählkonzeption der Geschichtengrammatiker insofern von Bedeutung, als auch beim Witzeerzählen das genaue Zusammenspiel unterschiedlicher Textteile von Bedeutung ist. Im Unterschied zu den Erzählungen, die im Ramen des story-grammar-Ansatzes untersucht werden, weisen Witze eine doppelt angelegte Bedeutungsstruktur auf. Wie die doppelte Textbedeutung, die beim Witz erst mit der Pointe in Erscheinung tritt, in einem hierarchischen Strukturmodell abzubilden wäre, müsste geprüft werden. Für die vorliegende Arbeit stehen jedoch nicht die theoretischen Implikationen der *story grammars* im Vordergrund, sondern es werden einzelne empirische Befunde als Vergleichsgrösse dienen.

4.1.3 Der interaktionstheoretische Ansatz

Während im Rahmen von Höhepunkt-Modellen und Geschichtengrammatiken Erzählungen als monologische Textstrukturen verstanden werden, interessieren sich die Vertreter des interaktionstheoretischen Paradigmas vor allem für die von Erzähler und Hörer gemeinsam geleistete Konstruktion einer Erzählung. Diese von gesprächsanalytischen Überlegungen geprägte Richtung der Erzählerwerbsforschung hebt die vielerorts als dichotomisch verstandene Verteilung von Erzähler und Hörer auf, zugunsten eines interaktiv konzipierten Erzählmodells. Am pointiertesten wird diese Position von Hausendorf & Quasthoff (1989, 1991, 1996) vertreten. Gemäss dieser Konzeption wird sowohl die kognitive Arbeit beim Erzählen, wie auch die sprachliche Strukturierung der

Erzählung von den Interagierenden gemeinsam geleistet.[96] Auch in den Studien von Meng (1991) und Schu (1994) werden Erzählungen als dialogische Prozesse verstanden, in deren Verlauf der Hörer durch Rückfragen, Einwände und Beifallsäusserungen usw. massgeblich am Zustandekommen der Erzählung beteiligt ist.[97] Typisch für solche Arbeiten ist, dass sie sich nicht nur für die dyadische Struktur von Erzähleinheiten, sondern auch für deren Einbettung in den kommunikativen Kontext interessieren.

Während Mengs (1991) Konzeption einer Erzähleinheit mit den drei Struktureinheinheiten *Einleitung*, *Erzählung* und *Beendigung* nicht besonders elaboriert ist (vgl. Meng 1991, 26), besteht das konversationsanalytische Erzählmodell von Hausendorf & Quasthoff (1996) aus drei hierarchisch gegliederten, ineinander greifenden Beschreibungsebenen: den interaktiv konstituierten «Jobs», den pragmatisch konstituierten «Mitteln» und den syntaktisch-lexikalisch konstituierten «Formen». Die erzählspezifischen «Jobs» sind nicht sprecher- oder hörerbezogen formuliert, sondern werden als interaktive Aufgaben konzipiert, die grundsätzlich von beiden Interaktionspartnern übernommen werden können. Das Sequenzmodell definiert für konversationelle Erzählungen fünf der Reihe nach zu bewältigende «Jobs»:

– *Darstellen von Inhalts- und/oder Formrelevanz:*
Der Eintritt in die beabsichtigte Diskurseinheit muss vorbereitet werden, und zwar inhaltlich durch thematische Bezugnahme auf den Gespächskontext und/oder formal durch Festlegung des Diskurstyps.

– *Thematisieren:*
Der Übergang vom Turn-by-Turn-Talk in den vorwiegend monologischen Diskursabschnitt wird von den Interaktionspartnern vollzogen. Die nachfolgende Erzählung ist somit «nicht länger nur anschlussfähig, sondern hochgradig erwartbar» (Gülich & Hausendorf 2000, 378).

96 Bei Hausendorf & Quasthoff (1996) erzählen Vorschul- und Grundschulkinder und Erwachsene hören zu. In dieser Konstellation zeigt sich gemäss Hausendorf & Wolf (1998), «dass sich das Zuhörerverhalten keineswegs auf ein stummes Zuhören und auch nicht auf ein paar ‹hm› und auf Angucken und Nicken beschränkt. Oftmals wird man stattdessen den Eindruck haben, dass der ‹Zuhörer› nicht weniger an der Fertigstellung einer Erzählung ‹arbeitet› als der ‹Erzähler› selbst, manchmal und zudem nicht selten sogar mehr als dieser.» (Hausendorf & Wolf 1998, 41).

97 Vgl. auch die «Geflecht-Erzählungen» bei Wagner (1986).

– *Elaborieren und Dramatisieren:*
Die Ereignisfolge muss sachadäquat, d. h. personal, temporal und kausal zusammenhängend, versprachlicht werden. Ausserdem kann der Erzählgegenstand mit Hilfe verschiedener sprachlicher Mittel erlebnishaft, d. h. in Form einer «szenischen Erzählung» präsentiert werden.

– *Abschliessen:*
Die Erzähleinheit wird inhaltlich abgeschlossen, so dass die Überleitung zum Gesprächskontext möglich wird. Weitere narrative Sequenzen sind nicht erwartbar. Der Job *Abschliessen* verhält sich somit komplementär zum Job *Thematisieren.*

– *Überleiten:*
Der Anschluss an die ursprüngliche Sprechsituation wird vollzogen, d.h. die Erzählung wird thematisch in den laufenden Gesprächskontext eingeordnet und gleichzeitig wird die Sprecherwechselstruktur wiederhergestellt.

Mit dem Job *Elaborieren und Dramatisieren* gibt es also auch im Modell von Hausendorf & Quasthoff (1996) eine Phase, in der der Erzähler das expansive (oder exklusive) Rederecht für sich beansprucht. Was bei Hausendorf & Quasthoff mit dem Begriff «Kern-Job» (1989, 104) des Erzählens bezeichnet wird und bei Meng den Namen «Kernphase» oder «Durchführungsphase» (1991, 48) hat, meint denjenigen Teil der Interaktion, der hauptsächlich monologisch realisiert wird. Hier werden vom Erzähler die erzählenswerten Ereignisse, also die eigentliche «Geschichte» dargestellt. Im Wesentlichen stellen diese narrativen Diskurseinheiten den Ausschnitt einer Erzählinteraktion dar, für den sich auch die Höhepunkt-Analytiker und die Geschichtengrammatiker interessieren.

Wie sieht nun ein Erzählerwerbsmodell aus, das auf dem interaktionstheoretischen Paradigma aufbaut? Diese Frage ist gerade beim interaktionistischen Ansatz von besonderem Interesse, denn das Erzählmodell versteht eine Erzählung als Koproduktion, die massgeblich von der Seite eines erwachsenen Hörers mitgestaltet sein kann. Wenn nun aber die wesentlichen Beiträge einer Erzählung vom Zuhörer erbracht werden können, stellt sich die Frage, woran sich die Erzählentwicklung des Kindes bemisst. Der Erwerb narrativer Fähigkeiten vollzieht sich gemäss den Vertretern dieses Ansatzes, indem mit zunehmendem Alter auch die Anteile zunehmen, die die Kinder zur gemeinsam geleisteten Erzählung beisteuern. Die erwachsenen Zuhörer brauchen mit fortschreitender Erzählkompetenz der Kinder immer weniger selber zu übernehmen. Die Notwendigkeit, konversationelle Zugzwänge zu setzen, nimmt ab, da die Kinder lernen, die entsprechenden Erzählaufgaben selbst zu realisieren:

‹Erzählfähigkeit› misst sich daran, wie gross bzw. wie klein die Anteile sind, die kindliche Erzähler zu dieser gemeinsamen Produktion beitragen. ‹Entwicklung› von Erzählfähigkeit zeigt sich dann darin, dass die Anteile grösser werden, die der kindliche Erzähler zu der gemeinsam hergestellten Erzählung beiträgt. (Hausendorf & Wolf 1998, 41)

Da die gemeinsame Realisierung einer Erzählung – vor allem wenn sie zwischen einem kindlichen Erzähler und einem erwachsenen Zuhörer stattfindet – weniger hohe Anforderungen an die narrativen Kompetenzen des Kindes stellt, wird in interaktionstheoretischen Arbeiten die Erzählfähigkeit schon bei deutlich jüngeren Kindern beobachtet (vgl. z. B. Ochs et al. 1992).

Um das Erzählen von Witzen theoretisch zu fassen, eignet sich die interaktionistische Erzählkonzeption, wie sie etwa von Hausendorf & Quasthoff (1996) vertreten wird, nur bedingt. Zwar trifft auch auf den Witz zu, dass es sich um ein Interaktionsmuster handelt, bei dem das Zusammenspiel der Hörer- und Erzählerrolle von zentraler Bedeutung ist. Aber beim Witz macht – im Unterschied zur Alltagserzählung, auf die sich interaktionistische Arbeiten zumeist beziehen – nur wenig Sinn. Denn damit die Pointe eines Witzes ihre Wirkung entfalten kann, muss der Erzähler in der Lage sein, den Text selbständig zu realisieren, und zwar so, dass der Hörer von der Pointe überrascht wird. Das bedeutet, dass ein Witz, zumindest was die Realisierung der Texthandlung betrifft, nicht eine Ko-Konstruktion von Erzähler und Hörer sein kann.

4.2 Zur Methodenvielfalt in der Erzählerwerbsforschung

Wie unterschiedlich der Diskurstyp «Erzählen» in der Erzählerwerbsforschung konzipiert wird, ist nicht nur an der Verschiedenheit der Erzählmodelle erkennbar, sondern kommt auch durch die Methodenvielfalt zum Ausdruck. Auf die verschiedenen Erhebungsmethoden soll im Folgenden etwas ausführlicher eingegangen werden, weil die Datengewinnung auch für die vorliegende empirische Arbeit ein wichtiges Thema ist.

Was die Datenerhebung in der Erzählerwerbsforschung betrifft, lassen sich zwei grundlegend verschiedene Vorgehensweisen ausmachen. Auf der einen Seite finden sich Untersuchungen, die sich um möglichst natürliche Sprachdaten bemühen und zu diesem Zweck die Kinder in alltäglichen Interaktionssituationen beobachten, ohne sie zu bestimmten Erzählaufgaben aufzufordern. Auf der anderen Seite kommen Verfahren zum Zug, die durch verschiedenartige Erzählstimuli und spezielle Gesprächsarrangements die Kinder zum Erzählen bestimmter Texte zu animieren versuchen. Dabei gilt es zu beachten, dass sich die einzelnen Arbeiten – bedingt durch die Unterschiede in den Erzählmodellen – für verschiedene Arten von narrativen Texten interessieren. Während z.B. Bamberg (1987) und Boueke et al. (1995) Erzählkompetenz anhand fiktionaler (Nach-) Erzählungen untersuchen, konzentrieren sich andere Erzählerwerbsstudien ausschliesslich auf persönliche Erlebnisschilderungen. So sind Alltagsgeschichten im Verständnis von Schu (1994, 9) «keine fiktiven oder phantastischen Geschehnisse, sondern erheben Anspruch auf Realitätsgeltung.» Für Quasthoff (1987, 55) beinhaltet eine Erzählung die zusätzliche Bedingung, dass der Erzähler selbst an den Ereignissen teilhatte, die er wiedergibt (vgl. auch Wagner 1986, 144).

Eine häufig angewandte Methode zur Elizitation von Erzähltexten ist das Vorlegen von Bildergeschichten, die von den Kindern nacherzählt werden sollen (vgl. Karmiloff-Smith 1985; Bamberg 1987; Berman 1988; Boueke et al. 1995; Schmidlin 1999). Auf diese Weise lassen sich problemlos grössere Mengen gut vergleichbarer Erzähldaten gewinnen. Die verwendeten Bildvorlagen unterscheiden sich einerseits, was die Länge und den Komplexitätsgrad der Geschichten betrifft, andererseits auch bezüglich der Anzahl und der Geschlechterkonstellation der involvierten Figuren. Während Boueke et al. (1995) vier leicht verständliche Geschichten verwenden, besteht bei Bamberg (1987) die Bildvorlage aus einer vergleichsweise komplexen Folge von 24 Bildern.[98] Karmiloff-Smith (1985), die sich speziell für die Aktanteneinführung, die Referenzfortsetzung und den Referenzwechsel interessiert, variiert ihre Bildvorlage zu insgesamt vier Geschichten und verändert dabei systematisch die Aktanten und deren Geschlecht, um auf diese Weise die Aufrechterhaltung resp. den Wechsel der Referenz untersuchen zu können.[99]

Abgesehen vom Erzählstimulus unterscheidet sich in den Untersuchungen besonders auch das kommunikative Verhalten der Versuchsleiter und der Grad ihrer Einflussnahme auf das Erzählgeschehen. In der Studie von Karmiloff-Smith (1985) erzählen die Kinder, während die Versuchsleiterin die Seiten der Bildergeschichte für das Kind dreht. Bei Boueke et al. (1995) sehen die Kinder alle vier Bilder gleichzeitig, dürfen aber erst erzählen, nachdem die Bildvorlage zuge-

98 Es handelt sich dabei um die in der Erzählerwerbsforschung bekannt gewordene Geschichte *«Frog, where are you?»*.

99 Mit den Aktanten sind die in einer Erzählung vorkommenden Personen resp. Figuren gemeint.

deckt wurde. Dabei sind die erwachsenen Zuhörer aufgefordert, auf inhaltliche Kommentare und Bemerkungen zu verzichten, damit die kindlichen Erzählungen möglichst unbeeinflusst von Interventionen von Erwachsenen bleiben (Boueke et al. 1995, 123).[100]

Gegen die Verwendung von Bilderfolgen als Erzählstimulus ist der Einwand erhoben worden, dass die Kinder nur rekonstruktive Leistungen zu erbringen hätten, denn eine Bildergeschichte beinhalte bereits eine Struktur, die vom Kind nur erkannt, aber nicht selbst entworfen werden müsse. Boueke et al. (1995, 23) versuchen diesem Einwand mit dem Argument zu begegnen, dass die narrative Struktur in den Bildergeschichten nirgendwo sichtbar werde, sondern vom Beobachter aus dem bildlich dargestellten Geschehen erschlossen und rekonstruiert werden müsse. Die Gefahr, dass in den Kindertexten nach narrativen Strukturen gefragt wird, die von der Bildvorlage vorgegeben sind, besteht nach Meinung von Boueke et al. (1995) nicht, da Bildergeschichten dem Erzähler genauso wenig wie selbsterlebte Ereignisse vorschreiben, wie er den Text sprachlich zu gestalten habe. Die verbale Umsetzung einer Ereignisfolge ist also nach Auffassung von Boueke et al. (1995) in jedem Fall Sache des Erzählers. Auch wenn diesem Standpunkt grundsätzlich zuzustimmen ist, so lässt sich dennoch nicht wegdiskutieren, dass die Bildvorlage einen wesentlichen Einfluss darauf hat, was und wie erzählt wird.[101] Ob eine Ereignisfolge erzählwürdig ist oder nicht, braucht ein Proband bspw. nicht zu entscheiden, wenn ihm eine Bildergeschichte zur Nacherzählung vorgelegt wird, denn die «Minimalbedingungen von Ungewöhnlichkeit» (Quasthoff 1980) sind in der Bildergeschichte bereits vor-

100 Bei Hausendorf & Quasthoff (1996) geht es hingegen genau darum, dass die Erwachsenen strukturierend in die Erzählung eingreifen und die vorgefallenen Ereignisse zusammen mit den kindlichen Erzählern rekonstruieren.

101 So ist denn Wolfs (2000) affirmativer Stellungnahme zur Datenerhebung mittels Bildergeschichten nur partiell zuzustimmen: «Zum einen lässt sich so die Vergleichbarkeit der elizitierten Erzählprodukte am besten gewährleisten. Und zum zweiten ergibt sich die Chance, das Bildmaterial in systematischer Variation darzubieten, so dass etwa bei der Vorlage einer ungeordneten oder reduzierten Bilderfolge überprüft werden kann, inwieweit die Kinder in der Lage sind, ereignislose Zusammenhänge zu berücksichtigen.» (Wolf 2000, 66) Während der erste Aspekt zweifelsfrei zutrifft, hat der zweite Punkt weniger mit dem Problem des Erzählerwerbs zu tun, als vielmehr mit der Fähigkeit, eine ungeordnete Bildfolge in eine handlungslogische Reihenfolge zu bringen. Das ist zunächst einmal keine narrative Fähigkeit, sondern hierfür ist primär Weltwissen und die Fähigkeit Bilder «lesen» zu können gefragt. Erst wenn es darum geht, diese Geschehnisse zu versprachlichen, werden die Fragen der Erzählkompetenz und des Erwerbs narrativer Fähigkeiten relevant.

handen. Der Erzähler muss auch nicht die Aufmerksamkeit des Hörers erlangen, da dieser ja von ihm eine Erzählung erwartet.[102] Problematisch ist ausserdem, dass in der Versuchsanlage von Boueke et al. (1995) die Kinder aufgefordert sind, die Geschichte so zu erzählen, als wäre der anwesende Gesprächspartner ein Freund oder eine Freundin. Das ist aber nicht der Fall: Der Gesprächspartner ist nicht ein Gleichaltriger, sondern ein Erwachsener. Die Kinder sollen beim Erzählen zudem davon ausgehen, dass der imaginierte Gesprächspartner die Geschichte noch nicht kennt. Auch dies ist problematisch, da die Probanden aufgrund der Erzählsituation davon augehen müssen, dass sie dem Hörer eine Geschichte erzählen, die dieser bereits kennt. Diese mangelnde Echtheit des Erzählanlasses lässt sich nur schwer eliminieren, wenn das Ziel der Erhebung ist, möglichst gleichartige Erzähldaten zu gewinnen.

Eine sehr einfache Form der Elizitation wendet Haslett (1986) an, die die Kinder nach selbst erlebten Ereignissen fragt, ohne spezielle Erzählarrangements zu inszenieren. Auf diese Weise kommen zwar «echtere» Erzählungen zustande, dafür ist die Vergleichbarkeit dieser Schilderungen (Arztbesuche, Träume etc.) um einiges geringer als in Untersuchungen, die mit Bildergeschichten arbeiten.

In der Studie von Hausendorf & Quasthoff (1996) werden die Kinder mit einem experimentell arrangierten Vorfall konfrontiert. Dabei sind die Kinder, ohne es selber zu durchschauen, Zeugen eines inszenierten Zwischenfalls, bei dem ein Aufnahmegerät, das angeblich für die Untersuchung gebraucht wird, kapputtgeht. Der Vorfall, der von einer ebenfalls inszenierten verbalen Auseinandersetzung zwischen zwei Mitarbeitern des Versuchs gefolgt ist, wird schliesslich von den Probanden in Zusammenarbeit mit erwachsenen Zuhörern unter verschiedenen Bedinungungen mehrmals rekonstruiert.[103] Mit Hilfe dieses aufwändigen Situationsarrangements sollten selbsterlebte Schilderungen eines bestimmten Komplexitätsgrades elizitiert werden, die überdies ein moralisches Dilemma enthalten (vgl. Hausendorf & Quasthoff 1996, 54). Für die Versuchs-

102 Dies hat, wie Hudson & Saphiro (1991) betonen, verschiedene Auswirkungen auf die Struktur der elizitierten Geschichten: «The high point of the narrative is the point that the narrator is most interested in communicating. In an experimental elicitation context, the subject only has to relate ‹what happened› to fulfill the experimenters' request and there is no intrinsic motivation to narrativize, that is, organize their accounts around a high point or plot.» (Hudson & Saphiro 1991, 123).

103 Jeweils die Hälfte der Kinder aus den verschiedenen Altersgruppen rekapitulierte den Vorfall in einer informellen Situation (d. h. der Gesprächspartner war den Kindern vertraut), die andere Hälfte erzählte in einer formellen Situation (d. h. der Gesprächspartner war den Probanden fremd).

anordnung von Hausendorf & Quasthoff (1996) ist es wesentlich, dass sich die Gespräche zwischen den Kindern und den erwachsenen Hörern möglichst ungezwungen ergeben, da sonst die Gefahr besteht, dass die Erzählungen zu sehr durch das Erzählverhalten und durch das Forschungsinteresse der Erwachsenen beeinflusst werden. Trotz des aufwändigen Versuchsdesigns waren aber relativ wenig Schilderungen der Kinder selbstinitiiert, das heisst, die Kinder erzählten den Vorfall häufig nicht von sich aus, sondern mussten dazu animiert werden. Die ZuhörerInnen mussten zu diesem Zweck oft «intuitive Steuerungsaktivitäten» (Hausendorf & Quasthoff 1996, 55) einsetzen. In diesem Zusammenhang stellt sich allerdings die Frage, inwiefern die HörerInnen «intuitiv» auf die kindlichen Erzähler reagieren konnten, wenn man bedenkt, dass sie den zu berichtenden Vorgang, den sie zu elizitieren versuchten, erstens selbst sehr genau kannten und zweitens im Rahmen einer linguistischen Studie das Ziel verfolgten, die Gesprächsfähigkeit des Gegenübers zu untersuchen.[104] Die resultierenden Schilderungen werden als «Koproduktion» von kindlichem Erzähler und erwachsenem Hörer aufgefasst, was jedoch angesichts der ungleichen Voraussetzungen vor allem auf der Ebene der Gesprächsstruktur zutrifft, weniger hingegen auf der inhaltlichen Ebene.[105]

Untersuchungen, die im Gegensatz zu den bisher besprochenen Arbeiten auf speziell inszenierte Erzählanlässe verzichten und stattdessen alltägliche, von aussen unbeinflusste Interaktionssituationen untersuchen, sind weniger zahlreich. Ochs et al. (1992) untersuchen beispielsweise, wie Kinder während des Abendessens im Gespräch mit Eltern und Geschwistern Erlebnisse austauschen. Auch Meng (1991) verzichtet in ihrer Untersuchung über die Dialogfähigkeit von Vorschulkindern auf arrangierte Erzählsituationen, sondern beobachtet spontane Kommunikationssituationen im Kindergarten. Die Kinder werden also nicht zum Erzählen animiert, sondern erzählen aus eigenem Antrieb und sie kommunizieren mit vertrauten Personen. Die beobachteten Situationen (Mahlzeiten, Körperpflege, Spiel und Arbeit) erachtet Meng (1991, 25) als repräsentativ für das

104 Die Gesprächstranskriptionen in Hausendorf & Quasthoff (1996) dokumentieren denn auch die Schwierigkeit der erwachsenen Zuhörer, einerseits unvoreingenommen auf die Kinder zu reagieren und andererseits dennoch ein ganz bestimmtes Ereignis zu elizitieren.

105 Während im *Modell* von Hausendorf & Quasthoff (1996) die Interaktionspartner über unterschiedliche Erzählkompetenzen verfügen können, aber trotzdem als grundsätzlich gleichberechtigte Gesprächsteilnehmer erscheinen, sind in der *Versuchsanlage* die Voraussetzungen bezüglich des Wissens um das Situationsarrangement und bezüglich der Gesprächssteuerung doch ziemlich ungleich verteilt.

Leben im Kindergarten. Da weder die Kommunikationssituationen vereinheitlicht noch die Interaktionsform vorgegeben war, kommen bei Meng verschiedene Typen von Erzähleinheiten mit unterschiedlichen Partnerkonstellationen vor, also Kind-Kind-Interaktionen wie auch Kind-Erwachsenen-Interaktionen. Dadurch ist die Vergleichbarkeit der Erzähltexte zwar geringer, dafür sind die Sprechanlässe weniger artifiziell als in anderen Fällen.

Wenn es um die Analyse narrativer Fähigkeiten bei Kindern geht, gilt es also nicht nur die unterschiedlichen erzähltheoretischen Erwerbsmodelle zu bedenken, sondern auch die verschiedenen Erhebungsmethoden. Je nach Versuchsbedingungen werden andere Typen von Erzählungen elizitiert und dementsprechend werden auch andere Teilkompetenzen des Erzählens in den Vordergrund gerückt, was sich schliesslich auch auf die gesamthafte Beurteilung der Erzählfähigkeit auswirkt. Diesem Umstand gilt es im Rahmen der vorliegenden Untersuchung Rechnung zu tragen, und zwar müssen beim Vergleich der eigenen Resultate mit den Ergebnissen anderer Erzählerwerbsarbeiten nicht nur die Textsortenunterschiede, sondern auch die Verschiedenheiten der Erzählsituationen berücksichtigt werden.

4.3 Formen und Strukturen als Erwerbsprobleme

4.3.1 Kohärenz und Kohäsion

Ein Erzähler muss nicht nur in der Lage sein, Ereignisse, Vorgänge und Handlungen zu verstehen und die zwischen ihnen bestehenden temporalen und kausalen Zusammenhänge zu durchschauen, sondern er muss insbesondere auch über die sprachlichen Mittel verfügen, um diese Zusammenhänge in seinem Text narrativ darstellen zu können. Vom textlinguistischen Standpunkt gesehen, lässt sich die Fähigkeit, eine Erzählung sprachlich angemessen zu gestalten, mit den Begriffen «Kohäsion» und «Kohärenz» in Verbindung bringen. In der einen oder anderen Form beschäftigen sich alle Arbeiten zur Entwicklung der Erzählfähigkeit mit und Kohäsions- und Kohärenzfragen. Über den theoretischen Stellenwert dieser Begriffe gibt es innerhalb der Erzählerwerbsforschung allerdings verschiedene Auffassungen. So erachtet Karmiloff-Smith (1985) lediglich «Kohäsion» als ein im engeren Sinne linguistisches Problem und will die Fragen der

Kohärenz den Geschichtengrammatikern überlassen. Dieser Einschätzung steht diejenige Bambergs (1987) gegenüber:

> [C]ohesion is not confined to a purely linguistic level of connecting interclausal and intersentential relationships [...]. Rather, it addresses the relationship between the linguistic portrayal in terms of the formal devices of the textual level *and* the intended story of the conceptual level of uniting events into units, and those units in turn into the whole. (Bamberg 1987, 14)

In jüngeren Arbeiten hat sich zunehmend der Standpunkt durchgesetzt, dass Kohärenz und Kohäsion nicht als voneinander trennbare Aspekte der Texttiefenstruktur resp. Textoberflächenstruktur zu konzipieren sind. Gerade wenn es um das Erzählen eines Textes geht, wird vermehrt die Komplementarität von Kohärenz und Kohäsion betont. Diese Sichtweise ist insbesondere auch beim Diskurstyp Witzeerzählen zu favorisieren, wenngleich es zu beachten gilt, dass der Begriff «Kohärenz» im Falle des Witzes ein sehr spezifisches Problem darstellt. Im Witz sind zwei voneinander unabhängige Bedeutungsebenen angelegt, wobei der zweite Sinnzusammenhang erst am Textende aufgedeckt wird. Mit Kohärenz ist beim Witz also nicht nur die doppelt angelegte Bedeutungsstruktur, sondern auch die phasenverschobene Wahrnehmung der beiden Sinnebenen durch den Rezipienten gemeint.[106]

Während der Kohärenzbegriff im Kontext der Textsorte Witz eine spezielle Bedeutung hat, deckt sich der Kohäsionsbegriff beim Witz weitgehend mit der bekannten textlinguistischen Verwendung. Aus den verschiedenen Fragen zur Kohäsion, die in der Erzählerwerbsforschung anhand von kindlichen Erzählungen untersucht werden, sollen im Folgenden zwei Aspekte herausgegriffen und etwas ausführlicher behandelt werden. Es handelt sich dabei um zwei Problembereiche (Aktantenreferenz und Satzverknüpfung), die auch bei der Analyse der Kinderwitze von Interesse sein werden (vgl. Kap. 6).

106 In diesem Zusammenhang sei auf das prozessorientierte Kohärenzverständnis von Schade et al. (1991) hingewiesen: «Kohärenz wird nicht als statische, inhärente Eigenschaft eines Textes oder Diskurses aufgefasst, sondern als aktiver Prozess der Kohärenz*herstellung*, der sich sowohl aus der Perspektive der Sprachproduktion als auch aus der Perspektive der Sprachrezeption beleuchten lässt.» (Schade et al. 1991, 37) Ein derartiges prozessorientiertes Kohärenzverständnis eignet sich insbesondere auch, um die Funktionsweise von Witzpointen zu beschreiben (vgl. auch Kap. 2.3.2).

4.3.2 Aktantenreferenz und Satzverknüpfung

Zu den grundlegenden Voraussetzungen für das Gelingen einer Erzählung gehört die Fähigkeit, die Identität der Aktanten sicherzustellen. Diesen Sachverhalt untersuchen verschiedene Erzählerwerbsarbeiten, und zwar im Hinblick auf die Fragen, wie Kinder die Aktanten in die Erzählung einführen, wie sie die Referenz auf die Aktanten aufrecht erhalten und wie sie einen Referenzwechsel bewerkstelligen. Diese Fragen untersucht Karmiloff-Smith (1985) anhand verschiedener Bildergeschichten mit unterschiedlichen Personenkonstellationen. Karmiloff-Smith unterscheidet dabei drei Levels: Auf dem ersten Level, das besonders die vier- und fünfjährigen Kinder umfasst, werden Pronomina und vollständige Nominalphrasen nicht in anaphorischer, sondern in deiktischer Funktion verwendet, d.h. nur im Bezug auf die Bildvorlage. Haupt- und Nebenaktanten werden zumeist mit einer definiten (!) Nominalphrase eingeführt, danach werden sie durchgängig pronominalisiert, was öfters zu Uneindeutigkeiten führt, besonders wenn sich die Aktanten im Genus nicht unterscheiden.[107]

Auf dem zweiten Level, das die Altersspanne zwischen fünf und sechs Jahren umfasst, werden neue Aktanten mit indefiniten Nominalphrasen eingeführt. Die Aktantenreferenz erfolgt gemäss Karmiloff-Smith nicht mehr rein deiktisch. Haupt- und Nebenaktanten werden nun eindeutig voneinander abgehoben, und zwar indem der Protagonist bevorzugt in der Subjektposition auftritt. Die pronominale Referenzfortsetzung kommt nur beim Hauptaktant zum Zug. Karmiloff-Smith nennt diesen relativ rigide angewandten Kontrollmechanismus «thematic subject constraint» (Karmiloff-Smith 1985, 71).

Das dritte Level, das die meisten Kinder im Alter von acht bis neun Jahren erreichen, zeichnet sich durch grössere Flexibilität aus, was die Bezugnahme auf die Aktanten betrifft. Typischerweise wird der Hauptprotagonist mit einer indefiniten Nominalphrase eingeführt und pronominal weiterverfolgt. Der Nebenaktant wird zwar ebenfalls indefinit eingeführt, die weitere Bezugnahme erfolgt aber ausschliesslich mittels definiter Nominalphrasen. Wenn ein Nebenaktant kurzfristig in Subjektposition auftritt, verwenden die Erzähler auch andere Mög-

107 Anhand des folgenden Beispiels lassen sich diese Beobachtungen gut nachvollziehen: «The little boy's walking along. He's in the sunshine and he's got a hat on. The man's giving him a balloon ... a green ballon. He asks for some money so he gives him some money and then he gives him the balloon. And then he goes home to show it to his mummy. But it's blowing in ... in the wind and he lost it, so he's crying because he can't have his balloon any more.» (Karmiloff-Smith 1985, 71).

lichkeiten, um die Aktanten eindeutig zu benennen (z. B. kontrastierende Betonung der Pronomina).

Zu ähnlichen Ergebnissen kommen auch Boueke et al. (1995, 143 ff.), die die Einführung der Aktanten und die Strategien der Referenzfortsetzung anhand von Bildergeschichten testen, in denen lediglich männliche Aktanten vorkommen. Dabei stellen sie fest, dass den fünfjährigen Kindern noch keine disambiguierenden sprachlichen Formen zur Verfügung stehen, um die Referenz für die Zuhörer nachvollziehbar zu machen. Aus diesem Grund suchen die Kinder im «extralinguistischen Kontext» Zuflucht, d. h. sie nehmen mit deiktischen Ausdrücken Bezug auf das Wissen, das sie mit den Erwachsenen teilen. Bei den Neunjährigen ist die Referenzerhaltung und der Referenzwechsel viel eindeutiger, und es ist für den Zuhörer einfacher, der Erzählung zu folgen. Die älteren Kinder operieren immer stärker «intralinguistisch» (Boueke et al. 1995, 148), indem sie sprachliche Formen flexibel und adäquat einsetzen, so dass eine kohärente Darstellung möglich ist. [108]

Ein weiterer entscheidender Faktor für eine kohärente Ereignisrepäsentation ist die handlungslogische Verknüpfung einzelner Textpassagen. Ein wesentliches Mittel dafür ist die Verwendung von Konnektoren.[109] Mit ihnen können einzelne Sätze oder semantische Einheiten sowohl lokal als auch zu makrostrukturellen Einheiten gebündelt werden (vgl. Boueke et al. 1995, 149). Die Untersuchung der in einem Text vorkommenden Konnektoren ist in der Erzählerwerbsforschung eine häufig benutzte Methode, um Aufschluss darüber zu erhalten, wie Kinder Sachverhalte kognitiv miteinander verknüpfen. In allen Arbeiten wird dabei die Beobachtung gemacht, dass die jüngeren Kinder lediglich additive Konnektoren wie «und» oder «und dann» verwenden. Dasselbe lässt sich auch bei englischsprachigen Kindern beobachten, die zur Hauptsache «and» und «and then» verwenden (vgl. Peterson & McCabe 1991; Haslett

108 Bei Bamberg (1987), der für das Referieren auf den Hauptaktanten fünf verschiedene Strategien unterscheidet (die nominale Strategie, die thematische Subjektstrategie, die lokal-kontrastive Strategie, die anaphorische Strategie und die flexible anaphorische Strategie), erreichen die Kinder z. T. schon bedeutend früher das von Karmiloff-Smith (1985) und von Boueke et al. (1995) beschriebene Niveau. Dies dürfte jedoch weitgehend mit den Versuchsbedingungen zusammenhängen, denn bei Bamberg bekommen die Kinder die Geschichte mehrmals erzählt, bevor sie sie selber erzählen müssen.

109 Zu den Konnektoren werden nebst den koordinierenden und den subordinierenden Konjunktionen auch konjunktive Adverbien (trotz, deswegen) und konjunktive Adverbialphrasen (im Gegensatz zu, aus diesem Grund) gezählt.

1986).[110] Aus diesen koordinierenden Konnektoren resultieren die für kindliche Erzählungen typischen parataktischen Reihungen (und dann ... und dann ... und dann ...). Boueke (1990, 249) stellt fest, dass auch ältere Kinder noch sehr häufig additive Verknüpfungen brauchen, dass diese aber zunehmend temporale und in einzelnen Fällen auch kausale Funktion bekommen. Diese relationale Unterspezifizierung ist ein auffallendes Merkmal kindlicher Erzähltexte, das mit fortschreitender Erzählkompetenz langsam verschwindet. Zu den Ergebnissen dieser Arbeiten gehört es, dass Kinder im Verlauf des Erzähl-Erwerbs die *Form* einfacher (z. B. additiver) Konnektoren über längere Zeit beibehalten, obwohl ihre *Funktion* im jeweiligen Kontext eine andere, spezifischere sein kann. Erst relativ spät, mit ungefähr neun bis zehn Jahren, werden für die temporalen oder kausalen Relationen auch die entsprechenden Konnektoren richtig verwendet (Boueke et al. 1995, 148). Zu ähnlichen Ergebnissen gelangen auch Peterson & McCabe (1991), die diese Entwicklung im Zusammenhang sehen mit der Herausbildung einer Makrostruktur in den Erzählungen der älteren Kinder.

Auch im Rahmen der vorliegenden Arbeit werden verschiedene Kohäsionsmittel untersucht (Einheit der Figurenkonstellation, pronominale Referenz, Tempuswahl, Satzverknüpfung) und über die verschiedenen Altersstufen hinweg miteinander verglichen. Allerdings wird bei den einzelnen Problembereichen jeweils zu diskutieren sein, inwiefern die bei der Textsorte Witz erzielten Befunde mit den Befunden anderer Erzählerwerbsarbeiten vergleichbar sind.

4.3.3 Erzählerwerb in Stufen

Woran Erzählkompetenz festgemacht wird und in welchem Mass eine bestimmte Texteigenschaft vorhanden sein muss, damit ein gewisser Grad oder eine bestimmte Stufe der Erzählfähigkeit als erreicht gilt, unterscheidet sich stark von Studie zu Studie. Nach Auffassung Mengs sind die grundlegenden Fähigkeiten für das Erzählen schon bei den Dreijährigen vorhanden. Allerdings beschränken sich die Erzähleinheiten in diesem Alter vielfach noch auf Äusserungen in der Grösse eines Satzes. In Mengs Datenmaterial besteht erst die Hälfte der Erzähleinheiten aus satzübergreifenden Äusserungen (Meng 1991, 111).[111] Bei den

110 Dieselbe Beobachtung macht Berman (1988) bei hebräisch sprechenden Kindern.

111 In der Konzeption Quasthoffs (1987, 61) haben solche auf einen Satz beschränkte Äusserungseinheiten noch nicht den Status von Erzählungen, vielmehr handle es sich um «Mitteilungen» (vgl. auch Labov 1972).

Sechsjährigen hingegen gehören satzübergreifende Erzähleinheiten gemäss Meng (1991) zum festen Bestand der sprachlich-kommunikativen Kompetenz. Der Beurteilung Mengs stehen andere Auffassungen entgegen, die die Fähigkeit Erzählungen zu realisieren erst bei deutlich älteren Kindern ansetzen.

Die folgenden Ausführungen orientieren sich am vierstufigen Erwerbs-Modell von Boueke et al. (1995). Es handelt sich dabei um eine Erzählerwerbsstudie, die sich von der Altersspanne der untersuchten Kinder und von der Fragestellung her am besten eignet als Vergleichsstudie für die vorliegende Arbeit. Boueke et al. (1995) unterscheiden vier narrative Strukturtypen, die sie vier Erzählstufen zuordnen:

1) Stufe der isolierten Ereignisse: Die Versprachlichung der vorgegebenen Bilderfolge erfolgt durch ein «enumeratives» Vorgehen, das darin besteht, Ereignisse weitgehend unverknüpft nebeneinander zu reihen. Die Kinder machen zwar gelegentlich den Versuch, die erzählten Ereignisse zu additiven Folgen zu verknüpfen, aber es gelingt ihnen auf dieser Stufe noch nicht, den zwischen den Ereignissen bestehenden Zusammenhang auszudrücken und für den Hörer nachvollziehbar zu machen. Solche isolierten Ereignisdarstellungen können vom Hörer höchstens dann in einen sinnvollen Zusammenhang gebracht werden, wenn die Bildergeschichte bekannt ist. Die Erzählungen auf dieser Stufe enthalten dysfunktionale Konnektoren und deiktische Ausdrücke, die auf das Bildmaterial referieren.

2) Stufe der linearen Verknüpfung: Die Ereignisse werden in linearer Folge aneinandergereiht, ohne dass die Bedeutung einzelner Vorfälle sprachlich hervorgehoben wird. Dabei werden zwar einzelne Handlungselemente durch temporale und gelegentlich auch kausale Verknüpfungen zu Ereignisfolgen verbunden, aber die Verknüpfung geschieht nur lokal, d. h. zwischen benachbarten Textelementen. Auf diese Weise wird der geschilderte Vorgang einigermassen nachvollziehbar, allerdings ohne Hinweise auf Absichten der Personen oder auf Ursachen von Ereignissen. Diese Art der chronologischen Darstellung, der noch deutlich die globale Strukturierung fehlt, lässt sich auch als Vorgangsbeschreibung auffassen.

3) Stufe der handlungslogisch strukturierten Texte: Auf der dritten Stufe ist bereits ein beachtliches Mass an Kohärenz zu beobachten. Aktanten und Ort des Geschehens sind meist richtig eingeführt und es gelingt den Kindern meistens auch, verständlich darauf zu referieren. Die Texte zeigen das Bemühen der Kinder, den

Verlauf der Ereignisse handlungslogisch zu strukturieren. Die Kinder sind mehrheitlich in der Lage, Auslöser und Folge einer Handlung in kohärenter Weise darzustellen. Ebenso sind sie zunehmend in der Lage mit erzählerischen Mitteln Kontraste zu etablieren, indem sie den Gegensatz zwischen dem «Normal Course of Events» und dem unerwarteten Bruch markieren. Trotz dieser vorhandenen narrativen Grundstrukturen haben die Texte noch weitgehend Berichtcharakter.

4) Stufe der narrativ markierten und strukturierten Texte: Nach Boueke et al. vollzieht sich auf der vierten Stufe endgültig der Übergang zu erzählenden Texten. Die Erzählungen dieser Stufe sind nicht mehr nur lokal, sondern auch auf der Makroebene deutlich strukturiert und haben ausserdem eine neue Qualität, die aus dem Versuch resultiert, den Text für den Hörer interessant und spannend zu gestalten. Die Erzähler dieser Stufe wissen, wie sie einen Text erzählen müssen, um damit die Aufmerksamkeit ihrer Hörer zu erreichen. Sie setzen Adverbien und Wendungen wie «plötzlich» oder «auf einmal» ein, um die Spannung zu steigern und sie verwenden auch paraverbale Mittel zur Dramatisierung der Handlung. Auch die direkte Rede als Mittel der Vergegenwärtigung und der Personenstilisierung gehört zu den Textmerkmalen dieser Stufe.

Dieser von Boueke et al. (1995) beschriebene Entwicklungsverlauf weist zahlreiche Übereinstimmungen mit den Ergebnissen anderer Erzählerwerbsstudien auf.[112] Die Befunde von Boueke et al. (1995) decken sich ziemlich genau mit den Beobachtungen von Trabasso & Nickels (1992, 250): «They [i.e. the children, S.H.] move from describing isolated states and actions to the temporal and then to the causal sequencing of events. This is followed by organizing the narrations into episodes that include goals, actions, and outcomes.» Auch die Befunde von Hudson & Saphiro (1991) weisen in die gleiche Richtung: «Younger children followed closely the temporal sequence of events in their reports but did not explicitly mark sequence, relying instead on shared knowledge between themselves and the experimenter [...].» (Hudson & Saphiro 1991, 122) Obwohl die Differenzen zwischen den verschiedenen Arbeiten nicht unerheblich

112 Die beiden Bielefelder Projekte Hausendorf & Quasthoff (1996) und von Boueke et al. (1995) sind zwar unabhängig voneinander entstanden und weisen sowohl in theoretischer wie auch methodischer Hinsicht einen unterschiedlichen Zugang auf. Was jedoch die Befunde der beiden Projekte betrifft, sind dennoch verschiedene Übereinstimungen feststellbar (vgl. dazu Wolf 2000).

sind, was die Beurteilung kindlicher Erzählungen hinsichtlich ihrer Modellhaftigkeit betrifft, besteht in der Erzählerwerbsforschung dennoch Einigkeit darüber, dass eine Entwicklung stattfindet von kurzen und wenig kohärenten Texten resp. Textfragmenten, die kein globales Erzähl-Konzept erahnen lassen, hin zu strukturierten und elaborierten Erzählungen, die deutlich auf den Hörer und dessen Wissen Bezug nehmen.

Während sich die meisten Arbeiten zum Erzählerwerb auf die Entwicklung innerhalb eines bestimmten Texttyps konzentrieren, untersuchen Hudson & Saphiro (1991) in ihrer Studie mehrere Arten von Erzählungen. Sie interessieren sich für die sprachlichen Mittel, die Kinder beim Erzählen einsetzen, aber auch für das Bewusstsein für verschiedene Arten des Erzählens.[113] Dabei machen Hudson & Saphiro (1991) die Beobachtung, dass die meisten Kinder zuerst eine Form der Erzählung entwickeln und diese auch auf andere Erzähltypen anwenden.[114] Erst mit fortschreitender Erzählerfahrung fangen sie an, zwischen verschiedenen Typen von Erzähltexten zu unterscheiden, indem sie für verschiedene Erzählsituationen auch die entsprechenden Erzählmittel einsetzen und so die jeweilige Textsorte auch formal markieren. Ähnlich wie Hudson & Saphiro (1991) vertritt auch Wagner (1986) die Auffassung, die Entwicklung der Erzählfähigkeit lasse sich in drei aufeinander folgenden Stadien anhand dreier Typen des Erzählens beschreiben. Auf der ersten Stufe steht gemäss Wagner (1986) das unstrukturierte und planlose Erzählen (Fabulieren) von kleinen Kindern. Auf der zweiten Stufe lernen sie so genannte «Geflechtserzählungen» zu realisieren, d. h. dialogisch auf gemeinsam Erlebtes zu referieren. Erst auf der dritten Stufe sind sie in der Lage, Höhepunkt-Erzählungen monologisch zu gestalten.

Zusammenfassend kann festgehalten werden, dass sich in der Erzählerwerbsforschung trotz verschiedener Erzähl-Modelle und trotz der Methodenvielfalt eine Reihe gemeinsamer und übereinstimmender Ergebnisse aufzeigen lassen. Während es vor allem bei den allgemeinen Entwicklungslinien Gemeinsamkeiten zwischen den einzelnen Arbeiten gibt, zeigen sich jedoch in Bezug auf die Interpretation dieser Daten bezüglich des jeweiligen Erzählmodells wesentliche

113 Hudson & Saphiro (1991) unterscheiden zwischen «Scripts», «Personal Narratives» und «Stories». Diese drei Varianten des Erzählens haben unterschiedliche Funktionen und zeichnen sich durch den Einsatz verschiedener sprachlicher Mittel aus. Unter einem «Script» verstehen Hudson & Saphiro (1991) eine allgemeine Beschreibung eines Ereignisses. In «Personal Narratives» bezieht sich der Erzähler hauptsächlich auf selbst erlebte Begebenheiten, während «Stories» fiktionale Erzählungen sind.

114 Diese Beobachtung ist auch im Rahmen der vorliegenden Arbeit von Bedeutung (vgl. Kap. 6.1).

Differenzen. Strittig ist etwa die Frage, ob sich der Erzählerwerb stufenförmig vollzieht und ob es einen Zusammenhang gibt zwischen den Erzähl-Stufen und dem Alter der Kinder. Während Haslett (1986) eine Korrelation von Erzählerwerbsstufe und Alter vermutet, kommen Boueke et al. (1995) zum Schluss, dass der Erwerb und die Abfolge der narrativen Strukturtypen nicht mit den Altersstufen ihrer Versuchspersonen übereinstimmten. Gemäss ihren Beobachtungen sind die individuellen Unterschiede zu gross, als dass von einem direkten Zusammenhang zwischen Alter und Erzählerwerbsstufen gesprochen werden könne. Für die Fragestellung, die der vorliegenden Untersuchung zugrunde liegt, sind aber vor allem die empirisch beobachtbaren Phänomene und weniger deren Einordnung in ein erzähltheoretisches Modell von Interesse.

Versucht man *Humor*erwerbsmodelle (vgl. Kap. 3) und *Erzähl*erwerbsmodelle aufeinander abzubilden, zeigt sich sehr deutlich, dass sich die jeweiligen Forschungsrichtungen bislang mit unterschiedlichen Fragen beschäftigt haben. Zwischen den bestehenden Erwerbsmodellen einen direkten Vergleich anzustellen, erweist sich als schwierig und daher sind Gemeinsamkeiten höchstens auf einer sehr allgemeinen Ebene zu finden. Die vorliegende Arbeit setzt sich daher zum Ziel, verschiedene Fragen und Problembereiche der Humorforschung unter erzählerwerbstheoretischer Perspektive zu behandeln. Oder umgekehrt formuliert: Erkenntnisse der Erzählerwerbsforschung sollen an der Textsorte Witz untersucht werden, um Aufschlüsse darüber zu bekommen, inwiefern die Realisierung eines humoristischen Texttyps besondere Erzählfähigkeiten erfordert. Im Rahmen der vorliegenden Arbeit sollen die beiden Forschungsrichtungen also stärker zueinander in Beziehung gesetzt werden, als es bisher geschah.

5. Die Datenerhebung

Als Grundlage für die Analyse dient der vorliegenden Studie ein Datenkorpus, das aus 332 Kinderwitzen besteht. Es handelt sich dabei um Witze, die sich gleichaltrige Kinder gegenseitig erzählten. Die Belege stammen von Kindern aus vier verschiedenen Altersstufen: Kindergarten, zweite Klasse, vierte Klasse und sechste Klasse. Zwischen den einzelnen Altersstufen besteht also ein Abstand von jeweils zwei Jahren. Im Rahmen der Analyse werden sowohl Vergleiche zwischen den verschiedenen Altersstufen als auch Vergleiche mit den Textkorpora anderer erzählerwerbstheoretischer Arbeiten angestellt. Das Textkorpus basiert auf insgesamt 18 Aufnahmesituationen, die in acht Kindergärten, in vier zweiten Klassen, in drei vierten Klassen und in drei sechsten Klassen gesammelt wurden. Die Tonbandaufnahmen erfolgten immer offen, so dass die Kinder wussten, dass die Situation aufgezeichnet wurde. Bevor die Erhebungsmethode näher beschrieben wird, sollen einige grundsätzliche Überlegungen zur Dokumentation humoristischer Gesprächsdaten angestellt werden, die auch für die vorliegende Arbeit von Bedeutung sind.

5.1 Zur Erhebung humoristischer Gesprächsdaten

Empirische Untersuchungen, die sich mit gesprochener Sprache in alltäglichen Situationen befassen, sind mit dem Problem der natürlichsprachlichen Daten konfrontiert. Mit dem Postulat der Natürlichkeit ist die Forderung nach Spontaneität und Echtheit des Sprechanlasses verbunden. Diese Anforderungen an die Gesprächsdaten, die auch für humoristische Interaktionssituationen Geltung haben, werfen die Frage nach geeigneten Kontexten auf, die der Beobachtung zugänglich sind.[115] In Bezug auf den hier zur Diskussion stehenden Dikurstyp,

115 Zu verschiedenen Formen der Elizitation und zum Problem der Natürlichkeit von Gesprächsdaten vgl. Schu (2001).

das Witzeerzählen, sind zwei Vorgehensweisen denkbar. Eine Möglichkeit besteht darin, Kinder in einem ihnen bekannten sozialen Kontext (Schule, Familie, Freizeit) über längere Zeit zu beobachten, mit dem Ziel möglichst wenig Einfluss auf die beobachteten Situationen auszuüben. Vorteil dieser so genannten «teilnehmenden Beobachtung» ist, dass das Verhalten einzelner Individuen oder einer Gruppe sehr genau beschrieben werden kann. Allerdings ist dies eine zeitintensive Form der Datenerhebung, mit der ausserdem das Risiko verbunden ist, dass nur ein beschränkter Ausschnitt der dokumentierten Kommunikationssituationen für die zugrunde liegende Fragestellung relevant ist. Befasst sich eine Studie mit dem gesamten Bereich des kindlichen Humors, ist dies – wie verschiedene Studien belegen – kein Problem. Gilt das Interesse hingegen einem bestimmten Typ des verbalen Humors (z. B. der Ironie oder der Textsorte Witz), dann kann unter Umständen eine lange Beobachtungszeit mit einer eher geringen «Ausbeute» an verwertbarem Material korrelieren.

Die andere Möglichkeit besteht darin, dass die Kinder durch geeignete Stimuli dazu bewegt werden, die gewünschte humoristische Verhaltensweise zu produzieren. Auf diese Weise kann zwar in kürzerer Zeit ein grösseres Datenkorpus erstellt werden, aber es verbindet sich damit die Schwierigkeit, dass die so gewonnen Daten das Resultat einer inszenierten Kommunikationssituation sind.

Für beide Arten der Datenerhebung ergibt sich ausserdem das Problem, dass die Interaktionssituation durch die Beobachtung und durch die Aufzeichnung derart beeinflusst werden kann, dass von Natürlichkeit im eigentlichen Sinne nicht mehr die Rede sein kann. Dieses als «Beobachterparadoxon» wohlbekannte Problem stellt jede gespächsanalytische Arbeit vor Schwierigkeiten, besonders wenn die Natürlichkeit der Situation und die Spontaneität der Beteiligten eine wichtige Rolle spielen. Bei offenen Aufnahmesituationen ist damit zu rechnen, dass Aufnahmegeräte und beobachtende Personen die Sprecher beeinflussen und somit die Situation verändern können. Schu (2001) fordert, unter dem Gesichtspunkt der Natürlichkeit seien Interaktionen aufzuzeichnen, die auch ausserhalb einer Erhebungssituation vorkämen, und sie seien so aufzuzeichnen, wie sie ausserhalb einer Erhebungssituation vorkämen. Damit wird jedoch dem eigentlichen Problem gerade nicht Rechnung getragen, nämlich dem Umstand, dass sich das Beobachterparadoxon strukturell nicht auflösen lässt.

Fischer (1988), der sich in seiner Studie zur Entwicklung des verbalen Humors für den Austausch von Rätseln, Scherzfragen und Witzen bei Kindern im Schulalter interessiert, schildert die Schwierigkeit, Kinder in ihrer «natürlichen» Umgebung zu beobachten. Wie Fischer (1988) darlegt, stiess der Versuch, Texte von Kindern beim Spielen auf der Strasse oder auf dem Spielplatz mit dem Tonband aufzunehmen, auf nicht lösbare Probleme. So war es nicht möglich, nach den Gepflogenheiten der teilnehmenden Beobachtung sprachliche Äusserungen mit dem Aufnahmegerät in einer Qualität aufzuzeichnen, die für eine spätere Transkription geeignet war. Auch das unmittelbare Mitschreiben durch eine beobachtende Person erwies sich als unbefriedigend, da sich weder der situative Kontext noch die sprachliche Äusserung genügend präzise festhalten liessen. Um das Problem zu lösen, führte Fischer (1988) seine Untersuchung in Schulklassen durch, obwohl er das Klassenzimmer als «nicht natürlich» bezeichnet.[116] Den Erzählstimulus bildete bei Fischer (1988) eine von ihm durchgeführte Pantomime zu Beginn der Schulstunde. Ziel dieses Einstiegs war es, die Kinder dazu zu animieren, sich an der folgenden Witzrunde zu beteiligen, was sie gemäss Fischer auch spontan taten. Bei dieser Erhebungsmethode handelt es sich um ein sehr einfaches Vorgehen. Im Gegensatz dazu basiert Bönsch-Kaukes (2003) Studie zur Psychologie des Kinderhumors auf einem sehr aufwändigen Verfahren. Die Beobachtung der Kinder fand ebenfalls (zum grössten Teil) in der Schule statt. Mit Hilfe von sechs Forscherteams fertigte Bönsch-Kauke in einem Zeitraum von fünf Jahren Video- und Audioaufnahmen von Schulstunden an. Zusätzlich wurden einzelne Schüler im Abstand von zwei Jahren jeweils ein halbes Jahr lang während des Unterrichts von zwei Feldforschern beobachtet.[117] Auf diese Weise entstand ein Datenkorpus, das 6'109 so genannte Humorszenen enthält. Und schliesslich flossen auch Aufnahmen aus Pausenhofgesprächen sowie Daten aus Interviews mit den Kindern in die Analyse ein. Es versteht sich von selbst, dass ein solches sowohl organisatorisch wie technisch aufwändiges Verfahren nicht von einer Einzelperson durchgeführt werden kann. Eine ähnliche, wenn auch nicht ganz so umfangreiche Studie stammt von Klages (2002),

116 Weshalb er die Interaktion unter Schülern einer Schulklasse als unnatürlich erachtet, führt er indes nicht aus.

117 Im Hinblick auf die Spontaneität des kindlichen Verhaltens stellt sich allerdings auch bei diesem Verfahren die Frage, inwiefern man noch von einer «natürlichen» Schulsituation sprechen kann, wenn einzelne Kinder während eines halben Jahres von zwei Forschern beobachtet werden, die während des Unterrichts jeweils unmittelbar neben den beobachteten Kindern sitzen. Die Kinder wurden daher aufgefordert, sich möglichst natürlich zu verhalten (was im Grunde genommen eine paradoxe Aufforderung ist). Die Gewöhnung an die Situation hatte gemäss Bönsch-Kauke den Effekt, dass Kameras im Schulzimmer und auf dem Pausenhof für die beteiligten Kinder zunehmend zur Normalität wurden. Angesichts der langen Beobachtungsdauer dürfte diese Einschätzung weitgehend zutreffen. Dennoch ist auch bei solchen langfristig angelegten Erhebungsmethoden der Umstand nicht gänzlich zu vernachlässigen, dass sich die Situation für die Kinder verändert, auch wenn sie zum Normalfall wird.

die während eines halben Jahres eine 6. Klasse im Unterricht beobachtete.[118] In den 53 Beobachtungsstunden von Klages' Material finden sich 1475 humorvolle Situationen.

Für die vorliegende Untersuchung wurde das Datenmaterial ebenfalls in Kindergärten und Schulklassen erhoben. Allerdings beruhen die hier zur Verfügung stehenden Daten auf Witzrunden, die von mir und den Lehrpersonen während den Schulstunden inszeniert wurden. Um den Anforderungen an die Natürlichkeit und Spontaneität so weit als möglich gerecht zu werden, kamen für die Erhebung der Daten verschiedene Methoden zur Anwendung. Das Ziel war zwar immer das gleiche, nämlich die Kinder zu animieren, sich gegenseitig Witze zu erzählen. Das Vorgehen war allerdings nicht auf allen vier Altersstufen das gleiche.[119] Um den jeweiligen Umständen Rechnung zu tragen, erwies es sich als ratsam, die Lehrpersonen und deren Erfahrungen mit der Klasse zu berücksichtigen. Aus diesem Grund wurde auf ein standardisiertes Verfahren verzichtet.

5.2 Die Erhebungsmethoden

5.2.1 Kindergarten

Für die Datenerhebung bei den Kindern im Vorschulalter verbrachte ich mehrere Vormittage und einige Nachmittage als Besucher in verschiedenen Kindergärten. Dabei war ich nicht lediglich als Beobachter anwesend, sondern machte bei vielen Aktivitäten der Kinder auch selber mit. Vorgängig hatte ich jeweils mit der Lehrperson abgesprochen, dass sie irgendwann im Laufe des Morgens bzw. des Nachmittags eine «lustige Runde» inszenieren würde. Um das Erzählverhalten der Kinder nicht zu stark zu kanalisieren, wurden diese spielerisch-humoristischen Sequenzen jedoch nicht als Witzrunde deklariert, sondern wurden von den Kindergärtnerinnen jeweils fliessend ins Programm integriert. Die Kinder sollten sich im Rahmen der «lustigen Runde» primär amüsieren, sie sollten also

118 Im Unterschied zu Bönsch-Kauke (2003) verzichtete Klages (2002) auf technische Hilfsmittel wie Video oder Tonband.

119 In einem Pretest, der in einem Kindergarten und in einer dritten Klasse durchgeführt wurde, konnten die Verfahren getestet werden.

die Gelegenheit erhalten, die anderen Kinder mit lustigen Geschichten, Scherzen und Witzen zu unterhalten und die Kinder sollten natürlich auch die Gelegenheit haben, über die Beiträge der anderen zu lachen. Die Kindergärtnerinnen versuchten jeweils zuerst die Kinder zum Lachen zu bringen, indem sie ihnen eine lustige Geschichte vorlasen oder mit ihnen ein Spiel machten oder ein Lied sangen. In zwei Fällen assen wir alle zusammen eine «Gigelisuppe», das ist eine Suppe, die uns in eine heitere Stimmung versetzen sollte.

Absicht dieses indirekten und spielerischen Einstiegs war es, eine humoristische Interaktionssituation anzuregen, die eine Eigendynamik ermöglichen sollte. Damit wurden zwei Ziele verfolgt: Einerseits sollte eine direkte Erzählaufforderung vermieden werden, und zwar weil dies die Gefahr in sich birgt, dass die Kinder in die Situation versetzt werden, dass sie eine Erzählaufgabe zu lösen haben. Andererseits war mit dieser Erhebungsmethode auch die Idee verbunden, dass sich die Kinder die Witze gegenseitig erzählen konnten. Dies ermöglichte es, dass die Kinder sowohl als Erzähler wie auch als Hörer an der «lustigen Runde» beteiligt waren. Eine einseitige Rollenzuweisung und Aufgabenverteilung wie sie bei Nacherzählungen von Bildergeschichten zumeist vorliegt (vgl. Kap. 4.2), konnte auf diese Weise vermieden werden.[120] Die Dauer dieser «lustigen Runden» war in den einzelnen Kindergärten sehr unterschiedlich. In einigen Fällen war die Lust am Erzählen bzw. die Bereitschaft zuzuhören nach 10–15 Minuten vorbei. In anderen Fällen machten die Kinder eine halbe Stunde mit.

5.2.2 Zweite Klasse

In der zweiten Klasse konnte ein anderes Verfahren gewählt werden, und zwar war die Idee, dass der Input nicht von der Lehrperson, sondern von den Schülern selbst kommen sollte. In der Unterstufe sind die Klassen häufig zweigeteilt, so dass die Schüler teilweise in der ganzen Klasse und teilweise nur in der Halbklasse anwesend sind. Dieser Umstand wurde für die Datenerhebung genutzt,

120 Schu (1993) weist auf die Gefahr der mangelnden Motivation hin, die sich bei Erzählaufgaben negativ auswirken kann: «Die a priorische Festlegung von kommunikativen Aufgaben, die einseitig gestellt werden und einseitig abzuarbeiten sind, birgt das Risiko, die Interessen der potentiellen Teilnehmer zu missachten, die Teilnahmebereitschaft zu senken, die faktische Teilnahme zu verzerren und zu hemmen.» (Schu 1993, 18) Dieser Effekt sollte mit den erwähnten Massnahmen verhindert werden.

indem die Lehrpersonen mit der ersten Hälfte der Klasse eine «lustige Stunde» für die andere Hälfte der Klasse vorbereiteten. Die Schüler überlegten sich Sketche und lustige Geschichten, Wortspiele und Witze, mit denen sie versuchen sollten, ihre Mitschüler zu unterhalten. Die Schüler, die erst in der zweiten Stunde erschienen, wurden auf diese Weise nicht von einer erwachsenen Person zum Erzählen animiert, sondern von ihren gleichaltrigen Mitschülern. Ursprünglich war geplant, nicht die vorbereiteten Scherze und Witze, sondern nur die als Reaktion erzählten Witze der zweiten Klassenhälfte zu berücksichtigen. Es erwies sich dann aber als unmöglich, zwischen der ersten und der zweiten Gruppe zu unterscheiden, da sich auch die Schüler der zweiten Hälfte sofort an der Witzrunde zu beteiligen begannen. Es zeigte sich sehr deutlich, dass das Vorhaben gut funktionierte, die Interaktion zwischen den gleichaltrigen Kindern ablaufen zu lassen.

5.2.3 Vierte Klasse

Ein spielerisches oder indirektes Verfahren, wie es für den Kindergarten und die zweite Klasse gewählt wurde, erwies sich für die Viertklässler nicht mehr als notwendig. Anfänglich versuchte ich auch in der vierten Klasse, die Witzrunde nicht explizit als solche zu deklarieren, indem ich den Schülern zuerst eine lustige Geschichte vorlas und mit ihnen witzige Bilder anschaute. Es stellte sich dann aber bei den weiteren Erhebungssituationen als vorteilhaft heraus, den Schülern bald zu signalisieren, dass sie die Möglichkeit hatten, selber Witze zu erzählen. Die Viertklässler nahmen diese Gelegenheit gerne wahr und es zeigte sich, dass es ihnen grossen Spass machte, Witze zu erzählen und anderen beim Witzeerzählen zuzuhören.

5.2.4 Sechste Klasse

In der sechsten Klasse kam, ähnlich wie in der vierten Klasse, sehr deutlich zum Ausdruck, dass die Schüler eine grosse Zahl an Witzen kennen, die sie sich gegenseitig auch gerne erzählen. Daher war es auf dieser Altersstufe nicht notwendig eine indirekte Methode anzuwenden, um die Kinder zum Erzählen zu bewegen. In der Regel genügte es, entweder einen Witz zu erzählen oder ganz einfach zu fragen, ob jemand einen Witz kenne. Auch in der sechsten Klasse nahmen die Schüler dieses Angebot jeweils gerne an.

Obwohl die Kenntnis von Witzen bei den Kindern im Vorschulalter im Vergleich zu den älteren Kindern sehr viel geringer ist, hat sich gezeigt, dass die Kinder aller Altersstufen sofort bereit waren, sich an den Witzrunden zu beteiligen. Dies ist einerseits wohl damit erklärbar, dass das Witzeerzählen bei den Kindern verschiedenen Alters eine beliebte Interaktionsform ist. Andererseits dürfte auch der Umstand eine Rolle gespielt haben, dass die Witzrunden jeweils während einer Schulstunde stattfanden. Von den Schülern wurde dies als willkommene Abwechslung zum normalen Schulalltag wahrgenommen.

5.3 Methodische Überlegungen

5.3.1 Auswahl und Transkription

Aus der Gesamtheit der erzählten Witze konnten für das Korpus nur die akustisch verständlichen Beispiele berücksichtigt werden. Leider waren aber zahlreiche Witze stark durch Nebengeräusche beeinträchtigt oder konnten nicht verwendet werden, weil das betreffende Kind undeutlich oder nicht laut genug redete. Da möglichst die ganze Bandbreite der aufgezeichneten Texte berücksichtigt werden sollte, wurden keine inhaltlichen Selektionskriterien angewandt. Sofern sie verständlich waren, wurden alle Beispiele berücksichtigt, auch solche mit obszönen, rassistischen oder gewalttätigen Inhalten. In vereinzelten Fällen waren allerdings auch sprachliche Erwägungen massgebend, ob ein Witz in das Korpus aufgenommen wurde. Die Witze von fremdsprachigen Kindern, die deutliche sprachliche Unsicherheiten erkennen liessen, fanden keine Berücksichtigung. Damit sollte vermieden werden, dass die Frage nach dem Erwerb narrativer Fähigkeiten beeinträchtigt wird durch unterschiedliche Kompetenzniveaus, die auf Probleme des Zweitspracherwerbs zurückzuführen sind.

Um die Anonymität der Kinder zu wahren, wurden die Namen systematisch vertauscht. Das Geschlecht des Erzählers/ der Erzählerin bleibt aber noch immer aus dem Namen ersichtlich.

Sowohl die Transkription der schweizerdeutschen Texte als auch eine hochdeutsche Übersetzung sind im Anhang abgedruckt. Die Übersetzung soll Lesern, die mit dem Schweizerdeutschen nicht vertraut sind, als Verstehenshilfe dienen. Die Übersetzung der schweizerdeutschen Texte verfährt weitgehend Wort für Wort, auch dort wo es der hochdeutschen Struktur nicht entspricht. Während in der Transkription auf Interpunktionszeichen verzichtet wird, ist die Übersetzung an der Standardorthografie orientiert.

Durch die Verschriftlichung (und durch die anschliessende Analyse) bekommen die mündlichen Texte nicht nur eine andere Form, sondern auch eine andere Funktion. Es versteht sich daher von alleine, dass mit der Transkription humoristischer Texte nicht der gleiche Effekt erzielt werden kann bzw. soll, wie in der Originalsituation. Ziel der Transkription ist es, den verbalen Text mit den notwendigen paraverbalen Merkmalen (Pausen, auffällige Betonungen etc.) wiederzugeben. Wo es für das Verständnis wesentlich ist, werden auch Hinweise auf Nonverbales gemacht. Aber es kann natürlich nicht das Ziel einer Transkription sein, die Wirkung der mündlichen Texte zu reproduzieren. Dementsprechend ist bei der Lektüre der verschriftlichten Texte damit zu rechnen, dass ein mündlicher Witz, der in der Originalsituation nicht besonders erfolgreich war, in transkribierter Form sehr lustig sein kann. Natürlich ist auch der umgekehrte Fall möglich. Um eine bessere Vorstellung der mündlichen Texte zu bekommen, mag es ratsam sein, sich die einzelnen Beispiele laut vorzulesen.

5.3.2 Zur Leistungsfähigkeit der Erhebungsmethode

Die erwähnten Elizitierungsmassnahmen bildeten den Versuch, einen kommunikativen Rahmen zu schaffen, der bei den Kindern nicht den Eindruck erweckte, es ginge um das Lösen einer schulischen Erzählaufgabe. Es war den Kindern freigestellt, ob sie sich als Erzähler oder als Hörer beteiligen wollten. Trotz des Versuchs, eine einseitig gestelle Erzählaufgabe zu vermeiden, ist es unbestritten, dass es sich um arrangierte Witzerzählsituationen handelte, die sich in einem schulischen Kontext abspielten. Daher gilt es die Frage zu diskutieren, welchen Einfluss die gegebenen Bedingungen auf das Erzählverhalten der Kinder hatten. Und es gilt zu reflektieren, für welche Fragestellung sich die vorliegenden Erzähldaten eignen und welche Grenzen die gewählte Methode der Analyse des Datenmaterials setzt.

Zunächst ist festzuhalten, dass die Schüler ihre Witze jeweils der ganzen anwesenden Runde erzählten. Die Erzähler konnten sich mit anderen Worten nicht aussuchen, ob sie ihre Witze einer Einzelperson oder einer bestimmten

Gruppe von Mitschülern erzählten. Die Hörerschaft bestand also immer aus der ganzen Klasse. Es ist klar, dass diese Konstellation nicht geeignet ist, um gültige Aussagen zu den interpersonalen Funktionen humoristischer Interaktion zu machen. Um darüber Auschlüsse zu bekommen, müssten die Kinder in «freier» Interaktion beobachtet werden (dazu Klages 2002, Bönsch-Kauke 2003). Ebenfalls nur bedingt aussagekräftig ist das vorliegende Datenmaterial im Hinblick auf auf die Frage des geschlechtsspezifischen Humorverhaltens. Einerseits konzentriert sich die Arbeit auf einen bestimmten Ausschnitt des verbalen Humors und andererseits waren alle Gruppen gemischtgeschlechtlich. Das bedeutet erstens, dass allfällige geschlechtsbedingte Präferenzen für bestimmte Formen des Humors nicht erfasst werden. Und zweitens bedeutet das auch, dass zu geschlechtsspezifischen Funktionen humoristischer Interaktion keine valablen Aussagen möglich sind. Allerdings sind gewisse Beobachtungen bezüglich der Geschlechterfrage auch unter den gegebenen Bedingungen möglich (vgl. dazu Kap. 10).

Eine weitere Beschränkung, die sich aus den Gegebenheiten der Erhebungsmethoden ergibt, betrifft die interaktionale Ebene. Da durch den Input, der entweder durch die Lehrperson oder durch mich erfolgte, die Situation bereits weitgehend als humoristisch gerahmt war, mussten die Kinder die Interaktionssituation kommunikativ nicht mehr als humoristisch definieren. Daher kann die vom gesprächslinguistischen Standpunkt her gesehen wichtige Frage der gegenseitigen Verständigung über die Modalität nicht untersucht werden. Auch die Aushandlung des Rederechts muss als Untersuchungsobjekt weitgehend entfallen. Grund dafür ist der Umstand, dass die Kinder, wenn die Situation dies erforderte, durch Handaufhalten zu Wort kamen. Besonders wenn mehrere Kinder gleichzeitig einen Witz erzählen wollten, musste entweder die Lehrperson oder ich das Rederecht erteilen. Fragen, die sich auf die Einbettung der Redebeiträge in den diskursiven Kontext beziehen, sind zwar auch für eine erzählerwerbstheoretische Arbeit von Interesse, lassen sich aber anhand der hier zur Verfügung stehenden Daten nicht genauer verfolgen. Stattdessen konzentriert sich die Arbeit auf narratologische Aspekte, die sich auf der Textebene beobachten lassen. Dass sich die vorliegende Untersuchung besonders mit formalen und textstrukturellen Aspekten von Kinderwitzen befasst und Fragen nach der Funktion von Humor in den Hintergrund stellt, ist allerdings nicht durch das erhobene Datenmaterial, sondern durch die Fragestellung begründet.

Ein weiterer Aspekt, den es zu diskutieren gilt, betrifft die Frage, ob durch die Erzählsituation bestimmte Witze bevorzugt (und allenfalls auf Kosten anderer Beispiele) erzählt wurden. Denkbar ist zum Beispiel, dass in Anwesenheit von Erwachsenen oder in grösseren Gruppen gewisse (z. B. vulgäre) Witze nicht erzählt werden, weil sie als nicht adäquat erachtet werden. Umgekehrt kann aber auch der Fall eintreten, dass gerade in dieser Konstellation bestimmte Beispiele bevorzugt werden, weil ein Erzähler sich damit profilieren möchte. Die Beobachtungen während der Datenerhebung wie auch die Gespräche mit den Lehrpersonen weisen darauf hin, dass beide Situationen aufgetreten sind. Es gab Kinder, die bestimmte Witze als nicht passend erachteten und die sie aus diesem Grund nicht erzählen wollten.[121] Es gab aber auch einzelne Erzähler, die die Gelegenheit zu nutzen schienen, mit vulgären oder rassistischen Beiträgen Aufsehen zu erregen. Der Kontext, in dem sich die Witzrunden abspielten, dürfte somit in unterschiedlicher Weise eine Rolle gespielt haben, ob ein Witz erzählt wurde oder nicht. Es ist also durchaus möglich, dass die Kinder unter anderen Erzählbedingungen nicht genau dieselben Witze erzählt hätten. Hingegen es ist eher unwahrscheinlich, dass sich aufgrund der gegebenen Interaktionsbedingungen die Textmerkmale der erzählten Witze auf grundlegende Weise veränderten. Vielmehr ist davon auszugehen, dass auf der Textebene die Erzählmuster und die sprachlichen Gestaltungsmittel (Erzähleröffnung, Tempuswahl, Aktantenreferenz etc.) weitgehend die gleichen bleiben. Auch an der Pointierungstechnik dürfte sich als Folge der Erhebungsmethode kaum eine grundlegene Veränderung ergeben. Die textlinguistischen Aspekte, an denen die vorliegende Arbeit im Besonderen interessiert ist, dürften durch die Erzählsituation höchstens in geringem Mass beeinflusst worden sein. Gleichwohl können die Befunde natürlich nur vor dem Hintergrund der gewählten Erhebungssituation Geltung beanspruchen.

5.3.3 Entwicklung einer typischen Normalform

Ein grundlegendes methodologisches Problem, das es zu beachten gilt, wenn es um die Untersuchung von Erzählfähigkeiten geht, betrifft die Vergleichsgrösse der analysierten Kindertexte. Für die Beurteilung kindlicher Erzähldaten ist es entscheidend, von welchen impliziten oder expliziten Normvorstellungen man ausgeht. Boueke et al. (1995) weisen in diesem Zusammenhang darauf hin, dass «die Orientierung an einer prototypischen ‹Normalform› nicht zu umgehen [ist], wenn man nicht verzichten will, überhaupt von ‹Entwicklung› zu spre-

121 Dies geht z. B. aus vergeblichen Aufforderungen von Schülern an ihre Mitschüler hervor, einen bestimmten Witz zu erzählen.

chen» (1995, 24).[122] Diese Überlegung trifft auch auf die vorliegende Arbeit zu, wobei sich zunächst die grundsätzliche Frage stellt, welche Kriterien die Basis abgeben sollen für die Beurteilung dessen, was man als «prototypische Normalform» eines Erwachsenenwitzes bezeichnen könnte. Die in Kapitel 2 als «typisch» bezeichneten Merkmale sind nicht im normativen, sondern im deskriptiven Sinne als typisch zu verstehen. Dennoch ist es so, dass auch im Rahmen der vorliegenden Untersuchung die Unterschiede zwischen den einzelnen Altersstufen letztlich als Schritte im Hinblick auf die Merkmale von Erwachsenenwitzen interpretiert werden. Das Problem besteht nun darin, dass durch die Orientierung an der «Norm» der Erwachsenen Massstäbe zur Anwendung kommen (können), die die meisten Kinderwitze als defizitär erscheinen lassen.[123] Das birgt die Gefahr in sich, dass die verschiedenen Entwicklungsstadien primär unter dem Aspekt der Abweichung von der Zielgrösse interpretiert werden. Eine solche Defizitperspektive gilt es jedoch zu vermeiden, nicht nur aus grundsätzlichen methodologischen Gründen, sondern auch weil dies der vorliegenden Fragestellung nicht gerecht würde. Es ist nicht das Ziel dieser Untersuchung zu beurteilen, wie richtig oder wie falsch Kinder unterschiedlichen Alters Witze erzählen, sondern es geht um die Frage, welche sprachlichen Formen und narrativen Strategien den Kindern zur Verfügung stehen, wenn sie Witze erzählen. Dennoch bleibt die Tatsache bestehen, dass die sprachlichen Unterschiede, die auf den verschiedenen Altersstufen beobachtbar sind, nicht lediglich als *Veränderung*, sondern als Teil einer *Entwicklung* aufgefasst werden. Dies verweist auf die Bewertungsstruktur, die auch der vorliegenden Arbeit zugrunde liegt. Trotz dieser kaum zu vermeidenden perspektivischen Betrachtungsweise sollen die Kinderwitze nicht nur am Erwachsenenhumor gemessen werden, sondern sollen auch als eigenständige Texte aufgefasst werden.

122 Auch Shultz (1976) weist in seiner humortheoretischen Studie darauf hin, dass der Begriff ‹Entwicklung› immer eine Art von Endpunkt impliziert: «Any cognitive-developmental analysis must include the terminal stage towards which development progresses.» (Shultz 1976, 11).

123 Ein weiteres Problem besteht darin, dass das Beurteilungsraster mit der Zeitspanne, die untersucht wird, wie auch mit der Anzahl Stufen, die berücksichtigt werden, variiert. Dies lässt sich jedoch, wie Vogel (1989) bemerkt, kaum vermeiden: «The division of development into a number of stages, however, often results in an over-emphasis on comparisons between stages at the expense of an examination of the actual behavior or texts of a child at any particular stage. This can result in an over-emphasis on what a child cannot do – at the expense of a description of what he can do.» (Vogel 1989, 334).

6. Zur Entwicklung formaler und stilistischer Merkmale

Bei den nun folgenden Ausführungen zu den Kinderwitzen (Kapitel 6–12) steht die Frage im Vordergrund, wie Kinder verschiedenen Alters Witze erzählen. Die Analyse der Kinderwitze konzentriert sich hauptsächlich auf die *Analyse der Texte.* Es stehen also verschiedene Aspekte des *Erzählens* im Mittelpunkt des Interesses. Vereinzelt werden zwar auch Aspekte des Rezeptionsverhaltens thematisiert, primär geht es jedoch um die Frage, *was* die Kinder erzählen und insbesondere auch, *wie* die Kinder erzählen. Dabei sollen die gemachten Aussagen jeweils an den Texten der Kinder festgemacht werden.

Da bei der Datenerhebung die Bedingungen für das Witzeerzählen weitgehend durch den Kontext gegeben waren und die Erzähler teilweise durch Handaufhalten zu Wort kamen, wird im Rahmen dieser Untersuchung darauf verzichtet, die interaktive Aushandlung des Rederechts und die Einbettung in den kommunikativen Kontext zu untersuchen. Für die Analyse sind primär die Texte massgebend. Dort, wo es hilfreich oder für das Verständnis notwendig ist, werden die entsprechenden Kontextinformationen, die nicht aus den Texten hervorgehen, erwähnt.

6.1 Exposition

Was die formale Ebene betrifft, gehören folgende Elemente zu den rekurrenten Merkmalen der Witz-Exposition: elliptische Erzähleröffnung («Der Arzt zum Patienten …»), Inversion von Subjekt und finitem Verb («Kommt ein Mantafahrer an die Tankstelle …»), Personeneinführung mittels definitem Artikel («Sagt die Maus zum Elefanten …»), atemporal verwendetes Erzählpräsens («Zwei Österreicher graben ein Loch …»). Dies gilt insbesondere für den Typ der narrativen Witze. Bei den dialogischen Witzen gelten teilweise andere Konventionen. Bedingt durch die Frage-Antwort-Struktur sind bei dialogischen Witzen die elliptische Erzähleröffnung sowie die Inversion von Subjekt und finitem Verb nicht möglich.

In den folgenden Abschnitten soll es um die Frage gehen, in welchem Alter die Kinder mit den witztypischen Formen vertraut werden und wann sie beginnen, die spezifischen Merkmale der Textsorte Witz anzuwenden. Es sind also zunächst formale und stilistische Charakteristika der Kinderwitze von Interesse. Was das Vorkommen dieser Merkmale betrifft, gibt es zwischen dem Kindergartenalter und der sechsten Klasse deutliche Veränderungen zu beobachten.

6.1.1 Die Eröffnungsformel «es isch emal … gsi»

Untersucht man das vorliegende Textkorpus im Hinblick auf die Erzähleröffnung, dann stellt man fest, dass die oben genannten Merkmale, die für die Witzexposition typisch sind, im Vorschulalter noch praktisch keine Rolle spielen. Stattdessen werden narrative Witze im Kindergarten grösstenteils durch dieselbe standardisierte Formulierung eingeleitet. Es handelt sich dabei um die Eröffnungsformel «es isch emal … gsi» *(Es war einmal …)*. Beispiele der folgenden Art sind typisch für Witze, die im Kindergarten erzählt werden:

> 18. Matthias
> es isch emal en mantafarer gsi de isch in en baum inegfare und dänn isch er usgschtige hät gseit ch ha doch ghUped

Bei der Erzähleröffnung «es isch emal … gsi» handelt es sich um einen strukturellen textsortenspezifischen Phraseologismus, der bekanntlich nicht für den Witz, sondern für die Gattung Märchen typisch ist. Im Kindergarten ist diese phraseologische Wendung die meistgebrauchte Formulierung zur Witz-Eröffnung: 92 % der narrativen Witze werden durch diese stereotype Märchenformel eingeleitet. Wie gross die Bedeutung dieser Erzähleröffnung bei den jüngeren Kindern ist, zeigt sich darin, dass sie gelegentlich sogar in dialogischen Witzen zur Anwendung kommt:

> 12. Bettina
> es es isch emal e frau gsi die hät immer es mässer im auto gha – – weisch für was?

Obwohl es in dialogischen Witzen eigentlich üblich ist, sich mit der Frage direkt an den Hörer zu wenden, beginnt die Erzählerin mit einer narrativen Einleitung und knüpft daran die Frage an. Die Omnipräsenz dieser Formulierung ist ein Hinweis dafür, dass diese den jüngeren Kindern als eine Art «narrativer Universalform» dient, die zur Anwendung kommt, wenn es um den Einstieg in einen fiktionalen Text geht. Für die Erzähler scheint diese fest gefügte Formulierung die primäre Funktion zu haben, den Erzählbeginn zu markieren, und zwar ganz unabhängig davon, welcher Typ von Erzählung realisiert werden soll.[124] Man könnte es, um einen spracherwerbstheoretischen Begriff zu verwenden, als eine Art «Überdehnung» bezeichnen, wenn Kinder die Märchenеröffnung auch in anderen narrativen Kontexten zur Etablierung eines Erzählrahmens gebrauchen.

Interessanterweise ist der Stellenwert der Märcheneinleitung in der zweiten Klasse unverändert hoch. Auch in diesem Alter werden 84 % der narrativen Witze durch die Standardformel eingeleitet. Diese Form der Erzähleröffnung lässt sich als Hinweis für eine bestimmte Erzählhaltung bei den jüngeren Kindern auffassen. Witze unterscheiden sich im Bewusstsein der Vorschulkinder noch kaum von lustigen Geschichten, was nicht nur aus den formalen und inhaltlichen Merkmalen der Texte hervorgeht, sondern auch aus den einleitenden Kommentaren der Erzähler und aus den Reaktionen der Hörer (vgl. 7.4 und 11.2).

Zwischen der zweiten und der vierten Klasse findet ein markanter Wechsel statt, was die Verwendung dieser Erzähleröffnung betrifft. In der vierten Klasse erachtet eine Mehrheit der Erzähler die Märcheneröffnung nicht mehr als adäquate Witzeinleitung, so dass nur noch 32 % der narrativen Witze mit «es isch emal … gsi» eröffnet werden. Es lässt sich also bezüglich der Einleitungsformel eine deutliche Veränderung zwischen der zweiten und der vierten Klasse beobachten. Diese abnehmende Tendenz setzt sich bis in die sechste Klasse fort, wo nur noch 8 % der Witze auf diese Weise eingeleitet wird. Die folgende Grafik illustriert die deutliche Entwicklung, die zwischen dem Vorschulalter und der sechsten Klasse beobachtbar ist.

124 Während in den Witzen der jüngeren Kinder die Formel «Es war einmal ein X, der hatte / machte Y» meistens vollständig realisiert wird (vgl. die Belege 12 und 18), ist mit zunehmendem Alter der Erzähler die Tendenz zur Verkürzung zu beobachten (z. B. Beleg 80: «es isch emal es ehepaar go flüge»).

	Kindergarten	2. Klasse	4. Klasse	6. Klasse
«es isch emal … gsi»	92 %	84 %	32 %	8 %
andere Eröffnung	8 %	16 %	68 %	92 %
	n = 39	n = 53	n = 78	n = 56

Abbildung: Erzählereröffnung

Während die Märcheneröffnung von den Kindern im Vorschulalter als quasi universelle Erzähleinleitung verwendet wird, benutzen die meisten Erzähler in der sechsten Klasse diese Standardformel nicht mehr. Bei den älteren Kindern ist die geringere Zahl von Märcheneinleitungen mit einer Zunahme von für den Witz typischen Eröffnungen verbunden, z. B. Bastian (171): «de dracula gaat zum coifför …»

Man könnte nun vermuten, dass die Omnipräsenz der Märcheneinleitung im Vorschulalter vor allem darauf zurückzuführen ist, dass die Kinder bestimmte narrative Elemente einfach vom Vorredner übernehmen und in ihren eigenen Erzählungen einbauen. Es wäre also theoretisch denkbar, dass für das Erzählverhalten der jüngeren Kinder primär die Nachahmung des eben Gehörten der ausschlaggebende Faktor für den hohen Anteil der Märcheneröffnung ist. Da die vorliegenden Beispiele aber aus insgesamt acht Kindergärten, d. h. aus acht verschiedenen Situationen stammen und dennoch alle die gleiche Eröffnung aufweisen, darf angenommen werden, dass die Märcheneröffnung eine Erscheinung ist, die nicht ausschliesslich der reinen Imitation von narrativen Formen des vorangegangenen Witzes zuzuschreiben ist.[125] Vielmehr scheint es sich dabei um eine allgemein gebräuchliche Form der Erzählereröffnung zu handeln, die bei jüngeren Kindern dann Verwendung findet, wenn ein fiktionaler Text eröffnet wird.[126] Die Beobachtung, dass Kinder in unterschiedlichen Erzählungen feste Eröffnungsformeln wie z. B. «Once upon a time …» oder «Once there was …» verwenden, wird durch verschiedene erzählerwerbstheoretische Studien bestätigt (z. B. Haslett 1986, Berman 1988, Becker 2001).

125 Auch bei den älteren Kindern beruht die Textsammlung auf mehreren Erzählsituationen. Damit kann die Nachahmung als allein ausschlaggebender Faktor ausgeschlossen werden.

126 Die Tatsache, dass jüngere Kinder für die Witz-Exposition in der Regel auf eine festgeprägte Formel zurückgreifen, die aus einem anderen Kontext stammt, sollte nicht als Fehlleistung interpretiert werden. Sie ist aber unter erzählerwerbstheoretischer Sicht von allgemeinem Interesse. Es zeigt sich, dass die jüngeren Kinder für unterschiedliche Erzählungstypen denselben standardisierten Erzählanfang wählen.

6.1.2 Die Entwicklung im Gebrauch des Erzähltempus

Beim Erzähltempus lässt sich eine ähnlich deutliche Entwicklung zwischen dem Vorschulalter und der sechsten Klasse beobachten wie bei der Erzählereröffnung. Wie zu zeigen sein wird, ist die diesbezügliche Entwicklung nicht nur im Hinblick auf die Textsorte Witz von Bedeutung, sondern ist von allgemeinem erzählerwerbstheoretischem Interesse.

Wie in 1.2.1 zur Sprache gekommen ist, gilt das Präsens als typisches Erzähltempus des Witzes. Das Präsens lässt sich als eine narrative Technik der szenischen Vergegenwärtigung verstehen, mit deren Hilfe die Aktualität und Unmittelbarkeit des Geschehens besonders hervorgehoben werden kann (vgl. Marfurt 1977). In diesem Sinne bezeichnet Kotthoff (1998) das Präsens auch als «Involviertheitsstrategie» des Witzes. Untersucht man die Belege des vorliegenden Korpus im Hinblick auf das verwendete Erzähltempus, stellt man fest, dass im Kindergarten das Präsens noch nicht vorkommt. Stattdessen werden in diesem Alter alle narrativen Witze in der Vergangenheitsform erzählt. Da es im Schweizerdeutschen kein Präteritum gibt, wird als Erzähltempus der Vergangenheit das Perfekt verwendet:

> 7. Andrea
> es <u>isch</u> emal en franzos und en chines und en schwiizer <u>gsi</u> die händ/ die <u>sind</u> ufs WC <u>go bisle</u> nachane nachane <u>isch</u> de schwiizer <u>ue</u> nachane <u>hät</u> er <u>grüeft</u> ich bi de geischt schissi mit de – äh – – grüene auge und nachär <u>isch</u> er schnäll wider <u>abe</u> nachane <u>isch</u> de chines <u>ue</u> nachane <u>hät</u> er scho wider <u>grüeft</u> ich bi de geischt schi/ sissi mit de mit de blaue auge und nachane <u>isch</u> er scho wider <u>abe cho</u> nachane isch <u>isch</u> de franzos <u>ue</u> und nachane <u>hät</u> scho wider <u>grüeft</u> ich bi de geischt sissi mit de grüene auge nachane hät de hät <u>hät</u> de franzos <u>gseit</u> wetsch no ä blaus aug?

Der Unmittelbarkeitseffekt, der durch den Gebrauch des Präsens bewirkt wird, gehört bei den Witzen, die im Vorschulalter erzählt werden, noch nicht zum erzählerischen Stilinventar. Zwar ist die Verwendung des Perfekt auch im Zusammenhang mit der Eröffnungsformel «es isch emal ... gsi» zu sehen, die das Erzähltempus mindestens für die Exposition festlegt. Aber die Verwendung der Vergangenheitsform dürfte abgesehen vom Einfluss der Eröffnungsformel auch durch den Umstand erklärbar sein, dass Witze im Vorschulalter häufig noch als Geschichte aufgefasst und erzählt werden. Das Bewusstsein für die Unterschiede zwischen verschiedenen narrativen Texttypen und für deren formale und stilistische Unterschiede entwickelt sich erst mit zunehmendem Alter.

Ähnlich wie im Kindergarten wird auch in der zweiten Klasse die überwiegende Mehrheit der narrativen Witze in der Vergangenheitsform erzählt. In 87 % aller Fälle wird das Perfekt verwendet.[127] Es finden sich in der zweiten Klasse erst zwei Beispiele, die im Präsens erzählt werden:

> 91. Simon
> äm – aso dä sohn zu sim vater [*mit hoher Stimme*] *paapi gisch mer bisseguet am mor/ andere morge en/ – zwe franke?* dänn seit er de vater – wänd öppis wotsch vo mir dänn red normal – dänn seit er – – hoi alte rück mal n schein raus

Obwohl solche Beispiele bei den Zweitklässlern noch die Ausnahme darstellen, kann ab dem zweiten Schuljahr eine einsetzende Entwicklung hin zum präsentischen Erzählen beobachtet werden, die sich in der vierten und in der sechsten Klasse fortsetzt. Und zwar finden sich im zweiten Schuljahr verschiedene Belege, in denen die Erzähler mit dem Perfekt beginnen und dann im Laufe des Textes vom Perfekt ins Präsens wechseln:

> 83. Stefan
> es isch emal en ma is reschtorant cho dänn chunt de chelner an tisch und fräget – – äm was wänd si ässe? dänn seit dä gascht – – gruezi herr chelner ich/ chelner ich han ich han hunger win en wolf da seit de chelner tuet mer leid aber rotchäppli hämmer nöd uf lager

Da Stefan (83) mit der Märcheneröffnung beginnt, ist er in der Exposition gezwungen, das Perfekt zu verwenden, danach schaltet er jedoch auf Präsens um. In der zweiten Klasse finden sich abgesehen von Stefan (83) drei weitere Beispiele, in denen vom Perfekt ins Präsens gewechselt wird (vgl. Beleg Nr. 62, 71 und 81). Insgesamt ist jedoch mit annähernd neun von zehn Fällen immer noch das Perfekt das massgebende Erzähltempus. Aber obwohl die Zahl der Beispiele, in denen das Präsens verwendet wird, noch relativ gering ist, lassen sie sich doch als ein Hinweis dafür interpretieren, dass die Erzähler sich allmählich der witztypischen Erzählmittel bewusst werden.

Wie bei der Einleitungsformel «es isch emal … gsi» findet also auch beim Erzähltempus nur eine relativ geringe Veränderung statt zwischen dem Kinder-

127 Dabei kommen auch einige Beispiele mit Doppelperfekt («er hät gseit gha») vor (z. B. Beleg Nr. 98, 124).

garten und der zweiten Klasse. Dafür ist die Entwicklung zwischen der zweiten und der vierten Klasse umso auffallender. In der vierten Klasse sind mit 45 % der Beispiele bereits weniger als die Hälfte der narrativen Witze im Perfekt erzählt. In den anderen Fällen kommt das Präsens zumindest teilweise vor. Die Kinder dieser Altersstufe scheinen also das Präsens als eine narrative Technik der szenischen Vergegenwärtigung zu entdecken. Allerdings ist an dieser Stelle festzuhalten, dass es in der vierten Klasse eine relativ hohe Instabilität bei der Tempusverwendung gibt. Während erst rund ein Fünftel (21 %) aller narrativen Witze durchgängig im Präsens erzählt sind, werden in einem Drittel (34 %) der narrativen Witze Präsens und Perfekt nebeneinander verwendet. Auffallend ist dabei, dass in der vierten Klasse die unterschiedlichsten Tempuskombinationen vorkommen: a) Witze, die im Perfekt beginnen und dann ins Präsens wechseln (z. B. Beleg Nr. 223), b) Witze, die im Präsens beginnen und dann ins Perfekt wechseln (z. B. Beleg Nr. 187), c) Witze, die mehrfach zwischen Präsens und Perfekt hin und her wechseln (z. B. Beleg Nr. 201).

Nicht nur im vorliegenden Korpus finden sich zahlreiche Witze, bei denen ein Tempuswechsel vorkommt. Auch in anderen Untersuchungen zum Kinderhumor lässt sich dies feststellen, wie folgender Beleg aus Fischer (1988) zeigt:

> Da war so 'n Chinese, ein Engländer und 'n Deutscher. Der Chinese ging in einen Tunnel und hörte: «Ich bin der Geist mit den roten Augen?» Rannte der raus und sagte das den anderen. Ging der Engländer rein und hörte auch: «Ich bin der Geist mit den roten Augen!» Und kommt er raus und sagt das auch. Da geht der Deutsche rein und hört: «Ich bin der Geist mit den roten Augen» Da sagt er: «Wenn du den Ball nicht rausrückst, bist du der Geist mit den blauen Augen.» (Fischer 1988, 85)

Dass es im Laufe der Erzählerwerbsentwicklung eine Art Übergangsphase gibt, in der die Erzähler besonders häufig im selben Text Präsens und Vergangenheitsform nebeneinander verwenden, scheint also ein Phänomen zu sein, das in vielen Kinderwitzen zu beobachten ist.[128] In der vierten Klasse ist das Nebeneinander verschiedener Erzähltempora deutlich häufiger zu beobachten als auf allen anderen Altersstufen. Im folgenden Beispiel wechselt der Erzähler vom Präsens ins Perfekt:

128 Wie die Studie von Becker (2001) belegt, kommen Tempusmischungen auch in anderen Texttypen vor.

187. Matz
äm aso en bueb gaht uf en buurehof und det gseht er äm es muetterschwein e ganz dicks und dänn seit [unverst.] äm wiso isch die so dick? und dänn äh und dänn hät de buur gseit weiss au nöd und nacher hät äm de bueb gseit äm ah wahrschinlich wills die chline schweinli si immer ufpumbet

Worauf dieser Tempuswechsel vom Präsens ins Perfekt zurückzuführen ist, ist schwer zu sagen. Es könnte sein, dass in der vierten Klasse die Tempuskontinuität während des Erzählens nicht im Vordergrund steht, weil andere Aspekte des Erzählvorgangs die Aufmerksamkeit der Erzähler absorbieren (vgl. 6.2.1 und 6.2.2). Dieser Eindruck wird durch Belege bestätigt, in denen mehrfach zwischen Präsens und Perfekt gewechselt wird. Im folgenden Beispiel eines Viertklässlers wird nicht weniger als fünfmal zwischen den beiden Erzähltempora hin und her gewechselt:

201. Jonas
en schwizer en italiener und en – en jugo äm sind imene flugzüg gsi und aso isch scho grad am afang gsi und dänn hät de schwizer en öpfel abegschosse und aso usegschosse und nachane hät de italiener gfröget ja wiso häsch jetzt das gmacht? ja weisch ich han [unverst.] nachher schüsst de äm schüsst de italiener e cocifläsch abe und nachher frögt de jugoslav äm wiso häsch jetzt das gmacht? und äm de italiener ja wills mer SCHPASS macht! nachher schüsst de [unverst.] abe vo allne nachher frögt de schwizer ja wiso häsch jetz DAS gmacht? ja äm ich ha die so gfunde uf eusem land so nacher äh chömeds sinds sinds dune acho und äh sinds usgschtige nachher chunt es brüelends chind dehär nachher frögt äh frögt de schwizer wiso BRÜELSCH du so fescht hä? nacher [*klagend*] *ja wonich mini mutter [unverst.] isch mer öpfel uf de chopf gheit* nachane de schwizer aha isch guet und nachane äh isch wider es brüelnds chind cho äm und nachane hät de italiener gfrögt wiso wiso brüelsch escho? und nachane äm nachane s chind äm ja will mer e cocifläsch uf de chopf gheit isch äh ah ja isch ja isch guet und nachher plötzli chunt so eso megalachends es chind dähär nachher frögt de schwizer ja wiso lachsch dänn eso? nachher äh nei de jugoslav frögt ihn so ja wiso lachsch dänn eso? ja wo ich gfurzt ha isch s ganze [unverst.] id luft gheit

Dass so häufig das Erzähltempus gewechselt wird wie in diesem Beispiel, ist zwar auch in der vierten Klasse nicht die Regel. Dennoch trifft es zu, dass die Tempuskontinuität auf dieser Altersstufe am wenigsten stabil ist. In der vierten

Klasse ist der Anteil der Fälle mit 34 % der narrativen Witze, in denen Perfekt *und* Präsens verwendet wird, eindeutig am höchsten.[129]

In der sechsten Klasse wird das Präsens schliesslich in 73 % der narrativen Witze durchgehend verwendet. In weiteren 18 % der Witze kommt das Präsens zusammen mit dem Perfekt vor. Nur noch 9 % der narrativen Witze sind in der sechsten Klasse ganz im Perfekt erzählt, was im Vergleich mit dem Kindergarten sehr deutlich zeigt, dass mit zunehmender Erzählerfahrung ein Bewusstsein dafür entwickelt wird, mit welchen sprachlichen Mitteln sich ein grösserer Effekt erzielen lässt. Diese Veränderung lässt sich an der folgenden Grafik gut nachvollziehen:

	Kindergarten	2. Klasse	4. Klasse	6. Klasse
Perfekt	100 %	87 %	45 %	9 %
Perfekt und Präsens	0 %	9 %	34 %	18 %
Präsens	0 %	4 %	21 %	73 %
	n = 39	n = 53	n = 78	n = 56

Abbildung: Tempusgebrauch

Die Entwicklung vom Perfekt zum Präsens fällt zwar insgesamt sehr deutlich aus; dennoch ist beim Tempusgebrauch keine kontinuierliche Entwicklung feststellbar. Wie die vorliegenden Resultate nahe legen, ist bei den Kindern in der vierten Klasse, im Unterschied zu den jüngeren Erzählern, das Vergangenheitstempus keine feste Grösse mehr. Die vierte Klasse scheint im Hinblick auf die Einheitlichkeit des Erzähltempus eine Umbruchphase darzustellen. Die unterschiedlichen Kombinationen von Präsens und Perfekt zeigen, dass in Bezug auf die Tempuskontinuität in diesem Alter zum Teil deutliche Unsicherheiten bestehen. In der sechsten Klasse ist in Bezug auf die Tempuskontinuität schliesslich wieder eine deutlich grössere Stabilität zu beobachten.

Obwohl sich die vorliegenden Ergebnisse nicht direkt auf andere Erzählerwerbsstudien abbilden lassen, ist die Entwicklung im Bereich des Erzähltempus für die Erzählerwerbsforschung von allgemeinem Interesse. Bei den Erzähl-

129 Während das Spiel mit verschiedenen Erzähltempora in Prosatexten eine häufig angewandte narrative Technik der szenischen Vergegenwärtigung ist – man denke z. B. an Kleists Novelle *Das Bettelweib von Locarno* –, ist zu vermuten, dass der Tempuswechsel bei den meisten Kindern während des Erzählens unbewusst bleibt. Die anfängliche Hypothese, dass der Unterschied zwischen Handlungsverben und redeeinleitenden Verben mit den Tempuswechseln etwas zu tun haben könnte, hat sich nicht bestätigt. Wie diese Tempuswechsel zu erklären sind – ob es überhaupt eine Systematik gibt – bleibt also vorläufig offen.

erwerbsstudien, die mit Bildergeschichten arbeiten, gibt es zwar eine ähnliche Entwicklung wie bei den Witzen, allerdings in umgekehrter Richtung.[130] In Nacherzählungen von Bildergeschichten (z. B. bei Boueke et al. 1995) verwenden die jüngeren Kinder zunächst ausschliesslich das Präsens und verwenden erst mit zunehmendem Alter die Vergangenheitsform.[131] Dies dürfte vor allem darauf zurückzuführen sein, dass die meisten Kinder, die eine vorgegebene Bildergeschichte wiedergeben sollen, die Erzählaufgabe im Sinne einer Bild*beschreibung* lösen. Darauf weisen abgesehen vom präsentischen Erzähltempus auch die Deiktika «da» und «hier» hin, die im Korpus von Boueke et al. (1995) in sehr vielen Texten vorkommen. Somit ist bei den Bildergeschichten die Entwicklung vom Präsens zur Vergangenheit zumindest teilweise darauf zurückzuführen, dass erst die älteren Kinder die Erzählaufgabe so lösen, wie es die Versuchsanordnung eigentlich vorsieht.

Anders ist es in der Untersuchung von Hausendorf & Quasthoff (1996). Dort erzählen die Kinder ein Geschehen, das sie selbst erlebt haben. Bei der Realisierung ihrer Schilderungen werden die Kinder bei Bedarf von den Untersuchungsleitern mit Fragen wie «Und was passierte dann?» oder «Was hat er dann getan?» unterstützt. Solche Fragen sind im interaktionistischen Erzählmodell von Hausendorf & Quasthoff (1996) wichtig, nicht nur weil sie Teil der dialogischen Erzählsituation sind, sondern auch weil sie als entwicklungsrelevant erachtet werden.[132] In der Studie von Hausendorf & Quasthoff (1996) ist die Wahl des Erzähltempus also einerseits durch die Erzählaufgabe und andererseits durch die Fragen der erwachsenen Dialogpartner weitgehend vorbestimmt. Es lassen sich in Bezug auf das Erzähltempus also keine Vergleiche zwischen persönlichen Schilderungen und Witzen ziehen.

Bei den Witzen liegt die Wahl des Erzähltempus vollständig im Ermessen der Erzähler. Die vorliegenden Ergebnisse zeigen in diesem Bereich eine insgesamt sehr eindeutige Entwicklung vom Perfekt zum Präsens. Dies kann als ein

130 Der Grund dafür liegt einerseits in der Unterschiedlichkeit der Erhebungsmethoden und andererseits spielen bei den verschiedenen Texttypen unterschiedliche Konventionen eine Rolle.

131 Dies ist zumindest bei deutschsprachigen und englischsprachigen Kindern eine beobachtbare Tendenz.

132 Als entwicklungsrelevant werden die Fragen erachtet, weil sie narrative «Zugzwänge» setzen, die von den kindlichen Erzählern wahrgenommen werden. Während solche erzählstrukturierende Fragen bei den jüngeren Kindern noch wesentlich sind für das Zustandekommen einer Schilderung, nimmt die Notwendigkeit solcher Fragen mit zunehmendem Alter der Kinder ab. Die Verantwortung für die Erzählung wird schrittweise von den Kindern übernommen.

Hinweis dafür aufgefasst werden, dass die Kinder zwischen dem Kindergartenalter und der sechsten Klasse ein Bewusstsein entwickeln für stilistische Unterschiede zwischen verschiedenen narrativen Texttypen.

6.2 Komplikation

Während es die Funktion der Exposition ist, den narrativen Rahmen für die Witzhandlung zu eröffnen, kommt der Komplikation die Aufgabe zu, die Geschehnisse auf eine scheinbar eindeutige Weise darzustellen und gleichzeitig im Text eine zweite Sinnebene anzulegen, die erst durch die Pointe aufgedeckt wird. Es müssen also während des Erzählens verschiedene Textelemente so aufeinander abgestimmt werden, dass am Textende eine Pointe möglich ist. In den folgenden Abschnitten geht es um unterschiedliche Aspekte der Textorganisation, die allerdings nicht nur witzspezifische, sondern auch allgemeine Fragen des Erzählens betreffen.

6.2.1 Zur Geschlossenheit der Figurenkonstellation

Zu den Anforderungen an die Komplikation gehört es, die eingeführten Figuren auf die ihnen entsprechende stereotype Weise handeln zu lassen. Sind die Figuren nicht eindeutig identifizierbar, kann es für den Hörer schwierig sein, die Witzhandlung nachzuvollziehen. In diesem Zusammenhang lässt sich Mengs (1991) Begriff der «Geschlossenheit» anführen:

> Zu den Grundlagen der Geschlossenheit gehören die kontinuierliche Identität von Personen / Gegenständen, die an der Ereignisfolge beteiligt sind, und die auf ihnen ruhende Aufmerksamkeit des Erzählers. Die fortbestehende Identität der Personen / Gegenstände und ihre Beachtung durch den Erzähler müssen auf der Diskursebene zum Ausdruck gebracht werden. (Meng 1991, 72)

Was die Identität der Witzfiguren betrifft, kann es zu verschiedenen Arten von Diskontinuitäten kommen. Dies zeigt sich besonders in den Witzen der Vorschulphase, wo die Figurenkonstellation nicht immer einheitlich ist. Das macht sich in den Texten auf unterschiedliche Weise bemerkbar. Es kommt z. B. vor, dass in der Exposition Personen erwähnt werden, die im weiteren Verlauf des Witzes keine Rolle mehr spielen, sondern ganz unvermittelt durch andere, vorher nicht erwähnte Personen ersetzt werden. Jonathans Witz (26) ist ein solches Beispiel: In der Exposition werden zunächst nur zwei Witzfiguren eingeführt, ein Schweizer und ein Italiener. In der Komplikation ist dann aber die Rede von drei Personen, und zwar von einem Schweizer und von zwei Franzosen.

> 26. Jonathan
> emale isch/ dä schwizer und dä italiener händ emal händ emale versproche dass si go dass si go flugzüg fahre gönd und nachane hät hä hät/ sinds is flugzüg inegstige nachane sinds losgfahre und nachane hät de franzos gseit ich wot i minere wält öpis öppis guet mache hät er en öpfelbütschgi abegrüert und nachane hät hät er/ isch dä franzos dracho hät er gseit chwot i minere wält äh öppis guets mache hät es öpfelbütschgi au abegrüert und nachane isch de schwizer dracho nachane hät de schwizer gseit ich wott i minere wält öppis öppis schlächts mache nachane hätt er ä bombe abegrüert [Kinder lachen] und nachane sind [unverst.] dä franzos gange det händs es meitli gfunde [*klagend*] *MÖ mir isch es öpfelbütschgi uf de chopf gheit* und nachane [Kinder lachen] isch isch/ sinds zum franzos gange und nachane hät hät det en Bueb brüelet [*klagend*] *MÖ mir isch au en öpfelbütschgi uf de chopf gheit* und nachane hät hät hät hät uf de schwiz und nachane isch de schwiz dra cho und nachane hät de Bueb gseit JUHU! ich ha so lut gfurzet dass s hus zäme gcheit isch

Wie dieses Beispiel zeigt, ist der Erzähler noch nicht in der Lage die Übersicht über die bereits erwähnten und die noch nicht genannten Figuren zu behalten. Der in der Exposition erwähnte Italiener entfällt und spielt für die folgende Witzhandlung keine Rolle mehr. An seiner Stelle ist von einem Franzosen die Rede. Es bleibt jedoch unklar, ob mit der wiederholten Erwähnung des Franzosen die gleiche oder eine neue Witzfigur gemeint ist. Im Kindergarten gibt es weitere Beispiele, die belegen, dass es den Kindern dieser Altersstufe gelegentlich noch Mühe bereitet, die Übersicht über die Figurenkonstellation zu behalten.[133]

133 Das Phänomen, dass Figuren im Erzählverlauf ausgetauscht und durch andere ersetzt werden, ist insbesondere bei Witzen zu beobachten, die auf dem Dreierschema mit drei Figuren verschiedener nationaler Herkunft beruhen. In Untersuchungen, die auf Nacherzählungen von Bildergeschichten beruhen, ist dieses Phänomen nicht belegt.

Bei Melanie (13), die vorerst gar keine Witzfiguren erwähnt, kommt schliesslich der Chinese doppelt vor:

> 13. Melanie
> es sind emal si händ emal e frau grettet vomene zä meter schprungbrätt äh wämer abegumpt hät mer sich öppis chöne wünsche und dänn isch de chines abegumped und hät sich zitro gwünscht oder zum trinke isch er is zitro ine gheit nachane isch de ander isch de chines abegumped hät hät er sich coci gwünscht dänn isch er is coci iegheit isch de schwizer hät er welle abegumpe isch er isch er usgschlipft hät er sich no chöne hebe am schprungbrätt oder nachär hä/ hät er gseit mischt oder und dänn isch er no in mischt inegheit

Es ist zu vermuten, dass es die Erzähler selber gar nicht bemerken, wenn sie während des Erzählens eine Witzfigur ad hoc austauschen. Für das Verstehen des Witzes spielen solche Unstimmigkeiten zwar meistens keine entscheidende Rolle. Aber an der uneinheitlichen Figurenkonstellation offenbart sich die Schwierigkeit der jüngeren Kinder, sich beim Erzählen gleichzeitig auf die Handlung und auf die Figuren zu konzentrieren. Allerdings sei hier betont, dass nicht alle Kindergarten-Witze, die auf dem Dreierschema beruhen, eine uneinheitliche Figurenkonstellation aufweisen. Es gibt auch im Kindergarten Erzähler, die in der Lage sind, auf die in der Exposition eingeführten Figuren auch im weiteren Verlauf der Handlung Bezug zu nehmen. Interessant sind die Vertauschungen vor allem deshalb, weil sie mit zunehmendem Alter der Erzähler nicht mehr vorkommen, was auf eine sich entwickelnde Übersichtsfähigkeit hinweist.

In der zweiten Klasse gibt es lediglich einen Beleg, bei dem in der Komplikation eine neue Witzfigur hinzukommt, die vorher nicht erwähnt wurde (Beleg Nr. 128). Sonst finden sich auf dieser Altersstufe keine weiteren Beispiele, bei denen eine Witzfigur ausgetauscht wird. Allerdings kann es auch auf dieser Altersstufe noch vorkommen, dass von den drei eingeführten Personen lediglich zwei weiterhin eine Rolle spielen. So führt Marc (62) einen Schweizer, einen Japaner und einen Deutschen («Dütschländer») ein, lässt aber im Verlauf des Witzes den Japaner weg:

> 62. Marc
> einisch isch en/ hät/ sind drü aso en swizer [sic] en japaner und ää [unverst.] dütschländer die sind uf s flugi gange dänn hän hät händs händ er gseit mir müend ali öppis abela öpper hät öpper/ äm wa hani jetz welä säge a ja öpper hät – – banane abe gschüsst [unverst.] öpper ä ä öpfel abegrüert

dä hät dä s dä swizer ä bombe und nei und ja de swizer e bombe und dä hät is – de dütschländer hät e bananesinti und dänne hät hät es meitli brüelet äm – was hä dä chunt en bueb was häsch? mir is en öpfel uf de chopf gfloge und dä dä gat er witer – gset er es meitli brüelet ich äm/ ich bi äm /was häsch? ich bi uf de bananesinti usgrütscht nachär gat er no witer was lachisch du? weisch ich ha müese furze isch grad isch grad da hine s hus zäme gfloge

Auch beim Zweitklässler Marc (62) zeigt sich, dass er während des Erzählens primär mit der folgerichtigen Strukturierung der Handlung beschäftigt ist, was auch an der Bemerkung «äm was han i jetz welä säge» ersichtlich ist. Der Einheit der Figurenkonstellation wird noch nicht die volle Aufmerksamkeit geschenkt.[134] Die Schwierigkeit, bis zum Ende des Textes die Übersicht über die Figurenkonstellation zu behalten, verrät auch der Witz von Michaela (69). Die Erzählerin merkt zwar, dass sie in der Komplikation plötzlich von einem Amerikaner spricht, der vorher noch nicht da war. Sie korrigiert den Fehler, braucht aber in der Folge zweimal den Österreicher und vergisst den Deutschen.

69. Michaela
aso einisch sind en dütsche en öschtericher und en schwizer gsi und dänn händs gmacht wer am längschte cha uf em WC cha si aso wer aso si händ zerscht gmacht wer am meischte cha trinke und nachane hä/ und wer nie mues go bisle wer am längschte nöd mues go bisle und nachane isch de amerikaner – – – [3 Sek.] nei – – – [3 Sek.] de öschtricher hä hät zä bier trunke [unverst.] und nachär isch de öschtricher – – hät elf bier trunke – – u und dänn nachane [unverst.] und nachane isch de schwizer de hät hundert bier trunke und de hät zä schtund nüm müese go bisle und dä hät gseit wie häsch das gmacht? und dänn hät er gseit weisch ich han windle agleit

Die beiden längeren Pausen, nachdem fälschlicherweise der Amerikaner genannt wurde, sind ein Zeichen dafür, dass sich Michaela an die eingeführten Figuren zu erinnern sucht. Mit der Korrektur zeigt sie auch, dass sie das Bewusstsein für die bereits erwähnten Personen hat. Indem sie aber in der Folge den Österreicher

134 Auch Hudson & Saphiro (1991) haben die Beobachtung gemacht, dass Kinder beim Erzählen zuerst die Handlung richtig zu realisieren suchen, bevor sie sich den «Details» widmen: «When the cognitive effort to achieve coherence is decreased, more effort can be applied to the creation of narrative cohesion […].» (Hudson & Saphiro 1991, 125).

zweimal erwähnt und den Deutschen vergisst, kommt hier ebenfalls zum Ausdruck, dass während des Erzählvorgangs die narrative Realisierung der Witzhandlung gegenüber der Geschlossenheit der Witzfiguren Vorrang hat.

In der vierten und in der sechsten Klasse kommt es schliesslich nicht mehr vor, dass Aktanten doppelt genannt werden. Die Figuren, die einmal eingeführt werden, spielen auch im weiteren Verlauf des Witzes eine Rolle. Die Kinder sind nun also in der Lage, sowohl der Handlung wie auch der Figurenkonstellation die notwendige Aufmerksamkeit zu widmen. Es gibt allerdings in der vierten Klasse ein Beispiel, das nicht ohne Weiteres einzuordnen ist, denn es enthält eigentlich nur zwei Aktanten und ist im Hinblick auf die Figurenkonstellation dennoch uneinheitlich:

> 171. Bastian
> de dracula gat zum <u>coifför</u> und dänn frögt de <u>zahnarzt</u> muesi bore? dänn seit de dracula nei nur aspitze

In der Exposition heisst es, Dracula gehe zum Coiffeur, dann ist er aber plötzlich doch beim Zahnarzt. Der Grund für diesen Szenen- und Figurenwechsel ist nicht ganz ersichtlich, insbesondere weil es sich um einen sehr kurzen Witz handelt. Unter den Witzen in der vierten Klasse ist dies der einzige, der eine solche Diskontinuität aufweist. Insgesamt verstehen es die Erzähler dieses Alters sehr gut, ihre Witzfiguren auf eindeutige Weise in die Witzhandlung zu integrieren.

Eine andere Besonderheit, die man im Zusammenhang mit der Figurenkonstellation beobachten kann, betrifft die Reihenfolge der Wiederaufnahme der Witzfiguren in der Komplikation. Während die Sechstklässler dazu tendieren, die Reihenfolge der Witzfiguren in der Exposition und in der Komplikation gleichzuhalten, wenngleich manchmal auch in umgekehrter Reihenfolge, wählen die Vorschulkinder teilweise stark abweichende Abfolgen. Wird also in einem narrativen Witz zuerst ein Österreicher [1], dann ein Engländer [2] und schliesslich ein Schweizer [3] eingeführt, dann wird in der sechsten Klasse für die Komplikation meistens die Reihenfolge [1, 2, 3] oder [3, 2, 1] gewählt. Im Kindergarten sind abgesehen von der Reihenfolge [1, 2, 3] und [3, 2, 1] häufig auch andere Abfolgen anzutreffen, z. B. [2, 1, 3], [3, 1, 2], [2, 3, 1]. Der folgende Beleg aus dem Kindergarten ist ein Beispiel für die Reihenfolge [2, 1, 3]:

> 9. Manuel
> es isch emal en chines [1] gsi en franzos [2] und en schwizer [3] die sind in biene/ händs gmacht wer cha am längschte im bieneschwarm ine si dänn

isch de franzos [2] ie dänn händs en bisse und gstoche isch er grad wider use isch de chines [1] ie händs en bi bisse und gschtoche isch er grad wider use und nachär isch de schwiizer [3] ie und nachär hät er föif tag chönne drin blibe weisch wiso – hät in egge gschisse und dänn sind alli go frässe

Diese Abfolge der Wiederaufnahme als Unsicherheit oder gar als Fehler zu interpretieren, wäre allerdings falsch, denn es gibt eigentlich keinen zwingenden Grund, weshalb die Reihenfolge der Witzfiguren in Exposition und Komplikation dieselbe sein sollte. Dennoch ist dieser Befund von erzählerwerbstheoretischem Interesse, und zwar insofern als auch dies ein Hinweis dafür ist, dass die Kinder mit zunehmender Erzählerfahrung beginnen, ihre Erzählungen stärker zu strukturieren.[135] Die einheitlichere Form der Wiederaufnahme bei den älteren Kindern ist als ein Indiz dafür zu werten, dass die Erzähler zunehmend narrative Strategien anwenden, die es ihnen erlauben die Übersicht über die verschiedenen Teilelemente der Erzählung zu behalten.

6.2.2 Pronominale Personenreferenz

Um Missverständnisse zu vermeiden ist es entscheidend, dass der Erzähler die Identität der Figuren sicherstellt, insbesondere wenn er mit pronominalen Formen auf die Personen im Witz referiert. Es gilt für Witze wie auch für andere Texte von Kindern, dass der Gebrauch von Pronomen zu Verständnisschwierigkeiten führen kann, besonders wenn die gleiche pronominale Form verwendet wird, um auf unterschiedliche Aktanten zu referieren. Im folgenden Beispiel einer Kindergärtlerin wird mit dem Pronomen «er» auf verschiedene Handlungsträger referiert, ohne dass klar wird, wer damit gemeint ist:

7. Andrea
es isch emal en franzos und en chines und en schwiizer gsi die händ/ die sind ufs WC go bisle nachane nachane isch de schwiizer ue nachane hät $\underline{er}_1$ grüeft ich bi de geischt schissi mit de – äh – – grüene auge und nachär isch $\underline{er}_2$ schnäll wider abe nachane isch de chines ue nachane hät $\underline{er}_3$ scho wider

135 Dass im Vorschulalter die Reihenfolge der Wiederaufnahme keinem festen Muster folgt, könnte mit ein Grund dafür sein, dass gelegentlich eine Witzfigur ausgetauscht wird oder verloren geht.

grüeft ich bi de geischt schi/ sissi mit de mit de blaue auge und nachane isch <u>er</u>$_4$ scho wider abe cho nachane isch isch de franzos ue und nachane hät scho wider grüeft ich bi de geischt sissi mit de grüene auge nachane hät de hät hät de franzos gseit wetsch no ä blaus aug?

Im Witz von Andrea (7) ist es mehrmals nicht eindeutig klar, wer mit dem Pronomen «er» bezeichnet wird. Es sieht zunächst so aus, als beziehe sich sowohl er_1 wie auch er_2 auf den Schweizer. Die Erzählerin meint aber mit er_1 einen anderen Handlungsträger, nämlich den Geist. Dies wird allerdings erst im Nachhinein klar. Erschwert wird die richtige Zuordnung von er_1 dadurch, dass der Geist nicht in die Erzählung eingeführt wurde. Erst mit er_2 ist schliesslich der Schweizer gemeint. Bei er_3 ergibt sich wieder dasselbe Problem wie bei er_1: Es ist nicht, wie man zunächst denken könnte, die unmittelbar vorher erwähnte Witzfigur gemeint, sondern wiederum der Geist. Auch bei er_4 vollzieht die Erzählerin einen Referenzwechsel, der nur aus dem Gesamtzusammenhang interpretierbar ist. Solche Beispiele zeigen, dass die Zuordnung der Pronomen zu den Figuren häufig unklar bleibt. Als Hörer muss man die Zuordnung dieser Pronomen und die Identität der Figuren aus der Handlung erschliessen.[136]

Auch bei den Erzählern in der zweiten Klasse lässt sich die Schwierigkeit beobachten, mittels Pronomen in eindeutiger Weise auf die an der Handlung beteiligten Figuren zu referieren. Besonders wenn mehrere Figuren vorkommen, die eindeutig voneinander unterschieden werden müssen, wäre es wichtig, den Referenzwechsel explizit anzuzeigen. Wie das Beispiel von Marc (62) zeigt, geschieht dies jedoch häufig nicht. Auch in diesem Fall ist es mehrmals unklar, auf welche Figur sich das Pronomen «er» bezieht:

62. Marc

einisch isch en/ hät/ sind drü aso en swizer [sic] en japaner und ää [unverst.] dütschländer die sind uf s flugi gange dänn hän hät händs händ <u>er</u>$_1$ gseit mir müend ali öppis abela öpper hät öpper/ äm wa hani jetz welä säge a ja öpper hät – – banane abe gschüsst [unverst.] öpper ä ä öpfel abegrüert dä hät dä s dä swizer ä bombe und nei und ja de swizer e bombe und dä hät is – de dütschländer hät e bananesinti und dänne hät hät es meitli brüelet äm – was hä dä chunt en bueb was häsch? mir is en öpfel uf de chopf gfloge und dä dä

136 Solche Referenzprobleme treten im vorliegenden Korpus in verschiedenen Beispielen auf. So sind etwa bei Irene (2), die den gleichen Witz erzählt wie Andrea (7), dieselben Unklarheiten beobachtbar.

gat er$_2$ witer – gset er$_3$ es meitli brüelet ich äm/ ich bi äm /was häsch? ich bi uf de bananesinti usgrütscht nachär gat er$_4$ no witer was lachisch du? weisch ich ha müese furze isch grad isch grad da hine s hus zäme gfloge

In diesem Beispiel kann mit er$_1$ sowohl der Schweizer wie auch der Japaner oder der Deutsche gemeint sein. Für das Verstehen des Witzes ist diese Unklarheit allerdings nicht bedeutend. Die Pronomen er$_2$, er$_3$ und er$_4$ beziehen sich vermutlich auf den Jungen («Bueb»). An wen sich die Frage von er$_4$ richtet und wer auf die Frage antwortet, bleibt wiederum unklar. Bei diesem Beispiel trägt nebst der sehr undifferenzierten Aktantenreferenz der etwas verworren dargestellte Handlungsverlauf das Seinige dazu bei, dass der Witz schwer verständlich ist. Je mehr Handlungsträger miteinander interagieren, desto wichtiger ist es, diese genau zu unterscheiden. Wenn nur zwei Protagonisten vorkommen, wird die Referenzziehung deutlich vereinfacht. Zwar bezieht sich auch Fabienne (63) im folgenden Beispiel mit dem Pronomen «er» auf verschiedene Personen, ohne den Referenzwechsel explizit anzuzeigen. Im Unterschied zum obigen Beispiel von Marc (62) ist die Aktantenreferenz jedoch leichter aus der Handlung ersichtlich:

63. Fabienne
aso es isch emal – – de fritzli und de hansli in wald gange und nachär hä sind zwei papageie uf em ascht ghocked – eine isch rot gsi eine isch grüen gsi dänn nachär hä isch dä fritzli seit zum hansli hol mer de hol mer [unverst.] papagei abe isch er [=Hansli] ufe hät er eine abegno dänn hät er [=Fritzli] gfröget wiso häsch – nid de grüen gholt will er nani rif gsi isch

Das Pronomen «er» scheint für die Kinder ein universell verwendbares Referenzmittel zu sein, das auch eingesetzt wird, wenn das Genus des Bezugsobjekts gar nicht maskulin ist:

71. David
es sind emal zwei banane gsi die händ es loch müese mache nachär – – seit er ou ich mag nüme ich han so en chrumme rugge chömer nöd pause mache?

Es dürfte in diesem Fall dem Hörer zwar kaum Schwierigkeiten bereiten, zu verstehen, worauf sich der Erzähler mit dem Pronomen «er» bezieht. Dennoch sind solche Unstimmigkeiten ein Indiz dafür, dass für die Kinder dieses Alters die präzise sprachliche Zuordnung der Pronomen noch eine untergeordnete Rolle spielt. Die unspezifische Verwendung des Pronomens «er» zu Referenzzwecken ist in der Erzählerwerbsforschung mehrfach belegt (Bamberg 1987, Boueke et al. 1995, Becker 2001). Boueke et al. (1995) stellen in ihrer Untersuchung fest, dass Kinder auch beim Nacherzählen von Bildergeschichten sehr häufig das Pronomen «er» verwenden ohne sicherzustellen, dass die Identität der Person für den Hörer eindeutig nachvollziehbar ist. Boueke et al. (1995) vermuten, dass die von den Kindern benutzten sprachlichen Formen «eher eine deiktische, auf den äusseren Bildstimulus gerichtete Funktion» (Bouecke et al. 1995, 148) haben, selbst dann, wenn die Bildergeschichte zum Zeitpunkt des Erzählens nicht mehr vorhanden ist (vgl. auch Becker 2001). Die Kinder beziehen sich also auf die Bildvorlage, auch wenn diese als gemeinsame visuelle Grundlage gar nicht mehr vorliegt. Es wäre nun durchaus denkbar, dass sich Kinder auch beim Erzählen von Witzen von der eigenen Visualisierung des Geschehens, das heisst von ihrer «mentalen» Bildergeschichte, leiten lassen, denn auch in den vorliegenden Witzen verwenden die Kinder sehr häufig das Pronomen «er» und unterstellen, dass der Hörer schon weiss, wer damit gemeint ist.[137] Im Kindergarten und teilweise auch in der zweiten Klasse mangelt es den Kindern noch an Bewusstsein dafür, dass sie das Vorwissen und den Verstehensprozess des Hörers in die sprachliche Gestaltung ihrer Texte einbeziehen müssen. Unter narrativem Gesichtspunkt kann man dieses Phänomen auch als mangelnde Fähigkeit zur Perspektivenübernahme bezeichnen (vgl. Boueke 1990).[138]

In der vierten und in der sechsten Klasse kommen unklare Referenzbezüge weniger häufig vor als bei den jüngeren Kindern. Die Erzähler beginnen stärker zu differenzieren, indem sie an heiklen Stellen z. B. statt der mehrdeutigen pronominalen die eindeutige nominale Form verwenden. Aber es gibt auch weitere Möglichkeiten, Personen mit lexikalischen Mitteln zu unterscheiden, wie das folgende Beispiel zeigt:

289. Ralph
zwei männer gönd dur d wüeschti <u>de einti</u> hät e e telefonkabine bi sich und <u>de ander</u> en amboss und dänn seit <u>der einti</u> für was häsch dänn du e telefon-

137 Ob es zwischen dem, was die Kinder sich beim Erzählen vorstellen und dem Pronomengebrauch einen Zusammenhang gibt, kann hier nicht schlüssig beantwortet werden, sondern muss als Hypothese stehen bleiben. Beckers (2001) Untersuchung, die bezüglich des Pronomengebrauchs grosse Unterschiede feststellt zwischen verschiedenen Texttypen, weist jedenfalls nicht in diese Richtung.

138 Die zunehmende Vereindeutigung der Personenreferenz in den Texten älterer Kinder ist nach Auffassung Hasletts (1986, 97) auf den Übergang vom egozentrischen zum soziozentrischen Denken zurückzuführen.

kabine debi? – seit er wänn de löi chunnt dänn säg ich herr telefon ans herr herr l löwe ans telefon dänn seit de ander für was häsch dänn du de ambos debi? wänn ich en ablege chani schnäller laufe

Hier wird der Referenzwechsel durch den Kontrast zwischen «der eine» versus «der andere» angezeigt.[139] Obschon auch bei den älteren Kindern die Referenzbeziehungen nicht immer ganz klar sind, lässt sich die Identität der Figuren meistens relativ leicht aus der Handlung erschliessen. Ausserdem werden die Referenzbezüge mit zunehmendem Alter der Kinder nicht mehr nur mit lexikalischen Mitteln vollzogen. Die Kinder entdecken auch die Möglichkeit, Referenzwechsel mit stimmlich-prosodischen Mitteln anzuzeigen, wie das folgende Beispiel illustriert:

168. Florian
en ma gat uf d bank und flüschtered am bankagschtellte [*leise*] *chönt ich vierzg millione izale?* nachär seit de bankagschtellti säged sis doch lüter ich chas nöd verschta dänn seit er [=Mann] wider [*leise*] *chönt ich vierzg millione izale* nachär verschtat er [=Bankangestellter] s immer nanig – si chönt doch ruig lüter fröge äh lüter säge – nachär seit er [=Mann] namal und luegt seit er namal [*leise*] *ich möcht gern vierzg millione izale* und luegt um sich ume öb niemert ume isch nachär seit de bankagschtellti i de schwiz isch armuet doch kei schand

Da die beiden Handlungsträger im Beispiel von Florian (168) durch die unterschiedliche Redewiedergabe klar unterscheidbar sind, bereitet es dem Hörer wohl kaum Schwierigkeiten, die Pronomen richtig zuzuordnen. Das Bewusstsein für die Notwendigkeit eindeutiger Aktantenreferenz ist in der vierten und in der sechsten Klasse deutlicher vorhanden als im Kindergarten und in der zweiten Klasse. Das merkt man auch anhand von nachträglichen Präzisierungen, wie sie z. B. die Viertklässlerin Ursi (175) vornimmt:

175. Ursi
es isch emal en oschtfrise gsi dä isch bimene zoll verbi cho dänn – – hätt er gfröget obs ä ä telefonkabine hätt dänn hätt er gseit miteme zwänzg/ aso de zöllner hätt gseit miteme zwänzger cha/ chasch telefoniere nochäne – – hätt

139 Genau besehen gibt es auch beim Beispiel von Ralph (289) ein Referenzproblem, und zwar wird nach dem Pronomen «er» ein Referenzwechsel angezeigt («dänn seit de ander»), der aber handlungslogisch keinen Sinn macht, weil es sich um dieselbe Person handelt.

de zöllner de zwänzger abeflüge la und nochär hätt de oschtfris gschnäll de fuess druff due nochäne wo de zöllner wäggange isch hätt er en wider ufgläse und dänn hätt er eso gmacht [hält die Hand ans Ohr] und hätt gseit hallo hallo

Die Erzählerin merkt während des Erzählens, dass sie mit dem Pronomen «er» den Aktanten nicht eindeutig identifiziert hat und schiebt deshalb eine präzise nominale Bestimmung nach. Die Erzählerin ist sich also der Verständnisschwierigkeit bewusst, die sie produziert hat und weiss sie auch zu beheben. Es kommt allerdings auch bei den älteren Kindern vereinzelt vor, dass ihnen unkorrekte Referenzbezüge unterlaufen, die sie selber nicht bemerken. Aber diese pronominalen Unklarheiten sind in diesen Fällen als Irrtümer und nicht als unspezifischer Pronomengebrauch aufzufassen:

228. Laura
aso e blondine gaht in es gschäft dänn frögt si det aso de ma dörf ich de fernseh chaufe dänn hät si [sic] gseit ane blondine verchaufe mer nüt nachane isch si heigange hät d haar rot gfärbt – isch si wider is gschäft gange hät gfrögt dörf ich de fernseh ha? dänn hät er gseit nei a blondine verchaufe mer nüt dänn isch si wider heigange hät si brun gfärbt – nachher isch si wider det ane gange hät si gfröget dörf ich de fernseh chaufe nachher hät er gse/ händs gseit nei a blondine verchaufe mer nüt nachher hät si gfröget wiso wüssed si dass ich e blondine bin? hät er gseit ja will das gar kän fernseh isch sondern en mikrowälle

Auf den Mann wird zunächst fälschlicherweise mit «sie» referiert. Erst die zweite pronominale Referenz stimmt («dänn hät er gseit»). In diesem Fall handelt es sich eindeutig um einen unbemerkten Fehler.

Mit zunehmendem Alter und zunehmender Erzählerfahrung bildet sich also nicht nur ein Bewusstsein dafür aus, dass dem Wissen der Hörer erzählerisch Rechnung getragen werden muss, sondern es entwickelt sich auch die Fähigkeit auf Unklarheiten adäquat zu reagieren. Erzähler in der vierten Klasse zeigen im Allgemeinen grössere Flexibilität, was die Verwendung narrativer Strategien betrifft.[140] Um Uneindeutigkeiten zu vermeiden, wendet Stefanie (176) in ihrem

140 Auch Boueke et al. (1995, 148) kommen zum Ergebnis, dass die Kinder dieses Alters fähig sind, sprachliche Formen flexibel und adäquat einzusetzen, so dass eine kohärente Darstellung möglich ist.

Witz die «nominale Strategie» an (vgl. Bamberg 1987), d. h. sie verzichtet völlig auf Pronomen und referiert nur durch explizite Namensnennung auf die Witzfiguren:

176. Stefanie
aso es sind emal en papagei es äffli und es krokodil zäme ghocked und dänn hätts krokodil s äfffli gfröget wo gasch dänn du id FErie? hätts äffli gseit – – min papi cha guet chlätere mis mami cha guet chlätere mis brüederli cha guet chlätere mis schwöschterli cha guet chlätere mir gönd ufe id berge [unverst.] und dänn häts häts s äffli s vögeli gfröged wo gasch dänn du id fe/ FErie? häts vögeli gseit – – min papi cha guet flüge mis mami cha guet flüge mini gschwüschterti chönd guet flüge mis brüederli cha guet flüge mir gönd echli id luft – – dänn hä hät s äffli und s vögeli s krokodil gfröget wo gasch dänn du id FErie? dän häts krokodil gseit – min papi hät e grosses mul mis mami hät e grosses mul mis schwöschterli hät äs grosses mul min brüeder hät es grosses mul ich han e grosses mul mir gönd echli uf züri

Die nominale Strategie mag stilistisch wenig elegant sein, aber sie ist eine Möglichkeit, die Figuren klar zu identifizieren. Dies verdeutlicht, dass die älteren Kinder zunehmend in der Lage sind, die Gesamthandlung ihrer Witze richtig zu organisieren und dass sie dadurch die Aufmerksamkeit vermehrt auch anderen narrativen Problemen zuwenden können.

6.2.3 Verknüpfung von Textelementen

Wie in der Erzählerwerbsforschung gut dokumentiert ist, kann die durch «und dann» verbundene Reihung von Parataxen als typisches Merkmal kindlicher Erzähltexte bezeichnet werden. Auch in den Texten des vorliegenden Korpus zeigt sich, dass satzwertige Äusserungseinheiten grösstenteils durch «additive Konnektoren» (Boueke et al. 1995, 149) verbunden werden:

3. Jürg
es isch emal e grosmueter gsi die die hät en papagei gha und de hät müese DRÜ wörter lerne – dänn isch er furt gfloge und dänn isch er zu zwei stritende chind cho und so und die händ enand arschloch und so sache gseit und dänn isch er witergfloge dänn isch er zumene tschutifeld – cho

dänn hät eine gschosse – – isch pfoschte gsi dänn hät de gooli gseit [*singend*] *zehn meter daneben! zehn meter daneben!* dänn isch er witergfloge und dänn isch er zumene flughafe cho dänn hät er hät hät er ghört rüefe [*singend*] *der dicke jumbo jet ist gelandet!* und dänn isch er wider hei gfloge und dänn hät er zerscht zu de grosmueter gseit [*singend*] *arschloch!* dänn hät si im welle en finke aarüere und dänn hät si nöd troffe und dänn hät er gseit [*singend*] *zehn meter daneben! zehn meter daneben!* und dänn isch er isch er um si umegfloge dänn isch si umgheit und dänn hät er gseit [*singend*] *der dicke jumbo jet ist gelandet!*

Wie die meisten Kinder im Vorschulalter reiht auch Jürg (3) meist relativ kurze Hauptsätze aneinander und verbindet diese mit «und dänn». In den Kinderwitzen kommen auch «und nachane» oder «nachher» häufig vor. Mit diesen additiven Konnektoren lassen sich einzelne Texteinheiten verknüpfen, ohne dass ihr inhaltlicher Zusammenhang explizit dargestellt werden muss.[141] Es ist mitunter auf die Häufigkeit solcher unspezifischer Konnektoren zurückzuführen, dass auch in den vorliegenden Witzen kaum hypotaktische Satzkonstruktionen vorkommen.[142] Es stellt sich nun aber die Frage, inwiefern sich dieser Befund mit den Resultaten anderer erzählerwerbstheoretischer Studien vergleichen lässt. In verschiedenen Arbeiten zum Erwerb narrativer Fähigkeiten wird versucht, aufgrund der in einem Text vorkommenden Konnektoren Aufschluss darüber zu erhalten, wie die Erzähler Sachverhalte kognitiv miteinander verbinden. So werden die unspezifischen Satzverknüpfungen teilweise mit mangelndem Bewusstsein für die zugrunde liegenden Relationen oder auch mit der fehlenden Fähigkeit der Perspektivenübernahme erklärt (vgl. dazu 4.3). Solche Interpretationen sind bei den Witzen jedoch – zumindest in Bezug auf die Konnektoren – nicht angebracht. Zwar kann man auch bei den Witzen beobachten, dass besonders die jüngeren Kinder beim Erzählen von der eigenen Vorstellung des Geschehens und nicht von der Situation des Hörers ausgehen. Aber da die temporale Reihung von Textelementen zu den stilistischen Merkmalen der Textsorte Witz gehört, sollten aus dem diesbezüg-

141 Dieselbe Beobachtung hat auch Boueke (1990, 250) gemacht: «Die fünfjährigen Vorschulkinder ‹erzählen›, indem sie einzelne Ereignisse – und zwar in sehr rudimentärer Form – benennen und nebeneinander stellen. Die Herstellung eines Zusammenhangs erfolgt nicht bzw. nur an der Textoberfläche durch die additive Ver-knüpfung mit ‹und›.»

142 Wie aus der Arbeit von Peterson & McCabe (1991) hervorgeht, brauchen auch englischsprachige Kinder am häufigsten die Konnektoren «and» und «then» oder «and then». In ihrem Korpus machen kausale Konnektoren wie «because» und «so» lediglich 10 % aller Konnektoren aus.

lichen Erzählverhalten der Kinder keine direkten kognitiven Schlussfolgerungen gezogen werden. Es ist beim Witz nicht nur ein stilistisches Merkmal, sondern es ist auch im Hinblick auf den Verstehensprozess von Bedeutung, dass ein gewisses Mass an Implizitheit bestehen bleibt. Argumentative Verknüpfungen, wie sie durch kausale oder adversative Konnektoren vorgenommen werden, sind für den Witz eher untypisch. Kausale, finale, adversative und andere Konnektoren fehlen zwar nicht gänzlich in den Kinderwitzen, aber sie kommen, wie man bei der Durchsicht des Korpus feststellen kann, fast ausschliesslich in der Figurenrede vor. Für die narrative Sequenzierung der einzelnen Handlungseinheiten wird nur selten auf andere Konnektoren als «und dann» oder «und nachher» zurückgegriffen. Es kommt mit zunehmendem Alter der Erzähler zwar vor, dass vereinzelt adverbiale Zeitbestimmungen wie «auf einmal» oder «bald darauf» als Alternativen zu «und dann» verwendet werden. Aber es handelt sich dabei um vergleichsweise wenige Fälle. Eines der wenigen, dafür sehr deutlichen Beispiele ist in dieser Hinsicht der folgende Witz:

> 155. Stefan
> aso en bergbur will uf s standesamt und nachär fart er mit de öffentliche verker und nachäre stigt er is taxi und seit im sis zil <u>bald druf</u> sinds losgfare nachär fallt am bergbur de stern vorne uf em taxi uf und er frogt für was de isch – er seit de taxifahrer witzlet vor sich hi für jede – – – [3 Sek.] aso für jede räntner won ich umfahre/ aso nei das isch s ziil für räntner für jede räntner won ich umfahre chum ich ä prämie bi de chrankekasse über <u>grad druf hi</u> fahrt er extra uf en alti frau zue <u>im letschte augeblick</u> wicht er no us aber me ghört glich äh aso ja eifach en knall nachär seit de bergbur vo hinde si händ glück gha das ich no gschnäll d türe ufgrisse het susch wär ine das mal d prämie dur d latte gange

Stefan (155) braucht nur wenige additive Konnektoren und setzt stattdessen an mehreren Stellen präzisere Satzverknüpfungen ein («bald druf», «grad druf hi», «im letschte augeblick»). Diese ausgeprägte narrative Gestaltung der temporalen Verhältnisse, die der Erzähler hier vornimmt, ist jedoch nicht der Regelfall. Auch bei den älteren Kindern ist es viel eher üblich, auf die weniger spezifischen Satzverknüpfungen «und dänn» oder «und nachär» zurückzugreifen. Mit mangelnder Erzählkompetenz hat dies jedoch nichts zu tun, sondern es entspricht durchaus den erzählerischen Konventionen des Witzes, die Handlungseinheiten auf diese Weise zu verknüpfen.

7. Kinderwitze zwischen Tradition, Imitation und Innovation

Versteht man die Beispiele des vorliegenden Witzkorpus als Teil einer kindlichen Witzkultur, dann lassen sich verschiedene Einflussgrössen beobachten, die man mit den Begriffen «Tradition», «Imitation» und «Innovation» bezeichnen kann.

Mit dem Begriff «Tradition» ist der Umstand gemeint, dass es einen grossen Bestand an Kinderwitzen gibt, der schon seit mehreren Generationen unter den Kindern zirkuliert. Wie aus dem Vergleich des vorliegenden Korpus mit anderen Kinderwitzsammlungen hervorgeht, werden Kinderwitze nicht nur über längere Zeiträume, sondern auch über grosse geografische Räume tradiert. Interessant ist dabei auch, dass es zahlreiche Beispiele gibt, die auch sprachübergreifend nachweisbar sind.

Verschiedene Besonderheiten von Kinderwitzen sind damit erklärbar, dass die Kinder im Verlaufe des Vorschulalters beginnen Witze zu erzählen, die sie selber gar nicht verstehen. Unterschiedliche Beobachtungen legen die Vermutung nahe, dass auch die Nachahmung bzw. das Nacherzählen von Witzen ein wesentlicher Faktor für die Entwicklung des verbalen Humors ist. Dies ist mit dem Begriff «Imitation» gemeint.

Es zeigt sich aber auch, dass die Kinder sehr kreativ sind, wenn es um das Erzählen von Witzen geht. Mit dem Begriff «Innovation» soll dem Umstand Rechnung getragen werden, dass die Kinder auch beim Witzeerzählen ihrer Phantasie gelegentlich freien Lauf lassen, was jedoch nicht immer im Sinn der Pointe ist.

7.1 Zur Tradierung von Kinderwitzen

Wie der Vergleich des vorliegenden Textkorpus mit anderen Witzsammlungen zeigt, gibt es zahlreiche Kinderwitze, die über längere Zeit mehr oder weniger unverändert tradiert werden. Ein solcher Vergleich zeigt ausserdem, dass die Kinder auch dann teilweise fast identische Beispiele erzählen, wenn sie aus geografisch höchst unterschiedlichen Gegenden kommen. Das gilt nicht nur für den deutschen Sprachraum, sondern lässt sich auch sprachübergreifend beobachten. So führt etwa Wolfenstein (1978), die ihre Untersuchung anfangs der 50er Jahre in New York durchführte, verschiedene Belege auf, die sich auch im vorliegenden Datenmaterial finden. Das folgende Beispiel wurde von einem achtjährigen Jungen erzählt:

> «Once upon a time there were two boys, one named Shut-up and the other named Trouble. And they were walking out one day and Shut-up got lost. And he went to the police station and the policeman asked him his name so he said ‹Shut-up›. So the policeman thought – you see he said ‹Shut-up› because his name was Shut-up. So the policeman said: ‹Are you looking for trouble?› You see Trouble was the other boy's name. And he said. ‹Yes›. Get the trick?» (Wolfenstein 1978, 87)

Derselbe Beleg findet sich auch im Korpus der vorliegenden Arbeit, wenn auch in einer Schweizerdeutschen Variante:

> 151. Fabian
> s hirni/ [räuspern] s isch emal es hirni und es wei/ es sind emal zwe buebe gsi eis hät hirni gheisse und eis weiss nöd nachär händs gseit/ hät s hirni gseit ich ga is schwümmbad chunsch mit weiss nöd? nachär hät s weiss nöd gseit nei ich gang in wald go spaziere nachär – isch uf em wäg s weiss nöd am polizischt begägnet nachär hät de polizischt gfröget wie heissisch du? hät er gseit weiss nöd nachär hä hät de polizischt gfröget und wo isch s hirni? im schwümmbad

Bemerkenswert ist nicht nur der Umstand, dass es Kinderwitze gibt, die sich über mehrere Jahrzehnte hinweg erhalten, sondern auch, dass es Witze gibt, die von Kindern mit unterschiedlicher Muttersprache und unterschiedlicher geografischer Herkunft erzählt werden. Wenn man diese beiden Beispiele miteinander vergleicht, fallen abgesehen von der Ähnlichkeit der Witzhandlung noch weitere Parallelen auf. Beim englischsprachigen Beispiel lassen sich verschiedene erzählerwerbstheoretische Beobachtungen machen, die in ähnlicher Weise auch auf das Erzählverhalten der Schweizer Kinder zutreffen. Dazu gehört die formelhafte Eröffnung «Once upon a time ...», die im vorliegenden Korpus der Formulierung «es isch emal ... gsi» entspricht (vgl. 6.1.1). Eine zweite Parallele betrifft das Erzähltempus: In beiden Fällen handelt es sich um die Vergangenheitsform, nämlich um Simple Past im englischen Beispiel und um Perfekt im Schweizerdeutschen Beispiel (vgl. 6.1.2). Und schliesslich macht das amerikanische Kind etwas, was auch für die Schweizer Kinder in diesem Alter nicht untypisch ist, nämlich die Pointe zu erklären («You see Trouble was the other boy's name.») (vgl. 11.1). Wie diese Gegenüberstellung belegt, liegen die Ähnlichkeiten also nicht nur in der gleichen Handlungsstruktur, sondern es lassen sich auch auf der narrativen Ebene verschiedene Ähnlichkeiten feststellen, die sowohl sprachübergreifend wie auch über längere Zeiträume hinweg konstant bleiben.

Auch bei Helmers (1971), der seine Untersuchung in den 60er Jahren an verschiedenen Schulen in Deutschland durchführte, finden sich Belege, die heute noch erzählt werden, wie das folgende Beispiel verdeutlicht:

> Tünnes und Schäl wollten aus dem Gefängnis ausreissen. Tünnes war gerade über die Mauer geklettert, da kam der Wärter und fragte: «Ist da einer?» Tünnes rief: «Miau!» Nun sprang der Schäl über die Mauer und der Wärter rief wieder: «Ist da einer?» Schäl rief: «Die zweite Katze!» (Helmers 1971, 125)

Auch dieser Witz findet sich im Korpus der vorliegenden Arbeit, allerdings mit anderen Witzfiguren:

> 179. Ivo
> aso es sind emal zwei räuber gsi und aso echli ein gschide und echli en dumme und dänn hät de gschid gseit gha so hüt znacht bräched mer us und dänn gömmer übers dach und wänn de polizischt eus dunne ghört dänn sägemer eifach miau und dänn meint de dunne mir säged e chatz dänn nachher ischs abig worde und dänn isch de gschid zerscht drüber dänn hät de polizischt dunnde gseit halt! wer da? und dänn hät de dobe gseit gha miau und nacher de polizischt dunne a da isch nur e chatz und nacher isch de dumm cho aso echli dumm cho isch er au [unverst.] dänn de polizischt halt! wer da? nachher hät de dobe gseit da isch di ander chatz

Die Aufzählung von Übereinstimmungen mit anderen Kinderwitzsammlungen aus verschiedenen Jahrzehnten liesse sich noch lange weiterführen. So kommen auch in Röhrich (1977), Whese (1983), Fischer (1988) und Rasoloson (1995) zahlreiche Beispiele vor, die bei den Kindern des vorliegenden Korpus immer noch bekannt sind.[143] Allerdings finden sich in der vorliegenden Textsammlung

143 Und schliesslich gibt es auch im vorliegenden Korpus verschiedene Beispiele, die mehrfach vorkommen, was ebenfalls darauf hinweist, dass die Kinderwitzkultur nicht örtlich begrenzt ist.

auch viele Belege, die sonst nirgends vorkommen. Es ist also davon auszugehen, dass einerseits altbekannte Witze über längere Zeiträume hinweg weitererzählt werden und dass andererseits immer wieder auch neue Witze in Umlauf geraten.

Was hier aus dem Vergleich verschiedener Witzsammlungen hervorgeht, wird erhärtet durch die Erfahrung der Lehrpersonen, die an der vorliegenden Untersuchung als Klassenlehrer und als Kindergärtnerinnen beteiligt waren. Mehrere Lehrpersonen mit langjähriger Lehrerfahrung konnten bestätigen, dass sie im Laufe ihrer Lehrtätigkeit von den Kindern zwar immer wieder neue Witze zu hören bekamen. Aber es gibt nach Auskunft dieser Lehrpersonen auch eine grössere Zahl an Kinderwitzen, die von Generation zu Generation weitergereicht werden.[144] Allerdings bleibt sich auch bei den altbekannten Witzen nicht alles gleich; es gibt über die Zeit hinweg durchaus gewisse Veränderungen zu beobachten. Dazu gehören zum Beispiel gewisse Witzfiguren wie etwa die Blondine oder der Mantafahrer. Solche Witzfiguren findet man in älteren Witzsammlungen nicht.

Die Beobachtung, dass es im Bereich des kindlichen Humors Erzählmuster gibt, die über grosse geografische Räume verteilt vorkommen und die über mehrere Generationen hinweg aktuell bleiben, führt zur Frage, über welche Kanäle die Kinderwitze verbreitet werden. Wie ist es erklärbar, dass dieselben Witze an so verschiedenen Orten und zu so verschiedenen Zeiten auftreten? Dass Kinder von älteren Geschwistern und von älteren Spielkameraden Witze hören und dann selber weitererzählen, ist sicherlich eine Erklärung dafür, dass gewisse Beispiele von Generation zu Generation mündlich tradiert werden.[145] Aber das erklärt weder die geografische Verbreitung noch das sprachübergreifende Vorkommen der gleichen Beispiele. Anhand des vorliegenden Textmaterials lässt sich die Frage nicht beantworten, auf welchen Kanälen die Witze verbreitet werden. Es bleibt also vorläufig eine ungelöste Frage, wie die Verbreitung der gleichen Witze zu erklären ist.

144 «During the joke-telling or riddle-telling phase of the early grade-school years, most children simply repeat verbatim the jokes that they have heard from other children. Many jokes and riddles are handed down generation after generation in this fashion.» (McGhee 1979, 210).

145 Aus einer schriftlichen Befragung, die Whese (1983) bei Schülerinnen und Schülern durchführte, geht hervor, dass der grösste Teil der Witze über Face-to-Face-Interaktionen verbreitet wird. Gemäss den Angaben der Schüler stammt ca. ein Viertel der Witze aus den Medien (Fernsehen, Radio, Zeitungen, Comic-Hefte, Witzkassetten). Wie zuverlässig die Antworten der befragten Probanden sind, wird in der Studie explizit offen gelassen.

7.2 Von der Phantasiegeschichte zum Witz

Wolfenstein (1978) hat in ihrer psychoanalytischen Untersuchung zur Humorentwicklung eine Beobachtung gemacht, die in etwas abgeschwächter Form auch auf die Texte der vorliegenden Arbeit zutrifft. Sie stellt fest, dass es zwischen den Witzerzählungen der fünf- und der sechsjährigen Kinder einen markanten qualitativen Unterschied gibt:

> [T]hey [the children under six, S. H.] do not learn ready-made jokes, but rather tell funny stories of their own invention. While these may deal with the same themes as the joking riddle, the form is quite different. It tends to be a rambling narration rather than a finished verbal formula. The child lets his thoughts go and welcomes whatever absurdity may occur to him. Having access to these inner resources the young child does not seem to need the ready-made joke. Children of four and five do not pick up the joking riddle from older brothers or sisters or friends, or from slightly older children with whom they are in constant contact. In a school play-yard, where five-year-old children mingled daily with children just turned six, I found that the older ones knew a stock of joking riddles, but the younger ones had not picked them up. (Wolfenstein 1978, 138/139)

Dass es in Bezug auf die Entwicklung des verbalen Humors zwischen den fünf- und den sechsjährigen Kindern einen Unterschied gibt, lässt sich anhand der vorliegenden Daten zwar bestätigen, allerdings fällt der Unterschied nicht so deutlich aus wie bei Wolfenstein (1978). Es zeichnet sich auch im vorliegenden Material ab, dass die meisten Fünfjährigen ihre «Witze» ad hoc erfinden, während bei den Sechsjährigen die Kenntnis von Witzen bedeutend höher ist. Das folgende Beispiel, das von einem fünfjährigen Kindergärtler erzählt wurde, ist eine Phantasiegeschichte, die ganz deutlich von der Fabulierlust geprägt ist:

> 4. Markus
> es isch/ es isch emal en geischt gsi – und de isch imene zirkus gsi und dänn isch no en löi debi gsi und es gschpängscht de isch uf de Löi aneghockted [sic] und dänn isch er umdreit und dänn isch öpper cho und dänn hät er hät de löi drufgrüert und s gschpängscht isch abe gheit – und de löi isch fur/ isch furt gsi und dänn dä gschpängscht isch ufegange und dänn isch en mänsch cho und dänn isch de abegrännt und dänn isch isch s gschpängscht uf s dach ue gange – und det hät s chämi kaput gmacht – – mit emene bieli

Markus (4) baut während des Erzählens laufend neue Figuren und Handlungselemente ein, ohne jedoch den Text gezielt auf eine Pointe hin zu strukturieren.

Dem Text fehlt nicht nur die Doppelstruktur, die eine Voraussetzung für die Pointe wäre, sondern es fehlt auch das Kriterium des Dialogs, womit die Erzählung rein deskriptiven Charakter erhält. Es handelt sich bei dieser ad hoc erfundenen Erzählung denn auch nicht um einen Witz im engeren Sinn, sondern um eine Phantasiegeschichte, die mit Mitteln der Kontrastierung versucht, komische Effekte zu erzielen.[146] Dennoch ist die Bemühung des Erzählers erkennbar, durch einen unerwarteten Erzählschluss einen Überraschungseffekt zu erzielen. Markus versucht mit einem plötzlichen Textende einen komischen Effekt zu erzielen, der die anderen Kinder zum Lachen bringen soll. Aber auch der Nachtrag («mit emene bieli») vermag die fehlende Pointe nicht zu kompensieren.

Ähnlich wie die Geschichte von Markus (4) hat auch die folgende selbst erfundene Erzählung keine Handlungsstruktur, die auf eine Pointe hinführt:

> 5. Lea
> es ISCH emal e frau gsi die hät es chind gha und das chind hät scho lang emal en hund welle ändlich häts emal eine übercho – es hät ESO freud gha hät am nöchschte taag grad – – uf em chindzgiwäg grad öppis usdänkt was si mit em hund – chönti mache – da isch isch ere öppis in sinn cho – wo si DEHEI gsi isch am NAMITAG hät sii isch si mit farb und emene pinsel use und hät em hund e BLUEME uf de rugge gmalet

Auch bei Leas Erzählung handelt es sich um eine erfundene Geschichte mit einem inkongruenten Textende. Für die meisten jüngeren Kinder im Kindergarten ist es typisch, dass sie versuchen die Hörer zum Lachen zu bringen, indem sie eine ungewöhnliche Geschichte erfinden, die sie unerwartet enden lassen.[147] Daran ist zwar ersichtlich, dass sie ein wesentliches Strukturprinzip des Witzes kennen, aber ein abruptes Abbrechen der Handlung macht allein noch keine

146 Solche Erzählungen wirken aus der Erwachsenen-Perspektive eher als Reihungen dramatischer Szenen. Es war allerdings auch bei den zuhörenden Kindern so, dass sie die Geschichte primär als spannend und nicht unbedingt als besonders komisch empfanden. Die Kinder hörten zwar gebannt zu, aber gelacht wurde bei diesem Beispiel nicht. Auch in Wolfensteins Studie finden sich solche Beispiele. Wolfenstein berichtet von einem vierjährigen Mädchen, das mangels eines Witzes eine Geschichte erfindet: «Finally she [i. e. the four year old girl, S. H.] came out with a rambling account of how a tree was broken by a storm, people glued it together, but it was broken again by the rain, and so on.» (Wolfenstein 1978, 140).

147 Im Kindergarten kommen auch Ich-Erzählungen vor, wie das Beispiel von Anina (16) zeigt. Ähnliche Belege finden sich auch bei Wolfenstein (1978).

Pointe aus. Was bei den «Phantasie»-Witzen im Kindergarten zudem auffällt, ist der grosse Einfluss, den der kommunikative Kontext auf die Erzählungen ausübt. So ist das meiste im Text von Markus (4) vorher bereits einmal erwähnt worden. Der Geist in seiner Erzählung stammt aus dem Witz von Irene (2). Der Zirkus und der Löwe kommen vor, weil sich die Kinder gerade auf eine Zirkusaufführung vorbereiten. Auch die Geschichte Leas (5) lässt sich aus den Elementen rekonstruieren, die die anderen Kinder vorher schon erwähnt haben.[148]

Die Mehrheit der frei erfundenen Witze im Kindergarten stammt also von den fünfjährigen Kindern. Bezüglich des Erzählverhaltens im Vorschulalter scheint es demnach zwischen Wolfensteins Arbeit und der vorliegenden Untersuchung eine gewisse Übereinstimmung zu geben. Ein grosser Unterschied besteht allerdings in der Erklärung für diese Entwicklung. Wolfenstein erklärt sich den Übergang von frei erfundenen Geschichten zu «ready-made jokes» folgendermassen:

> I have assumed the psychoanalytic scheme of emotional development as the framework against which to plot the occurrence of different joke preferences at different ages. So, for instance, where I found a sharp change in the style of joking from the age of five to six, a shift from improvisation of original joking fantasies to the learning and telling of ready-made jokes, I have related this to the onset of what is called the latency period, the period in which major emotional preoccupations of the preceding phase undergo repression. Children at this time become less free in spontaneous joking invention and seek the safety and social sanction of the ready-made joke. (Wolfenstein 1978, 16)

Im Unterschied zu Wolfensteins psychoanalytischer Begründung sei hier eine erzählerwerbstheoretische Erklärung vorgeschlagen. Dass die jüngeren Kinder, wenn sie die anderen zum Lachen bringen wollen, häufig selbst erfundene Geschichten erzählen, dürfte eher in der Unkenntnis von Witzen begründet sein als in einem emotionalen Bedürfnis nach formaler Sicherheit, die der «ready-made joke» nach Auffassung Wolfensteins bietet. Die Beobachtungen in den verschiedenen Kindergärten, aber auch die Auskünfte der Kindergärtnerinnen weisen darauf hin, dass bei vielen Kindern während der Vorschulzeit nicht nur das Interesse an Witzen als kommunikative Gattung, sondern auch die Kenntnis von Witzen deutlich zunimmt. Es ist zu vermuten, dass die kommunikativ-soziale Anerken-

148 Auch in Mengs Studie über den Erwerb von Erzählfähigkeiten bei Vorschulkindern zeigt sich, dass sich die jüngeren Kinder beim Erzählen noch nicht ohne Weiteres vom vorher Gesagten lösen können und daher häufig fast genau dasselbe erzählen, wie das vor ihnen sprechende Kind. Meng nennt solche Folge-Erzählungen «echo-artig» (Meng 1991, 93). Dass ein Kind das vorher Gesagte einfach wiederholt, konnte im vorliegenden Material zwar nicht beobachtet werden, aber es kann vorkommen, dass der gleiche Witz mehrmals erzählt wird (vgl. 11.2).

nung, die mit dem Erzählen von Witzen verbunden ist, bei den Kindern das Bedürfnis weckt, sich Witze einzuprägen, um sie bei Gelegenheit selber erzählen zu können.

Ausserdem lässt sich Wolfensteins Aussage nicht bestätigen, dass ältere Kinder keine Witze mehr erfinden. Auch Zweitklässler, denen gerade kein Witz einfällt, die aber dennoch aktiv an der Witzrunde teilnehmen möchten, versuchen gelegentlich mit Eigenkreationen die anderen zum Lachen zu bringen.[149] Beim folgenden Beispiel aus der zweiten Klasse handelt es sich vermutlich ebenfalls um eine ad hoc erfundene Geschichte:

> 72. Nadia
> aso es sind emal drü bäre gsi die sind uf mene schiff übers meer gfahre das isch am tag immer still gsi nur i de nacht häts agfange dänn sind schnarchmüggli cho ganz en schwarm ganz vill dänn – – häts eis bärli gstoche dänn isch das umgheit und isch ipfuset dänn hät eini s zweite dänn isch es au umgfloge und ipfuset s dritti isch aber rot gsi und das isch ja e signalfarb für – – – für d mugge

Obwohl die Erzählerin bemüht ist, eine Inkongruenz zu konstruieren, ist auch dieser Beleg lediglich eine Schilderung eines frei erfundenen Handlungsvorgangs. Solche Beispiele belegen zwar, dass sich auch die Erzähler in der zweiten Klasse gelegentlich noch von der Phantasie leiten lassen, wenn sie versuchen mit erfundenen «Witzen» andere zu unterhalten. Es bildet sich nun aber ein Bewusstsein dafür aus, dass der Witz ein spezieller Typ von Erzählung ist, der nicht ohne weiteres frei erfunden werden kann. Zusammenfassend lässt sich also festhalten, dass die Witzkenntnisse bei den fünfjährigen Kindern insgesamt erst spärlich ausgebildet sind. Um andere zum Lachen zu bringen, werden daher häufig Geschichten erfunden, die zunächst noch kaum witztypische Elemente enthalten. Schon im Vorschulalter verdichten sich die Hinweise darauf, dass sich bei den Kindern ein Bewusstsein dafür auszubilden beginnt, dass Witze eine spezielle Sorte der Erzählung sind, die nach einer besonderen Gestaltung verlangen und die sich durch besondere Merkmale auszeichnen (vgl. auch Vogel 1989, 280).

149 Es gibt auch in der vierten Klasse einzelne Beispiele, bei denen die Vermutung besteht, dass sie erfunden wurden.

7.3 Witze als Nacherzählungen

Dass es nicht einfach ist, Witze zu erzählen, kommt in der sozialen Wertschätzung zum Ausdruck, die ein Witzerzähler geniesst, der in der Lage ist, sein Publikum zum Lachen zu bringen. Diese soziale Anerkennung, die ein Witzerzähler bekommt, ist auch bei den Kindern, und zwar auf allen Altersstufen, deutlich spürbar. Wer gut Witze erzählen kann, kommt bei den anderen gut an. Das führt dazu, dass Kinder gelegentlich auch Witze erzählen, die sie selber gar nicht verstehen. Dies ist, wie McGhee (1979) festhält, im Vorschulalter besonders auffällig:

> Because the child has already learned the social value of joking, this kind of experience might encourage him or her to initiate humor that he or she does not even understand. This effect is especially apparent in many five- and six-year-olds who repeatedly tell riddles before they understand the double meanings that are usually involved. (McGhee 1979, 172)

Im Kindergarten, aber auch in der zweiten Klasse, kommen verschiedene Beispiele vor, die von ihrer Form und ihrer Struktur her eindeutig als Witze zu bezeichnen sind, denen aber die Pointe fehlt. Vom Erzählvorgang her betrachtet gibt es zwei unterschiedliche Erklärungen dafür. Im einen Fall ist die fehlende Pointe damit erklärbar, dass sich die Kinder, wenn sie den Witz hören, primär den Handlungsverlauf einprägen. Aber da sie die Pointe selber nicht verstehen, treten beim Nacherzählen bestimmte Ungenauigkeiten auf, die schliesslich dazu führen, dass die Pointe verloren geht. Im anderen Fall kann die fehlende Pointe damit erklärt werden, dass der Erzähler zwar die Pointe seines Witzes versteht, dass er aber nicht in der Lage ist, die Handlung folgerichtig und vollständig zu realisieren. Da der Text in solchen Fällen nicht genau auf die Pointe hinführt, hat auch dies den Effekt, dass die Pointe verloren geht. Für beide Varianten gibt es im Korpus mehrere Beispiele.

Das folgende Beispiel illustriert, dass der Erzähler zwar die Handlung des Witzes kennt und erzählen kann, dass er aber die Pointe entweder nicht verstanden oder vergessen hat:

> 29. Jonathan
> emale isch de schwizer und de franzos und de italiener isch/ händ gwettet wer am meischte chan/ wer am meischte chan im äm im im geisseschtall chan hocke und nachane hät de hät de/ isch de isch de franzos inegange und nachane i/ hä/ isch er sofort wider usegränt und nachane isch de italie-

ner ine gane und nachane isch er au sofort wider use usegränt und nachane isch de schwizer ine gange und nachane isch er drü drü schtund dine blibe und nachane isch er use cho nachane hät er gseit du wiso häsch du so lang chöne dine blibe? und nachane hät er gseit wil ich ebe d geisse use gla han

Obwohl im Text Jonathans (29) die Pointe fehlt, handelt es sich von den Witzfiguren und vom Aufbau des Textes her ganz eindeutig um einen Witz. Dass es kein erfundenes Beispiel ist, lässt sich daraus schliessen, dass dieser Witz im Korpus unzählige Male vorkommt. Es handelt sich bei diesem Beleg um eine Art Nacherzählung eines Witzes, wobei der Erzähler die Handlungsstruktur mit Ausnahme der entscheidenden Schlusssequenz richtig realisiert. Ob der Erzähler die Pointe dieses Witzes nicht verstanden hat oder ob er sich nicht mehr daran erinnert und deshalb einen Schluss erfindet, ist nicht schlüssig zu beantworten. Man kann solche Beispiele als Hinweis dafür auffassen, dass Kinder Witze zuerst im Sinne von Nacherzählungen realisieren. Sie verstehen zwar die Pointe noch nicht, haben aber gemerkt, dass Witze bestimmte Erzählungen sind, die bei den anderen Kindern oder bei Erwachsenen Lachen erzeugen. Indem sie das Gehörte reproduzieren, versuchen sie den gleichen Effekt zu erzielen, ohne allerdings das volle Bewusstsein für die Wirkungsweise des Textes zu haben. Auch das folgende Beispiel dürfte so erklärbar sein:

15. Sarah
emale isch de schwizer und de franzos und de italiener isch/ händ gwettet wer am meischte chan/ wer am meischte chan im äm im im geisseschtall chan hocke und nachane hät de hät de/ isch de isch de franzos inegange und nachane i/ hä/ isch er sofort wider usegränt und nachane isch de italiener ine gane und nachane isch er au sofort wider use usegränt und nachane isch de schwizer ine gange und nachane isch er drü drü schtund dine blibe und nachane isch er use cho nachane hät er gseit du wiso häsch du so lang chöne dine blibe? und nachane hät er gseit wil ich ebe d geisse use gla han

Auch bei diesem Beleg ist zwar ein Handlungsgerüst vorhanden, das durchaus das Potential für einen Witz hätte, aber die Erzählerin scheint sich nicht mehr an den Schlussteil zu erinnern und formuliert daher ein Erzählende, das eines komischen Elements entbehrt.

Wenn es zutrifft, dass Kinder auch Witze erzählen, deren Pointe sie gar nicht verstehen, dann lässt sich eine ganze Reihe «falsch» oder ungenau erzählter

Witze besser erklären. Beim folgenden Beleg dürfte es allerdings auf den ersten Blick gar nicht auffallen, dass etwas nicht stimmt:

> 11. Gabi
> weisch warum mer äh uf dem öpfelbaum nie d elefante gset? wils blaui auge händ

So wie Gabi den Witz erzählt, funktioniert die Pointe eigentlich nicht, denn statt von einem Zwetschgenbaum spricht sie von einem Apfelbaum. Dies deutet darauf hin, dass sie den Witz, den sie erzählt, selber gar nicht verstanden hat. Allerdings ist es in diesem Fall durchaus möglich, dass für die Erzählerin die Komik in der ungewöhnlichen Ausgangslage und in der absurden Antwort begründet ist. Es sollte also immer auch die Möglichkeit berücksichtigt werden, dass Kinder zwar die Pointe nicht verstehen, den Witz aber aus einem anderen Grund lustig finden und ihn deshalb erzählen.

Wie erwähnt gibt es aber auch den Fall, dass sich ein Erzähler die Pointe merkt, aber nicht in der Lage ist, die dazugehörige Handlungsstruktur pointengerecht zu erzählen. Beim folgenden Beleg dürfte es sich um einen solchen Fall handeln:

> 36. Rebekka
> drü gönd ine – sind drü zauberer – de [sic] erschti hät gseit ich wett eimal gschider wärde di zweit hät gseit ich wett zweimal gschider wärde und die dritt hät gseit – ich wott tusig mal gschider wärde isch si en ma worde

Es ist offensichtlich, dass bei diesem Beispiel noch wesentliche Informationen fehlen, die man benötigen würde, um den Witz auf Anhieb verstehen zu können. Man erfährt nicht, um wen es sich bei diesen drei Personen handelt, die in das Geschehen involviert sind. Ungeklärt bleibt auch die Frage, wo die drei namenlosen Witzfiguren hineingehen und was an diesem Ort passiert. In dieser fragmentarischen Erzählung wird ausserdem offen gelassen, weshalb sich die drei Personen wünschen, klüger zu werden. Und schliesslich wird auch unterschlagen, was mit den ersten beiden Figuren geschieht. Wir erfahren zwar von der dritten Person, inwiefern ihr Wunsch in Erfüllung geht, aber das alleine genügt nicht für die Pointe. Die Erzählerin ist also nicht in der Lage, die für das Verständnis notwendigen Sachverhalte vollständig und folgerichtig zu erzählen.

Wie die Pointe dieses Witzes (vermutlich) funktioniert, wird erst deutlich, wenn man die fehlenden Informationen ergänzt. Die Konstellation, dass eine

Witzfigur sich wünscht tausendmal gescheiter zu werden und dann in einen Mann verwandelt wird, ist aus einem bestimmten Typ von Blondinen-Witz bekannt. Und zwar gibt es Blondinen-Witze, die das Witzstereotyp von der Beschränktheit der Blondine umkehren, so dass am Schluss die Männer die Dummen sind. Nimmt man aufgrund des Textendes an, dass es sich hier um einen solchen Witz handelt, lassen sich weitere Vermutungen anstellen: Bei den drei Personen, denen ein Wunsch erfüllt wird, handelt es sich um drei weibliche Witzfiguren, und nicht, wie man zunächst meinen könnte, um die Zauberer. Man kann das deshalb annehmen, weil die zweite und die dritte Person pronominal als weiblich identifiziert werden.[150] Den ersten beiden Witzfiguren wird der Wunsch erfüllt, was im Witz von Rebekka zwar unerwähnt bleibt. Auch der Wunsch der dritten Witzfigur, die vermutlich eine Blondine ist, wird erfüllt, wenn auch in einer unerwarteten Weise.

Wenn diese Vermutungen zutreffen, dann würde es sich also bei diesem Beispiel um eine Art von Metawitz handeln, und zwar insofern, als bestimmte Witzkonventionen und Geschlechterstereotypen verwendet und in ihr Gegenteil gedreht werden. Ob diese «Lösung» die richtige ist, spielt aber letztlich keine entscheidende Rolle, denn es geht bei diesem Beispiel primär darum zu zeigen, dass Kinder auch Texte erzählen, die zwar ganz eindeutig Witz-Strukturen aufweisen, die aber für das Funktionieren der Pointe um wesentliche Informationen ergänzt werden müssen. Das Problem, das sich hier stellt, ist als ein narratives Problem zu verstehen. Wer einen Witz so erzählen will, dass er auch die gewünschte Wirkung zeigt, braucht nicht nur ein hohes Mass an sprachlichem Bewusstsein, sondern muss auch über die entsprechenden narrativen Fähigkeiten verfügen, um den gewünschten kognitiven Effekt beim Hörer erzielen zu können.

Vielfach ist es nicht eindeutig entscheidbar, ob die Unvollständigkeit auf mangelndes Verstehen des Erzählers oder auf narrative Ungenauigkeit zurückzuführen ist. Da die Erzählerin des folgenden Beispiels den für ihre Altersstufe sehr anspruchsvollen Witz mit Ausnahme zweier Wörter richtig erzählt, ist es schwierig zu entscheiden, ob sie auch versteht, was sie erzählt:

150 Allerdings scheint die erste Person männlich zu sein; davon ist zumindest auf Grund des gewählten Pronomens auszugehen. Es ist jedoch zu vermuten, dass der Erzählerin bei der Wahl des Pronomens ein Fehler unterlaufen ist, und zwar weil unmittelbar vorher von drei Zauberern – also von drei männlichen Protagonisten – die Rede war.

66. Irene
es isch emal en sch/ en dütsche en schwizer und en – amerikaner gsi nachane händs beschlosse si gönd is grand canyon use – und nachane isch sinds det ane gschtande und nachane isch en geischt use ufe cho und nachane hät er gseit ihr dörfed jetzt öppis in grand canyon use rüefe und das wo zrugg chunt dörfed er – ha und nachär isch de dütsche ane gschtande und hät grueft germany mani mani und nachane hät er u vil gäld übercho – nachane isch de schwizer ane gschtande und hät grüeft switzerland länd länd länd und nachär hät er ganz en hufe land übercho und nachär isch de amerikaner ane gschtande und hät grüeft [unverst.] steit eit eit

Abgesehen von den letzten zwei Wörtern ist die Zweitklässlerin Irene in der Lage, den erzählerisch anspruchsvollen Witz genau und folgerichtig zu erzählen. Das würde darauf hindeuten, dass sie die Pointe verstanden hat. Aber gerade weil das entscheidende Textelement am Schluss nicht richtig realisiert wird, ist es fraglich, ob Irene wirklich weiss, worum es in ihrem Witz geht. Da die Erzählerin «United States» nicht verständlich auszusprechen vermag, macht das Echo «steit eit eit» eigentlich keinen Sinn. Dass das Echo von «States» wie «Aids» tönt, wäre jedoch für die Pointe entscheidend. Aus der Reaktion der anderen Kinder ist klar ersichtlich, dass sie den Witz nicht verstehen. Es bleibt die Frage, ob Irene selber den Witz versteht. Um die Pointe zu erklären, wiederholt sie die Schlussworte in derselben undeutlichen Weise und fügt noch hinzu, der Amerikaner habe eine Krankheit bekommen. Ob sie weiss, worum es sich dabei handelt, bleibt ungewiss. Es ist in diesem Fall durchaus möglich, dass die Erzählerin die Pointe verstanden hat. Einerseits zeigt sich an diesem Beispiel, dass sich mangelnde sprachliche Präzision negativ auf die Pointe auswirken kann, und andererseits verdeutlicht dieser Beleg auch, dass es teilweise äusserst schwierig ist, zu entscheiden, was die Erzähler selber verstehen und was nicht.

7.4 Zur Entwicklung des kindlichen Witzbegriffs

Von der Frage, was Kinder verstehen, wenn sie Witze erzählen, ist die Frage zu unterscheiden, was Kinder unter einem Witz verstehen. Letzteres bezieht sich auf das metakommunikative Bewusstsein der Kinder für die von ihnen erzählten

Texte. In diesem Zusammenhang soll die Frage gestellt werden, wie ausgeprägt ihr Bewusstsein für die Textsorte Witz ist. Zur Beantwortung dieser Frage könnte man sich direkt an die Kinder wenden und sie fragen, was ein Witz eigentlich sei. Dieses von Helmers (1971) gewählte Verfahren erwies sich aber für die vorliegende Arbeit als nicht passend. Vielmehr soll versucht werden, aus den Reaktionen und Bemerkungen der Kinder Rückschlüsse auf ihr Witzverständnis zu ziehen.[151]

Anhand verschiedener Kommentare, die Kinder zu ihren eigenen oder zu den Texten anderer Kinder abgeben, lässt sich beobachten, dass der Begriff «Witz» im Vorschulalter noch eine sehr allgemeine Kategorie bildet. In diesem Alter werden fast alle Texte, die Anlass zum Lachen geben, als Witz bezeichnet. Im Kindergarten wird also zwischen der Kategorie des Witzigen und der Textsorte Witz noch kein Unterschied gemacht. Dies lässt sich bei verschiedenen Beispielen aus der Art und Weise ableiten, wie die Erzähler ihre Beiträge kontextualisieren. Der folgende modifizierte Kindervers wird vom Erzähler als «witz vom samichlaus» angekündigt:

> 14. Clemens
> samichlaus du liebe maa gäll ich mues kä fitze ha gib mer lieber liim und kleischter dänn chläb ich dich as feischter

Da Clemens seinen Beitrag explizit als einen «witz vom samichlaus» ankündigt, darf man annehmen, dass für seinen Witzbegriff nicht in erster Linie formale Aspekte ausschlaggebend sind. Für ihn ist vielmehr die Wirkung das massgebende Kriterium dafür, ob ein Text als Witz bezeichnet werden kann oder nicht. Diese Beobachtung lässt sich an Clemens' Kommentar zu Sarahs Witz (15) erhärten. Über Sarahs Witz, der keine Pointe hat und daher von den Zuhörern nicht als besonders lustig erachtet wird, äussert sich Clemens mit den folgenden Worten: «das isch ja gar kän witz». Dabei kommt sehr deutlich zum Ausdruck, dass er das Beispiel von Sarah hauptsächlich deshalb nicht als Witz einstuft, weil es nichts zu lachen gibt. Neben solchen expliziten Bemerkungen gibt es im Vorschulalter weitere Hinweise dafür, dass die Erzähler von einem weiten Konzept von Witz ausgehen. Das folgende Beispiel wird von der Erzählerin als Witz aufgefasst:

151 Man kann sich fragen, ob das meta-linguistische Bewusstsein dafür, was die Textsorte Witz ausmacht, überhaupt relevant ist für das Erzählen eines Witzes. Es stimmt zwar, dass man auch Witze erzählen kann, ohne genau zu wissen, was Witze sind und wie sie funktionieren. Bei den Kindern weist jedoch einiges darauf hin, dass ein Zusammenhang besteht zwischen der Qualität der Witze und dem Bewusstsein für die Textsorte Witz.

50. Nicole
ich würi eine känne – – – [5 Sek.] es chönnt eine so säge säg emal see und dänn seit en andere fee

Dieses Beispiel gehört zu den Sprachspielen, bei denen ein anderes Kind aufgefordert wird, ein Wort zu sagen und als Antwort bekommt es einen Begriff, der sich auf das geäusserte Wort reimt. Aber statt dass die Kindergärtlerin dieses Sprachspiel mit jemandem macht, erklärt sie lediglich, wie man es machen müsste. Wie der einleitenden Bemerkung zu entnehmen ist, handelt es sich dabei im Verständnis der Erzählerin um einen Witz.

Im vorliegenden Datenmaterial lassen sich verschiedene Einzelbeobachtungen machen, die mit Fischers (1988) Befund übereinstimmen, wonach das Bewusstsein für die spezifischen Merkmale der Textsorte Witz im Kindergarten noch nicht sehr ausgeprägt ist: «Indem die Kinder unter Witz auch Rätsel und Scherzfragen, sowie den Witz im engeren Sinne einordnen, erstellen sie eine Eigendefinition, die wenig mit der wissenschaftlichen Textsortenbestimmung gemeinsam hat.» (Fischer 1988, 91) Diese Einschätzung lässt sich für das Vorschulalter grundsätzlich bestätigen. Dabei sollte allerdings nicht vergessen werden, dass auch vom textsortenlinguistischen Standpunkt her gesehen eine trennscharfe Differenzierung komischer Texte schwierig ist.

Unter erzählerwerbstheoretischer Perspektive ist es nun von Bedeutung, dass die Kinder in der zweiten Klasse beginnen, zwischen verschiedenen witzigen Texten Unterschiede zu machen. Unter den Zweitklässlern gibt es verschiedene Erzähler, die durch ihre Bemerkungen erkennen lassen, dass sie ein erhöhtes Bewusstsein für verschiedene Formen witziger Texte haben. So kündigt Irene (65) an, es handle sich bei ihrem Text eher um ein «witzsprüchli»:

65. Irene
es boot leit grad am ufer a da seit de bueb vo wo chömed er färima da seit er so du chline süesse schnufer ich chume grad vom andere ufer

Die einleitende Bemerkung der Zweitklässlerin ist ein Hinweis für ein bereits relativ differenziertes Bewusstsein für die Unterschiede zwischen humoristischen Textsorten. Der Ausdruck «Witzsprüchli» ist eine treffende Bezeichnung für die Mischform zwischen Witz und Kinderreim. Auch der Zweitklässler Bastian (88) beweist mit seinem einleitenden Kommentar (es isch ener echli es liedli»), dass er zwischen verschiedenen Textsorten zu unterscheiden weiss:

88. Bastian
aso es isch ener echli es liedli aso ja
ich ghöre es glöggli das lütet so nett
ich leg s pijama a und gang is bett
es lütet und lütet und wet nüme höre
ich glaub ich hau dem glöggli jetz es par ad schnöre

Diese dem Text vorangestellten Kommentare zeigen nicht nur, dass die Zweitklässler zwischen verschiedenen Textsorten zu unterscheiden wissen, sondern es manifestiert sich darin auch das Bedürfnis einzelner Erzähler, ihren Beitrag zu kontextualisieren. Auch in der vierten und in der sechsten Klasse ist vielfach das Bemühen vorhanden, besondere Textformen als solche zu kennzeichnen. Im folgenden Fall weist die Erzählerin darauf hin, dass sie zuerst ein Rätsel und dann einen Witz erzählen wird:

249. Lily
aso si ich han zwei de eint isch eifach es es rätsel
was schtat i de mitt vo paris?
s r

250. Lily
jetzt namal eine das isch aso en witz
aso vier hase sind emal go zälte aso go übernachte dusse nachher hät de erschti hät sini frau mitgno falls em langwilig wird de zweiti hät bier mitgno falls em langwilig wird und de dritti hät de plattespiler mitgno falls em langwilig wird und de viert hät gseit mir wirds nöd langwilig ich schlaf di ganzi nacht und drum bruch ich nüt und nachher sinds sinds go schlafe und nachher am nächschte morge isch de erscht cho wo isch mini frau? wer hät si gno? und nachher isch de zweit cho wo isch mis bier? wer het si gno wer häts gno? und nachher isch de dritt cho wo isch min plattespiler wer hät en gno? und nachher isch de viert de vierti cho hicks bicks tschatschatscha hicks bicks tschatschatscha

Mit zunehmendem Alter konkretisiert sich bei den Erzählern die Vorstellung darüber, was einen Witz ausmacht und wodurch sich verschiedene humoristische Textsorten voneinander unterscheiden. Die Entwicklung dieses metakommunikativen Bewusstseins verläuft parallel zu den Veränderungen, die man im formal-stilistischen und textstrukturellen Bereich beobachten kann.

8. Pointenstrukturen unter narrativer Perspektive

Im Folgenden soll es um den Zusammenhang zwischen narrativen Fähigkeiten und verschiedenen Pointierungstechniken gehen. Wie aus den zahlreichen Arbeiten in der Erzählerwerbsforschung hervorgeht, entwickeln sich die narrativen Fähigkeiten mit zunehmendem Alter und mit zunehmender Erzählerfahrung auf verschiedenen Ebenen. Gegenstand der folgenden Ausführungen ist die Frage, inwiefern sich der fortschreitende Erzählerwerb auf die verschiedenen Pointierungsverfahren auswirkt. Dabei ist einerseits von Interesse, welche Typen von Pointen bei den Kindern verschiedenen Alters Verwendung finden. Andererseits gilt das Interesse aber auch der Frage, welche narrativen Fähigkeiten vorhanden sein müssen, um bestimmte Pointen erzielen zu können. Wie aus den theoretischen Ausführungen über die Pointierungstechnik im Witz hervorgeht (Kapitel 2), beinhaltet resp. erfordert die Pointe eine Umstrukturierung der mentalen Textrepräsentation auf der Seite des Rezipienten. Aus der Perspektive des Erzählers betrachtet, bedeutet dies, dass der Witztext narrativ so gestaltet sein muss, dass beim Rezipienten ein ganz bestimmter kognitiver Effekt eintritt. Da die Pointe, die den Erzählfokus des Witzes darstellt, darauf angelegt ist, den Hörer auf unerwartete Weise mit einer plötzlich aufgedeckten zweiten Sinnebene zu überraschen, wird im Grunde genommen durch die gesamte Textgestaltung der Rezeptionsvorgang des Hörers antizipiert. Für das Gelingen des Witzes ist es also entscheidend, dass es der Erzähler versteht, die verschiedenen Textelemente narrativ so zueinander in Beziehung zu setzen, dass die Doppelstruktur des Textes erst am Schluss offenbart wird.

8.1 Die Entwicklung verschiedener Pointierungstechniken

Untersucht man das vorliegende Textkorpus im Hinblick auf die Frage, wodurch sich die Witzpointen der verschiedenen Altersstufen auszeichnen, dann stellt man fest, dass es zwischen dem Vorschulalter und der sechsten Klasse nicht nur Unterschiede, sondern auch eine Reihe von Gemeinsamkeiten gibt. Es fällt auf, dass es zahlreiche Witze gibt, die sich sowohl bei den Kindergärtlern wie auch bei den Sechstklässlern grosser Beliebtheit erfreuen. Es ist also nicht so, dass sich der verbale Humor der älteren Kinder fundamental vom Humor der jüngeren Kinder unterscheidet. Vielmehr weisen die vorliegenden Beobachtungen darauf hin, dass es in dieser Zeitspanne zu einer Ausweitung der Pointierungsverfahren kommt, wobei sich einerseits graduelle Veränderungen und andererseits stufenartige Entwicklungen beobachten lassen.

8.1.1 Handlungsbasierte und sprachbasierte Witzpointen

In der kognitionspsychologischen Literatur zur Humorentwicklung gilt es als erwiesen, dass Kinder im Alter zwischen sechs und acht Jahren die Fähigkeit entwickeln, Witzpointen zu verstehen, die auf sprachlicher Mehrdeutigkeit beruhen (Shultz 1976; McGhee 1979; Vogel 1989). Als entwicklungspsychologische Begründung wird der Übergang zum konkret-operationalen Stadium angenommen (McGhee 1979). Dieser Befund wurde in zahlreichen Studien zur Rezeption sprachlicher Inkongruenz erhärtet. Da es im vorliegenden Kontext um die Frage geht, wie Kinder Witze *erzählen* und nicht etwa, wann sie bestimmte Witzpointen *verstehen,* kann hierzu nur indirekt Stellung genommen werden. Die Frage, die sich im Rahmen der vorliegenden Arbeit stellt, ist vielmehr, in welchem Alter Kinder beginnen Witze zu erzählen, deren Pointen auf sprachlicher Ambiguität beruhen. Das Interesse gilt also der Produktion und nicht der Rezeption. Wie das vorliegende Datenmaterial zeigt, trifft es auch für das Erzählen weitgehend zu, dass sprachliche Ambiguität erst ab der zweiten Klasse ein Rolle zu spielen beginnt. Im Kindergarten werden fast ausschliesslich handlungsbasierte Witze erzählt.[152] Dabei zeigt sich, dass im Vorschulalter häufig Missgeschicke oder Fehlleistungen der Witzfiguren als Grundlage für die Pointe dienen. Es kann aber auch listiges Verhalten einer Witzfigur genügen, wie das folgende Beispiel illustriert:

152 An dieser Stelle gilt es allerdings zu betonen, dass diese Beobachtung für die Witzpointen des vorliegenden Korpus Geltung beansprucht. Ausserhalb der Textsorte Witz, z. B. in konversationellen Kontexten, lässt sich das Spiel mit sprachlicher Ambiguität durchaus schon bei jüngeren Kindern beobachten.

10. Fabian
es isch emal en chines en schwiizer und en franzos gsi die die händ gmacht wer am längschte chan uf em ameisehuufe obehocke und nachär sind/ äh isch de franzos ue hät wider bisse und gstoche isch er grad wider abe und na/ nachär isch de chines ue hät en bisse und gstoche isch er grad wider abe nachär isch de schwiizer ue und hät hät föif tag chöne dobe blibe und nach/ nachane händs en freiwillig abegla und nachär händs en gfröget win er s gmacht hät er hät d königin töt und dänn sind alli ad beERDigung

Dieser Typ von Witz, bei dem es darum geht, dass drei Witzfiguren möglichst lange auf einem Ameisenhaufen oder in einem Bienenhaus ausharren, lässt sich im Korpus in verschiedenen Varianten belegen. Zwar ist dieser Witz auch bei den Sechstklässlern noch sehr beliebt, kann aber insofern als typisch für das Vorschulalter bezeichnet werden, als er auf einer pragmatischen Inkongruenz beruht. Die Pointe besteht darin, dass eine Witzfigur eine List anwendet und diese Handlung führt zu einer unerwarteten Wendung des Geschehens. Als Grundlage für die Pointe dient im Kindergarten häufig auch die Dummheit einer Witzfigur:

37. Sandra
was macht e blondine i de wüeschti mit em staubsuger? – [Kinder lachen; unverst.] de sand uf/ de sand ufsuge

In diesem dialogischen Witz aus dem Kindergarten beruht die Pointe auf einer widersinnigen Handlung, es handelt sich somit ebenfalls um eine pragmatische Inkongruenz. Das gleiche Bild zeigt sich auch bei den ad hoc erfundenen Witzen des Vorschulalters, die alle handlungsbasiert sind. Es gibt im Vorschulalter lediglich ein Beispiel, das auf dem Spiel mit sprachlicher Mehrdeutigkeit beruht:

12. Bettina
es es isch emal e frau gsi die hät immer es mässer im auto gha – – weisch für was?
zum kurve schnide

Dies ist im vorliegenden Korpus der einzige sprachbasierte Witz im Vorschulalter. Allerdings lässt es sich nur schwer beurteilen, ob die Kindergärtlerin, die dieses Beispiel erzählte, die sprachliche Mehrdeutigkeit tatsächlich erkannte. Die

Pointe dieses Witzes basiert auf der wörtlich interpretierten Lesart eines metaphorischen Ausdrucks («die Kurve schneiden»). Das Wort «schneiden» fungiert dabei als «Trigger» (Raskin 1985) zwischen «Messer», «Auto» und «Kurve schneiden». Sprachliche Ambiguität, wie sie für Bettinas Witz (12) pointenbildend ist, setzt das Bewusstsein des Erzählers für die Mehrdeutigkeit sprachlicher Elemente voraus: «[L]inguistic humor is based on the children's developing metalinguistic knowledge.» (Shultz & Robillard 1980, 60) Vom eben zitierten Beispiel abgesehen, lässt sich sprachliche Ambiguität in den Witzen des vorliegenden Korpus – zumindest was die Ebene des Erzählens betrifft – erst bei den Zweitklässlern nachweisen. Die Tatsache, dass sprachliche Ambiguität in den Witzpointen der Kindergärtler praktisch noch nicht vorkommt, sondern erst ab der zweiten Klasse eine Rolle zu spielen beginnt, dürfte abgesehen vom metasprachlichen Bewusstsein auch mit den narrativen Anforderungen im Zusammenhang stehen, die gefordert sind, um sprachliche Ambiguität pointenwirksam einzusetzen. Beim Erzählen von Witzen ist es im Unterschied zum Verstehen von Witzen so, dass die Ambiguität nicht nur erkannt werden muss, vielmehr muss sie funktionalisiert werden, indem sie narrativ inszeniert wird. Dies verlangt vom Erzähler, dass er es versteht, die entsprechenden Textteile erzählerisch so aufeinander abzustimmen, dass die Ambiguität des sprachlichen Elements als Auslöser der Pointe zum Tragen kommt.

Als Beispiele für die sich entwickelnde metasprachliche Kompetenz bei den Zweitklässlern sollen die folgenden drei dialogischen Witze dienen, die alle auf dem gleichen Schema aufbauen:

> 160. Petra
> was isch orangsch und äh lauft über en berg ine?
> es wandarinli
>
> 104. David
> was isch farbig und rännt us us de chuchi?
> fluchtsalat
>
> 105. David
> was isch brun und chläbt a de wand?
> chläbchueche

Solche Beispiele, von denen es im Korpus zahlreiche Varianten gibt, werden erstmals in der zweiten Klasse erzählt. Gefragt wird dabei nach einem fiktiven

Objekt, das erstens durch eine Farbe und zweitens durch eine Tätigkeit definiert ist. Die Antwort besteht in der Regel aus einem lautlich manipulierten Lebensmittel. Im Hinblick auf die Pointierungstechnik ist der entscheidende Punkt, dass die Antworten auf spielerischem Umgang mit sprachlicher Inkongruenz aufbauen. Die Verschmelzung von «Wanderer» und «Mandarine» zu «Wandarine» bildet die Verbindung zwischen zwei Isotopieebenen, nämlich «orange» und «Mandarine» auf der einen Seite und «Wanderer» und «über einen Berg gehen» auf der anderen Seite. Durch die Überlagerung dieser beiden Bedeutungsfelder kommt es in der Neuschöpfung «Wandarine» zu einer semantischen Verdichtung. Die Pointe beruht also einerseits auf dem Spiel mit ähnlich lautenden Wörtern und andererseits auf der semantischen und morphologischen Verschmelzung unterschiedlicher Wörter. An solchen Beispielen zeigt sich das zunehmende Gespür der Kinder für sprachliche Mehrdeutigkeiten. Dies lässt sich in der zweiten Klasse auch an anderen Belegen veranschaulichen:

> 82. Manuel
> wüssed si wi wiso dass d äh d amerikaner pfäffer über de fernseh abe läred?
> damit s bild scharf wird

> 125. Sarina
> kännsch de chürzischt je/ jegerwitz? – händ sich zwe jeger troffe

Während im ersten Beispiel (82) die semantische Ambiguität eines Adjektivs (scharf) massgebend ist für die Pointe, spielt das zweite Beispiel (125) mit der morphosyntaktischen Mehrdeutigkeit eines Verbs (treffen), das transitiv (jmdn./etw. treffen) und unecht reflexiv (sich treffen) verwendet werden kann. Wie bei allen dialogischen Witzen spielt auch in diesem Fall (125) die einleitende Frage eine entscheidende Rolle. Um zu erreichen, dass mit der Doppeldeutigkeit von «sich treffen» ein komischer Effekt erzielt werden kann, braucht es diese Einleitung. Das abrupte Ende ist durch zwei Faktoren bedingt, einerseits durch die Handlung, denn nachdem sich die beiden Jäger getroffen, d.h. erschossen haben, ist die Handlung fertig. Die Kürze dieses Beispiels ist auch funktional zu erklären, denn die Mehrdeutigkeit von «sich treffen» kann narrativ nur so inszeniert werden. Eine Vereindeutigung zugunsten einer Verwendungsweise des Verbs wird hier nicht angestrebt, sondern die Pointe beruht darauf, dass beide Interpretationsmöglichkeiten zugleich Sinn machen. Solchen Beispielen lässt sich entnehmen, dass die Kinder in der zweiten Klasse entdecken, wie sie mit sprachlicher Mehrdeutigkeit Witzpointen erzielen können.

In der vierten Klasse erweitert sich das Spektrum der sprachbasierten Pointierungsverfahren. Aus den zahlreichen Spielarten der sprachbasierten Pointierung seien hier zwei herausgegriffen:

182. Karin
wiso läred äh blondine wasser über en compi?
Junge: dass si chan im internet umesörfe

164. Marcel
es sind drü lüt äh drü gfangeni vors erschüsserigskommando cho – und dänn äh sinds isch de erschti cho en ösch/ en schwizer isch a d wand gschtande – äh – de kommandant so gseit [*langsam gesprochen*] *anlegen – zielen* dänn rüeft de schwizer es brennt! – es brännt es brännt! all lueged umenand äh und äh de schwizer rännt über d mur und isch wäg – nachane am nächschte tag – – chunt en – dütsche – – dänn schtaht er a d wand de äh kommandant wider [*langsam gesprochen*] *anlegen – zielen* dänn rüeft de dütsch es brennt! es brennt! all lueged wider ume und er rännt weg nachane de öschterricher gsets us em gfängnisfeischter und seit a da chani au – nachane chunt er a d mur de kommandat wider [*langsam gesprochen*] *anlegen – zielen* dänn de öschterricher feuer!

Während im ersten Beispiel (182) eine wörtlich genommene Metapher («surfen») die Grundlage der Pointe bildet, wird dem Österreicher im zweiten Beispiel (164) ein sprechakttheoretisches Problem zum Verhängnis: Der Schiessbefehl «Feuer!» und der Hilferuf bzw. die Warnung «Feuer!» sind unglücklicherweise identisch.

Die Möglichkeiten sprachliche Ambiguität zur Erzielung von Witzpointen zu nutzen, werden in der vierten Klasse also bereits auf vielfältige Weise genutzt. Dies gilt auch für die Sechstklässler, mit dem Unterschied, dass in diesem Alter sprachliche Ambiguität häufig genutzt wird, um auf bestimmte, z. B. tabuisierte Sachverhalte anzuspielen:

297. Manuela
aso e blondine gaht zunere grossfirma gaht so an empfang und verlangt de herr meier – und – und nachher – aso – [*wendet sich an zwei lachende Mitschüler*] *was was lachet ir eigentlich so s isch ja gar nöd lusch nanig luschtig – aso WÜRKLI* und dänn nachedhär sei/ seit si wo de herr meier isch und dänn seit de am empfang wiso händ si eigentlich e matraze uf irem

rugge? dänn seit si ja de herr meier hät gseit ich mües all unterlage mitnä woni heg

In diesem Beispiel dient die Ambiguisierung von «Unterlage» dazu, verschiedene stereotype Vorstellungen, die mit der Witzfigur Blondine verbunden werden, zur Pointierung zu nutzen. Wie dieses vermeintliche Missverständnis zustande kommt, das auf einem falsch verstandenen Zusammenhang zwischen Matratze und Bewerbungsunterlagen beruht, muss der Hörer aus dem Kontext und mit Hilfe seines Wissens über die Witzfigur «Blondine» erschliessen.

Zusammenfassend kann also festgehalten werden, dass sich die Pointierungstechnik im Vorschulalter weitgehend auf handlungsbasierte Pointen beschränkt. In der zweiten Klasse treten erstmals verschiedene Formen von sprachbasierten Pointen auf. Die Vielfalt an Witzpointen, die auf sprachlicher Ambiguität basieren, nimmt in der vierten und in der sechsten Klasse deutlich zu. Das bedeutet allerdings nicht, dass mit zunehmendem Alter keine handlungsbasierten Witze mehr erzählt würden. Es lässt sich jedoch beobachten, dass sich die Palette unterschiedlicher Pointierungsverfahren vergrössert. Das sollen auch die folgenden Ausführungen illustrieren.

8.1.2 Phraseologische Pointen

Wie aus den vorangegangenen Ausführungen hervorgeht, fangen die Kinder in der zweiten Klasse an Witze zu erzählen, deren Pointen auf der Mehrdeutigkeit sprachlicher Elemente basieren. Dazu gehören auch Beispiele, die auf der Verwendung von Phraseologismen aufbauen. Bei den phraseologischen Pointen handelt es sich um eine Teilmenge der sprachbasierten Pointen, die aus zwei Gründen besonders interessant ist. Einerseits kann das pointenwirksame Einsetzen von Phraseologismen aus sprachlich-kognitiver Perspektive als Indiz dafür verstanden werden, dass bei den Erzählern das (meta-)sprachliche Bewusstsein für die phraseologische und die wörtliche Bedeutung vorhanden ist.[153] Andererseits sind phraseologische Pointen auch aus erzählerwerbstheoretischer Sicht von Interesse, und zwar weil eine phraseologische Pointe nur dann funktioniert, wenn alle Textelemente so aufeinander abgestimmt sind, dass der Rezipient beide Les-

153 Dies gilt insbesondere für idiomatische und teil-idiomatische Phraseologismen, die eine wörtliche und eine phraseologische Lesart ermöglichen (vgl. Burger 2003).

arten aktiviert und zueinander in Beziehung setzt. Es ist also die Aufgabe des Erzählers, den Text so zu gestalten, dass die duale Lesbarkeit der phraseologischen Wendung zu einem komischen Effekt führt.

Im folgenden Witz aus der zweiten Klasse finden sich gleich mehrere Phraseologismen *(Leid tun, etwas auf Lager haben, Hunger haben wie ein Wolf)*, allerdings sind nicht alle von Bedeutung für die Pointe:

> 83. Stefan
> es isch emal en ma is reschtorant cho dänn chunt de chelner an tisch und fräget – – äm was wänd si ässe? dänn seit dä gascht – – grüezi herr chelner ich/ chelner ich han ich han hunger win en wolf da seit de chelner tuet mer leid aber rotchäppli hämmer nöd uf lager

Im Hinblick auf die Pointierung ist hier vor allem «Hunger haben wie ein Wolf» entscheidend. Für den Kellner ist, im Gegensatz zum Gast, nicht die phraseologische Bedeutung *sehr grossen Hunger haben* massgebend, sondern primär die Lexeme «Hunger» und «Wolf». In der Lesart des Kellners wird «Hunger haben wie ein Wolf» nicht als komparativer Phraseologismus verstanden, sondern wird umgedeutet als ein Verweis auf einen ganz bestimmten Wolf, den man aus dem Märchen «Rotkäppchen» kennt. Der komische Kontrast resultiert in diesem Fall aus dem Unterschied zwischen der phraseologisch intendierten Lesart des Phraseologismus seitens des Gastes und der falsch interpretierten Bedeutung einzelner Komponenten seitens des Kellners. Somit ist diese Witzpointe um ein phraseologisches Missverständnis herum konstruiert.

Ein weiteres Beispiel einer phraseologischen Pointe ist der folgende Beleg aus der zweiten Klasse:

> 65. Irene
> es boot leit grad am ufer a da seit de bueb vo wo chömed er färima da seit er so du chline süesse schnufer ich chume grad vom andere ufer

Der komische Effekt besteht in diesem Fall darin, dass der Fährmann im wörtlichen Sinn vom anderen Ufer kommt und gleichzeitig zu verstehen gibt, dass er im phraseologischen Sinn *vom anderen Ufer ist.* Beide Varianten sind im Text erzählerisch verankert, wobei sowohl die harmlose wie auch die brisante Sinnebene von der gleichen phraseologischen Wendung ausgeht. Ob die Erzählerin, eine Zweitklässlerin, die phraseologische Bedeutung von *vom anderen Ufer sein* kennt und sich des Spiels mit den zwei Lesarten bewusst ist, ist allerdings schwer zu beurteilen. Dass die Erzählerin weiss, wie dieses Beispiel zu verstehen ist, ist zwar durchaus möglich, denn sie realisiert den Text völlig richtig und lässt den Fährmann auch die zweideutige Aussage machen «so du chline süesse schnufer». Aber es könnte in diesem Fall auch mit der Reimform zusammenhängen, dass die Erzählerin sich dieses Beispiel gut einprägen und erzählen kann – allenfalls auch ohne wirklich zu verstehen, worum es dabei geht.

Im vierten Schuljahr finden sich zunehmend Witze, die die Mehrschichtigkeit phraseologischer Wortverbindungen zur Pointierung nutzen. Dabei geht aus den erzählten Beispielen in der Regel deutlich hervor, dass bewusst mit den verschiedenen Bedeutungen gespielt wird. Der folgende Beleg aus der vierten Klasse illustriert, wie weit sich bei den Kindern dieses Alters die Fähigkeit bereits entwickelt hat, einen Text narrativ so zu gestalten, dass das geschilderte Szenario mit beiden Lesarten eines Phraseologismus kompatibel ist:

> 239. Marcel
> guet – zwei äm zwei elefante äm bummlet verliebt i de gegend umenand rüssel a rüssel dänn seit plötzlich d frau – hoffentlich füersch du mich nöd a de nase um/ rum

Der Erzähler dieses Beispiels versteht es, auf sehr kurzem Raum eine Szene zu entwerfen, die beim Hörer verschiedene Wissensbestände aktiviert und entsprechende Erwartungen weckt. Durch den Phraseologismus *jmdn. an der Nase herumführen* bekommt die ganze Situation plötzlich eine völlig neue Bedeutung. Die Elefantenfrau möchte nur im wörtlichen, nicht aber im übertragenen Sinne an der Nase herumgeführt werden. Die Pointe besteht darin, dass plötzlich im gleichen Kontext sowohl die phraseologische wie auch die wörtliche Lesart Sinn machen. Der Grund, weshalb im gegebenen Kontext beide Lesarten sinnvoll interpretierbar sind, obwohl sie sich disjunktiv zueinander verhalten (vgl. Burger 2003, 59f.), liegt darin, dass es in diesem Witz zu einer Art «Überkreuzung» zwischen Realität und Fiktion kommt. Während verliebte Menschen Hand in Hand gehen, spazieren die beiden Elefanten Rüssel an Rüssel. Was in diesem Witz als paralleles Verhalten zwischen Mensch und Tier dargestellt wird, überkreuzt sich durch die Verwendung des Phraseologismus, der der geschilderten Situation quasi einen «doppelten Boden» gibt. Die negative Konnotation der phraseologischen Bedeutung kontrastiert mit der idyllisch-romantischen Schilderung, die durch die wörtliche Lesart zum Ausdruck kommt. An diesem Beispiel zeigt sich sehr anschaulich, was Marfurt (1977, 66) mit «polyfunktionaler Vertextung» bezeichnet: Ein einzelnes Textelement – im vorliegenden Fall ein Phraseologismus mit zwei Lesarten – ist mit dem Rest des Textes so verknüpft, dass beide Lesarten, d.h. zwei sehr unterschiedliche Sinnebenen, zugleich Sinn machen.

Wie aus dem oben zitierten Beispiel von Marcel (239) deutlich hervorgeht, setzen phraseologische Pointen nicht nur sprachliches Wissen voraus, sondern auch die Fähigkeit, verschiedene Wissensbestände mit erzählerischen Mitteln zueinander in Beziehung zu setzen (vgl. dazu Wotjak 1999, 55ff.). Damit ein Phraseologismus zur Erzielung einer Witzpointe verwendet werden kann, ist häufig auch spezifisches, z.B. soziokulturelles Wissen gefragt. Im folgenden Witz aus der vierten Klasse basiert die phraseologische Pointe auf dem Stereotyp, Zürcherinnen und Zürcher seien vorlaut und eingebildet:

> 176. Stefanie
> aso es sind emal en papagei es äffli und es krokodil zäme ghocked und dänn hätts krokodil s äfffli gfröget wo gasch dänn du id FErie? hätts äffli gseit – – min papi cha guet chlätere mis mami cha guet chlätere mis brüederli cha guet chlätere mis schwöschterli cha guet chlätere mir gönd ufe id berge [unverst.] und dänn häts häts s äffli s vögeli gfröged wo gasch dänn du id fe/ FErie? häts vögeli gseit – – min papi cha guet flüge mis mami cha guet flüge mini gschwüschterti chönd guet flüge mis brüederli cha guet flüge mir gönd echli id luft – – dänn hä hät s äffli und s vögeli s krokodil gfröget wo gasch dänn du id FErie? dän häts krokodil gseit – min papi hät e grosses mul mis mami hät e grosses mul mis schwöschterli hät äs grosses mul min brüeder hät es grosses mul ich han e grosses mul mir gönd echli uf züri

Während das Krokodil im wörtlichen Sinne ein grosses Maul hat, trifft das auf die Zürcher höchstens in der phraseologischen Lesart zu. Dieses soziale Stereotyp kann seine kohärenzstiftende Wirkung nur dank des genauen Zusammenspiels von Text und Phraseologismus entfalten. Trotz gewisser Längen, die der Witz von Stefanie (176) aufweist, versteht es die Erzählerin insgesamt sehr genau, die Dramaturgie der Witzhandlung auf die beiden Lesarten des Phraseologismus abzustimmen. Das ist im Hinblick auf die Frage nach dem Erwerb narrativer Fähigkeiten von besonderem Interesse, denn es manifestiert sich in solchen Beispielen mehr als «nur» die Fähigkeit, eine Folge von Ereignissen kohärent zu versprachlichen. Vielmehr sind solche Witze ganz gezielt auf einen bestimmten kognitiven Effekt beim Hörer angelegt. Dies erfordert vom Erzähler die Fähigkeit, den Text sehr genau auf den intendierten Rezeptionsprozess des Hörers auszurichten. Im Fall der phraseologischen Pointe muss also durch die Textgestaltung eine Spannung zwischen der phraseologischen und der wörtlichen Bedeutung aufgebaut werden, die aber erst mit der Pointe resp. durch die Pointe offengelegt wird.

Im vorliegenden Datenmaterial kommen auch phraseologische Pointen vor, bei denen der komische Effekt darauf beruht, dass die wörtliche Lesart eines bestimmten Phraseologismus einen irrealen Sachverhalt oder Vorgang bezeichnet. Diese Möglichkeit wird im folgenden Beispiel aus der sechsten Klasse zur Erzielung einer Pointe genutzt:

> 311. Stefan
> isch emal en ma zum arzt gange so im wartezimmer hockt e frau mit emene verband um de chopf frögt er si wasch passiert? dänn seit si ich hamer d ferie müese us em chopf schla

Die auf den ersten Blick inkohärente Antwort der Frau entpuppt sich erst als verständlich, wenn statt der phraseologischen die wörtliche Lesart aktiviert wird. Die Pointe besteht hier im grotesken Versuch der Frau, die vermeintlich wörtliche Lesart eines Phraseologismus in die Tat umzusetzen. In diesem Beispiel wird der Umstand genutzt, dass auch eine eigentlich irreale wörtliche Lesart unter bestimmten Kontextbedingungen zu einem «sinnvollen» Ergebnis führen kann. Auch in diesem Beispiel ist es entscheidend, dass der pointenwirksame Kontrast auf der erzählerisch doppelt verankerten Mehrdeutigkeit eines sprachlichen Elements basiert.

In allen bislang besprochenen Beispielen kommen die verwendeten Phraseologismen in ihrer gebräuchlichen Form vor. Ein weiterer Entwicklungsschritt ist dann erreicht, wenn Phraseologismen in modifizierter Form zur Erzielung einer Pointe verwendet werden. Um einen auch aus narrativer Sicht erhöhten Schwierigkeitsgrad handelt es sich, weil die Modifikation eines Phraseologismus nicht nur die Kenntnis der usualisierten Basis voraussetzt (sowohl beim Erzähler wie auch beim Hörer), sondern auch erfordert, dass der Text die entsprechenden Hinweise zur Entschlüsselung liefert. Im vorliegenden Korpus kommen modifizierte Phraseologismen in pointenbildender Funktion erst in der sechsten Klasse vor:

> 330. Andreas
> seit en rägewurm zu ihre zu sim agebetete aso entweder du liebsch mi oder ich werf mi vors huen

Der angedrohte Selbstmord aus Liebe lässt sich ableiten von *sich vor den Zug werfen*. Der komische Effekt beruht in diesem Fall einerseits darauf, dass ein Regenwurm sich aus anatomischen Gründen weder vor einen Zug noch vor ein

Huhn *werfen* kann, andererseits ist diese Handlungsweise aus der Regenwurmperspektive natürlich eine besonders dramatische Form des Suizids. Auch hier gilt es zweierlei zu beachten: Auf der einen Seite spielt der Witz mit der Modifikation eines Phraseologismus, was hinsichtlich des Wissens des Erzählers um die Möglichkeiten der Aktualisierung und Kontrastierung verschiedener Lesarten bedeutsam ist. Auf der anderen Seite drückt sich in diesem Witz aber auch das zunehmende Wissen über die Welt aus, denn die Komik dieser Szene ist nur vor dem Wissenshintergrund einer dramatisch inszenierten Liebeserklärung verständlich. Dieser Witz besticht dadurch, dass er mit minimalem narrativem Aufwand sehr gezielt das Spiel mit einem modifizierten Phraseologismus inszeniert.

Das nächste Beispiel ist weniger dramatisch als das eben zitierte, spielt aber ebenso mit der Modifikation eines Phraseologismus:

> 274. Jan
> aso es aso es isch emal es grüens männli gsi hät uf em grüene planet gwohnt grüeni wise und äm – äh grüeni hüser und grüene türe und alles dänn gaht d türe di grüen türe uf chunt es rots männli ine – nachher seits ou jetzt bin i im falsche witz

Es handelt sich hier um eine modifizierte Verwendung von *im falschen Film sein.* Indem das rote «männli» glaubt, im falschen «Witz» zu sein, kommt abgesehen vom Verweis auf die usualisierte Basis des Phraseologismus auch eine Metaebene ins Spiel.

Zusammenfassend kann also festgehalten werden, dass die pointenwirksame Verwendung von Phraseologismen einerseits im Hinblick auf die Kenntnis phraseologischer Einheiten von Interesse ist, denn die Verwendung zu einem spezifischen Zweck, hier zur Erzielung eines Komikeffekts, lässt auf ein Bewusstsein für die verschiedenen Lesarten schliessen. Und andererseits ist die Verwendung von Phraseologismen in Witzen auch im Hinblick auf die Frage nach den narrativen Fähigkeiten der Kinder von Interesse, denn ein Witz, dessen Pointe auf einem Phraseologismus aufbaut, muss narrativ so gestaltet sein, dass er beide Lesarten ermöglicht. Exposition und Komplikation, die zusammen die narrative Basis für die Pointe bilden, müssen sehr genau auf den Phraseologismus abgestimmt sein, damit die Pointe funktioniert. Dies erfordert vom Erzähler einen sehr differenzierten Umgang mit den verschiedenen sprachlichen Elementen des Witzes. In besonderem Mass gilt dies für Phraseologismen, die modifiziert werden, um einen komischen Effekt zu erzielen. In diesem Sinne lässt sich die pointengerechte Verwendung von Phraseologismen als ein Zeichen einer fortgeschrittenen Erzählkompetenz erachten.

8.1.3 Einfache und komplexe Pointenstrukturen

Während es sich bei den handlungs- und sprachbasierten Witzpointen um zwei grundlegend unterschiedliche Pointierungstechniken handelt, sind im vorliegenden Korpus auch Unterschiede zwischen verschiedenen Pointenstrukturen zu beobachten, die eher auf einer graduellen als auf einer dichotomischen Skala einzuordnen sind. Diesem Umstand soll mit dem Begriffspaar «einfache» versus «komplexe» Pointenstruktur Rechnung getragen werden. Es handelt sich dabei nicht um feste Werte, sondern um entgegengesetzte Pole auf einer gleitenden Skala. Was mit einfachen und komplexen Pointenstrukturen gemeint ist, lässt sich am Vergleich zweier Beispiele illustrieren. Der erste Beleg stammt aus dem Kindergarten:

> 9. Manuel
> es isch emal en chines gsi en franzos und en schwizer die sind in biene/ händs gmacht wer cha am längschte im bieneschwarm ine si dänn isch de franzos ie dänn händs en bisse und gstoche isch er grad wider use isch de chines ie händs en bi bisse und gschtoche isch er grad wider use und nachär isch de schwiizer ie und nachär hät er föif tag chönne drin blibe weisch wiso – hät in egge gschisse und dänn sind alli go frässe

In Beispiel von Manuel (9) besteht die Pointe darin, dass der Schweizer die Bienen mit einem Trick auf Distanz halten kann und auf diese Weise die Wette gewinnt. Die Pointe verlangt vom Rezipienten einzig den Zusammenhang zwischen der angewandten List und der gewonnenen Wette nachvollziehen zu können. Da dieser Zusammenhang im Text ausserdem explizit erläutert wird («hät in egge gschisse und dänn sind alli go frässe»), wird vom Rezipienten höchstens eine minimale kognitive Eigenleistung gefordert. Solche Witze lassen sich als Beispiele für einfache Pointenstrukturen auffassen. Im Unterschied dazu ist es beim nächsten Beispiel notwendig, verschiedene gedankliche Zwischenschritte zu vollziehen, um die Pointe verstehen zu können. Der folgende Beleg aus der vierten Klasse weist eine komplexe Pointenstruktur auf:

> 213. Maya
> aso es gu/ es gummibärlipaar hät ghüratet – und dänn sinds in spital und dänn hä/ isch de gummibärlivater ganz ufgregt gsi – dänn isch äm – aso die frau usecho und hät gseit – äm – ich gratuliere ine dänn hät er gseit was ischs was ischs was ischs dänn hät si gseit es grüens

In diesem Beispiel wird eine bekannte menschliche Verhaltensweise in die fiktive Lebenswelt von Gummibärchen projiziert. Die aufgeregte Frage des Vaters an die Krankenschwester, was es denn sei, bezieht sich wider Erwarten nicht auf das Geschlecht des Kindes, sondern – wie allerdings erst aus der Antwort der Hebamme hervorgeht – auf die Farbe. Die beim Hörer geweckten Erwartungen erweisen sich unter den gegebenen Umständen auf überraschende Weise als unzutreffend. Die aus dem menschlichen Kontext bekannte Frage nach dem Geschlecht des neugeborenen Kindes wird parodiert, indem die einzige Sorge des Gummibärchenvaters der Farbe des Kindes gilt. Voraussetzung für das Verstehen der Pointe ist, dass der Hörer dasselbe Verhalten unter verschiedenen Kontextbedingungen zu interpretieren vermag. Entscheidend ist aber auch, dass der Hörer die aufgeregte Frage des Vaters als typische bzw. stereotype Verhaltensweise von werdenden Vätern interpretiert, was im Transfer auf die Welt der Gummibärchen zu einer überraschenden Wendung führt. Wie dieses Beispiel zeigt, verlangen komplexe Pointenstrukturen vom Hörer, dass er kognitive Transferprozesse ausführt, indem er unterschiedliche Wissenssysteme zueinander in Beziehung setzt. Was bei diesem Beispiel als Verstehensbedingung noch hinzu kommt, ist die Fähigkeit zwischen Realität und Fiktion hin und her wechseln zu können.

Wenn im vorliegenden Kontext von «einfachen» und «komplexen» Pointenstrukturen die Rede ist, dann sind damit die für das Verständnis notwendigen kognitiven Ergänzungsleistungen gemeint. Während es für das Verstehen einfacher Pointenstrukturen reicht, dass der Hörer den komischen Kontrast zwischen zwei unterschiedlichen Sachverhalten erkennt, ist es bei den komplexen Pointenstrukturen notwendig, verschiedene Inferenzen zu leisten. Vom Hörer wird so verlangt, dass er imstande ist, implizites Wissen zu aktivieren. Obwohl man in der sechsten Klasse häufiger komplexe Pointierungsverfahren findet, trifft die Folgerung nicht zu, es finde zwischen dem Vorschulalter und der sechsten Klasse eine quasi linear fortschreitende Entwicklung statt von einfachen zu komplexen Pointenstrukturen. Denn erstens finden sich auch in der sechsten Klasse noch zahlreiche Beispiele, die auf einfachen Pointenstrukturen basieren und zweitens weisen einzelne Beispiele im Vorschulalter schon durchaus anspruchsvolle Pointenstrukturen auf. So muss etwa beim folgenden Beispiel aus dem Kindergarten der für die Pointe notwendige Gedankenschritt rückwirkend aus der geschilderten Handlung abgeleitet werden:

58. Michael
es isch emal en bueb gsi dä isch mit em velo am mami verbi gfahre und hät am mami gseit mami mami ich chan ohni händ fahre und dänn isch er

umkehrt hät gseit mami mami ich chan ohni füess und s nöchschte mal won er cho isch hät er gseit [*imitiert zahnloses Sprechen*] *mami mami ich chan ohni zäh*

Es handelt sich bei diesem Beispiel um eine Folge dreier Handlungssequenzen, wobei jede Teilhandlung des Protagonisten eine Steigerung der vorangehenden Handlung erwarten lässt. Der Witz ist also dramaturgisch auf einen Höhepunkt angelegt, der allerdings mit der dritten Handlung jäh ins Gegenteil verkehrt wird. Ohne Zähne fahren zu können, bedeutet eben nicht, einen zusätzlichen Schwierigkeitsgrad erfolgreich zu meistern. Genau das Gegenteil ist der Fall: Der dritte Handlungsdurchgang lässt erkennen, dass bereits der zweite Versuch, nämlich ohne Hände und ohne Füsse zu fahren, misslungen ist. Die komische Wirkung entspringt der im Witz angelegten, jedoch nicht explizit gemachten Differenz zwischen einer vordergründig erfolgreichen Steigerung des Schwierigkeitsgrades und dem eigentlichen Misslingen des Vorhabens. Was es bedeutet, dass der Junge sagt, er könne auch ohne Zähne fahren, muss der Rezipient aus dem Gesagten erschliessen.

Wie Vogel (1989) beobachtet, werden mit zunehmendem Alter auch Witze erzählt, deren Mehrdeutigkeit sich nicht lediglich auf die Sprache bezieht. Mit dem Begriff «polysemic competence» bezeichnet Vogel (1989) die Fähigkeit, nicht nur mehrere Bedeutungen eines Wortes, sondern auch mehrere Bedeutungen eines Gegenstandes, eines Verhaltens oder eines Ereignisses zu verstehen:

> Children under the age of six already know that a «joke» is something you tell in order to be funny, that it is a good way to enjoy turning things upside-down, that it involves an unexpected or inappropriate mismatch of elements [...]. The only thing that seems to be missing at this age is polysemic competence, or knowledge of the fact that behavior, artifacts and verbal texts can mean more than one thing at one time. (Vogel 1989, 280)

Nach Auffassung Vogels (1989) besteht also ein wesentlicher Entwicklungsprozess des verbalen Humors darin, dass die Kinder mit zunehmendem Alter in der Lage sind, Sachverhalten unterschiedliche Bedeutungen zuzuweisen. Mit dem folgenden Beispiel lässt sich verdeutlichen, was Vogel (1989) unter der Mehrfachbedeutung eines Gegenstandes versteht:

163. David
drü kelett [sic] chömed us em grab use und nachär stönds mit töffli amene baum – und nachär händs gseit di nämemer – nachär isch de/ hät de gseit zum andere hät eis skelett gseit zum andere ich ha no öppis vergässe isch s mit em

grabstei zrugg cho nachär hät s andere skelett gseit ja wa machsch dänn mit dem grabstei? nachär hät s ander gseit ich fahr doch nöd ohni füereruswis

Die Skelette lösen ihr angebliches Führerscheinproblem, das für sie gleichzeitig ein Identifikationsproblem ist, indem sie den Grabstein mitnehmen. Damit wird der Grabstein aus seinem ursprünglichen Verwendungszweck herausgenommen und in einen neuen Kontext gestellt. Indem er innerhalb des gleichen Textes gleichzeitig in unterschiedliche Bedeutungszusammenhänge eingebettet ist und damit mehrere Zwecke erfüllt, ist der Grabstein im Sinne Vogels (1989) ein polysemisches Textelement. Obwohl Vogel es nicht explizit so formuliert, geht aus ihren Ausführungen hervor, dass sie von der Annahme ausgeht, die «polysemic competence» sei eine Folge der Fähigkeit, sprachliche Mehrdeutigkeit zu erkennen. Dies stimmt jedoch nicht überein mit den Beobachtungen, die man am vorliegenden Datenmaterial machen kann. Obwohl es grundsätzlich zutrifft, dass sich die «polysemic competence» mit zunehmendem Alter der Kinder weiterentwickelt, belegen verschiedene Beispiele des vorliegenden Korpus, dass diese Fähigkeit durchaus schon im Vorschulalter vorhanden sein kann:

28. Michael
dänn isch wider en en chines en amerikaner und en schwiizer gsi und nachane hä hät de chines gseit chum mer mached äh wer am mei/ di bescht technik hät und nachane hät hät de chines hät er plötzli so gret [hält den Zeigefinger vor den Mund] und nachane händ di andere gseit he was machsch du? ja MIR händ dänk öises telefon im FINGER ibaut und nachane hät de chines – – nei de amerikaner – – – [3 Sek.] und nachene händ di andere gseit und äh was machsch dänn du? dänn hät er gseit ja MIR händ öises telefon dänk im ZA ibaut und nachane hät de schwizer/ dänn sinds es schtückli wiiter gloffe und nachane hät de schwizer plötzli grauehaft GFURZET [lacht] und nachane hät er händ di andere gseit HE was furzisch du dänn so? – – und nachane hät de schwizer ja MIR schwizer sind dänk VIL besser MIR händ i öisem füdli en fax ibaue

Der Furz des Schweizers wird in diesem Beispiel umgedeutet als Beleg für ein angeblich eingebautes Faxgerät. Damit wird im Text ein Handlungselement aus einem bestimmten Zusammenhang herausgelöst und überraschend in einen neuen Kontext gestellt. Solche Formen von «polysemic competence» sind im Vorschulalter in verschiedenen Witzen anzutreffen. Vogels (1989) Einschätzung, dass Kinder im Vorschulalter zu solchen kognitiven Operationen noch nicht fähig seien, lässt sich also aufgrund des vorliegenden Materials nicht bestätigen. Vielmehr ist davon auszugehen, dass es sich bei der «polysemic competence» um eine für den verbalen Humor sehr grundsätzliche Teilkompetenz handelt, und zwar weil damit die Fähigkeit verbunden ist, verschiedene Bedeutungskontexte gleichzeitig zu berücksichtigen. Das gilt sowohl in Bezug auf die produktive wie auch in Bezug auf die rezeptive Seite des verbalen Humors.[154] Der Einschätzung Vogels (1989) ist hingegen insofern zuzustimmen, als sich die «polysemic competence» mit fortschreitendem Alter der Erzähler entwickelt und dadurch die Erzähler zunehmend befähigt, komplexe Pointenstrukturen zu realisieren.

Wie verschiedene Beispiele aus der vierten und aus der sechsten Klasse veranschaulichen, ist die «polysemic competence» eine wichtige kognitive Voraussetzung für das Erzählen sowie für das Verstehen komplexer Pointenstrukturen. Auch das folgende Beispiel aus der sechsten Klasse beruht darauf, dass derselbe Sachverhalt vor dem Hintergrund verschiedener Wissensbestände wahrgenommen wird:

> 316. Elena
> ja äm s isch en en pfarrer isch i de chile gschtande und s isch hochwasser gsi und nachhane [XX] isch em s wasser bis da ane gange nachane isch d fürwehr cho und hät gseit äh schtiged si i susch vers/ äm vertrinked si und nachhär hät gseit nei ich glaub a gott nachane isch er wit/ aso isch er isch s wasser bis da ufe gschtande und nachhär sinds wider cho chum jetzt müend si aber ischtige susch vertrinked si dänn würklich nei ich glaub a gott und nachhane hät er nuno chöne irgendwie s eso mache nachane [verneinend] hää ischs ischs wider cho [verneinend] nää ja chum mir retted si jetzt gl/ äm su äm susch vertrinked si äm nei ich glaub a gott und nachane isch er vertrunke isch er in aso hät er gott gfröged äm – ja wiso häsch du mich nöd grettet? dänn seit er ja ich has doch die ganz zit probiert

Die von den Feuerwehrmännern angebotene, vom Pfarrer jedoch abgelehnte Hilfestellung entpuppt sich im Nachhinein als göttlicher Rettungsversuch. Die Rechtfertigung Gottes, er habe ja die ganze Zeit versucht, den Pfarrer zu retten, wirft nicht nur auf die erzählte Handlung, sondern auch auf die Allmacht

154 Im Unterschied zu McGhees (1979) Auffassung, wonach die Symbolfähigkeit der Schlüssel zum Humor ist, meint «polysemic competence» im vorliegenden Kontext die Fähigkeit, die Mehrdeutigkeit von Gegenständen, Verhaltensweisen oder Ereignissen *innerhalb von Texten* erkennen zu können. Es geht also darum, zu erkennen, dass derselbe Sachverhalt gleichzeitig mit zwei verschiedenen im Text angelegten Bedeutungszusammenhängen kompatibel ist.

Gottes ein völlig neues Licht. Auch in diesem Fall muss der Rezipient eine Ereigniskette rückwirkend reevaluieren, was die Fähigkeit voraussetzt, die gleichen Umstände zugleich unter verschiedenen kontextuellen Bedingungen zu interpretieren.[155] Solche Beispiele, in die mehrere Gedankenschritte involviert sind und die ein hohes Mass an soziokulturellem Wissen erfordern, kommen im Kindergarten noch nicht vor. Im Vorschulalter ist das implizite Wissen, das für das Verstehen der Pointe notwendig ist, bedeutend weniger umfangreich. Im Vergleich zum Vorschulalter weisen zwar viele Witze der älteren Kinder komplexere Pointenstrukturen auf, die eine grössere Interpretationsleistung seitens des Hörers erfordern. Aber es zeigt sich am vorliegenden Korpus auch, dass dies nicht für alle Beispiele gilt. Es gibt zahlreiche Belege, die auf einfachen Pointierungsverfahren beruhen und in der sechsten Klasse immer noch äusserst populär sind.

8.2 Erzählerwerbstheoretische Voraussetzungen für die Pointierung

8.2.1 Erzählerische Genauigkeit

Wie im Rahmen dieser Arbeit bereits mehrfach erwähnt wurde, ist es für das Gelingen eines Witzes von entscheidender Bedeutung, dass die einzelnen Textelemente genau aufeinander abgestimmt sind. Dabei ist die (relative) Kürze von Witzen nicht nur als stilistisches Merkmal zu verstehen, sondern die witztypische ökonomische Darstellung steht auch im Zusammenhang mit der Funktionsweise von Witzpointen:

> [D]a die Pointe aus der Verknüpfung von Text und gedanklicher Eigenleistung des Lachenden resultiert, riskiert ein weitschweifiger Erzähler, sein Publikum intellektuell zu unterfordern. Witze sind u.a. gerade dann gut, wenn ihre Pointe mit einem Minimum an Informationsvergabe ein Maximum an erworbenem Wissen in Bewegung oder, schärfer: in Unordnung bringt. (Neumann 1986, 125/26)

Ein Witzerzähler steht also vor der Aufgabe, das richtige Mass zwischen Knappheit und Vollständigkeit der Darstellung zu finden, denn sowohl zuviel unnöti-

155 Es zeigt sich also auch bei diesem Beispiel, dass handlungsbasierte Pointen nicht prinzipiell weniger anspruchsvoll sind als sprachbasierte Pointen. Es handelt sich in erster Linie um eine andere Form der Pointierung.

ge wie auch zuwenig notwendige Information können die Wirkung der Pointe negativ beeinflussen.[156] Diese Balance zwischen Implizitheit und Explizitheit zu finden stellt sich, wie bereits Wolfenstein (1978) bemerkte, als erzählerische Herausforderung für die Kinder dar:

> Artistry in the joke and virtuosity in its telling are largely related to achieving an optimal relation between concealing and revealing. If the point is either too obvious or too obscure the joke is incompletely successful. Children have great difficulty in mastering the art of concealment. They tend to err either on the side of too much or to too little. (Wolfenstein 1978, 173)

Untersucht man die Texte des vorliegenden Korpus im Hinblick auf die erzählerische Genauigkeit, wird Wolfensteins Beobachtung grossenteils bestätigt. Allerdings zeigt sich, dass es nicht nur zwischen den Altersstufen, sondern auch zwischen den einzelnen Erzählern grosse Unterschiede gibt bezüglich der erzählerischen Fähigkeiten. Dabei sind zwei entgegengesetzte Phänomene beobachtbar: Es gibt Erzähler, die dazu neigen, ihre Witze mit unnötigen Informationen auszuschmücken, die sich eher störend auf den Überraschungseffekt der Pointe auswirken. Es kommt aber auch vor, dass entscheidende Informationen nicht erwähnt werden, die für das Verständnis der Pointe notwendig wären. Die Tendenz, zuviel und zu umständlich zu erzählen, wird im Folgenden als «Übermotiviertheit» der Pointe bezeichnet. Wenn hingegen wichtige Informationen fehlen, ist die Pointe «untermotiviert». Im Korpus lassen sich sowohl unter- wie auch übermotivierte Pointen finden, und zwar auf allen Altersstufen.

Das Beispiel von Rebekka (36) ist, wie bereits in 6.3 ausgeführt, ein deutlicher Fall eines unvollständig erzählten Witzes. In diesem Beleg ist die Untermotiviertheit so ausgeprägt, dass die Pointe nicht verständlich ist:

> 36. Rebekka
> drü gönd ine – sind drü zauberer – de [sic] erschti hät gseit ich wett eimal gschider wärde di zweit hät gseit ich wett zweimal gschider wärde und die dritt hät gseit – ich wott tusig mal gschider wärde isch si en ma worde

Bei diesem Witz aus dem Kindergarten fehlen wesentliche Handlungselemente, die für das Funktionieren der Pointe notwendig wären. Die Ereignisdarstellung ist in diesem Fall so bruchstückhaft, dass man als Hörer höchstens spekulieren

156 «Offenbar aber ist der Witz immer, wenn er zünden soll, darauf angewiesen, einen Sachverhalt verkürzt und verknappt auszudrücken.» (Hirsch 1985, 64).

kann, wie der Witz funktionieren könnte. Beispiele, bei denen zentrale Informationen fehlen, kommen im Kindergarten mehrfach vor. Bei verschiedenen Beispielen dieser Altersstufe ist die Pointe nur verständlich, wenn man den Witz bereits kennt:

> 48. Katja
> aso en – en schwizer isch emal imene flugi gfloge wo s uhüne vill ganz vill chinese [unverst.] und nachane isch de pilot cho und hät gseit hebed all/ hebed eu alli a de schtange guet ich mues de bode abebräche mir sind zvil dänn händ sichs alli ghebed und nachane hät de pilot wider gseit öpper mues abegumpe mir sind immer no z schwer und nachhane hät de schwizer gseit ICH! und nachane händ alli chinese klatschet

Auch bei diesem Beispiel wirkt sich die mangelnde Vollständigkeit auf das unmittelbare Verstehen der Pointe aus. Man erfährt nicht, weshalb der Pilot den Boden des Flugzeugs entfernen will. Ebenfalls ungeklärt bleibt, was mit der Stange gemeint ist, an der sich die Passagiere halten sollen. Diese Untermotiviertheit wirkt sich erschwerend auf das Verständnis des Witzes aus.

Es gibt auch Belege, bei denen die Untermotiviertheit nicht auf das Fehlen wichtiger Handlungselemente, sondern auf die fehlenden Bedeutungsaspekte eines falsch verwendeten Wortes zurückzuführen ist. Vielfach sind es sprachliche Feinheiten, die die kleinen Kinder noch nicht gänzlich erfassen und die sie daher in ihren Witzen auch nicht adäquat wiedergeben. So erzählt der Kindergärtler Marc einen Witz (1), der erst richtig verständlich wird, wenn man ihn mit der Version von Matthias (18) vergleicht:

> 1. Marc
> e blondine isch emal äh uf de strass ume gfare da isch/ da isch si i eine iegfare und nachär isch si use cho cho luege und und hät glueged und seit ich ha doch ghuped

Marc (1) hat ein wichtiges Detail nicht erkannt, das für die Pointe von entscheidender Bedeutung wäre, und zwar lässt er die Blondine in einen Fussgänger statt gegen einen Baum fahren. Auf diese Weise verändert sich der Gesamtzusammenhang dieses Witzes so, dass die Pointe ihre Wirkung weitgehend verliert. Matthias (18), ebenfalls ein Kindergärtler, erzählt denselben Witz wie Marc (1), aber so, dass die Pointe einen Sinn ergibt:

18. Matthias
es isch emal en mantafarer gsi de isch in en baum inegfare und dänn isch er usgschtige hät gseit ch ha doch ghUped

Der Vergleich der beiden Beispiele (1) und (18) verdeutlicht, dass schon geringe Änderungen im Witztext grossen Einfluss auf die Wirkung der Pointe haben. Die Beschränktheit der Witzfigur Mantafahrer wird nur manifest, wenn man weiss, dass er in einen Baum fährt. Erstens entgeht es dem Mantafahrer im zweiten Beispiel (18), dass er nicht in einen Fussgänger oder in ein anderes Gefährt auf der Strasse gefahren ist, sondern in einen Baum. Zweitens steigt er aus und beschimpft den Baum, den er offensichtlich noch immer nicht als solchen wahrnimmt. Und drittens wirft er dem Baum vor, nicht aus dem Weg gegangen zu sein, was die absurde Auffassung des Mantafahrers erkennen lässt, man könne mittels Hupen jegliche unerwünschten Hindernisse von der Strasse entfernen. Als Hörer ist es nur im zweiten Beispiel möglich, das Ausmass der Dummheit des Mantafahrers und die Absurdität seines Handelns zu verstehen. Die Witze von Marc (1) und Matthias (18) zeigen also, dass bei Kindern gleichen Alters die Fähigkeit sprachliche Feinheiten witzgerecht einzusetzen unterschiedlich entwickelt sein kann. Solche inter-individuellen Unterschiede sind auf allen Altersstufen bemerkbar. Wie die folgenden beiden Belege illustrieren, kann es auch vorkommen, dass ein bestimmter Witz in der zweiten Klasse richtig erzählt wird, während er in der sechsten Klasse die pointenrelevanten Informationen nicht aufweist:

64. Yolanda
wiso nämet d amerikaner brot uf s WC mit?
damit er cha d WC änte füetere

313. Sabrije
was macht e blondine mit emene stuck brot uf em wece?
d änte füetere

Im zweiten Beispiel fehlt die entscheidende Information, dass die WC-Ente gemeint ist. Bei der Untermotiviertheit, wie sie sich in den zitierten Fällen zeigt, handelt es sich um ein Phänomen, das in zahlreichen Witzen beobachtet werden kann. Es handelt sich dabei insofern um ein narratives Problem, als die präzise sprachliche Fokussierung des Textes auf die Pointe noch nicht gelingt. Wie Meng (1991) festhält, neigen Kinder teilweise dazu, den Umfang des gemeinsam aktualisierten Wissens von Erzähler und Zuhörer zu überschätzen. Dies könnte einer der Gründe dafür sein, dass es bei den jüngeren Kindern eine grössere Zahl untermotivierter Beispiele gibt. Eine andere mögliche Erklärung ist, dass die Kinder bestimmte Witze erzählen, obwohl sie noch nicht gänzlich verstanden haben, welche Bedeutungsaspekte für die Pointe notwendig sind.

Man kann im vorliegenden Korpus auch das gegenteilige Phänomen beobachten, und zwar gibt es Erzähler, die dazu neigen, sehr weitschweifig zu erzählen. Ist der Witztext nicht gezielt auf die Pointe ausgerichtet, sondern mit unnötigem «narrativem Ballast» beladen, kann das Gelingen des Witzes ebenfalls gefährdet werden. Es gibt im Korpus mehrere Beispiele, die so umständlich erzählt sind, dass die Dramaturgie des Witzes darunter leidet.[157] Ein Beispiel, das nötige Knappheit der Darstellung vermissen lässt, ist der folgende Beleg:

> 126. Maria
> s isch emal de fritzli gsi dänn hät de lehrer gseit so als ufgabe müend er jede familiemitglid fräge – öbs es versli händ für id schuel dänn isch er heigange hät er d mueter gfrägt mami häsch du für mich – es versli? häts si gseit hinder de sibe bärge bi de sibe zwärge und dänn hät hät er sich das gmerkt dänn isch er zum vater gange dänn hät er hät er gfröget papi häsch du mir es witzli es versli nachane hät er gseit – [*singend*] *ich bin es rosarots warzeschein ich bin es rosarots warzeschein* dänn hät er sich das gmerkt dänn isch er zum brüeder dänn hät er gfröget häsch du für mich es versli *ich bi de supermän ich bi de supermän* dänn hät er gseit – – nei zerscht isch d schwöschter cho – dänn nachher [unverst.] dänn isch er zu de schwöschter dänn hät er hät er gseit gha häsch du für mich es versli hät si gseit LA MI IN RUE! und dänn isch de brüeder cho und dänn hät er – gseit häsch du für mich es versli und dänn hät er gseit *ich bi de supermän ich bi de supermän* und dänn isch er am nächschte tag id schuel nachane hät de lehrer gfrogt so fritzli jetz bisch du dra mi dine versli dänn hät er gseit HINder de sibe BÄRge bi de sibe zwärge hät er gseit guet s NÄCHschti *ich bin es rosarots warzeschein ich bin es rosarots warzeschein* und dännä isch er – – – zum nächschte cho und nachher hät de lehrer gfroget etz namal s nächschti dänn hät er gseit LA MI IN RUE! hät er gseit etz gangi

157 Dabei sind Reformulierungen, erklärende Einschübe und Rückblenden nicht grundsätzlich unmöglich, sondern können, wenn sie gekonnt eingesetzt werden, als Teil der Dramatisierung den Überraschungseffekt der Pointe sogar noch steigern. Wenn Wiederholungen, nachträgliche Einschübe und Korrekturen jedoch Ausdruck mangelnder Planung oder fehlender Übersicht sind, dann wirkt sich das negativ auf die Pointe aus.

aber grad de diräktor go hole nacher hät er gseit was häsch vorher lehrer gseit nachher hät er gseit *ich bi de supermän ich bi de supermän*

Die Erzählerin dieses Witzes bekundet an mehreren Stellen Mühe, den Handlungsverlauf folgerichtig und gezielt auf die Pointe auszurichten. Es gibt auch Beispiele, die gleichzeitig übermotiviert und untermotiviert sind. In diesen Fällen schmückt der Erzähler seine Witzhandlung einerseits wortreich aus, lässt aber andererseits entscheidende «Details» weg, die für die Pointe von Bedeutung wären. Stefans Witz (155) ist ein solches Beispiel:

155. Stefan
aso en bergbur will uf s standesamt und nachär fart er mit de öffentliche verker und nachäre stigt er is taxi und seit im sis zil bald druf sinds losgfare nachär fallt am bergbur de stern vorne uf em taxi uf und er frogt für was de isch – er seit de taxifahrer witzlet vor sich hi für jede – – – [3 Sek.] aso für jede räntner won ich umfahre/ aso nei das isch s ziil für räntner für jede räntner won ich umfahre chum ich ä prämie bi de chrankekasse über grad druf hi fahrt er extra uf en alti frau zue im letschte augeblick wicht er no us aber me ghört glich äh aso ja eifach en knall nachär seit de bergbur vo hinde si händ glück gha das ich no gschnäll d türe ufgrisse het susch wär ine das mal d prämie dur d latte gange

Der Erzähler dieses Witzes erwähnt verschiedene Dinge, die überflüssig und für die Pointe nicht nötig sind. So heisst es etwa in der Exposition der Bergbauer gehe auf das Standesamt, was in der Folge jedoch weder für die Komplikation noch für die Pointe in irgendeiner Weise eine Rolle spielt. Da die spätere Handlung ausschliesslich in einem Taxi stattfindet, ist es ausserdem nicht ersichtlich, weshalb der Bergbauer zunächst den öffentlichen Verkehr benutzt. Zwischen Witzexposition und dem weiteren Verlauf der Witzhandlung besteht also kein Zusammenhang. Dieses Zuviel an unnötiger Information kann man als Übermotiviertheit der Witzhandlung bezeichnen. Gleichzeitig setzt der Erzähler voraus, dass die Hörer den Stern vorne auf dem Taxi ohne weiteres als Mercedes-Stern identifizieren können. Dieser entscheidende Hinweis findet sich nicht im Text, sondern muss vom Hörer ergänzt werden. Wenn man nicht versteht, dass der Taxifahrer im Scherz vorgibt, den Mercedes-Stern auf der Motorhaube als Zielvorrichtung zu gebrauchen, dann wird man auch den Irrtum des Bergbauern nicht verstehen, der versucht, dem Taxifahrer beim angeblichen Sammeln von Krankenkassenprämien zu helfen.

Es kann aber auch bei sehr kurzen Witzen vorkommen, dass sie sowohl über- wie auch untermotiviert sind. Im nächsten Beispiel (46) findet sich eine Begründung, die im Kontext der Handlung keinen Sinn macht. Es bleiben aber auch einzelne Aspekte des Sachverhalts unerwähnt, die für die Pointe eine Bedeutung haben:

> 46. Rosanna
> en ma isch emal im reschtorant gsi dänn dä hät e fläsche bier bi sich gha und nacher dass er nöd z schnäll trinkt hät er es zädeli gschribe ich habe reingespuckt und nachär won er wider cho isch hät hät öper gschribe ich habe auch reingespuckt

Die Begründung für das Schreiben des Zettels ist nicht ganz nachvollziehbar («dass er nöd z schnäll trinkt»). Es wird hier etwas erwähnt, was in diesem Kontext eigentlich keinen Sinn macht. Umgekehrt erfährt man aus der Witzhandlung nicht, weshalb sich der Mann entfernt. Man kann dazu zwar Vermutungen anstellen, aber indem Information fehlt, die möglicherweise wichtig wäre für die Pointe, läuft der Witz Gefahr, nicht richtig oder nicht auf Anhieb verstanden zu werden.

Es erweist sich, wie die verschiedenen Beispiele zeigen, für die Kinder als eine anspruchsvolle Aufgabe, Witze einerseits folgerichtig, aber andererseits auch effektvoll zu erzählen. Wenn in diesen Ausführungen zur erzählerischen Genauigkeit vor allem Belege besprochen wurden, die sich durch ein Zuviel an unnötiger Information bzw. durch ein Zuwenig an notwendiger Information auszeichnen, dann sollte damit nicht der Eindruck erweckt werden, Kinderwitze seien prinzipiell fehlerhaft. Die besprochenen Beispiele illustrieren aber, dass das Erzählen von Witzen ein hohes Mass an sprachlichem Bewusstsein verlangt. Ausserdem sind narrative Fähigkeiten gefordert, die es dem Erzähler erlauben, im Witztext das richtige Mass an Knappheit und Vollständigkeit zu finden.

8.2.2 Redewiedergabe als Stilisierungsmittel

Wie in der neueren gesprächsanalytischen Literatur zum verbalen Humor betont wird, ist für die Wirkung eines Witzes nicht nur die Pointe ausschlaggebend. Kotthoff (1998) weist in diesem Kontext darauf hin, «dass der Lachanlass beim Witz nicht allein in der Konstruktion der Pointe zu suchen ist, sondern auch in der treffenden stilistischen Gestaltung der in der Erzählung dargestellten Sprechertypen, ihrer Lebenswelten und ihrer Dialoge». (Kotthoff 1998, 197) Für die vorliegende Fragestellung gibt es also von der Pointierung abgesehen noch weitere Elemente, die von erzählerwerbstheoretischem Interesse sind. Im Folgenden soll das Augenmerk auf die Art und Weise gerichtet werden, wie Kinder mit paraverbalen Mitteln zusätzliche komische Effekte erzielen.

Aus dem Korpus geht zwar hervor, dass solche narrativen Mittel von den älteren Kindern tendenziell häufiger genutzt werden. Eine wichtige Rolle scheint aber nicht nur das Alter zu spielen, sondern es sind auch grosse interindividuelle Unterschiede zu beobachten. Es gibt sowohl im Kindergarten wie auch in der sechsten Klasse Erzähler, die in der Lage sind, Witzfiguren durch ihre Rede treffend zu stilisieren und durch die stimmliche Kontrastierung der einzelnen Charaktere einen zusätzlichen komischen Effekt zu erzielen. Bezüglich der Frage, ob ein Erzähler in der Lage ist, mit zusätzlichen narrativen Mitteln die Wirkung eines Witzes zu erhöhen, dürften abgesehen vom Alter vor allem auch individuelle Erzählfähigkeiten ausschlaggebend sein.

Im Vorschulalter wird in den meisten Fällen zwischen der Handlungsdarstellung und der Redewiedergabe der Witzfiguren noch kein deutlicher Unterschied gemacht. Die Möglichkeit, durch die Redewiedergabe einen zusätzlichen erzählerischen Effekt zu erzielen, wird erst selten genutzt. Es gibt aber einen Typ von Witz, der schon im Kindergarten erzählt wird und der das Element der stilisierten Redewiedergabe enthält:

3. Jürg
es isch emal e grosmueter gsi die die hät en papagei gha und de hät müese DRÜ wörter lerne – dänn isch er furt gfloge und dänn isch er zu zwei stritende chind cho und so und die händ enand arschloch und so sache gseit und dänn isch er witergfloge dänn isch er zumene tschutifeld – cho dänn hät eine gschosse – – isch pfoschte gsi dänn hät de gooli gseit [*singend*] *zehn meter daneben! zehn meter daneben!* dänn isch er witergfloge und dänn isch er zumene flughafe cho dänn hät er hät hät er ghört rüefe [*singend*] *der dicke jumbo jet ist gelandet!* und dänn isch er wider hei gfloge und dänn hät er zerscht zu de grosmueter gseit [*singend*] *arschloch!* dänn hät si im welle en finke aarüere und dänn hät si nöd troffe und dänn hät er gseit [*singend*] *zehn meter daneben! zehn meter daneben!* und dänn isch er isch er um si umegfloge dänn isch si umgheit und dänn hät er gseit [*singend*] *der dicke jumbo jet ist gelandet!*

Die Imitation von Redebeiträgen durch den Papagei dient in diesem Witz zwar noch nicht der Typisierung von Witzfiguren, sondern gehört auf die Ebene der Witzhandlung. Aber in solchen Beispielen markieren die Erzähler schon im Vorschulalter Unterschiede zwischen verschiedenen Redebeiträgen. Typisch ist dabei die ausgeprägte Intonationskurve dieser Redeteile.

Im folgenden Beispiel aus dem Vorschulalter, versteht es der Erzähler, die Komik der Pointe durch den Kontrast unterschiedlicher Redewiedergabe zu verstärken:

> 58. Michael
> es isch emal en bueb gsi dä isch mit em velo am mami verbi gfahre und hät am mami gseit mami mami ich chan ohni händ fahre und dänn isch er umkehrt hät gseit mami mami ich chan ohni füess und s nöchschte mal won er cho isch hät er gseit [*imitiert zahnloses Sprechen*] *mami mami ich chan ohni zäh*

Solche Beispiele, die die Redewiedergabe sehr bewusst zur Erzielung eines komischen Effekts einsetzen, bilden im Kindergarten jedoch die Ausnahme. Es sind einzelne Erzähler, die das Bewusstsein dafür haben, wie sie mit stimmlichen Mitteln komische Kontraste verstärken können. Dies gilt auch für die Kinder der zweiten Klasse. Auch auf dieser Altersstufe finden sich zwar vereinzelte Beispiele, in denen die stimmliche Inszenierung der Redewiedergabe genutzt wird, um einen zusätzlichen witzigen Effekt zu erzielen. Aber von einem altersbedingten Phänomen kann auch auf dieser Altersstufe nicht die Rede sein. Im folgenden Beispiel spielt der stimmliche Kontrast zwischen zwei Redeteilen eine wichtige Rolle für die Pointe:

> 91. Simon
> äm – aso dä sohn zu sim vater [*mit hoher Stimme*] *paapi gisch mer bisseguet am mor/ andere morge en/ – zwe franke?* dänn seit er de vater – wänd öppis wotsch vo mir dänn red normal – dänn seit er – – hoi alte rück mal n schein raus

In diesem Fall beruht der Unterschied zwischen den beiden Redebeiträgen einerseits auf einem Kontrast, der vom Erzähler stimmlich markiert wird, und andererseits ist eine deutlich abweichende Wortwahl des Sohnes für die Pointe entscheidend.

In der vierten Klasse findet man einige Beispiele, in denen paraverbale Elemente sehr geschickt genutzt werden, um verschiedene Witzfiguren durch ihre

Rede zu charakterisieren. Diesbezüglich ist der Text von Marcel (164) ein Beispiel eines gekonnt erzählten Witzes:

> 164. Marcel
> es sind drü lüt äh drü gfangeni vors erschüsserigskommando cho – und dänn äh sinds isch de erschti cho en ösch/ en schwizer isch a d wand gschtande – äh – de kommandant so gseit [*langsam gesprochen*] *anlegen – zielen* dänn rüeft de schwizer es brennt! – es brännt es brännt! all lueged umenand äh und äh de schwizer rännt über d mur und isch wäg – nachane am nächschte tag – – chunt en – dütsche – – dänn schtaht er a d wand de äh kommandant wider [*langsam gesprochen*] *anlegen – zielen* dänn rüeft de dütsch es brennt! es brennt! all lueged wider ume und er rännt weg nachane de öschterricher gsets us em gfängnisfeischter und seit a da chani au – nachane chunt er a d mur de kommandat wider [*langsam gesprochen*] *anlegen – zielen* dänn de öschterricher feuer!

Dieses Beispiel ist in verschiedener Hinsicht aufschlussreich. Einerseits merkt Marcel (164), dass er den Österreicher erst am Schluss bringen darf und kann den Fehler gerade noch korrigieren («en ösch/ en schwizer»). Andererseits setzt der Erzähler gekonnt paraverbale Mittel ein, indem er den Kommandant seine Befehle mit gedehnter Stimme aussprechen lässt («anlegen – zielen»). Auch den Unterschied zwischen Dialekt und Hochsprache benützt Marcel geschickt zur Differenzierung zwischen dem Schweizer und dem Deutschen.[158] Marcel (164) ist als ein besonders guter Erzähler einzustufen, der es versteht die Handlung folgerichtig auf den dramatischen Höhepunkt hin zuzuspitzen und der gleichzeitig Elemente des szenischen Erzählens geschickt zu nutzen weiss.

In der vierten Klasse manifestiert sich in mehreren Beispielen, dass die Erzähler ein Bewusstsein dafür entwickeln, wie sie nicht nur mit para- sondern auch mit nonverbalen Mitteln die Wirkung eines Witzes verstärken können. Beim folgenden Beispiel setzt der Erzähler zusätzlich zur stimmlichen Differenzierung auch sein Blickverhalten ein, um die beiden Witzfiguren zu charakterisieren:

158 Der Erzähler bemerkt, dass er den Schweizer zuerst in der falschen Varietät sprechen lässt. Der Wechsel von Hochdeutsch «es brennt» zu Mundart «es brännt es brännt» zeigt, dass der Erzähler die Redewiedergabe sehr bewusst zur Differenzierung der Witzfiguren einsetzt.

168. Florian
en ma gat uf d bank und flüschtered am bankagschtellte [*leise*] *chönt ich vierzg millione izale?* nachär seit de bankagschtellti säged sis doch lüter ich chas nöd verschta dänn seit er wider [*leise*] *chönt ich vierzg millione izale* nachär verschtat er s immer nanig – si chönt doch ruig lüter fröge äh lüter säge – nachär seit er namal und luegt seit er namal [*leise*] *ich möcht gern vierzg millione izale* und luegt um sich ume öb niemert ume isch nachär seit de bankagschtellti i de schwiz isch armuet doch kei schand

Während der Bankangestellte das Flüstern des Kunden als Ausdruck von Beschämung wahrnimmt, ist es als Versuch des Mannes intendiert, den hohen Geldbetrag nicht öffentlich preiszugeben. Dies wird vom Erzähler auf der stimmlichen Ebene durch lautes Sprechen und durch Flüstern und auf der mimischen Ebene durch entsprechende Kopfbewegungen angezeigt.

Mit zunehmendem Alter machen die Kinder vermehrt Gebrauch von Stilisierungsverfahren, wie sie mit non- und paraverbalen Mitteln möglich sind. Dies äussert sich einerseits in der narrativen Gestaltung der Figurenrede, andererseits aber auch in der Darstellung von Sachverhalten, die nicht das Sprechen einer Witzfigur betreffen:

243. Svenia
de vater mit sinere tochter isch emal in zoo gange und dänn dänn hät d tochter gseit du papi chömmer nöd vo da es tier chaufe? da seit de vater ja s wär schön aber weisch s ässe choschtet ä vill und dä hät s chind gseit äh d tochter gseit äm ja dänn chaufemer doch das tier da da staht füe/ füttern verboten

298. Nick
de schwizer de franzos und de – – ängländer mached äm wer am witischte ä bombe cha schüsse dänn hät de ängländer nei de schwizer agfange eis zwei drü [*imitiert Explosion*] *pchch* chunnt de franzos un deux trois [*imitiert Explosion*] *pchch* chunnt de ängländer a one a two a one two [*imitiert Explosion*] *pchch*

In diesen Beispielen manifestiert sich das zunehmende Bewusstsein für unterschiedliche sprachliche Realisierungsformen. Während die Erzählerin im ersten Fall (243) mit dem Wechsel ins Hochdeutsche den Unterschied zwischen gesprochener und geschriebener Sprache anzeigt, ist der Erzähler des zweiten Beispiels (298) in der Lage, unterschiedliche Zählweisen zur Erzielung der Pointe zu nutzen.

9. Witze als Mittel für Normverstösse und Tabubrüche

Im Unterschied zu einer linguistischen Betrachtungsweise interessiert sich die Forschung in psychoanalytischer Tradition für die verschiedenen Spielarten des Humors primär als einer Möglichkeit der Verarbeitung und Bewältigung tiefsitzender menschlicher Bedürfnisse und Ängste. Die grundlegende Idee dabei ist, dass das Lachen für einen Augenblick vorgegebene gesellschaftliche Normen ausser Kraft setzt und dadurch von sozialen Zwängen befreien kann. Im Akt des Lachens brechen unterdrückte Antriebe und Wünsche hervor, deren Erfüllung in der sozialen Realität auf Widerstände stösst (vgl. Freud 1905). Wie aus verschiedenen Arbeiten hervorgeht, wird Humor sowohl von Kindern wie auch von Erwachsenen als eine Möglichkeit genutzt, gegen Normen zu verstossen, ohne mit gravierenden Sanktionen rechnen zu müssen. In diesem Zusammenhang sind Witze ein oft genutztes Mittel, um Themen zur Sprache zu bringen, die sonst als tabuisiert gelten. Auf diese soziale Funktion des Humors weist auch Helmers (1971) hin:

> Die soziale Bedeutung des Humors, wie sie sich schon beim Kind manifestiert, liegt in der dialektischen Beziehung zwischen Integration im Sinn von Normenerwerb auf der einen Seite und Emanzipation im Sinn progressiver Normenkritik auf der anderen Seite. (Helmers 1971, 9)

Aus linguistischer Sicht ist dabei von Interesse, welche sprachlichen und erzählerischen Mittel Kinder nutzen, um gegen gesellschaftliche Normen zu verstossen. Dies soll im Folgenden anhand skatologischer und sexueller Witze untersucht werden. In diesem Zusammenhang wird schliesslich auch die Frage erläutert, welche Rolle in Kinderwitzen soziale Stereotype mit rassistischer oder sexistischer Tendenz spielen.

9.1 Fäkalhumor

In der Entwicklung des verbalen Humors stellt der Fäkalhumor einen thematischen Bereich dar, der in unterschiedlicher Hinsicht von Interesse ist. Im Folgenden soll die primäre Aufmerksamkeit wiederum den erzählerwerbstheoretischen Aspekten gelten, denn es sind auch bezüglich des Fäkalhumors deutliche Veränderungen im Erzählverhalten der Kinder zu beobachten. Dass Kinder in ihren Witzen eine besondere Vorliebe für skatologische Inhalte zeigen, kommt in der Literatur über Kinderhumor häufig zur Sprache:

> Ein Hauptinteresse beim Kinderwitz liegt im Skatologischen, eine Thematik, die den Erwachsenen nicht mehr sonderlich zu interessieren scheint. Es gibt eine anal-aggressive Tendenz in Kinderwitzen, und nirgends kommen Worte wie ‹scheissen› und ‹pissen› öfter vor als in Kinderwitzen. (Röhrich 1977, 84)

Diese pointiert formulierte Beobachtung Röhrichs lässt sich anhand des vorliegenden Datenmaterials allerdings nur teilweise bestätigen. Es mag zwar zutreffen, dass skatologische Elemente in den Witzen der jüngeren Kinder häufiger zu finden sind als bei den älteren, aber daraus zu schliessen, dass sich der verbale Humor der Vorschulkinder vornehmlich um «scheissen» und «pissen» dreht (vgl. Röhrich 1977), entspricht nicht den empirisch beobachtbaren Tatsachen. Betrachtet man die Kinderwitze unter erzähltheoretischer Perspektive, dann ist nicht nur die Häufigkeit skatologischer Elemente von Interesse, sondern vor allem ihre textstrukturelle Rolle für die Pointe. Im Gegensatz zur psychologischen Perspektive – oder vielleicht besser: ergänzend zur psychologischen Perspektive – soll im vorliegenden Kontext primär nach den textlinguistischen Funktionen gefragt werden, die skatologische Elemente in den Kinderwitzen haben. Dabei zeigt die Beobachtung, dass «unanständige» Witze im Vorschulalter häufig nicht einer besonders delikaten Pointe wegen erzählt werden. Für die Erzähler scheint die Pointe vielfach eher sekundär zu sein, manchmal fehlt sie sogar gänzlich. Der Beweggrund für das Erzählen liegt in solchen Fällen primär im Aussprechen tabuisierter Wörter (Renner 1984; Lefort 1992).[159] Oft vermag schon ein einziges Wort aus dem Fäkalbereich schallendes Gelächter bei den Kindern auszulösen.

159 Diese Art des Witzeerzählens wird von Vogel (1989) als Verhaltens-Inkongruenz aufgefasst.

27. Nicola
emal isch en chines en schwizer und en amerikaner gsi und nachane hät de chines gseit chum mer mached ä wett und nachane hätt de schwizer gseit ä gaggi wett [lachen, unverst.] wer am meischte gagga hät [lacht] und nachane hät de amerikaner ganz vil gässe und nachane isch er plötzlich ufs AB und nachane mit emene Sack hätt gaggeled und hät gseit ZWÄI PFUND! und nachane hät er di andere gholt und nachane hät dä chines ganz vil gässe und dää hät dänn au mit emene Sack ufs AB und hät gseit DRÜ PFUND! und hät di andere gholt und nachane isch er wiiter [lacht] schwiizer ganz ganz vil gässe [unverst.] plötzli und zerscht hät er no en zapfe is füdli ta [Kinder lachen] isch er mit em sack ufs AB und nachane – – hä hät er nume eis tröpfli gha [Kinder lachen] und dänn hät er gseit in Japan im fall DET häts GAGGA grägnet und in CHINA isch e chue vomene zapfe töt worde [unverst.] dä gagga vom schwizer gsi

In diesem Beispiel wird zwar eine Handlung dramatisiert und auf einen Höhepunkt hingeführt, aber das komische Potential ist sowohl für den Erzähler wie auch für die Hörer weitgehend durch den skatologischen Inhalt gegeben und nicht etwa durch eine besonders gelungene Pointe. Die zuhörenden Kinder lachen, sobald ein Wort aus dem Fäkalbereich stammt. Über die Pointe wird hingegen nicht besonders gelacht. Dass der Reiz skatologischer Witze für die Erzähler häufig darin liegt, tabuisierte Themen ganz konkret beim Namen nennen zu können, geht auch aus anderen Untersuchungen zu Kinderwitzen hervor: «Certain jokes are funny because they contain taboo words, words that children are normally not allowed to say or that refer to improper behaviour.» (Lefort 1992, 160) Die kommunikative Gattung Witz dient den Erzählern sozusagen als Vehikel, um Sachverhalte zur Sprache bringen zu können, die sonst nicht ohne weiteres thematisiert werden können. Das Vorkommen skatologischer Inhalte in den Witzen der jüngeren Kinder erklärt sich Fischer (1988) entwicklungspsychologisch: «Die kindliche Reinlichkeitserziehung, die mit einer Handlungs- und Sprachtabuisierung verbunden ist, wird überwunden. Sie wird mit ihren Regeln akzeptiert, indem der Normverstoss Gelächter hervorruft und dadurch Öffentlichkeit erlangt.» (Fischer 1988, 94) Das Lachen über Normverletzungen wird auf diese Weise als Bestätigung der Normen gedeutet. Man lacht nicht über die Norm, sondern über die Abweichung von der Norm und bestätigt diese dadurch (vgl. auch Helmers 1971). Diese eher affirmative Interpretation des Lachens steht allerdings in einem gewissen Gegensatz zur psychoanalytischen Annahme der Frustrationsverarbeitung und des Aggressionsabbaus im Witz (vgl. Freud 1905).

Ähnlich wie im Kindergarten, wo skatologische Witze fast immer von Erfolg gekrönt sind – auch dann, wenn die Pointe fehlt –, geht auch in der zweiten Klasse noch eine deutliche Faszination vom Fäkalhumor aus. Dies äussert sich ebenfalls in Witzen, die nicht primär einer bestimmten Pointe wegen erzählt werden:

69. Michaela
aso einisch sind en dütsche en öschtericher und en schwizer gsi und dänn händs gmacht wer am längschte cha uf em WC cha si aso wer aso si händ zerscht gmacht wer am meischte cha trinke und nachane hä/ und wer nie mues go bisle wer am längschte nöd mues go bisle und nachane isch de amerikaner – – – [3 Sek.] nei – – – [3 Sek.] de öschtricher hä hät zä bier trunke [unverst.] und nachär isch de öschtricher – – hät elf bier trunke – – u und dänn nachane [unverst.] und nachane isch de schwizer de hät hundert bier trunke und de hät zä schtund nüm müese go bisle und dä hät gseit wie häsch das gmacht? und dänn hät er gseit weisch ich han windle agleit

Dieser Beleg zeigt, dass auch in der zweiten Klasse noch skatologische Witze ohne eigentliche Pointe erzählt werden. Für die Erzähler wie auch für die Hörer geht der Reiz solcher Beispiele offensichtlich primär vom tabuisierten Inhalt aus. Es gibt in der zweiten Klasse allerdings auch Witze, die über das Benennen skatologischer Elemente hinausgehen und die Pointe in den Vordergrund stellen:

122. Sara
es isch emal en italiener en franzos und en schwizer is halebad und nachher sinds abem sprungbrätt und nachher hät sich jede chönne öpis wünsche de franzos hät sich es coci gwünscht und isch abegumped nachhär hät er alles ustrunke dänn isch de – italiener cho isch abegumpet und hät sich rivella gwünscht isch er alles ustrunke und nachher isch de schwizer cho usgrütscht und hät gseit scheisse und nachher isch alles volle scheisse gsi

Im Gegensatz zu den meisten skatologischen Witzen im Kindergarten und in der zweiten Klasse führt dieses Beispiel das skatologische Element erst am Schluss ein und wendet dadurch den Ereignisverlauf in eine unerwartete Richtung.[160]

160 Typisch für die zweite Klasse ist bei diesem Beispiel, dass die Erzählerin eine Art Coda anhängt, die eigentlich nicht notwendig wäre (vgl. dazu 11.1).

Ein gewisses Interesse am Fäkalhumor ist auch in der sechsten Klasse noch beobachtbar. Skatologische Elemente verschwinden also nicht vollständig aus den Witzen der älteren Kinder, aber sie bekommen eine neue textlinguistische Funktion, indem die verwendeten Tabuwörter Teil der doppelten Erzählstruktur werden.

> 271. Bernhard
> aso en adler frisst a muus – und nachher [unverst.] und nachher luegt si zum – arsch use [lacht] und dänn frägt si de adler ja wie höch simmer dänn jetz ja drütuusig meter jetz mach bloss kän scheiss

«Keinen Scheiss machen» hat in diesem Kontext eine doppelte Bedeutung. Indem sowohl die wörtliche wie auch die übertragene Bedeutung auf denselben Sachverhalt verweisen, bekommt das skatologische Element einen doppelten Textbezug. Für den Fäkalhumor der älteren Kinder sind solche Vertextungsmuster typischer als das blosse Nennen von Tabuwörtern. Auch aus dem folgenden Beispiel aus der sechsten Klasse geht sehr deutlich hervor, dass das Interesse nicht mehr allein dem Skatologischen gilt, sondern dem spielerischen Umgang mit einer bestimmten Ausdrucksweise:

> 306. Marco
> aso zwei schiissdräck händ sich mal uf de schtrass troffe da seit de eint zum andere chum jetzt gömmer go e bank überfalle seit de ander ok chunt so de dünnpfiff seit dörfi au mitcho dänn seit er de schissdräck nei mir bruchet nur härti sieche

Der «Dünnpfiff» gehört in den Augen der anderen auch im übertragenen Sinn nicht zu den harten Typen und kommt deshalb für einen Banküberfall nicht infrage. Solche Belege zeigen, dass es auch in der sechsten Klasse durchaus noch Beispiele für Fäkalhumor gibt, aber dass es sich dabei – zumindest in textlinguistischer Hinsicht – um eine fortgeschrittene Stufe handelt. Die skatologischen Elemente werden nicht mehr einfach um ihrer selbst willen genannt, denn darüber würden sich vermutlich auch die Hörer nicht mehr besonders amüsieren. Vielmehr tauchen skatologische Elemente nun in Kontexten auf, in denen sich durch einen doppelten Textbezug ein komischer Effekt erzielen lässt.

9.2 Sexuelle Witze

Während der Reiz skatologischer Witze mit dem Älterwerden der Kinder langsam verblasst, wird die Sexualität zu einem zunehmend wichtigen Thema in den Kinderwitzen. In der Literatur wird dementsprechend häufig auf dieses Thema hingewiesen.[161] Wie Fischer (1988) beobachtet, spielen Kinderwitze mit sexuellen Inhalten rein zahlenmässig eine bedeutend geringere Rolle, als allgemein behauptet wird. Diese Einschätzung lässt sich auch durch das vorliegende Datenmaterial bestätigen, wobei es in dieser Frage zu bedenken gilt, dass die Erhebungssituation einen gewissen Einfluss auf das Erzählverhalten der Kinder hatte. Es ist zu vermuten, dass einzelne Kinder bestimmte Witze nicht erzählten, weil Erwachsene anwesend waren. Andere Kinder hingegen erzählten obszöne Witze wohl gerade, weil Erwachsene anwesend waren. Aussagen über die Häufigkeit und über die Verteilung sexueller Witze auf den verschiedenen Altersstufen sind aufgrund der Erhebungsmethode also nur bedingt möglich.[162] Aufschlussreich ist es hingegen, das Witzkorpus im Hinblick auf die sprachlichen Techniken zu untersuchen, mit denen Sexualität thematisiert wird. Im Kindergarten findet sich lediglich ein Beleg, der die Sexualität explizit thematisiert:

> 15. Sarah
> es isch emal e frau gsi wo gern blutt baded hät und dänn isch si emal ame namitag isch si go bade gange und dänn hät si sich abzoge und isch go bade und dänn hät de badmeischter gseit chömed si doch zabig wider und dänn isch si heigange und dänn isch si zabig wider cho und dänn hät si sich abzoge und isch go bade s isch nöd la/ und dänn isch es nöd lang gange isch si usecho und hät gseit es hät/ es heg es heg si öpper aglanged und dänn isch si wiiter go bade und dänn isch si wider usecho und hät gseit es hät mi scho wider öpper aglanged hät de badmeischter s wasser abgla und dänn isch en maa dune gsi und dänn hät er irgend so öppis vergässe gha und dänn hät er gseit hät er gseit ich han öppis vergässe

161 «Speziell Sexualtabus sind u. a. eine unerschöpfliche Quelle eines oft aggressiven Humors von Kindern und Jugendlichen und Gegenstand von Witzen und Versen, die von Generation zu Generation tradiert werden.» (Popp 1994, 89).

162 Bönsch-Kauke (2003) hat in einer umfangreichen Studie Schulkinder zwischen der zweiten und der sechsten Klasse beobachtet und hat dabei festgestellt, dass das Thema Sexualität mit ca. 5 % einen zahlenmässig relativ geringen Stellenwert hat.

Das Thema Sexualität ist in diesem Witz zwar vorhanden, aber es bleibt unklar, in welcher Weise die sexuelle Thematik für die Pointe relevant ist. Entweder erzählt die Kindergärtlerin einen Witz, den sie selber noch nicht genau verstanden hat oder sie kann sich nicht an das Textende erinnern. Tatsache bleibt jedoch, dass dieses Beispiel im vorliegenden Korpus das Einzige ist, in dem die Sexualität eine Rolle spielt.

Während das Textkorpus auf der Vorschulstufe also noch kaum Hinweise auf das Thema Sexualität enthält, lassen sich in der zweiten Klasse mehrere Beispiele finden, die explizit Sexuelles thematisieren. Die Brisanz solcher Beispiele scheint für die Kinder nicht primär in der Pointe zu liegen, sondern im Benennen tabuisierter Sachverhalte. Sehr deutlich geht dies aus einem Typ von Witz hervor, der hauptsächlich darin besteht, Gegenstände, Sachverhalte oder Personen des Alltags durch Bezeichnungen aus Tabubereichen zu substituieren:

> 149. Petra
> es isch emal e frau gsi die hät en hund gha die hät en buse tauft und nachhär hät si namal en hund kauft de hät si au buse tauft und nachhär hät si müese in en zug hät de schofför [Chauffeur] gfröget döffet mini zwei buse au mitcho? dänn hät de schofför gseit klar ich lass ja min pimmel au nöd dehei

Die «Pointe» besteht darin, dass durch die lexikalische Substitution eine Art «schiefer» Kommunikation entsteht, die dazu führt, dass die im Witz involvierten Interaktionspartner falsche Annahmen treffen und selber Obszönes aussprechen. Gerade in tabuisierten Bereichen eignet sich die Figurenperspektive besonders, weil der Witzerzähler so die anstössige Passage einer Figur in den Mund legen kann.[163] In sehr deutlicher Weise zeigt dies auch das nächste Beispiel, das gleichzeitig das Problem der sprachlichen Tabuisierung zur Inszenierung der Pointe nutzt:

> 93. Alex
> aso s het emal de fritzli hät emal es sexheftli aglueget [Kinder lachen] und dänn hät er d mueter gfröget du mami wa heisst sexbombe? nachär hät si hät si nöd welle d warheit säge dän hät si gseit Oma nacher isch er gange und nacheme zitli wider cho – – und nachär hät er gfragt du mami wa heisst BH

163 Das Beispiel von Petra (149) ist in einer englischen Version auch bei Wolfenstein (1978, 84) belegt. Nach dem gleichen Muster verfährt auch der Beleg Nr. 80.

und nachär hät si au nöd wider welle d wahrheit säge und hät gseit mantel und nacher isch er gAnge und nachär wider cho und dänn hät er scho wider gfragt du mami wa heisst bumse? und nachär hät wider nöd welle – d wahrheit säge und nachär hät si gseit ässe und nachär isch d oma cho und nachär hät er gseit hoi sexbombe ziä de BH ab und chum go bumse

In diesem Beispiel wird quasi auf einer Metaebene das Problem der sprachlichen Tabus thematisiert, und zwar insofern als ein Kind über gewisse Sachverhalte aufgeklärt werden möchte, von den Erwachsenen aber nur ausweichende Antworten bekommt. Weil die Mutter gegenüber Fritzli falsche Bedeutungsangaben zu den erfragten Begriffen macht, kommt es schliesslich zu einem brisanten Missverständnis. Auch in diesem Fall dient die Substitutionstechnik dem Erzähler primär dazu, tabuisierte Begriffe aus dem Bereich der Sexualität beim Namen nennen zu können. Dabei scheint nicht nur die Erzählmotivation, sondern auch der Erfolg dieses Witzes bei den Hörern stark von den verschiedenen Tabuwörtern herzurühren. Die Kinder lachen schon nachdem «sexheftli» gefallen ist. Ähnlich wie bei den skatologischen Witzen reicht auch bei den sexuellen Witzen oft schon das Aussprechen eines tabuisierten Wortes als Pointe (dazu auch Renner 1984). Es ist also nicht die Indirektheit der Anspielung, wie sie für sexuelle Witze von Erwachsenen charakteristisch ist, sondern es ist die Direktheit der expliziten Nennung, die für die Kinder reizvoll ist.

Vergleicht man die vorliegenden Beobachtungen mit den Ergebnissen anderer Studien zur kindlichen Humorentwicklung, dann zeigen sich gewisse Widersprüche. Vor allem zum psychoanalytischen Standpunkt, wie er von Wolfenstein (1978) vertreten wird, stehen die vorliegenden Ergebnisse im Kontrast. Wolfensteins (1978) viel zitierte Einschätzung, wonach Kinder bereits im Alter von sechs Jahren beginnen, in ihren Witzen die sexuelle Thematik zu verbergen, indem sie eine so genannte «joke façade» aufbauen, lässt sich anhand des vorliegenden Materials nicht bestätigen.[164] Vom erzählerwerbstheoretischen Stand-

164 Wolfensteins Einschätzung kommt vor allem dadurch zustande, dass alle Belege ausschliesslich im Hinblick auf verdeckte Anspielungen auf Sexuelles interpretiert werden. Bei Wolfensteins deduktivem Vorgehen besteht allerdings die Gefahr, dass auch dort Anspielungen auf Sexuelles gefunden werden, wo möglicherweise nichts derartiges vorhanden ist. So enthält die folgende Scherzfrage nach Auffassung Wolfensteins einen impliziten Hinweis auf das Thema Geschlechtsverkehr: «What has four legs and can't walk? – A table.» Wolfensteins Interpretation dieses Belegs ist folgende: «Four legs might then represent a couple in intercourse.» (Wolfenstein 1978, 110) Weshalb bei diesem Beispiel eines Sechsjährigen eine bewusste Anspielung auf Sexuelles vorliegen soll, bleibt offen.

punkt her trifft eher das Gegenteil zu. Die Kinder zeigen zunächst grosse Freude an Witzen, die Tabuwörter enthalten, und zwar unabhängig davon, ob der Witz eine Pointe hat oder nicht. In einer ersten Phase scheinen vor allem die Tabuwörter wichtig zu sein. Als komisch wird zunächst nicht eine bestimmte Darstellung oder Wahrnehmung eines tabuisierten Sachverhalts empfunden, sondern der Sachverhalt selbst. Dass die Kinder so etwas wie eine «joke façade» entwickeln, dass sie mit anderen Worten beginnen auf Sexuelles anzuspielen, ohne es beim Namen zu nennen, trifft nach den vorliegenden Erkenntnissen erst bei den älteren Kindern, also bei den Viert- und Sechstklässlern zu.[165]

Das Problem mit dem Konzept der «joke façade», so wie es seit Wolfenstein (1978) verwendet wird, dürfte im Wesentlichen darin liegen, dass damit sowohl ein angeblicher psychologischer Mechanismus wie auch eine erzählerische Fähigkeit gemeint ist. Die Beobachtungen zeigen nun aber, dass die narrativen Fähigkeiten nicht mit den postulierten psychologischen Gegebenheiten übereinstimmen. Denn in Beispielen mit lediglich impliziter sexueller Thematik ergibt sich die indirekte Aussageweise dadurch, dass zwei verschiedene Bedeutungsebenen aufeinander projiziert werden. Dieser Prozess wird vom Erzähler lediglich angeregt, vom Hörer jedoch vollzogen. Dies verlangt vom Erzähler, dass er die sexuelle Implikation in der Erzählstruktur des Witzes zwar verankert, aber selber nicht offenlegt. Wie die vorliegenden Daten nahelegen, ist diese erzählerische Fähigkeit bei den Sechsjährigen noch nicht in dem Masse vorhanden, dass man von einer «joke façade» sprechen könnte. Erst bei den Viertklässlern lässt sich diese narrative Fähigkeit nachweisen.

Es gibt zwar auch im vorliegenden Korpus Beispiele, die man als Hinweis für eine vorhandene «joke façade» bei den jüngeren Kindern interpretieren könnte. Allerdings bleibt es bei den meisten dieser Fälle unklar, ob sich die Erzähler und Hörer der sexuellen Anspielungen überhaupt bewusst sind. Wenn es aber so ist, dass die Kinder die sexuelle Anspielung gar nicht erkennen, dann fragt sich,

165 Bei McGhee (1979), der zu den gleichen Resultaten wie Wolfenstein (1978) kommt, bleibt unklar, ob seine Aussage auf eigener empirischer Analyse beruht oder ob er primär Wolfensteins Einschätzung wiedergibt: «By the time children reach first grade, they begin to see the importance of disguising the sexual or aggressive content of their jokes. [...] Most important, though, the disguise enables a child to deny the sexual or aggressive natur of the joke if necessary. Once the basic concept of establishing the joke façade is acquired, it is the child's general progress in cognitive development that determines how cleverly and indirectly sexual or hostile ideas are expressed.» (McGhee 1979, 82) Was gemäss McGhee schon bei den ‹First-Gradern› der Fall ist, lässt sich am vorliegenden Korpus erst in der vierten Klasse nachweisen.

wozu der Begriff «joke façade» dient. Das folgende Beispiel aus der zweiten Klasse fand bei den zuhörenden Kindern zwar Anklang, aber es ist zu vermuten, dass sie nur die vordergründige Bedeutung verstanden:

> 102. Alexandra
> es isch emal – en bueb gsi de hät gseit min papi isch so en schisshaas wänns mami furtgaht dänn dänn gaht de papi immer zu de nachbare übere go schlafe

Dass für den Vater nicht die Angst der ausschlaggebende Beweggrund ist, um bei den Nachbarn zu übernachten, wurde möglicherweise weder von der Erzählerin noch von den zuhörenden Kindern durchschaut. Aufgrund ihrer Reaktionen liegt es jedenfalls nahe, dass die Kinder primär den Umstand als lustig empfanden, dass der Vater und nicht der Sohn ein Angsthase ist. Es liegt hier also eine verdeckte, aber von den Kindern vermutlich unerkannte, sexuelle Anspielung vor. Da es unklar bleibt, was die Erzählerin versteht, erscheint der Begriff «joke façade» in diesem Fall nicht angebracht.

In den Witzen der Zweitklässler wird auf das Thema Sexualität nach den vorliegenden Beobachtungen noch nicht indirekt angespielt, sondern meistens offen ausgesprochen. In der zweiten Klasse ist auch ein Typ von Witz zu finden, der sich um den Themenbereich Scham und Entblössung dreht. In solchen Beispielen stehen nicht Sprachtabus, sondern eher tabuisierte Verhaltensweisen oder peinliche Situationen im Vordergrund. Das komische Potential liegt für die Kinder primär darin, dass sich die Witzfiguren durch Missgeschicke in der Öffentlichkeit entblössen:

> 108. Claudia
> es isch emal e frau mitemene chind go schpaziere – und dänn – – – [6 Sek.] sinds über e wise – – und dänn häts eso en häts meitli gfräget maami töffi ich de handschtand mache? [lacht] dänn hät si gseit nei susch gsehnd d buebe dini unzgi [Kinder lachen] – – – maami töffi de handschtand mache? dänn hät si gseit nei susch gsehnd d buebe dini unzgi [Kinder lachen] dänn sinds dehei gsi maami töffi ich de handschtand mache? nei susch gsehnd d buebe dini undzgi dänn isch s meitli use – – und dänn hä häts si d handschtand gmacht isch ine gange maami ich han de handschtand gmacht dänn händ aber d buebe dini unzgi gseh nei ich has eifach abzoge

Es handelt sich bei diesem Beispiel aus der zweiten Klasse um einen Witz, der offensichtlich schon längere Zeit unter Kindern zirkuliert, denn er ist bereits bei Wolfenstein (1978) als Erzählung eines neunjährigen Mädchens belegt:

> This girl was walking along the street and she met a man. An he said, «If you stand on your head ten times, I'll give you ten dollars.» So she stood on her head once, twice, three times. … then she went home and showed her mother the ten dollars. And her mother said, «Where did you get it?» And the girl said,«I met a man and he gave it to me.» And the mother said, «You didn't take from a man?» And the girl said, «I stood on my head ten times to get it.» And the mother said, «You naughty girl! He saw your underpants.» And the girl said, «I fooled him – I didn't wear any.» (Wolfenstein 1978, 172)

Solche Belege lassen sich als Ausdruck eines zunehmenden Bewusstseins für Scham vor Entblössung auffassen. Vom psychologischen Standpunkt her gesehen, kann dies als ein Beispiel dafür angesehen werden, wie im Witz gesellschaftliche Normen thematisiert und auf humoristische Weise umgangen werden können. Die Vorstellung, dass eine Person nackt in der Öffentlichkeit zu sehen ist, hat auch für die älteren Kinder noch komisches Potential, wie das folgende Beispiel aus der sechsten Klasse illustriert:

> 326. Kathi
> hät e frau so en hund kauft nächher hät si nöd gwüsst wi si wi s en söll taufe hät si es schild gseh wo druf gschtande isch nöi mode hät si en halt nöi mode tauft isch si mal is hallebad hät de hund mitgno isch id umkleidekabine nachher isch ere de hund weggloffe isch si use füdliblutt und hät grüeft nöi MODE! nöi MODE! [lacht] am nächschte tag sind alli so füdliblutt uf de schtrass umegloffe [lachend]

Während bei den jüngeren Kindern die sexuelle Thematik meist direkt zum Ausdruck kommt, lassen sich bei den älteren Kindern zunehmend auch Belege finden, die sich die Möglichkeit der indirekten Anspielung zu Nutze machen. Die Kinder beginnen zu entdecken, wie sie mittels Umschreibungen im Text Doppeldeutigkeiten erzeugen können, die es ihnen erlauben, Gesagtes und Gemeintes zu trennen. In diesem Zusammenhang wird auch in der vierten Klasse die Substitutionstechnik angewandt, um Tabus zur Sprache bringen zu können. Im Unterschied zur zweiten Klasse werden aber die tabuisierten Sachverhalte nicht beim Namen genannt, sondern lediglich umschrieben:

212. Serge

aso e frau und en ma sind go dusche und nachher frögt s chindli äm törfi au mit cho go tusche? nachher seit de vater ich weiss nöd muesch s mami fräge äh d mueter ja okE nachhane sinds id duschi und nachhane hät s chind bim bapi obenanbe glueged und nachher hät s chindli gseit bapi was isch das da une? seit er da isch es schlängli nachher frögt er s mami luegt er au wider abe MAMI was isch das da une? seit si das isch min urwald und nachhane luegt er ue und seit MAMI was isch das da obe? das sind mini zwei kanönli – gat er use tröchnet sich ab dänn gönds is bett nachhane nachhane seit de bueb mami mami pass uf de bapi chunnt mit sim schlängli i din i din urwald chum schüss de chum schüss de am bapi sis schlängli mit de kanönli abe

Auch wenn die Anspielung auf den tabuisierten Sexualbereich in diesem Beispiel noch nicht sehr raffiniert ausfällt, so ist doch deutlich die Bemühung spürbar, vordergründig nichts Anstössiges zu sagen. Es ist also das Ziel dieses Witzes, gerade nichts explizit beim Namen zu nennen, was als Tabu gilt. Das ist vom erzählerwerbstheoretischen Gesichtspunkt her insofern bemerkenswert, als die Kinder dieses Alters beginnen, sprachliche Mittel und narrative Strategien zu nutzen, die es ermöglichen, die Direktheit der expliziten Nennung zu umgehen. Auch das nächste Beispiel aus der vierten Klasse zeigt, dass die Erzählerin bemüht ist, die Konsequenzen der geschilderten Handlung nicht selbst zu benennen, sondern dem Verstehensprozess des Hörers zu überlassen:

223. Caroline

aso aso es sind emal zwei päärli gsi die händ imene grosse huus gwohnt und dänn häts no chinde gha und une e fr/ und e frau und dänn hä/ si aso sind das päärli si/ aso sind zu de frau abegange äh nei händ si si troffe und händ gseit grüezi gratulieret si eus – äm mir händ ghüratet seit si oke äh hät si s gratu/ gratuliert und dänn und dänn isch d frau am dusche gsi und dänn seit er – – ja und dänn chunt äh isch d frau am dusche gsi lütets bi de duschi und dänn dänkt äm luegt si durs schlüsselloch und dänkt ja das isch ja sowiso nur de blind macht uf – äm dänn sei/ seit er gratulieret si mir ich gseh wider

In der vierten Klasse findet man die ersten Beispiele, die Sexuelles thematisieren, ohne dabei ein Tabuwort explizit zu nennen. Allerdings kommen auch in diesem Alter noch Beispiele vor, deren primäre Funktionsweise darin besteht, Anstössiges beim Namen zu nennen. Das folgende Beispiel, das auf einem Kinderlied basiert, illustriert dies sehr deutlich:

208. Juliette
[singt]: alli mini äntli schwümed uf de wälle schwümed uf de wälle chunnt e korälle haut em eis ad schälle ou je ou je was isch passiert alli mini äntli sind kaschtriert

Wie die Beobachtungen in den verschiedenen Schulklassen nahelegen, besteht für die Kinder eine wichtige Funktion sexueller Witze auch darin, dass die Erzähler gegenüber den zuhörenden Kindern ein bestimmtes Wissen demonstrieren können. Mit zunehmendem Alter lassen sich in den Kinderwitzen auch Aspekte der Sexualität beobachten, für die ein gewisses Hintergrundwissen Voraussetzung ist:

284. Alex
was läbt im fluss hät acht ärm und isch gschminkt?
en tuntefisch

An solchen Beispielen manifestiert sich einerseits ein grundlegendes Interesse an der sexuellen Thematik, andererseits verweisen solche Beispiele auch auf ein zunehmendes Wissen darum, dass die Sexualität ein komplexes soziales Phänomen ist. Abgesehen vom Unterhaltungswert haben solche Beispiele auch die Funktion, dass sich ein Erzähler mit einem bestimmten Typ von Wissen profiliert. Während im vorliegenden Korpus die meisten sexuellen Witze der jüngeren Kinder als vergleichsweise «harmlos» zu bezeichnen sind, zeigt sich in der sechsten Klasse ein wachsendes Interesse an Obszönitäten:

301. Yannick:
drü italienerfraue wetted wele ma sich – also wele ma sich am sich öppis chan de frau in arsch ine schtecke am nächschte tag seit d frau ja miin ma hät chönne de finger bi mir is arschloch ineschtecke nachher seit er seit die ander ja das isch ha no gar nüt miin ma hät de ganz arm chönne ineschtekke nachher seit die dritt francesco komm raus

In dieser Deutlichkeit kommen Obszönitäten im vorliegenden Korpus nicht sehr häufig vor. Ob es Zufall ist, dass solche Beispiele im Zusammenhang mit ethnischen Stereotypen auftreten (vgl. auch Beleg Nr. 319), ist schwer zu beurteilen, da die beschränkte Anzahl an Belegen keine klare Aussage zulässt.

9.3 Zur Rolle sozialer Stereotype in Kinderwitzen

Witze, die gegen bestimmte Personengruppen gerichtet sind, z.B. rassistische oder sexistische Witze, lassen sich ebenfalls unter dem Aspekt der Verletzung gesellschaftlicher Normen betrachten. Dass in den Kinderwitzen bestimmte Einstellungen gegenüber einzelnen Personengruppen zum Ausdruck kommen, kann mit zunehmendem Alter der Kinder beobachtet werden. Auch in dieser Hinsicht lässt sich eine Entwicklung feststellen, die von eher allgemeinen hin zu recht spezifischen Ausdrucksformen verläuft. Unklar ist allerdings, ob rassistische oder sexistische Elemente in den Kinderwitzen Ausdruck von bereits gefestigten Vorstellungen und Bewertungen sind oder ob sie eher als Auslöser für solche Vorstellungen dienen. Das Datenmaterial lässt in dieser Hinsicht keine eindeutigen Schlüsse zu. Dennoch ist im vorliegenden Textkorpus erkennbar, dass ethnische und geschlechtliche Stereotype bei den kleineren Kindern noch sehr diffus sind, bei den älteren Kindern aber teilweise sehr konkrete Formen annehmen.

9.3.1 Ethnische Stereotype in Kinderwitzen

Im Kindergarten kommen zwar zahlreiche Beispiele vor, in denen Witzfiguren aus verschiedenen Nationen eine Rolle spielen, aber die Wahl dieser Akteure scheint noch weitgehend zufällig zu sein. Am häufigsten kommen Deutsche, Schweizer, Amerikaner, Japaner und Chinesen vor. Auch von Österreichern und Franzosen ist die Rede, seltener auch von Italienern.

> 29. Jonathan
> emale isch de schwizer und de franzos und de italiener isch/ händ gwettet wer am meischte chan/ wer am meischte chan im äm im im geisseschtall chan hocke und nachane hät de hät de/ isch de isch de franzos inegange und nachane i/ hä/ isch er sofort wider usegränt und nachane isch de italiener ine gane und nachane isch er au sofort wider use usegränt und nachane isch de schwizer ine gange und nachane isch er drü drü schtund dine blibe und nachane isch er use cho nachane hät er gseit du wiso häsch du so lang chöne dine blibe? und nachane hät er gseit wil ich ebe d geisse use gla han

Dieses Beispiel kommt, wie bereits erwähnt, im vorliegenden Korpus in unzähligen Varianten vor. Der Vergleich dieser Belege zeigt, dass die Witzfiguren weitgehend austauschbar sind, denn es kommen nicht nur die verschiedensten Kombinationen von Witzfiguren vor, sondern auch die Gewinner und Verlierer verteilen sich auf alle Nationalitäten.[166] Da die Wahl dieser Nationalitäten in kaum einem Fall eine pointenrelevante Rolle spielt, ist davon auszugehen, dass die Zugehörigkeit zu unterschiedlichen Nationen zunächst einmal primär die Funktion hat, möglichst unterschiedliche Handlungsträger aufeinander treffen zu lassen. Bei den Nationalitäten-Witzen, die im Kindergarten erzählt werden, finden sich jedenfalls keine Hinweise darauf, dass soziale Stereotypen eine Rolle spielen.[167] Für viele Nationalitäten-Witze, die in der zweiten Klasse erzählt werden, scheint dies auch noch Gültigkeit zu haben. In der zweiten Klasse finden sich aber erste Hinweise dafür, dass bestimmte Eigenschaften, wie z. B. die Hautfarbe, mit der nationalen Zugehörigkeit verknüpft wird:

> 92. Andrea
> was isch gäl und flügt dur d luft?
> en chines wo e bombe gfunde hät

Das Bewusstsein für individuelle Unterschiede zwischen den Witzfiguren beginnt sich in den Witzen der Zweitklässler niederzuschlagen. Man findet auf dieser Altersstufe auch Beispiele, die deutliche, zumeist negativ gefärbte soziale Stereotype enthalten. Dass es sich dabei um bewusste negative Einstellungen gegenüber bestimmten ethnischen Gruppen handelt, geht einerseits aus der

166 Innerhalb der gleichen Witzrunde besteht die Tendenz, dass auf die gleiche Figurenkonstellation zurückgegriffen wird, die bereits einmal verwendet wurde. Wenn also einmal ein Schweizer, ein Franzose und ein Chinese erwähnt wurden, dann ist die Chance gross, dass die gleiche oder eine ähnliche Figurenkonstellation auch in späteren Witzen wieder auftaucht. Manchmal wird die Wiederaufnahme sogar explizit gemacht (vgl. das Beispiel von Michael (28): «dänn isch wider en en chines en amerikaner und en schwiizer gsi»). Insofern ist die Wahl der Witzfiguren resp. deren nationale Zugehörigkeit nicht völlig beliebig, aber sie scheint stärker vom erzählerischen Kontext abhängig zu sein als von ethnischen Stereotypen.

167 Dies zeigt sich unter anderem auch darin, dass auch in den selbst erfundenen Witzen im Vorschulalter gelegentlich z. B. Chinesen oder Japaner in die Handlung eingefügt werden, ohne dass sie eine bestimmte Funktion hätten (vgl. z. B. Nr. 8). Es ist denkbar, dass den Chinesen und den Japanern, weil sie als fremd erachtet werden, im Kindergarten etwas «Exotisches» anhaftet. Ein weitergehendes Stereotyp scheint sich aber mit diesen Witzfiguren nicht zu verbinden.

Deutlichkeit und andererseits aus der Selbstverständlichkeit hervor, mit der gewisse Eigenschaften und nationale Zugehörigkeit einander zugeordnet werden:

> 136. Paulo
> es isch emal e igelfamilie über e strass und na/ nachher isch es auto cho und hät alli überfahre ussert u/ bis uf de chlinscht nachher isch de in e bauloch gheit und nachher sind d stinktierfamilie sind über d strass allit to bis uf de chlinscht isch au is bauloch gheit nachher hä hät de/ häts igeli brüelt und hät gfröget was bin ich? nachhäer häts gseit chli brun du häsch stachle du bisch en igel s stinktier und nachher häts stinktier brüelt hät gfrögt was bin ich? du bisch schwarz wiss du stinksch du bisch en jugo

Ab der zweiten Klasse taucht mit dem «Jugo» erstmals eine Witzfigur auf, die auf sehr eindeutige Weise mit negativen Eigenschaften in Verbindung gebracht wird. Dass ein «Jugo» oder ein Türke in einem Witz der Gewinner ist, kommt höchstens ausnahmsweise vor (vgl. Beleg Nr. 101). In der Regel werden diese Witzfiguren in abwertender Weise als Handlungsträger verwendet. Dies kann sich in einzelnen Fällen auch in erschreckender Brutalität gegenüber diesen Witzfiguren manifestieren, wie das folgende Beispiel zeigt:

> 148. Thomas
> äm – es isch emal en türk gsi de isch am abig go laufe dänn isch eine cho hät em es mässer in rugge inegsteckt am nächschte morge äh isch d frau mit em ma zum doktor hät klopfet min ma hät es mässer im rugge gseit ich ha firabig türe zuegmacht klopfet min ma hät es mässer im rugge ich ha firabig [unverst.] min ma hät es mässer im rugge chömed si ine – – zeiged si mal hät s mässer gno is aug inegsteckt jetzt chönd si zum augenarzt – de isch en stock witerobe

Solch drastische Beispiele sind, obwohl es sich um Einzelfälle handelt, ein sehr deutliches Indiz dafür, dass schon in der zweiten Klasse mit bestimmten Witzfiguren eindeutig xenophobische Motive verbunden sind. Es zeigt sich auch bei den Viert- und den Sechstklässlern, dass es einerseits eine grössere Zahl wiederkehrender Witzfiguren gibt, die relativ unspezifisch verwendet werden und die daher häufig austauschbar sind. Andererseits werden mit einzelnen Witzfiguren ganz konkrete negative Stereotype verbunden. Auch in der sechsten Klasse ist diesbezüglich die Witzfigur «Jugo» der deutlichste Fall:

320. Theo
en jugo chunt am nächschte tag so is gschäft dänn schisst en de chef zäme wiso häsch bi mir iproche? dänn seit er – ich hAn gar nöd iproche seit de chef jawa ich han dini händabrück gseh dänn seit de jugo ich han doch händsche agha

Dass mit einer Witzfigur so explizite und ausschliesslich negative Assoziationen verbunden sind wie mit der Witzfigur «Jugo», kommt im vorliegenden Korpus sonst nicht vor. Inwiefern bei den Kindern die Witzstereotypen mit den Einstellungen gegenüber den realen Personen übereinstimmen, kann aufgrund der vorliegenden Beobachtungen nicht beantwortet werden. Es ist allerdings zu vermuten, dass es gewisse Überschneidungen geben kann.

9.3.2 Geschlechterstereotype in Kinderwitzen

Zwischen Witzen, die auf das Thema Sexualität abzielen und Witzen mit sexistischem Inhalt besteht zwar ein Überlappungsbereich. Trotzdem werden die Beispiele hier gesondert behandelt, und zwar weil es sich vom narrativen Standpunkt her um unterschiedliche Problembereiche handelt. In sexistischen Witzen steht nicht primär die Sexualität im Vordergrund, sondern die soziale Geschlechterproblematik. Auch dieser Frage soll anhand des vorliegenden Korpusmaterials nicht nur unter inhaltlicher, sondern auch unter narrativer Perspektive nachgegangen werden. Dabei interessiert hier vor allem, wann und in welcher Weise geschlechterbezogene Stereotype Eingang finden in die Kinderwitze.

Im Unterschied zu den rassistischen Witzen manifestieren sich einzelne Geschlechterstereotypen schon im Vorschulalter. Dies lässt sich vor allem an der «Blondine» festmachen, die bereits im Kindergarten zu den meistgebrauchten Witzfiguren gehört. Mit der Blondine wird im Kindergarten hauptsächlich das Attribut «dumm» verknüpft, allerdings in eher unspezifischer Weise:

41. Rebekka
wiso nimmt ä blondine id wüeschti en autotüre mit? dass si chan s feischter abela wä/ wänns ihre z heiss isch [unverst.; 2 Sek.] muess si doch chönne es ganzes auto mitnä als nume e türe

Im Kindergarten ist die Witzfigur «Blondine» primär dumm und ungeschickt. Diese Zuschreibungen gelten im Vorschulalter allerdings auch für andere Witzfiguren, z. B. für Mantafahrer, Österreicher und gelegentlich auch für Chinesen. Damit unterscheidet sich die «Blondine» noch nicht so deutlich von anderen Witzfiguren, wie dies bei den älteren Kindern der Fall ist. Mit zunehmendem Alter vereindeutigt sich dann aber die stereotype Merkmalszuschreibung, was sich bspw. darin bemerkbar macht, dass die Witzfigur «Blondine» quasi witzimmanent mit Vorurteilen über Blondinen konfrontiert wird:

> 98. David
> es isch emal e blondine ines elektrogschäft gange nachane hät si gseit ghaa ich wett genAU DE fernseh nachane hät – hät hät ver verchäuferin gseit gha a blo/ a blondine verchaufemer nöd nachane isch si am nächschte tag mit schwarze haar inegange ich hätti gern DE fernseh nachane hät verchäuferin gseit gha a ver/ blondine verchaufemer nöd und das hät si di di ganz wuche gmacht gha immer mit enere andere haarfarb – nachane – am nächschte tag isch si – wider verbi nachane häts hät mi mit VIOLETTE haar [Kinder lachen] ich hätti gern DE fernseh dänn hät d verchäuferin gseit gha – a blondine verchaufemer nöd und dänn hät d blondine gseit gha wiso wüssed si dass ich e blondine bin nachane hät d verchäuferin gseit gha das isch kän fernseh das isch en mikrowälle

Hier wird durch die Witzhandlung nicht die Dummheit der Witzfigur «Blondine» inszeniert, sondern es kommt gleichzeitig auch die abschätzige Wahrnehmung von «Blondinen» zum Ausdruck. Damit manifestiert sich die stereotype Merkmalszuschreibung auch auf einer Metaebene.

Ab der vierten Klasse kommen schliesslich Witze vor, die aus erzählstruktureller Sicht interessant sind, weil die Geschlechterstereotypen zunehmend eine Kohärenzfunktion haben, die auf implizitem Wissen beim Hörer aufbauen. Man findet auf dieser Altersstufe auch Belege, in denen Stereotypen auf narrativ subtile Art und Weise zur Pointierung genutzt werden. Im folgenden Beispiel wird damit gespielt, dass der Rezipient zunächst gewisse Annahmen trifft, die sich dann aber nicht bestätigen, um sich schliesslich überraschend doch als berechtigt herauszustellen:

> 234. Stefan
> aso eimal eimal sind so ganz vill blondine ime saal aso sind so am ässe gsi nachher chunnt e brünette und hät gseit so jetzt müemer emal luege wie guet dass blondine chönd rächne dänn isch eini füre hät gs/ hät d brünette

gseit äm was git zwei plus zwei? hät si gseit nün falsch – dänn händ all grüeft gänd ere namal e chance! gäbed ere namal e chance! und dänn hät si namal gseit was git drü plus drü? sibe falsch alli wider grüeft gäbed ere namal e chance! gäbed ere namal e chance! dänn hät si gseit was git föif plus föif? zä händ all grüeft gänd ere namal e chance! gänd ere namal e chance!

Hier wird die witztypische Zuschreibung der Dummheit von Blondinen erzählerisch umgesetzt, indem das Stereotyp durch die Handlung zunächst infrage gestellt, letztlich aber doch bestätigt wird. Die Erzählhandlung nimmt somit zweimal einen der aufgebauten Erwartung entgegengesetzten Verlauf. Das Witzstereotyp der Dummheit von Blondinen ist hier also doppelt verankert. Vom narrativen Standpunkt her gesehen, ist hier die Fähigkeit des Erzählers entscheidend, mit stereotypen Vorstellungen zu spielen und sie zu funktionalisieren, um einen komischen Effekt zu erzielen.

Das Element der Promiskuität, das in den Witzen der Erwachsenen vielfach mit der Witzfigur «Blondine» eine Rolle spielt, taucht im vorliegenden Korpus erstmals bei den Sechstklässlern auf:

297. Manuela
aso e blondine gaht zunere grossfirma gaht so an empfang und verlangt de herr meier – und – und nachher – aso – [*wendet sich an zwei lachende Mitschüler*] *was was lachet ir eigentlich so s isch ja gar nöd lusch nanig luschtig – aso WÜRKLI* und dänn nachedhär sei/ seit si wo de herr meier isch und dänn seit de am empfang wiso händ si eigentlich e matraze uf irem rugge? dänn seit si ja de herr meier hät gseit ich mües all unterlage mitnä woni heg

Auch in diesem Fall ist es im Hinblick auf den Erzählerwerb bemerkenswert, dass das Stereotyp zwar kohärenzbildend ist – insofern als es für die Pointe eine notwendige Voraussetzung bildet –, dass es aber im Text lediglich an der Mehrdeutigkeit von «Unterlagen» manifest wird.

Wie aus diesen Ausführungen hervorgeht, äussern sich geschlechterbezogene Stereotypen hauptsächlich in Bezug auf weibliche Witzfiguren. Es gibt allerdings auch ein Beispiel, das sozusagen in umgekehrter Richtung funktioniert:

114. Silvan
wiso äh – wämmer en ma und e frau als schneema bout wiso brucht mer dänn für de ma länger als für d frau?
will mer de ma zerscht mus ushöhle

Die grundsätzliche Frage, ob Einstellungen eher übernommen oder vorwiegend selber herausgebildet werden, kann aufgrund der vorliegenden Beobachtungen nicht beantwortet werden, ganz davon abgesehen, dass sich diese Frage in dieser allgemeinen Form wohl kaum empirisch beantworten lässt. Dass bei der Herausbildung sozialer Stereotype Witze eine Rolle spielen, ist zwar eine plausible Vermutung. Denkbar ist, dass die jüngeren Kinder die Stereotype in den Witzen mehr oder weniger unreflektiert übernehmen und reproduzieren und sich der Wertung erst mit zunehmendem Alter bewusst werden. Anhand des vorliegenden Materials kann jedoch nicht belegt werden, ob die Stereotype in Witzen Ursache oder Konsequenz von bestehenden sozialen Stereotypen sind. Grundsätzlich ist wohl beides möglich. Auch die Frage, inwiefern sich witztypische Stereotype und «reale» Stereotype überschneiden, lässt sich im Kontext dieser Untersuchung nicht überprüfen.

10. Zur Frage des geschlechtsspezifischen Humorverhaltens

In der Forschungsliteratur, die sich mit Fragen des geschlechtsspezifischen Humorverhaltens befasst, ist der Befund unumstritten, dass Frauen und Männer andere Formen des verbalen Humors bevorzugen (Groth 1992; Kotthoff 1996, 2000; Crawford 2003). Wie verschiedene Untersuchungen belegen, tendieren weibliche Humoristinnen, insbesondere wenn sie unter sich sind, zu konversationellen Formen des verbalen Humors, während sich männliche Sprecher eher mit «humoristischen Fertigprodukten», bspw. mit Witzen, unterhalten. In vielen Studien über die Geschlechtsspezifik des Humorverhaltens wird ausserdem die Meinung vertreten, dass «typisch weiblicher» Humor eher integrativen Charakter habe, während «typisch männlicher» Humor eher auf die Profilierung des Sprechers bedacht sei. Selbstredend handelt es sich bei diesen Befunden nicht um fest geprägte Interaktionsstile, sondern um Pauschalisierungen weiblichen und männlichen Humorverhaltens.[168] Diese Tendenzen werden durch Studien zum unterschiedlichen Lachverhalten von Frauen und Männern bestätigt (vgl. Stocking & Zillmann 1996).

Ähnliche Differenzen in den humoristischen Interaktionsstilen werden auch in der Literatur zum Kinderhumor beobachtet (Kotthoff 1995b; Bierbach 1996; Klages 2002; Bönsch-Kauke 2003; Schreiner 2003). Diesen Erkenntnissen zufolge zeichnet sich bei Kindern ab, was später noch ausgeprägter zum Tragen kommt, nämlich dass Mädchen zu dialogischen Formen des Humors neigen, während Jungen eher monologische Formen bevorzugen. Gemäss unterschiedlichen Studien zur Humorentwicklung kann schon bei Schulkindern beobachtet werden, dass Jungen ein eher kompetitives Humorverhalten zeigen, während Mädchen in der Humorproduktion viel stärker kooperieren. Bönsch-Kauke (2003) bringt die Unterschiedlichkeit humoristischer Interaktionsformen fol-

168 In diesem Kontext gilt es auch auf den sozialkonstruktivistischen Ansatz zu verweisen, der den Humor als eine wesentliche Kategorie des «doing gender» interpretiert (vgl. Crawford 2003). Dieser Perspektive zufolge ist die interaktive Konstruktion von Geschlecht als einer sozialen Kategorie auch in humoristischen Interaktionssituationen relevant.

gendermassen auf den Punkt: Jungen und Mädchen spielen nicht das gleiche Spiel in ihren Humor-Interaktionen. «Während die Jungen gern ein Spiel im Gegeneinander aufbauen, versuchen es die Mädchen mit Verstehen, einem Anknüpfen an die Ideen des anderen.» (Bönsch-Kauke 2003) Humoristische Interaktionen unter Jungen finden häufig im Stil von Rededuellen statt (Fine 1990), während Mädchen sich beim Realisieren humoristischer Interaktionssequenzen eher gegenseitig unterstützen (Kotthoff 1995b).

Vor dem Hintergrund dieser Befunde stellt sich hier die Frage, inwiefern das vorliegende Textmaterial geeignet ist, um Aussagen über das geschlechtsspezifische Humorverhalten zu machen. Diese Frage ist deshalb zu diskutieren, weil die Erhebungsmethode der vorliegenden Arbeit darauf abzielt, eine bestimmte Form der humoristischen Interaktion zu elizitieren, die gemäss den erwähnten Studien nur für die eine Hälfte der untersuchten Personengruppe, nämlich für die männlichen Gesprächsteilnehmer, typisch ist. Es fragt sich also, ob in der vorliegenden Arbeit den typisch weiblichen Interaktionsformen des Humors genügend Beachtung geschenkt wird.

Hinsichtlich dieser Frage ist Folgendes festzuhalten: Die hier angewandte Erhebungsmethode und das daraus resultierende Datenmaterial werden nicht als geeignet erachtet, um Aussagen über geschlechtsspezifisches Humorverhalten zu machen. Einige eher allgemeine Beobachtungen lassen sich zwar auch aufgrund der vorliegenden Erzähldaten anstellen, aber um den Fragen der Geschlechtsspezifik angemessen Rechnung tragen zu können, wäre es unbedingt angezeigt, reine Mädchengruppen und reine Jungengruppen mit gemischtgeschlechtlichen Gruppen zu vergleichen (vgl. dazu Bönsch-Kauke 2003). Um den verschiedenen Interaktionsstilen gerecht zu werden, wäre ausserdem darauf zu achten, dass die Analyse den Phänomenbereich nicht von vornherein auf bestimmte Erscheinungsformen des Humors einschränkt. Diese für einen Vergleich des geschlechtsspezifischen Humorverhaltens notwendigen Voraussetzungen sind in der vorliegenden Untersuchung jedoch nicht gegeben. Erstens handelt es sich bei den untersuchten Schulklassen ausschliesslich um gemischtgeschlechtliche Gruppen und zweitens hatten bestimmte Interaktionsformen durch das gewählte Situationsarrangement keine grosse Auftretenswahrscheinlichkeit. Diese Arbeit wurde also nicht als Studie zum typischen Humorverhalten von Mädchen und Jungen konzipiert und daher sind Aussagen zu dieser Frage nur sehr beschränkt möglich.

Das Ziel der vorliegenden Untersuchung ist es, verschiedene Aspekte des Erzählerwerbs anhand eines bestimmten narrativen Texttyps, nämlich anhand des Witzes zu untersuchen. Wenn man nun aber die oben erwähnten Befunde in

Rechnung stellt, die besagen, dass Witze nur bei den Jungen die präferierte Form der Humorinteraktion darstellen, dann stellt sich die Frage, ob das hier vorliegende Datenmaterial nicht einseitig vom Erzählverhalten der männlichen Erzähler geprägt ist. Dieses methodologische Problem gilt es also auch zu bedenken, wenn es, wie im vorliegenden Fall, nicht um geschlechtsspezifisches Humorverhalten, sondern um erzählerwerbstheoretische Fragen geht. Um ein einschneidendes Problem würde es sich insbesondere dann handeln, wenn die Mädchen im Korpus deutlich unterrepräsentiert wären. In diesem Fall wäre zu überlegen, ob das Gesamtresultat nicht allzu stark vom Erzählverhalten eines Geschlechts geprägt ist. Wie das Verhältnis der erzählten Texte jedoch belegt, fällt die zahlenmässige Verteilung der Witze auf die beiden Geschlechter insgesamt ziemlich ausgeglichen aus. Von den 332 Witzen im Korpus wurde fast die Hälfte, nämlich 47 % von den Mädchen erzählt, während 53 % der Beispiele von den Jungen stammt.

	Total	Kindergarten	2. Klasse	4. Klasse	6. Klasse
Mädchen	47 %	50 %	58 %	46 %	32 %
Jungen	53 %	50 %	42 %	54 %	68 %
	n = 332	n = 60	n = 89	n = 112	n = 71

Abbildung: geschlechtsspezifische Verteilung

Wie aus dieser Zusammenstellung hervorgeht, ist zwischen den Geschlechtern der prozentuale Anteil der erzählten Witze auf jeder Altersstufe wieder etwas anders gelagert.[169] Im Kindergarten wurden von den Mädchen und den Jungen genau gleich viele Witze erzählt. Auf dieser Altersstufe gilt es allerdings zu beachten, dass eine grössere Zahl der Texte nicht als Witze im engeren Sinne zu betrachten sind, sondern als komisch intendierte Phantasiegeschichten (vgl. Kapitel 7). Aufgrund dieser ad hoc erfundenen Texte kann man also nur unter Vorbehalt Aussagen über die geschlechtsbedingte Verteilung bezüglich der Kenntnis von Witzen machen. Zumindest lässt sich aber festhalten, dass sich die Jungen und die Mädchen im Kindergarten quantitativ gesehen zu gleichen Teilen an den Witzrunden beteiligten.[170] In der zweiten Klasse wussten die Mädchen

169 Weil in dieser Zusammenstellung das zahlenmässige Verhältnis der Geschlechter in den einzelnen Kindergärten und Schulklassen unberücksichtigt bleibt, beschränkt sich diese Tabelle darauf, aufzuzeigen, dass nicht nur die Jungen, sondern auch die Mädchen Witze zu erzählen wissen.

170 In diesem Kontext ist es wichtig, nochmals darauf hinzuweisen, dass es den Kindern freigestellt war, ob sie sich als Erzähler oder als Hörer an der Witzrunde beteiligen wollten.

mit 58% der erzählten Beispiele mehr Witze zu erzählen als die Jungen. In der vierten Klasse haben schliesslich die Jungen mit 54% der erzählten Witze ein leichtes Übergewicht gegenüber den Mädchen. Trotz der vorhandenen Unterschiede kann man die Verhältnisse auf den ersten drei Altersstufen als ausgeglichen bezeichnen. Demgegenüber fällt der quantitative Unterschied zwischen den Geschlechtern in der sechsten Klasse recht deutlich aus: knapp ein Drittel der Witze wurden in der sechsten Klasse von den Mädchen erzählt. Ob sich auf dieser Altersstufe bereits die Entwicklung unterschiedlicher Humorpräferenzen zwischen den Geschlechtern abzuzeichnen beginnt, ist aufgrund der vorliegenden Zahlen nicht schlüssig zu beurteilen. Um diesbezüglich zuverlässige Aussagen machen zu können, wären weitere Altersstufen zu berücksichtigen. Aus der rein quantitativen Verteilung der erzählten Beispiele lassen sich aus den oben erwähnten Gründen keine spezifischen Aussagen zu verschiedenen Interaktionsstilen und zu verschiedenen Humorpräferenzen machen. Die Schlüsse, die man aus diesen Zahlen bezüglich des geschlechtsspezifischen Humorverhaltens ziehen kann, sind also eher allgemeiner Art.

Immerhin zeigen die Zusammensetzung des Witzkorpus wie auch die Beobachtungen in den Kindergärten und Schulklassen deutlich, dass auch die Mädchen Witze kennen. Und die vorliegenden Resultate belegen zudem, dass die Mädchen nicht nur Witze erzählen können, sondern unter den gegebenen Bedingungen auch erzählen wollen. Dies gilt mit Blick auf die vorliegenden Daten sehr eindeutig für die ersten drei Altersstufen. Schreiner (2003), der zu ähnlichen Ergebnissen gelangt, weist zu Recht darauf hin, dass die Vorstellung zu revidieren sei, Mädchen hätten keine Witzkenntnisse. Es mag zwar sein, dass in reinen Mädchengruppen Witze nicht zu den präferierten humoristischen Interaktionsformen gehören. Aber das heisst keineswegs, dass sich die Mädchen die Witze, die sie zu hören bekommen, nicht merkten. Und zudem wäre auch die Vorstellung falsch, Mädchen seien nicht in der Lage, Witze zu erzählen, weil sie dies im Vergleich zu den Jungen weniger häufig tun. Die Frage, ob die Mädchen sich diese Beispiele auch in getrenntgeschlechtlichen Kontexten gegenseitig erzählen, lässt sich aufgrund des vorliegenden Textkorpus allerdings nicht beurteilen.

In der Literatur werden die geschlechtsbedingten Unterschiede im Hinblick auf das Humorverhalten nicht nur auf der konversationellen, sondern auch auf der inhaltlichen Ebene gesehen. Der Humor von Jungen sei aggressiver und stärker auf Konfrontation und Normverletzung aus, während der Humor von Mädchen eher als versöhnlich und als Gemeinsamkeit stiftend erachtet wird. Was die Unterschiede bezüglich der Witzinhalte betrifft, fallen im vorliegenden

Datenmaterial die geschlechtsgebundenen Differenzen weniger deutlich aus, als man aufgrund der Literatur zur Humorentwicklung annehmen könnte. So wurden auch von den Mädchen Witze mit tabuisierten Inhalten erzählt, wie folgendes Beispiel aus der vierten Klasse illustriert:

> 208. Juliette
> [singt] alli mini äntli schwümed uf de wälle schwümed uf de wälle chunnt e korälle haut em eis ad schälle ou je ou je was isch passiert alli mini äntli sind kaschtriert

Die Vorstellung, dass Mädchen, wenn sie überhaupt Witze erzählen, nur «harmlose» Beispiele erzählen, wird durch die vorliegenden Befunde nicht bestätigt. Es zeigt sich, dass es auch Mädchen gibt, die Gefallen daran finden, mit Witzen gegen gesellschaftlich etablierte Normvorstellungen oder Verhaltensweisen zu verstossen. Ein relativ deutlicher Unterschied zwischen Mädchen und Jungen ist hingegen bezüglich rassistischer und aggressiver Tendenzen in Witzen festzustellen. Es gibt im Datenkorpus einige höchst gewalttätige Beispiele, die fast ausschliesslich von den Jungen erzählt werden. Zu diesen Beispielen gehört auch der folgende Beleg:

> 148. Thomas
> äm – es isch emal en türk gsi de isch am abig go laufe dänn isch eine cho hät em es mässer in rugge inegsteckt am nächschte morge äh isch d frau mit em ma zum doktor hät klopfet min ma hät es mässer im rugge gseit ich ha firabig türe zuegmacht klopfet min ma hät es mässer im rugge ich ha firabig [unverst.] min ma hät es mässer im rugge chömed si ine – – zeiged si mal hät s mässer gno is aug inegsteckt jetzt chönd si zum augenarzt – de isch en stock witerobe

Derartig aggressionsgeladene und gleichzeitig fremdenfeindliche Beispiele sind bei den Mädchen nicht belegbar. Insbesondere rassistische Witze sind unter Mädchen selten. In inhaltlicher Hinsicht scheint also der Befund bestätigt zu werden, dass das Humorverhalten der Jungen durch ein grösseres Mass an Aggression gekennzeichnet ist. Allerdings gibt es im vorliegenden Korpus auch von Mädchen vereinzelte Witze, die ein beträchtliches Aggressionspotential aufweisen, wie das folgende Beispiel einer Zweitklässlerin zeigt:

146. Andrea

aso es isch emal en bueb gsi de hät müese zum zahnarzt – – und de zahnarzt – isch scho parat gsi und dänn hät er müese i das za/ aso i das zimmer vo dem zahnarzt und de zahnarzt isch SOO! müed gsi dänn hät er grüe/ de bueb müese – äm – ebe en stuel anesitze nachane isch – de zahnarzt cho isch igschlafe und dänn – und de bueb hät äm – dänn au eso äm en borer gha dänn hät en id hand gno hät nöd gwüsst wo ane dänn hät er em zahnarzt demit alli zä usegschlage

Ob es sich bei diesem Beispiel tatsächlich um einen Witz handelt oder ob die Erzählerin eine Geschichte mit einem gewaltsamen Ausgang erfindet, kann nicht mit letzter Sicherheit festgestellt werden. Fest steht jedoch, dass es sich auch bei diesem Beleg um ein ziemlich aggressionsgeladenes Beispiel handelt. Ob man solche Belege als Einzelfälle oder als Anzeichen eines sich verändernden Rollenverständnisses (und sich ändernden Sozialverhaltens) interpretieren soll, wäre in einer dafür geeigneten sozialpsychologischen Studie zu diskutieren (vgl. Bönsch-Kauke 2003). Zu solchen Fragen kann die vorliegende, primär an narrativen Aspekten interessierte Arbeit keine Stellung nehmen.

11. Beobachtungen zu interaktionalen Aspekten

Im Folgenden sollen verschiedene Beobachtungen angestellt werden, die den dialogischen Charakter von Witzen stärker in den Vordergrund stellen. Es soll um die Frage gehen, wie die Erzähler der verschiedenen Altersstufen die besonderen Interaktionsbedingungen des Witzes interpretieren und wie sie diese umsetzen. Dabei sollen die Befunde wie bis anhin an den Texten der Kinder festgemacht werden. Allerdings werden auch gewisse Beobachtungen in die folgenden Ausführungen einfliessen, die sich nicht unmittelbar an den Witzen selbst nachweisen lassen.

11.1 Die Erzähler- und die Hörerrolle

Zu den kommunikativen Zielen, die ein Witzerzähler verfolgt, gehört es, die Hörerschaft zum Lachen zu bringen. Das Lachen ist im Kontext des Witzes nicht nur ein Indiz für einen kognitiven Verstehensprozess, sondern es ist auch die soziale Verhaltensweise, die vom Hörer erwartet wird. Umgekehrt hat der Hörer die Erwartung an den Erzähler, dass dieser mit dem Witz, den er erzählt, auch einen Grund liefert für das Lachen. Zwischen Erzähler und Hörer besteht also eine kommunikative Rollenverteilung, die mit bestimmten wechselseitigen Erwartungen verbunden ist. Wie die vorliegenden Beobachtungen nahe legen, entwickelt und konkretisiert sich bei den Kindern das Bewusstsein für den Witz als interaktionales Gefüge allmählich.

Im Kindergarten sind sich viele Erzähler noch nicht im Klaren darüber, dass sie ihre Witze nicht zu erklären brauchen, nachdem sie diese erzählt haben. Da die Inkongruenz am Textende als Auslöser für den Verstehensprozess des Hörers dient, sollte der Erzähler den Text so strukturieren, dass der überraschende Erkenntnisprozess nicht vorweggenommen wird. Daher empfiehlt es sich nicht, dem Witz eine Erklärung nachzuschieben, weil gerade dadurch der Effekt der Pointe verloren gehen kann.

Wie sich in den Texten das unterschiedliche Bewusstsein für die Rolle des Hörers resp. für dessen kognitive Ergänzungsleistung ausdrückt, ist an der folgenden Gegenüberstellung ersichtlich. Die Kindergärtlerin Melanie und der Viertklässler Carlo erzählen beide den gleichen Witz, jedoch mit dem entscheidenden Unterschied, dass Melanie ihrem Witz einen erklärenden Nachtrag folgen lässt:

> 13. Melanie
> es sind emal si händ emal e frau grettet vomene zä meter schprungbrätt äh wämer abegumpt hät mer sich öppis chöne wünsche und dänn isch de chines abegumped und hät sich zitro gwünscht oder zum trinke isch er is zitro ine gheit nachane isch de ander isch de chines abegumped hät hät er sich coci gwünscht dänn isch er is coci iegheit isch de schwizer hät er welle abegumpe isch er isch er usgschlipft hät er sich no chöne hebe am schprungbrätt oder nachär hä/ hät er gseit mischt oder und dänn isch er no in mischt inegheit

Die Erzählerin dieses Beispiels liefert eine im Grunde genommen überflüssige Erklärung nach («und dänn isch er no in mischt inegheit»), die man mit Labov und Waletzky (1973) auch als «Coda» bezeichnen kann. Im folgenden Beispiel aus der vierten Klasse fehlt der erkärende Nachtrag:

> 157. Carlo
> aso äm es sind es isch emal en franzos en italiener und en schwizer is schwümmbad nachär äm – – hät/ wänn er ab em sprungbrätt hät chöne gumpe dänn hät er händ si sich öppis chöne wünsche er hät gwünscht ich wott is rivella isch er abegumpet und isch is isch is rivella gange nachär hät de – – italiener gseit und ich wott is silber isch er abegumpet und isch is silber gange und nachär äh isch – – de und nachär isch de schwizer isch usgrutscht und hät gseit scheisse

Aus der Erwachsenenperspektive ist Melanies unmittelbar anschliessende Erläuterung eher kontraproduktiv, da sie vorwegnimmt, was der Hörer selber erschliessen müsste.[171] Im Unterschied zu Melanie (13) verzichtet der Viertklässler Carlo (157)

171 Der Hinweis auf die Erwachsenenperspektive ist dabei nicht ganz unwesentlich, denn es ist durchaus möglich, dass für die zuhörenden Vorschulkinder die Coda für das Verständnis notwendig ist. Allerdings steht hier nicht die Frage im Vordergrund, was der Anlass für das Lachen ist und was die Hörer im Vorschulalter effektiv verstehen. Das hauptsächliche Interesse gilt der Frage, wie die Erzähler in ihren Texten der Rolle des Hörers Rechnung tragen.

auf eine Erläuterung und überlässt es den Hörern, die Konsequenzen von «Scheisse!» zu inferieren. Damit zeigt sich, dass bei Carlo ein Bewusstsein dafür vorhanden ist, wie der Witztext dramaturgisch gestaltet sein muss, damit er bei den Hörern die intendierte Verstehensleistung auslöst. Der Unterschied zwischen den Versionen von Melanie und Carlo ist insofern typisch für die beiden Altersstufen, als es im Kindergarten wie auch in der zweiten Klasse mehrfach vorkommt, dass die Pointe erklärt wird, während dies bei den älteren Kindern nicht mehr üblich ist.[172] Von einer Ausnahme abgesehen (Beleg Nr. 232), kommt in der vierten und in der sechsten Klasse das Erklären der Pointe resp. das Anhängen einer Coda nicht mehr vor. Indem sie ihre Witze ohne erklärenden Nachtrag enden lassen, zeigen die Kinder dieses Alters, dass sie beim Erzählen die hörerseitige Rezeptionsleistung einberechnen.

Es gibt allerdings auch den Fall, dass die präferierte Hörerreaktion ausbleibt. Wenn die Zuhörer nicht mit Lachen reagieren und der Erzähler annehmen muss, dass dies auf mangelndes Verständnis zurückzuführen ist, dann sieht er sich unter Umständen veranlasst, eine Erklärung nachzuschieben. Im folgenden Beispiel aus der vierten Klasse ist dies der Fall:

> 185. Anne
> es isch emal en überfall passiert und dänn sind e blondine e brunhaarigi und e rothaarigi sind zu de polizei gange und dänn d polizei aso häts eso es [unverst.] gha und wänns öppis falsch gseit hät äh häts piipst und zerscht isch die brunhaarig cho und zum säge wos wos gsi sind dänn hät si gseit gha ich dänkes im bett dänn isch die rothaarig cho und nachher hät si au gseit ich dänkes im bett und dänn hät d blondine gseit ich dänkes piip – – – e blondine cha nöd dänke

Die Erzählerin wartet zuerst die Reaktion ab und schiebt ihre Erklärung erst nach, als sie merkt, dass die anderen Kinder den Witz nicht verstehen. Im Erzählverhalten der Viert- und der Sechstklässler widerspiegelt sich also das zunehmende Bewusstsein für das interaktionale Zusammenspiel zwischen Erzähler und Hörer.

Es gibt zwar auch im Kindergarten und in der zweiten Klasse nur eine begrenzte Anzahl Beispiele, bei denen unmittelbar ein erklärender Nachtrag folgt. Dennoch fällt auf, dass dieses Phänomen bei den älteren Kindern kaum mehr vorkommt. Man kann die gleiche Entwicklung nicht nur bei den narrativen,

172 Vgl. dazu die Beispiele Nr. 19, 21, 27, 122, 196.

sondern auch bei den dialogischen Witzen beobachten. Im Kindergarten erfolgen die Antworten bei den dialogischen Witzen teilweise so schnell, dass die Hörer gar keine Zeit haben, sich die Frage zuerst zu überlegen:

11. Gabi
weisch warum mer äh uf dem öpfelbaum nie d elefante gset? wils blaui auge händ

Statt dass die Erzählerin dem Publikum einen kurzen Moment Zeit lässt, um über die Frage nachzudenken, schiebt sie die Antwort gleich nach. Mit ihrer unmittelbaren Antwort auf die Scherzfrage will sie offensichtlich einer möglichen Antwort zuvorkommen, um ihre Kenntnis der richtigen Lösung demonstrieren zu können.[173] Dadurch geht allerdings der Überraschungseffekt der Pointe weitgehend verloren. Interessanterweise kann man auch das gegenteilige Phänomen beobachten. Es gibt Erzähler, die die Antwort auf eine gestellte Scherzfrage so lange hinauszögern, dass der Überraschungseffekt verloren zu gehen droht:

129. David

David:	was isch grüen und chlopft a de türe? – Samuel
Samuel:	en frosch
[David schüttelt den Kopf]	
David:	Natalie
Natalie:	en eilien
David:	nei
Anna:	en tannebaum
David:	nei – Philona
Philona:	en erbse
David:	nei
Stefan:	en chlopfsalat
David:	stimmt

Der Erzähler dieses Beispiels scheint mehr Wert darauf zu legen, sich als Kenner der richtigen Antwort zu präsentieren, als dass er mit seinem Witz die anderen

173 Ähnliche Beobachtungen hat auch Wolfenstein gemacht: «[T]heir riddles serve in part the function of demonstrating that they are smart and the other fellow, who does not know the answer, is dumb.» (Wolfenstein 1978, 20).

Kinder zum Lachen bringen will.[174] Auch dieses Verhalten lässt sich bei älteren Erzählern nicht mehr beobachten.

Wie aus diesen Beobachtungen hervorgeht, verändert sich zwischen dem Kindergartenalter und der sechsten Klasse die Art und Weise, wie die Erzähler versuchen, den spezifischen Interaktionsbedingungen des Witzes gerecht zu werden. Es entwickelt sich also ein Bewusstsein dafür, wie mit einer bestimmten Gestaltung und Inszenierung des Textes der witztypischen Rollenverteilung zwischen Erzähler und Hörer Rechnung getragen werden kann.

11.2 Veränderungen des Rezeptionsverhaltens

Mit zunehmendem Alter verändert sich auch das Rezeptionsverhalten der Kinder. Das Hauptinteresse dieser Arbeit gilt zwar nicht der Frage, wann Kinder welche Pointe verstehen, dennoch lassen sich anhand des vorliegenden Materials einige Beobachtungen zum Rezeptionsverhalten auf den verschiedenen Altersstufen anstellen. Im Hinblick auf das Rezeptionsverhalten interessiert hier einerseits die Erwartungshaltung der Hörer an den Erzähler und andererseits die Aufmerksamkeitsfokussierung auf die Pointe.

Bei der Beobachtung der Hörer fällt auf, dass der Aspekt der Neuigkeit und der Überraschung im Vorschulalter noch nicht von zentraler Bedeutung zu sein scheint für die Wirkung eines Witzes. Dies ist daran ersichtlich, dass im Kindergarten der gleiche Witz in derselben Witzrunde mehrmals erzählt werden kann, ohne von der Wirkung etwas einzubüssen. Ein Beispiel dafür ist Retos Witz (22):

22. Reto
Mirjam säg emal zürisee
zürisee
ha di geschter uf em häfi gse

174 Dies geht auch aus McGhees Beobachtungen hervor: «Beginning in the preschool years, and continuing into adolescence, a common focus of children's joking is the possession of knowledge and giving the right or wrong answers. […] In school, it is very important to have the right answers, and children are evaluated and rewarded in accord with their ability to come up with the right answers.» (McGhee 1979, 81).

Dieses Beispiel wird in der gleichen Witzrunde von drei verschiedenen Erzählern realisiert und erntet trotzdem jedesmal Beifall. Wie ein anderes Beispiel zeigt, kann es im Kindergarten sogar vorkommen, dass dasselbe Kind einen bereits erzählten Witz nochmals erzählt und damit auch beim zweiten Mal Erfolg hat (Beleg Nr. 32 und 41). Im Unterschied zum Vorschulalter, wo der gleiche Witz mit der gleichen Pointe mehrfach wiederholbar ist, spielt bei den Sechstklässlern das Element der Überraschung eine viel entscheidendere Rolle. In der vierten oder in der sechsten Klasse wäre es kaum möglich, genau den gleichen Witz nochmals zu erzählen, ohne dass die Hörer intervenieren und darauf hinweisen, dass der Witz schon erzählt worden sei. Hinzu kommt, dass im Kindergarten auch ein unvollständig erzählter Witz oder ein erfundener Witz ohne Pointe noch hohen Unterhaltungswert haben kann, während bei den älteren Kindern viel stärker zwischen Erfolg und Misserfolg unterschieden wird. Gelingen und Misslingen liegen beim Witz näher beieinander als in anderen Erzählgattungen des Alltags, was sich bei den älteren Kindern sehr viel deutlicher beobachten lässt als bei den jüngeren. Im Vorschulalter sind oft ganz andere Aspekte für den Erfolg verantwortlich als eine gelungene Pointe. Als Auslöser für das Lachen kann irgendein als komisch empfundener Sachverhalt dienen, z.B. der Umstand, dass ein Elefant zu einer Maus spricht (vgl. Kap. 12.1). Im Vorschulalter ist zudem eine stärkere Orientierung der einzelnen Kinder am Verhalten der anderen Kinder beobachtbar. Im Kindergarten wird häufig einfach gelacht, weil die anderen dies auch tun. Dies ist auch beim folgenden Beispiel der Fall:

> 49. Marc
> isch emal en bueb gsii mit ere grossmueter isch in wald gange hät er e zäänernote gfunde hät er gseit dörf ich si uufnää? hät er gseit NEI! hät er es glettise gfunde hät er gseit dörf ich s uufnää? hät hät d grossmueter gseit NEI! nachher hät er namal e zäänernote gfunde hät er hät hät er gseit dörf ich si uufnää? nachher hät er gseit – – – [5 Sek.] hät d grossmueter gseit – was am bode liit dörf me nöd uufnää und nachane isch si umgfalle – nachane hät si gseit – – chasch mer hälfe uufschtaa? nachhane hät de bueb gseit was am bode liit dörf me nöd uufnää

Auf dieses Beispiel erfolgt zunächst keine Reaktion von Seiten der Hörer. Das ausbleibende Lachen lässt darauf schliessen, dass die Kinder die Pointe entweder nicht verstanden haben oder nicht lustig finden. Mit einiger Verzögerung lachen dann aber doch alle, und zwar sehr ausgelassen. Bei diesem Beispiel ist der Grund für das (Mit-)Lachen nicht die Pointe, sondern das Lachen der anderen Kinder.

Im Kindergarten ist dies kein Einzelfall, vielmehr kann man beobachten, dass die Kinder gelegentlich ganz extensiv, manchmal geradezu theatralisch lachen. In solchen Fällen scheint eher das gemeinsame Lachen im Vordergrund zu stehen, einen komischen Stimulus braucht es dazu nicht unbedingt.

Es ist natürlich völlig unbestritten, dass das Lachen als soziales Phänomen auch in der vierten und in der sechsten Klasse (ebenso wie auch bei den Erwachsenen) eine bedeutende Rolle spielt. Auch bei älteren Witzerzählern gibt es das ansteckende Lachen, das seinen Ursprung nicht direkt in der Pointe, sondern im Lachen der anderen hat. Aber es ist bei den älteren Kindern eine viel deutlichere Ausrichtung der Aufmerksamkeit auf die Pointe zu beobachten. Das Lachen bzw. das Nichtlachen steht in der Regel in einem direkten Zusammenhang mit der Pointe. Es kommt zwar vereinzelt auch bei den älteren Kindern vor, dass schon gelacht wird, bevor die Pointe erfolgt ist, aber dies wird dann teilweise heftig kritisiert. Im folgenden Beispiel aus der sechsten Klasse ärgert sich die Erzählerin über zwei Mitschüler, die an einer unpassenden Stelle lachen:

> 297. Manuela
> aso e blondine gaht zunere grossfirma gaht so an empfang und verlangt de herr meier – und – und nachher – aso – [*wendet sich an zwei lachende Mitschüler*] *was was lachet ir eigentlich so s isch ja gar nöd lusch nanig luschtig – aso WÜRKLI* und dänn nachedhär sei/ seit si wo de herr meier isch und dänn seit de am empfang wiso händ si eigentlich e matraze uf irem rugge? dänn seit si ja de herr meier hät gseit ich mües all unterlage mitnä woni heg

Der Vorwurf der Erzählerin an die beiden Mitschüler, an der falschen Stelle gelacht zu haben, zeugt von einer sehr konkreten Vorstellung davon, wann bzw. worüber gelacht werden sollte. Die Kritik am Rezeptionsverhalten anderer ist ein klares Indiz für ein vorhandenes Normenbewusstsein. Es wird erwartet, dass an der «richtigen» Stelle gelacht wird. Es ist also nicht nur so, dass die Hörer mit zunehmendem Alter ihre Aufmerksamkeit immer mehr auf die Pointe ausrichten, sondern dieses Rezeptionsverhalten wird auch zunehmend von den Hörern erwartet.

12. Was ist kindliche Komik?

Im Zusammenhang mit der Entwicklung des verbalen Humors ist eine viel diskutierte Frage, wodurch sich die kindliche Komik von der Komik von Erwachsenen unterscheide. Nicht nur im Alltagsverständnis, sondern auch in der Forschungsliteratur ist die Auffassung weit verbreitet, dass es zwischen dem Humorverhalten von Kindern und von Erwachsenen grundlegende Unterschiede gebe. Die Diskussion, die um die Frage des «Übergangs» vom kindlichen zum erwachsenen Humor geführt wird, zeigt sehr deutlich, dass in dieser Frage häufig von einem qualitativen Sprung ausgegangen wird. Ob eine eindeutige Unterscheidung tatsächlich möglich ist und woran sich die Differenz zwischen kindlichem und erwachsenem Humor am ehesten festmachen lässt, soll im Folgenden diskutiert werden. Die Ansichten über das Alter, in dem dieser Übertritt von der kindlichen zur erwachsenen Komik vollzogen wird, gehen ebenso weit auseinander wie die Ansichten über die Kriterien, die diesem Prozess zugrunde gelegt werden sollen.[175] Wie unterschiedlich in der Literatur der «Übertritt» vom kindlichen zum erwachsenen Humor interpretiert wird, soll an zwei unterschiedlichen Standpunkten illustriert werden.

Gemäss McGhee (1979) vollzieht sich der entscheidende Entwicklungsschritt vom kindlichen zum erwachsenen Humor im Alter von ungefähr sieben Jahren, nämlich dann, wenn Kinder die Fähigkeit entwickeln, sprachliche Mehrdeutigkeiten zu verstehen. In Anlehnung an Piagets Stufenmodell der kognitiven Entwicklung vertritt McGhee die Auffassung, der Übergang vom prä-operationalen zum konkret-operationalen Stadium sei auch für die Humorentwicklung der ausschlaggebende Entwicklungsschritt. In der kognitionspsychologischen Literatur zur Humorentwicklung (vgl. Horgan 1981; Masten 1986; Vogel 1989) hat dieser Standpunkt in der Folge breite Akzeptanz gefunden: «Children's humor first approaches adult humor in stage 4 with an appreciation of ambiguity. This begins around age 7 with attainment of concrete operations.» (Horgan 1981, 217) Der Einschätzung, wonach der Humor Erwachsener hauptsächlich darin begründet sei, sprachliche Mehrdeutigkeit erkennen zu können, liegen zwei implizite Annahmen zugrunde. Zum einen wird davon ausgegangen, dass die Komik in den Humorinteraktionen Erwachsener typischerweise auf sprachlicher Inkongruenz

175 Es zeichnen sich in dieser Frage gewisse Parallelen zur Diskussion um den Anfang der Humorentwicklung ab (vgl. Kap. 3).

beruhe. Zum anderen ist damit die normative Auffassung verbunden, sprachliche Inkongruenz sei im Vergleich zu handlungsbasierter Inkongruenz als prinzipiell anspruchsvoller einzustufen. Weder für die eine noch für die andere Annahme gibt es jedoch empirisch oder theoretisch überzeugende Hinweise. Aus empirischen Untersuchungen zum verbalen Humor von Erwachsenen (vgl. Euler 1994; Kotthoff 1998) geht jedenfalls nicht hervor, dass sprachliche Ambiguität ein besonders typisches Charakteristikum des erwachsenen Humors ist. Auch vom theoretischen Standpunkt her gesehen, gibt es keine zwingenden Gründe für die Annahme, dass sprachliche Ambiguität eine grundsätzlich höhere kognitive Leistung vom Rezipienten erfordert, als dies bei handlungsbasierten Inkongruenzen der Fall ist. Somit bleibt es fraglich, inwiefern die kognitive Fähigkeit, sprachliche Mehrdeutigkeit erkennen zu können, ein brauchbares Kriterium zur Unterscheidung von kindlichem und erwachsenem Humor ist.[176]

Im Unterschied zum kognitionspsychologischen Ansatz sind im Rahmen sozialpsychologischer Überlegungen ganz andere Kriterien ausschlaggebend, wenn es um die Frage der Unterscheidung zwischen kindlichem und erwachsenem Humor geht:

> Der entscheidende Übergang vom Humor des Kindes zum Humor des Erwachsenen erfolgt in der Pubertät infolge der ‹Relativierung des Normenbewusstseins›. Die im Humor des Kindes kombinierten Potenzen verselbständigen sich als Herabsetzung, Befreiung und Ablösung. Mit ihnen tritt der Faktor der Emanzipation stärker in Erscheinung. Die vom Humor kritisierten Normen erweisen sich dabei in ihrer historisch-gesellschaftlichen Bedingtheit. (Helmers 1971, 132)

Auch bei Helmers, der vom «entscheidende(n) Übergang vom Humor des Kindes zum Humor des Erwachsenen» (132) spricht, ist die Idee von zwei unterscheidbaren Stufen des Humors vorhanden. Allerdings lässt sich das von Helmers angeführte Unterscheidungskriterium, die «Relativierung des Normenbewusstseins», sehr unterschiedlich interpretieren. Da Helmers den Humor primär als Teilfunktion des Sozialisationsprozesses erachtet, erstaunt es wenig, dass die Pubertät als die übergangsrelevante Phase zwischen kindlichem und erwachsenem Humor definiert wird. Diese Sichtweise lässt jedoch offen, ob der Wandel nur funktional oder auch strukturell bedingt ist.

176 Freilich soll hier nicht in Abrede gestellt werden, dass es in erzählerwerbstheoretischer Hinsicht ein entscheidender sprachlich-kognitiver Entwicklungsschritt ist, wenn Kinder beginnen, die Mehrdeutigkeit sprachlicher Elemente zur Erzielung von Witzpointen zu nutzen. Fraglich ist lediglich, ob dies als ausschlaggebend betrachtet werden soll, um kindlichen und erwachsenen Humor voneinander abzugrenzen.

Im Unterschied zu den beiden erwähnten Ansätzen wird im Rahmen der vorliegenden Arbeit dafür plädiert, dass die Humorentwicklung ein sich stetig verändernder Prozess ist, der sich nicht zwei distinkten Phasen oder zwei qualitativ unterscheidbaren Stufen zuordnen lässt. Die Idee, es gebe einen kognitiven oder sozial-emotionalen «Wendepunkt» in der Humorentwicklung, wird hier nicht vertreten. Vielmehr wird der Standpunkt vertreten, dass es zwischen kindlichem und erwachsenem Humor wesentliche Gemeinsamkeiten gibt.[177] Eines dieser gemeinsamen Merkmale ist das für jegliche Form von Komik als konstitutiv erachtete Element der Inkongruenz. Die Inkongruenz ist ein Merkmal, das der kindlichen Komik genauso zugrunde liegt wie der erwachsenen Komik. Ein entscheidender Unterschied ist allerdings, dass Kinder und Erwachsene nicht dieselben Inkongruenzen als komisch wahrnehmen.

12.1 Inkongruenz als Basiskategorie des Komischen

In der Forschungsliteratur zum Humor besteht zwar weitgehende Einigkeit darüber, dass die Wahrnehmung von Inkongruenz eine notwendige, wenn auch nicht hinreichende, Bedingung für Humor darstellt (dazu Forabosco 1992, Schäfer 1996). Unterschiedliche Auffassungen werden hingegen in der Frage vertreten, welche Bedingungen erfüllt sein müssen, damit eine Inkongruenz als komisch interpretiert wird. Auf diese Frage soll im Folgenden nicht näher eingegangen werden, da sich im hier zur Diskussion stehenden Fall die Interaktionspartner über die «Spassmodalität» (Kotthoff 1998) im Klaren sind und dementsprechend auf witzige Inkongruenzen warten. Die Frage, die hier besonders interessiert, ist, worauf kindliche und erwachsene Interaktionspartner im Rahmen einer Witzrunde ihre Aufmerksamkeit richten und worüber sie sich amüsieren.[178] Die Befunde der Literatur und die Resultate der vorliegenden Studie weisen diesbezüglich in die gleiche Richtung. Es zeigt sich, dass Kinder zunächst verschiedene im

177 Eine ähnliche Auffassung vertritt auch Bergen (1998): «Because even adults enjoy incongruous ‹sight gags›, however, it seems that, with increasing age, the range of humor types enjoyed is expanded, without any types dropping out, rather than that young children enjoy humor types that are completely different from those appreciated by the older.» (Bergen 1998, 331).

178 Dies ist im vorliegenden Kontext auch im Hinblick auf die produktive Ebene von Interesse.

Witz vorkommende Inkongruenzen lustig finden und erst mit zunehmendem Alter ihre Aufmerksamkeit auf das Verstehen der Pointe richten. Lefort (1992) macht darauf aufmerksam, dass Witze häufig mehrere Inkongruenzen aufweisen (dazu auch Kotthoff 1998) und er weist auch darauf hin, dass dieser Umstand in der Humorentwicklung bedeutsam ist. Lefort unterscheidet primäre und sekundäre Inkongruenzen: Als primäre Inkongruenz bezeichnet er die am Textende auftretende Unstimmigkeit, die für die Pointe des Witzes konstitutiv ist. Als sekundäre Inkongruenzen werden hingegen Sachverhalte und Handlungselemente aufgefasst, die realen Gegebenheiten zwar zuwiderlaufen, aber im Kontext der Textsorte Witz durchaus üblich sind, z. B. das Gespräch zwischen einer Maus und einem Elefanten. Lefort weist in seiner Studie auf ein Phänomen hin, das sich vor allem bei den Kindern im Vorschulalter zeigt, nämlich dass zunächst hauptsächlich über die sekundären Inkongruenzen gelacht wird, während die primären Inkongruenzen vielfach nicht als besonders lustig empfunden werden. Diese Entwicklung des Rezeptionsverhaltens ist auch bei den Kindern der vorliegenden Studie zu beobachten. Im Kindergarten hat es für die Zuhörer bereits erheiternde Wirkung, wenn eine Maus und ein Elefant zusammen einen Dialog führen. Dabei wird vermutlich von den Kindern nicht primär der Umstand als komisch erachtet, dass auch Tiere miteinander sprechen, sondern dass so unterschiedliche Tiere miteinander sprechen.[179] Aufgrund der Reaktionen der Kinder während der Witzrunden ist anzunehmen, dass es primär der Kontrast der Körpergrössen ist, der als komisch empfunden wird. Während die älteren Kinder den Dialog zwischen einer Maus und einem Elefanten sofort als eine fiktionale Handlungskonstellation begreifen, scheinen die Vorschulkinder die in einem Witz vorkommenden Inhalte und Handlungen mit ihrer Erfahrung zu vergleichen.[180]

Eine mit Lefort (1992) vergleichbare Unterscheidung nehmen Deckers & Buttram (1990) vor. Auch sie unterscheiden zwei Arten von Inkongruenzen: Inkongruenzen, die innerhalb eines Schemas auftreten («incongruity within a schema») und Inkongruenzen, die zwischen verschiedenen Schemata auftreten

179 Wird der Kontrast zwischen Maus und Elefant zusätzlich durch unterschiedliche Intonation und entsprechende Mimik und Gestik hervorgehoben, kann besonders im Kindergarten die Wirkung des Witzes deutlich verstärkt werden. Die häufig sehr ausgeprägte Intonation der Kindergärtnerinnen zeigt gerade bei den Maus-Elefant-Witzen grosse Wirkung bei den Kindern. Die Kindergärtler finden solche Aspekte häufig ebenso lustig wie die Pointe des Witzes.

180 Auch Bierbach (1996) führt die Beliebtheit der Maus-Elefant-Witze bei den jüngeren Kindern darauf zurück, dass diese Handlungskonstellation im Kontrast zum Erfahrungswissen der Kinder steht: «Es geht um die deutliche Abweichung von den Normen der alltäglichen Erfahrung.» (1996, 251).

(«incongruity between schemata»).[181] Als «incongruity within a schema» werden einzelne Merkmale eines Sachverhaltsbereichs bezeichnet, die von der alltäglichen Erfahrung abweichen. Ein unüblicher Aspekt innerhalb eines bekannten Gesamtzusammenhangs, z. B. ein Hund mit blauem Fell, ist gemäss Deckers & Buttram (1990) als Inkongruenz innerhalb eines Schemas aufzufassen, da ein solcher Sachverhalt nicht dem Wissen über das übliche Aussehen von Hunden entspricht. Gemäss dieser Auffassung amüsieren sich Kinder zunächst vor allem über Inkongruenzen innerhalb eines Schemas. Erst mit zunehmendem Alter finden sie Inkongruenzen zwischen verschiedenen Schemata lustig. Als «incongruity between schemata» fassen Deckers & Buttram (1990) analog zu Leforts (1992) «primary incongruity» die Inkongruenz am Textende auf, die die Grundlage der Witzpointe darstellt.[182]

Auch die vorliegenden Beobachtungen, die in den verschiedenen Kindergärten gemacht werden konnten, zeigen, dass für die Vorschulkinder häufig nicht allein die Pointe entscheidend ist, ob der Witz als lustig eingestuft wird. Vielfach sind es andere inkongruente Elemente des Textes, über die sich die Kindergärtler besonders amüsieren. Und man kann ausserdem beobachten, dass Kinder unterschiedlichen Alters zwar über denselben Witz lachen, aber aus verschiedenen Gründen. Während die jüngeren Kinder auch über Inkongruenzen lachen, die in der Exposition oder in der Komplikation des Witzes eine Rolle spielen, konzentrieren sich die älteren Kinder zunehmend auf die Pointe. Leforts (1992) Befund, wonach sich der Aufmerksamkeitsfokus der Kinder mit zunehmendem Alter von den sekundären zu den primären Inkongruenzen verschiebt, lässt sich somit anhand der vorliegenden Daten bestätigen. In der kognitionspsychologischen Literatur zur Humorentwicklung werden mit der Konzentration auf die *Wahrnehmung* von Inkongruenz die rezeptiven Aspekte besonders stark gewichtet. Es zeigt sich aber am vorliegenden Datenmaterial auch unter der Perspektive der Produktion, dass sich die Auffassung dessen, was als komische Inkongruenz aufgefasst

181 Eine ähnliche Differenzierung nimmt auch Shultz (1976) vor, der zwischen «pure incongruity» und «solvable incongruity» unterscheidet. Shultz hält fest, dass die jüngeren Kinder sich primär über «pure incongruity» amüsieren, während sie mit zunehmendem Alter auch über «solvable incongruity» lachen.

182 «Incongruity may occur at different levels of cognitive organization. At a lower level, it can occur within a schema (within-schema incongruity). The instantiated value of variable is incongruous with the expected value. [...] At a seemingly higher cognitive level, incongruity can occur between schemata. It is assumed that what is necessary for humor is the perception of another schema that is incongruous with the present one [...].» (Deckers & Buttram 1990, 61/62) Wie dieses Zitat illustriert, fassen Deckers & Buttram (1990) im Unterschied zu Lefort (1992) lediglich die Inkongruenz *zwischen* Schemata als Ausdruck von Humor auf.

wird, mit zunehmendem Alter verändert. Im Hinblick auf die produktiven Aspekte des Humorverhaltens sind dabei auch die Wissensbestände von Interesse, über die der Erzähler verfügen muss, um einen bestimmten Witz erzählen zu können. Inwiefern sich aus den erzählten Witzen Schlüsse ziehen lassen über die Entwicklung des Wissens bei den Erzählern, soll im Folgenden thematisiert werden.

12.2 Komik als Spiegel des Weltwissens

Während sich die vorliegende Arbeit bis anhin vor allem für die erzählerischen Fähigkeiten als Voraussetzung für das Witzeerzählen interessierte, soll im Folgenden eine andere Perspektive verfolgt werden. Es soll danach gefragt werden, inwiefern die produktiven Aspekte des verbalen Humors als ein Indiz für die kognitive Entwicklung aufgefasst werden können. Dabei ist es von besonderem Interesse, auf welche Arten von Wissen die Erzähler Bezug nehmen. Die Frage ist also, inwiefern die primären Inkongruenzen und die damit im Zusammenhang stehenden narrativen Voraussetzungen als Spiegel des Weltwissens der Erzähler aufgefasst werden können.

Indem der Witzerzähler voraussetzt, dass der Hörer imstande ist, die Inkongruenz zu erkennen und als komisch zu interpretieren, setzt er abgesehen von der notwendigen Interpretationsleistung auch bestimmte Wissensbestände beim Hörer voraus. Dieses implizite Wissen, das nicht nur als Verstehensgrundlage dient, sondern auch eine Voraussetzung für das Erzählen der Witze ist, erweitert sich mit zunehmendem Alter der Kinder.[183] Eine allgemeine Entwicklungstendenz ist darin erkennbar, dass die Witze im Vorschulalter auf erfahrungsnahem, zumeist alltäglichem Wissen beruhen (vgl. auch Bierbach 1996), während mit zunehmendem Alter der Kinder abstrakte Sachverhalte eine prominente Rolle zu spielen beginnen. Für die Komik im Vorschulalter bilden vielfach Analogien zwischen unterschiedlichen Erfahrungs- und Wissensbereichen die Grundlage. Auf diese

183 Wenn man versucht, die Witze der verschiedenen Altersstufen im Hinblick auf das implizite Wissen der Erzähler zu interpretieren, dann sind zwei Punkte zu beachten. Erstens gibt es Witze, die sowohl im Kindergarten wie auch in der sechsten Klasse erzählt werden. Solche Beispiele sind als Hinweis auf die Entwicklung verschiedener Wissensbereiche nicht aufschlussreich. Zweitens kann es vorkommen, dass Kinder Witze erzählen, deren Pointe sie nicht (oder auf eine eigene Weise) verstehen (vgl. Kap. 7).

Weise ist es möglich, durch den Transfer relativ einfacher Wissensinhalte in einen anderen Kontext eine komische Wirkung zu erzielen:

25. Jonathan
emale hät es meitli ä chaz gha und und und diä chaz hät diä cha/ und s meitli hät immer diä chaz gschtreichlet und diä chaz hät immer gsch/ äm so gschnurrt und dänn isch s mami cho hät gseit chasch bitte dä motor abschtelle

Ausschlaggebend ist hier das Erfahrungswissen, dass das Schnurren von Katzen eine gewisse Ähnlichkeit aufweist zu den Geräuschen, die bestimmte Geräte von sich geben. Der komische Effekt beruht darauf, dass aufgrund einer akustischen Ähnlichkeit eine falsche Schlussfolgerung hinsichtlich der Ursache des Geräusches gezogen wird.[184] Ebenfalls auf dem Prinzip der falsch verstandenen Analogie beruht das nächste Beispiel. In diesem Fall baut die Pointe auf dem Wissen auf, dass eine bestimmte Handlungsweise nicht beliebig in andere Handlungszusammenhänge übertragen werden kann, ohne dass dies entsprechende Konsequenzen hat:

32. Rebekka
wiso nimmt e blondine e autotüre id wüeschti mit? – –

Kindergärtnerin:	id wüeschti?
anderes Kind:	dass si cha d schibe abela
Rebekka:	[unverst.] immer wänns heiss isch

Der Witz macht sich einerseits darüber lustig, dass die Blondine angeblich nicht weiss, dass das Herunterlassen der Scheiben einer Autotüre nur dann eine sinnvolle Massnahme gegen die Hitze darstellt, wenn man sich im entsprechenden Auto befindet. Andererseits wird die stereotype Dummheit der Witzfigur dadurch zur Schau gestellt, dass sie einen schweren und völlig unnützen Gegenstand durch die Wüste trägt, in der Meinung, damit einen Kühlungseffekt erzielen zu können. Auch dieses Beispiel aus dem Kindergarten entspringt dem Wissen über Ursache-Wirkungsverhältnisse, die in konkreten Handlungssituationen bedeutsam sind.

In den Witzen der zweiten Klasse sind zwar komische Kontraste, die auf dem Wissen aus Erfahrung beruhen, immer noch sehr wichtig, aber es kommen

184 Dass Kinder im Vorschulalter nicht zu komplexeren kognitiven Operationen fähig seien, soll damit allerdings nicht behauptet werden. Aber es zeigt sich, dass in den Witzen der Vorschulkinder mehrheitlich konkrete Sachverhalte, die auf sinnlich erfahrbarem Wissen beruhen, die Grundlage für die komischen Kontraste bilden.

zunehmend auch Beispiele vor, die einen höheren Abstraktionsgrad und dementsprechend auch andere Wissensvoraussetzungen erfordern. In der zweiten Klasse werden vermehrt Witze erzählt, die nur unter Berücksichtigung zusätzlicher Wissensinhalte verständlich sind. Dazu kann etwa, wie im folgenden Beispiel, das Wissen um Zahlbegriffe und deren Schreibung gehören:

> 96. Stefanie
> aso de daniel hät emal sinere tante en brief gschribe – dänn hät er gschribe – liebi tante – würsch mer bitte äm in ere wuche tusig äh nei hundert franke schicke? dänn chunt nachere wuche chunt en brief zrugg vo de tante mit zä franke dine dänn hät si gschribe LIEbe daniel – da sind dini ZÄ franke aber ich mues di no verbessere zäni schribt mer zä schribt mer nöd mit zwei null

Um das vermeintliche Missverständnis richtig interpretieren zu können, ist die Kenntnis des Dezimalsystems eine notwendige Voraussetzung. Dies ist ein Beispiel dafür, dass mit zunehmendem Alter Sachverhalte relevant werden, die Teil abstrakter Wissensdomänen sind. Auch im folgenden Beispiel aus der zweiten Klasse spielt schulisches Wissen eine entscheidende Rolle:

> 81. Martina
> d lehrerin hät zum fritzli gseit fritzli ich HA der doch gseit Alles wo mer cha alange schrib mer grOss warum schribsch dänn du löi mit emene chline äl? – – dänn seit dä fritzli SI frä lehrerin ich wünsche ine VILL vergnüege wänn si de löi alanged

Wie dieses Beispiel illustriert, sind Wenn-dann-Beziehungen nicht ohne weiteres umkehrbar. Die orthografische Faustregel, auf die sich dieser Witz beruft, besagt, dass alles, was man anfassen könne, gross geschrieben werde. Der Umkehrschluss von Fritzli, wonach alles, was gross geschrieben wird, auch angefasst werden kann, gilt freilich nicht. Die Überlegung der Witzfigur Fritzli, dass man gefährliche wilde Tiere, wie es die Löwen sind, nicht anfassen sollte, ist zwar vernünftig, aber für die Frage der Grossschreibung irrelevant. Dieser ironisch gemeinte Zweifel an der Gültigkeit der Rechtschreibregel dokumentiert, dass bei der Witzerzählerin das Bewusstsein für den Gültigkeitsanspruch dieser Eselsbrücke sehr wohl vorhanden ist.

Dass der spielerische Umgang mit gesellschaftlichen Konventionen und mit der Gültigkeit von Wissensstrukturen in der zweiten Klasse zunehmend an Bedeutung gewinnt, ist auch aus dem folgenden Beispiel ersichtlich:

74. Astrid
es isch emal e frau zum dokter gange [unverst.] scho zum füfte mal zum dokter gange wägere – pilzvergiftig de dokter hät scho zum füfte mal gseit si töfed nu die pilz ässe wo si känned nachane hät d frau gseit dä einzig won ich känne isch de flügepilz

Die Frau in diesem Witz setzt die Handlungsanweisung, keine ihr unbekannten Pilze zu essen, zwar konsequent, aber leider falsch um. Das Gebot, keine Pilze zu essen, die man nicht kennt, geht von einer bestimmten Annahme aus, dass nämlich Pilze, die als ungeniessbar identifiziert werden, vernünftigerweise schon gar nicht als Speise in Erwägung gezogen werden. Das Missverständnis im obigen Fall ist darauf zurückzuführen, dass die Frau die pragmatische Präsupposition, die in der Handlungsanweisung enthalten ist, nicht im gemeinten Sinn erkennt. Das zitierte Beispiel illustriert, dass die Anwendbarkeit einer Handlungsanweisung davon abhängt, ob die entsprechenden Voraussetzungen für die Durchführung der Handlung gegeben sind. Verschiedene Belege des vorliegenden Witzkorpus dokumentieren, dass in der zweiten Klasse die Aufmerksamkeit der Kinder zunehmend auf solche (vermeintlichen) Ungereimtheiten von Gesetzmässigkeiten und gesellschaftlichen Regeln sowie auf Widersprüchlichkeiten im Handeln von Personen gerichtet ist. Diese komischen Verstösse gegen Handlungs- und Denkmuster setzen ein entsprechendes Wissen über die Welt voraus.

Wie aus unterschiedlichen Witzen des vorliegenden Datenmaterials hervorgeht, weitet sich der Bereich der kindlichen Komik in der vierten und in der sechsten Klasse weiter aus. So finden sich etwa Witze, die Bezug nehmen auf Wissensinhalte aus dem religiösen bzw. theologischen Bereich:

279. Sascha
en busfahrer und en pfarrer sterbed gliichzitig dänn dänn chömeds in himmel ue de gott lat de busfahrer ie aber äh de pfarrer nöd dänn frögt de pfarrer d DÄ lasch ie de wo immer flueche tuet und da ich wo immer mini predigte ghalte gha han MICH lasch nöd ie? nachher seit de gott wo de busfahrer sin bus gfahre isch hät äm hät händ alli bätted aber wo de pfarrer sini predige ghalte hät händ alli gschlafe

Dieser Witz baut auf kulturellem Wissen über religiöse Diskursmuster auf. Überraschend ist allerdings, dass Gott den Busfahrer und den Pfarrer nicht an ihren eigenen Taten misst, sondern an den Taten, zu denen sie andere veranlasst haben. Es ist zwar nicht anzunehmen, dass es die Absicht des fluchenden Busfahrers ist, mit seiner halsbrecherischen Fahrweise zu einer grösseren Frömmigkeit seiner Fahrgäste beizutragen. Ironischerweise wird jedoch genau dies von Gott honoriert. Der Witz baut also auf Wissensvoraussetzungen und Denkmustern aus der christlichen Religion auf, kehrt diese aber vollständig um. Solche Beispiele kann man als ein Indiz für das sich stetig differenzierende Wissen bei den Erzählern auffassen.

Ein anderes Beispiel aus der sechsten Klasse, das sich ebenfalls mit der Frage befasst, was auf den Tod folgt, ist der folgende Witz:

> 269. Cécil
> en chline dinosaurier frägt sini mueter gäll wämmir stärbed chöme mer in himmel seit d mueter nei is museum

Die Frage des kleinen Dinosauriers ist in Analogie zur Frage eines Kindes an seine Mutter aufzufassen. Das im Grunde genommen sehr ernsthafte Thema wird von der Dinosaurier-Mutter auf sehr pragmatisch-profane Weise beantwortet. Es gehört zum Schicksal der ausgestorbenen Dinosaurier, dass sie von Menschen in Museen ausgestellt werden. Dieses Wissen kann die Dinosaurier-Mutter zwar eigentlich gar nicht haben, aber darin liegt gerade der Witz dieser Pointe. Auch dieses Beispiel baut auf verschiedenen Wissensbeständen auf, die als Hinweis für das zunehmende allgemeine Weltwissen der Kinder verstanden werden können. Es manifestiert sich in solchen Beispielen auch die Fähigkeit, das notwendige Wissen flexibel auf unterschiedliche Verwendungszusammenhänge anzuwenden. Die Umkehrung gängiger Denkmuster und der spielerische Umgang mit vermeintlich gesichertem Wissen wird mit dem Älterwerden der Kinder zu einem wichtigen Bestandteil des Humors:

> 173. Ursula
> en geischt seit zum geischt glaubsch du a mänsche?

Der Umstand, dass in der vierten und in der sechsten Klasse mehrere Beispiele zu finden sind, die sich mit dem Thema Leben und Tod befassen, kann man unter psychologischer Perspektive als bedeutsam interpretieren. Im vorliegenden Kontext soll im humoristischen Umgang mit dieser Thematik in erster Linie ein Hinweis für die Fähigkeit gesehen werden, abstrakte Sachverhaltsbereiche unter verschiedenen Voraussetzungen gedanklich zueinander in Beziehung zu setzen.

Die Freude am Spiel mit abstrakten Sachverhalten ist auch den verschiedenen Belegen zu entnehmen, die sich um die Wahrnehmung und die Interpretation von Raum und Zeit drehen:

227. Guido
wiso rännt d blondine bevor si is bett gaht drühundert-füfzg mal ums bett?
damit wänn damit wänn en dieb chunt damit si vorsprung hät

Eine Wegstrecke quasi «auf Vorrat» zurückzulegen und an den gleichen Ort zurückzukehren, in der Überlegung, dadurch zu einem späteren Zeitpunkt einen räumlichen Vorsprung zu haben, widerspricht den bekannten physikalischen Gesetzmässigkeiten. In dieser durch den Witz als absurd gekennzeichneten Handlungsweise der Blondine spiegeln sich bestimmte Vorstellungen des Erzählers über Raum und Zeit. Ein anderer Witz, der im Korpus mehrfach belegt ist, dreht sich ebenfalls um das Phänomen Zeit:

204. Fiona
äm au en en schwizer en italiener und en en jugoslav äm sind uf de eifelturm und nachher hät de äm jugoslav d uhr abegrüert woner dune acho isch isch si scho kapputt det gläge nachher häts de italiener abegschosse isch si dune äh scho kapputt gsi nachäre häts de schwizer agegrüert isch i de mitti vom eifelturm no en kafi go trinke und seeleruhig seeleruhig abe abegloffe d wändelträppe nachäre dune hät er d uhr ufgfange nachane händ händ äm de italiener und de jugoslav händ en gfröget wie wie häsch das gmacht? dänn hät de schwizer gseit er he/ äm ich han d uhr äm e schtund zrugg gschtellt

Dass wir Zeit als ein unumkehrbares Phänomen wahrnehmen, ist eine kulturell geprägte Vorstellung, die in diesem Witz auf spielerische Art infrage gestellt wird. Nur in einem fiktionalen Kontext ist es möglich, die Zeiger einer Uhr um eine Stunde zurückzudrehen und damit auch die Zeit selbst um eine Stunde zurückzustellen. Die Tatsache, dass diese Vorstellung zur Erzielung eines komischen Effekts verwendet wird, verweist darauf, dass sich die Erzählerin der «eigentlichen» Verhältnisse sehr wohl bewusst ist.

Schliesslich soll noch ein weiterer Typ von Witz zur Sprache kommen, der bei den älteren Kindern zunehmend zu beobachten ist. Es geht dabei um die Umkehrung von Kausalzusammenhängen:

258. Nadine
aso ich weiss en au nüme so genau – aso äm de vater hät so frägt es meitli wo julia heisst und nachher häts hät er so gfrögt was isch für zit? und nachher hät er hät si gseit ich sägs nöd susch musi is bett

Die Witzfigur «Julia» verfängt sich mit ihrer Antwort in einer Widersprüchlichkeit, die ihre vertrackte Situation zeigt. Würde sie ihrem Vater sagen, wie spät es wirklich ist, müsste sie damit rechnen, ins Bett geschickt zu werden. Sie versucht also eine explizite Antwort zu vermeiden, liefert aber mit ihrer Begründung für die nicht erfolgte Antwort genau die Grundlage für die Konsequenz, die hätte verhindert werden sollen, nämlich ins Bett gehen zu müssen. Dieses Beispiel ist vom kognitiven Standpunkt her gesehen insofern aufschlussreich, als sich darin das Wissen der Erzählerin manifestiert, dass sich Kausalzusammenhänge je nach Situation anders auswirken können. Auf einem ähnlichen Widerspruch basiert auch das nächste Beispiel:

> 325. Andreas
> aso de fritzli merkt plötzlich dass sis handy schället dänn dänkt er aso jetz das isch aber komisch es weiss doch niemert dass ich da bin

Die Fehlüberlegung Fritzlis beruht darauf, dass die Erreichbarkeit und die Ortsunabhängigkeit, die das Handy ermöglicht, nichts mit dem Wissen des Anrufers über den Standort des Handybesitzers zu tun hat. Da es gerade der Zweck des Handys ist, dass eine Person unabhängig vom Ort erreichbar ist, handelt es sich bei Fritzlis Überlegung um eine Paradoxie, die seitens des Witzerzählers auf das Wissen um diesen Sachverhalt verweist. Man kann also die narrative Inszenierung solcher Widersprüchlichkeiten in Witzen als Indiz dafür interpretieren, dass die Erzähler die zugrunde liegenden logischen Zusammenhänge sehr genau kennen.

In den Witzen der älteren Kinder werden nicht nur verschiedene Sachverhalte und Wissensbereiche kontrastiert, sondern es werden insbesondere auch verschiedene Wahrnehmungen von Sachverhalten und unterschiedliche Denkweisen innerhalb von Wissensbereichen miteinander kontrastiert.

In humoristischen Kontexten erweisen sich Wahrheiten und Gesetzmässigkeiten als relativ bzw. als veränderbar. Dies äusserst sich in den Kinderwitzen darin, dass mit zunehmendem Alter unterschiedlichste Sachverhalte aus abstrakten Wissensdomänen sowohl für das Verstehen wie auch für das Erzählen der Witze vorausgesetzt werden. Die Loslösung von bestehenden Ordnungen und Denkmustern, die in den Witzen der älteren Kinder vermehrt zu beobachten ist, bedingt einen flexiblen Umgang mit dem eigenen Wissen. In der kindlichen Komik spiegelt sich somit das Weltwissen der Erzähler, das zunehmend auch abstrakte Sachverhaltsbereiche umfasst.

13. Diskussion und Ausblick

Den Ausgangspunkt der vorliegenden Untersuchung bildet die Frage, welche narrativen und interaktiven Fähigkeiten die Textsorte Witz vom Erzähler erfordert und wie sich der Erwerb narrativer Fähigkeiten auf das Erzählen von Witzen auswirkt. Durch diese Fragestellung werden Theorien und Methoden der Erzählerwerbsforschung und der Humorforschung miteinander verbunden. Im Folgenden soll einerseits die Frage diskutiert werden, welche theoretischen Einsichten der hier gewählte Ansatz ermöglicht und andererseits sollen die wichtigsten empirischen Beobachtungen vor dem Hintergrund der Humor- und der Erzählerwerbsforschung eingeordnet werden. Dabei sollen auch Überlegungen angestellt werden, in welche Richtung sich weitere Untersuchungen bewegen könnten.

13.1 Theoretische Erkenntnisse

Im Hinblick auf den Erwerb narrativer Fähigkeiten bietet die hier gewählte Fragestellung die Möglichkeit sowohl allgemeine Probleme des Erzählens zu untersuchen, als auch spezifischere Fragen zu diskutieren, die vor allem für das Erzählen von Witzen von Bedeutung sind. Aus theoretischer Perspektive ist die Textsorte Witz für die Erzählerwerbsforschung ein aufschlussreiches Untersuchungsobjekt, nicht nur weil es sich dabei um einen Texttyp mit einer besonderen Erzählstruktur handelt, sondern auch weil das Erzählen von Witzen in Bezug auf die «Wissenswelt» der Erzähler von Bedeutung ist. Wie jedoch die Ausführungen zur Textsorte Witz in Kapitel 2 zeigen, sind in der Humorforschung noch verschiedene Fragen offen, die die Funktionsweise von Witzen betreffen. Um etwa die doppelt angelegte Erzählstruktur des Witzes und den daraus resultierenden rezipientenseitigen Überraschungseffekt der Pointe theoretisch erfassen zu können, reicht es nicht aus, sich auf die Analyse des Bedeutungskontrastes zu konzentrieren. Vielmehr ist die Pointe als Resultat eines kontinuierlich durch den Text erzeugten Interpretationsprozesses des Rezipienten zu begreifen. Aus der vorliegenden Arbeit geht hervor, dass es notwendig ist, sowohl dem sukzessiven Aufbau von Bedeutungsstrukturen während des Erzählens als auch dem gleichzeitig stattfindenden Aufbau von rezipientenseitigen Erwartungen Beachtung zu schenken. Zu diesem Zweck wird in dieser Studie Bezug genommen auf das Schema-Konzept, und zwar weil sich damit zentrale Aspekte der Funktionsweise von Witzpointen in die Beschreibung der Erzählstruktur integrieren lassen. Von besonderer Bedeutung ist der Schema-Ansatz, weil sich auf diese Weise sowohl der textgesteuerte rezipientenseitige Aufbau von Erwartungsstrukturen als auch die Aufmerksamkeitssteuerung während der Textverarbeitung theoretisch erfassen lässt. Mit Hilfe des Schema-Ansatzes kann dem Umstand Rechnung getragen werden, dass durch den kontinuierlichen Textaufbau die Aufmerksamkeit des Rezipienten zunächst auf die eine Bedeutungsebene gelenkt wird, um schliesslich durch die Inkongruenz am Textende unvermittelt die zweite vorher nicht bemerkte Bedeutungsebene aufzudecken.

Dem aus theoretischer Sicht formulierten Postulat, den dynamischen Aspekten der Pointierung Rechnung zu tragen, versucht die vorliegende Arbeit jedoch nicht nur durch die Bezugnahme auf das Schema-Konzept gerecht zu werden. Auch die erzähltheoretische Perspektive verfolgt diesen Ansatz, insofern als sie den Witz nicht nur als Produkt mit einer bestehenden Struktur und einer textinhärenten Pointe auffasst, sondern sich auf das Erzählen als Verfertigungsprozess konzentriert. Indem im Rahmen der vorliegenden Untersuchung der Prozess des Erzählens in den Vordergrund rückt, werden Witze stärker als sonst unter dem Gesichtspunkt der Textproduktion und ihrer Dynamik betrachtet. Dies bedeutet, dass die Analyse sich nicht ausschliesslich auf die Pointe konzentriert. Vielmehr wird hier die Koordinierung verschiedener Textelemente und damit auch der *sukzessive* Aufbau der Pointenstruktur ins Blickfeld genommen. In der sozial- und kognitionspsychologisch geprägten Forschung zur Humorentwicklung werden Witze in der Regel als ganzheitliche, sprachlich und inhaltlich in sich abgeschlossene Strukturen aufgefasst, die von den Erzählern lediglich reproduziert zu werden brauchen. Demgegenüber kommt die vorliegende Arbeit zum Schluss, dass die Frage der narrativen Verfasstheit und die damit verbundene prozessuale Sichtweise, wesentliche Aufschlüsse über zentrale Aspekte des verbalen Humors und dessen Entwicklung liefern kann. Wie das vorliegende Datenmaterial zu illustrieren vermag, sind gerade Kinderwitze ein anschauliches Beispiel dafür, dass es Sinn macht, Witze nicht nur als humoristische Fertigprodukte, sondern auch als kommunikative Prozesse aufzufassen. Die Textsorte Witz ist für die Erzählerwerbsforschung aber nicht nur deshalb ein interessanter Fall, weil damit die Strukturierung von Texteinheiten und -inhalten auf ein klar bestimmbares Ziel verfolgt werden kann, sondern der Witz bietet auch die Möglichkeit, die narrative Entwicklung unter dem Blickwinkel der Verbindung von sprachlichem und nichtsprachlichem Wissen zu beobachten. Der spielerische Verstoss gegen sprachliche und soziale Normen, wie er für den Witz charakteristisch ist, setzt nicht nur sprachliches Wissen voraus, sondern auch die Fähigkeit, verschiedene Wissensbestände mit erzählerischen Mitteln zueinander in Beziehung zu setzen. Die Textsorte Witz als Grundlage für eine erzählerwerbstheoretische Studie zu verwenden, erlaubt es also, Licht auf sprachlich-kognitive Entwicklungsprozesse zu werfen, die in Studien zum Erzählerwerb noch kaum Beachtung gefunden haben.

Was die theoretischen Erkenntnisse der vorliegenden Arbeit betrifft, ist ausserdem festzuhalten, dass der erzählerwerbstheoretische Fokus auf die Humorentwicklung zu einer Reihe grundlegender Unterscheidungen geführt hat, die in der bisherigen Humorforschung häufig nicht deutlich genug beachtet worden sind. Wie die Ausführungen in Kapitel 3 gezeigt haben, gehen die teilweise stark divergierenden Befunde in der Forschung zur Humorentwicklung nicht nur auf unterschiedliche theoretische und methodische Ansätze, sondern eben auch auf unklare Basiskategorien zurück. Zunächst macht die hier gewählte Fragestellung die analytische Unterscheidung produktiver und rezeptiver Aspekte innerhalb der Humorentwicklung notwendig. Wenn die Entwicklung des kindlichen Humors untersucht wird, sollte also zunächst Klarheit darüber bestehen, ob Problembereiche der Produktion oder der Rezeption im Vordergrund stehen. Richtet sich das Interesse auf Aspekte der Rezeption, sollte die Frage geklärt werden, ob primär die kognitive Ebene des Verstehens oder ob in erster Linie die soziale Ebene der Wirkung untersucht wird. Gilt das Interesse hingegen der produktiven Dimension der Humorentwicklung, wie es bei der vorliegenden Arbeit der Fall ist, sollte zwischen der inhaltlich-strukturellen und der funktionalen Ebene unterschieden werden. Denn es ist sowohl vom linguistischen wie auch vom psychologischen Standpunkt her gesehen ein entscheidender Unterschied, ob danach gefragt wird, was bzw. wie erzählt wird oder ob sich das Erkenntnisinteresse darauf richtet, in welcher sozialen Situation bzw. zu welchem Zweck ein Witz erzählt wird. Die Notwendigkeit dieser Differenzierungen ist einerseits eine Erkenntnis aus der Auseinandersetzung mit der relevanten Forschungsliteratur zur Humorentwicklung, andererseits aber auch eine Voraussetzung für die vorliegende empirische Untersuchung.

Ebenso grundlegend (aber in der Literatur ebenfalls nicht immer beachtet) ist die Unterscheidung verbaler und nonverbaler Formen des Humors. Auch diese Differenzierung ist im Hinblick auf die Entwicklung des Humors von

Bedeutung. Die Frage, ob ein komischer Effekt sprachlicher oder nicht-sprachlicher Natur ist, betrifft zwei semiotisch verschiedene Ebenen der Kommunikation. Dies gilt es analytisch zu unterscheiden, auch wenn – wie übrigens auch die vorliegenden empirischen Beobachtungen bestätigen – beim Erzählen von Witzen die verbale, die nonverbale und die paraverbale Dimension immer gemeinsam wirksam sind. Wie aus dem vorliegenden Datenmaterial hervorgeht, verlaufen die Entwicklungen auf den verschiedenen Ebenen unterschiedlich. Es macht also auch aus empirischer Sicht Sinn, verbale, nonverbale und paraverbale Elemente des Humors als voneinander abhängige und sich wechselseitig beeinflussende, aber semiotisch verschiedene Aspekte der Humorentwicklung zu betrachten.

Und schliesslich gilt es hinsichtlich der Entwicklung des Humors zwei weitere grundlegende Differenzierungen vorzunehmen, die innerhalb des verbalen Humors von Bedeutung sind. Einerseits sind schriftliche und mündliche Formen des Humors zu unterscheiden und andererseits gilt es zwischen verschiedenen Interaktionstypen des verbalen Humors zu unterscheiden. Auf der einen Seite gibt es Formen des verbalen Humors, die in fester Form tradiert werden und die in verschiedenen Situationen immer wieder neu reproduzierbar sind. Zu dieser Kategorie gehört auch die Textsorte Witz, die den Gegenstand der vorliegenden Arbeit bildet. Auf der anderen Seite finden sich konversationelle Formen des Humors (wie etwa das dialogische Scherzen oder das gemeinsame Blödeln), die nur in sehr geringem Masse auf vorgeprägten Strukturen beruhen, sondern vom konstruktiven Zusammenspiel mehrerer Interaktionspartner und von situativen Aspekten des kommunikativen Kontextes geprägt sind. Im Hinblick auf die Frage nach der Entwicklung des verbalen Humors ist es ein wesentlicher Unterschied, ob eine komische Situation im Kontext eines dialogischen Zusammenspiels zwischen mehreren beteiligten Sprechern produziert wird oder ob eine Pointe als Resultat eines bereits bestehenden und narrativ reproduzierten Textes erzielt wird. Es lässt sich somit festhalten, dass die erzählerwerbstheoretische Sichtweise – auch wenn sie sich wie im vorliegenden Fall nur auf eine Spielart innerhalb des verbalen Humors konzentriert – zu einer genaueren analytischen Unterscheidung verschiedener Dimensionen der Humorentwicklung beiträgt.

13.2 Einordnung und Bewertung der empirischen Befunde

Die in dieser Arbeit erzielten empirischen Erkenntnisse werden im Folgenden einerseits im Hinblick auf die Erzählerwerbsforschung und andererseits im Hinblick auf die Humorforschung dargestellt. Dies hat zwar den Nachteil, dass die in der vorliegenden Studie angestrebte *Verbindung* von Erzählerwerbsforschung und Humorforschung bei der Diskussion der Resultate teilweise wieder aufgehoben wird. Aber für die Einordnung und Bewertung der Befunde ist es von Vorteil, die Relevanz der einzelnen Resultate jeweils vor dem Hintergrund der beiden Forschungsrichtungen hervorzuheben.

13.2.1 Erzählerwerb

Die vorliegende Studie hat zu einer Reihe von Befunden geführt, die für die Erzählerwerbsforschung von Interesse sind. Anstelle einer Zusammenfassung aller Einzelergebnisse werden im Folgenden am Beispiel ausgewählter Problembereiche verschiedene Typen von Entwicklungsverläufen unterschieden. Anhand des vorliegenden Textkorpus lassen sich im Hinblick auf den Erwerb narrativer Fähigkeiten drei verschiedene Entwicklungsverläufe ausmachen. Zum einen gibt es Erwerbsprozesse, die (mehr oder weniger) kontinuierlich verlaufen. Zum anderen lassen sich Entwicklungen beobachten, die von einer Umbruchphase gekennzeichnet sind. Und schliesslich sind Entwicklungsprozesse beobachtbar, die stufenartig vollzogen werden.

Zum Typ der umbruchartigen Entwicklung gehören die Veränderungen, die sich auf der formalen und stilistischen Ebene zwischen dem Kindergartenalter und der sechsten Klasse beobachten lassen. Im Vorschulalter greifen die Kinder zumeist auf Erzählmittel zurück, die nicht für den Witz, sondern für andere narrative Textgattungen typisch sind. Dazu gehört einerseits die märchentypische Eröffnungsformel «es isch emal … gsi» und andererseits das Vergangenheitstempus. Beides sind Textmerkmale, die zwar in narrativen Texten vorkommen, die aber eigentlich nicht typisch sind für die Textsorte Witz. Das vorliegende Datenmaterial illustriert, wie Kinder mit zunehmendem Alter ein Bewusstsein dafür entwickeln, welche narrativen Mittel für die Realisierung der Textsorte Witz gebräuchlich sind. Während im Kindergarten mit 92% nahezu die Gesamtheit aller narrativen Witze mit der Märcheneröffnung eingeleitet wird, sind es in den Texten der sechsten Klasse gerade noch 8 %. Wie diese sehr deutliche Veränderung zeigt, entwickelt sich mit zunehmender Erzählerfahrung das Bewusstsein für verschiedene Textsortenkonventionen. Eine ähnlich deutliche Entwicklung lässt sich auch am Beispiel der Tempuswahl beobachten. Im Kindergarten werden sämtliche Beispiele in der Vergangenheitsform erzählt. Demgegenüber werden in der sechsten Klasse nur noch 9 % gänzlich in der Vergangenheitsform realisiert. Wie die vorliegenden Daten zeigen, handelt es sich sowohl bezüglich der Erzähleröffnung als auch bezüglich des Erzähltempus um Entwicklungsprozesse, die nicht kontinuierlich verlaufen. Vielmehr ist die Entwicklung von einer Umbruchphase in der vierten Klasse gekennzeichnet. Während die Veränderungen vom Kindergarten zur zweiten Klasse verhältnismässsig geringfügig ausfallen, lässt sich bei den Viertklässlern eine umbruchartige Verschiebung im Gebrauch der beiden Textmerkmale beobachten. Die Entwicklung zwischen der vierten und der sechsten Klasse fällt wiederum verhältnismässig geringfügig aus. Weshalb gerade zwischen der zweiten und der vierten Klasse eine so ausgeprägte Umorientierung stattfindet, lässt sich aufgrund des Textkorpus und der angestellten Beobachtungen während den Aufnahmen nicht klar beantworten.

Im Hinblick auf die folgerichtige Strukturierung und Koordinierung von Handlungsträgern und Handlungen sind in der untersuchten Altersspanne Entwicklungsprozesse beobachtbar, die einem stufenartigen Erwerbsverlauf zuzuordnen sind. Dies lässt sich an erzählstrukturellen Inkonsistenzen illustrieren, die im Kindergartenalter noch sehr deutlich ausfallen, aber mit zunehmendem Alter verschwinden. So gelingt es im Kindergarten und in der zweiten Klasse noch nicht allen Kindern, während des Erzählens die Übersicht über die Figurenkonstellation zu bewahren, was sich darin äussert, dass im Verlauf der Erzählhandlung Witzfiguren unbemerkt ausgetauscht und durch andere ersetzt werden. Die Übersicht über die Figurenkonstellation zu behalten, stellt hingegen für die älteren Kinder kein Problem mehr dar, was auf eine sich ausweitende Aufmerksamkeitsspanne hinweist. In den Belegen der vierten Klasse kann es zwar gelegentlich noch vorkommen, dass eine Witzfigur doppelt genannt wird. Aber die Erzähler bemerken dies jeweils selber und sind in der Lage die Inkonsistenz während des Erzählens zu korrigieren. In der sechsten Klasse kommen Vertauschungen und Doppelnennungen von Witzfiguren schliesslich nicht mehr vor. Daran ist ersichtlich, dass die Planungs- und Übersichtsfähigkeit bei den Kindern dieses Alters so weit entwickelt ist, dass gleichzeitig sowohl der folgerichtigen Strukturierung der Handlungsfolge als auch der Geschlossenheit der Figurenkonstellation die notwendige Aufmerksamkeit gewidmet werden kann. Auch bei der Abfolge der Wiederaufnahme von eingeführten Figuren zeigt sich bei den älteren Kindern eine grössere Systematik. Indem die älteren Kinder dazu tendieren, die Abfolge der Figuren in der Exposition und in der Komplikation gleichzuhalten – wenngleich manchmal auch in umgekehrter Reihenfolge – wenden sie eine narrative Strategie an, die es ihnen erlaubt, die Aufmerksamkeit auf die folgerichtige Strukturierung der Handlung zu richten. Bei diesem Typ von Erwerbsprozess handelt es sich um einen stufenartigen Entwicklungsverlauf, der sich in vier Phasen vollzieht: Zunächst kann beobachtet werden, dass die Erzähler, ohne sich dessen bewusst zu sein, Figuren austauschen und durch andere ersetzen. In einer zweiten Phase kommt das unbewusste Austauschen von Figuren nicht mehr vor, aber es kann zu Doppelnennungen einzelner Figuren und damit zum Verschwinden anderer Figuren kommen. In einer dritten Phase werden Doppelnennungen von den Erzählern bemerkt und selber korrigiert, während in der vierten und letzten Phase keine Unsicherheiten bezüglich der Figurenkonstellation mehr zu beobachten sind. Zu dieser stufenartig verlaufenden Entwicklung gilt es präzisierend anzumerken, dass die erwähnten Unsicherheiten nicht systematisch in allen Belegen vorkommen, sondern es gibt schon im Vorschulalter Belege, die die Einheit der Figurenkonstellation aufrecht erhalten. Vielmehr ist es so, dass dort, wo Probleme mit der Figurenkonstellation auftauchen, sich jeweils ein alterstypisches Muster erkennen lässt.

Der dritte Typ von Erwerbsprozess zeichnet sich durch eine mehr oder weniger kontinuierlich verlaufende Entwicklung aus. Ein Beispiel für einen solchen Entwicklungsverlauf lässt sich in der zunehmenden Fähigkeit der Kinder sehen, bei der Gestaltung der Witztexte dem Vorwissen und dem Verstehensprozess der Hörer Rechnung zu tragen. Anhand des unspezifischen Gebrauchs von Personalpronomina ist gut erkennbar, dass insbesondere die jüngeren Kinder beim Erzählen von der Annahme gemeinsam geteilten Wissens ausgehen. Hingegen zeichnet sich bei den Kindern mit zunehmendem Alter eine Verschiebung ab vom Gebrauch unspezifischer und teilweise unpräziser Referenzmittel hin zur Verwendung spezifischer Strategien der Referenzherstellung. Während es in den Texten der jüngeren Kinder häufig vorkommt, dass auf verschiedene Figuren mit demselben Pronomen referiert wird, ohne dass der Referenzwechsel angezeigt wird, nimmt bei den Kindern mit zunehmendem Alter das Bewusstsein für solche Unklarheiten zu. Dies ist daran ersichtlich, dass die Erzähler beginnen, genauer zwischen den Personen zu unterscheiden, indem sie entsprechende sprachlich-narrative Mittel verwenden. Dazu gehören einerseits lexikalische Mittel wie etwa die nominale Strategie oder Kontrastierungen, wie sie durch «der eine» versus «der andere» erreicht werden können. Andererseits zeichnet sich aber auch ab, dass die Erzähler zunehmend die Möglichkeit entdecken, die Witzfiguren paraverbal zu identifizieren. In den Belegen der älteren Kinder kann beobachtet werden, dass unterschiedliche Redewiedergabe zur Bezugnahme auf die verschiedenen Witzfiguren genutzt wird. Die Figurenrede wird zunehmend für die Identifikation der Figuren aber auch für die komische Stilisierung des Witzpersonals verwendet. Im Hinblick auf die Referenzherstellung kann ausserdem beobachtet werden, dass die älteren Kinder unklare Referenzzuweisungen zunehmend selber bemerken und während des Erzählens präzisieren. Dies äussert sich in Reformulierungen, die darauf abzielen, Unklarheiten zu vermeiden, die zu Verständnisproblemen führen könnten. Dieser Entwicklungsprozess, der in der Erzählerwerbsforschung auch für andere Textsorten gut belegt ist, ist ein Hinweis dafür, dass mit zunehmender Erzählerfahrung das Bewusstsein dafür steigt, dass das Vorwissen und der Verstehensprozess der Hörer in die sprachliche Gestaltung der Texte einbezogen werden müssen. Die vorliegenden Daten weisen darauf hin, dass in diesen Entwicklungsprozess der Erwerb verschiedener erzählerischer Mittel involviert ist und es zeichnet sich ausserdem ab, dass es sich in diesem Fall eher um einen kontinuierlichen als um einen stufenförmigen oder umbruchartigen Erwerbsverlauf handelt.

Das Datenmaterial legt es also nahe, beim Erwerb narrativer Fähigkeiten verschiedene Typen von Entwicklungsverläufen zu unterscheiden. Den Ursachen für die Unterschiedlichkeit dieser Entwicklungsprozesse genauer auf den Grund zu gehen, könnte für weitere Arbeiten in diesem Bereich eine interessante Fragestellung darstellen. Allerdings fallen nicht alle Veränderungsprozesse gleich deutlich aus, was sich am Unterschied zwischen obligatorischen und fakultativen Textmerkmalen illustrieren lässt. Während die Wahl eines Tempus (im Deutschen) grammatikalisch obligatorisch ist und von einem Erzähler nicht ignoriert werden kann, ist es dem Erzähler eines Witzes überlassen, ob er von der Möglichkeit der Redewiedergabe als Mittel der Personenstilisierung Gebrauch machen will. Wie an diesen beiden Textmerkmalen ersichtlich wird, sind nicht alle Veränderungen im Gebrauch von erzählerischen Mitteln gleich gut quantifizierbar. Verfolgt man jedoch die Entwicklung über eine genügend grosse Zeitspanne und berücksichtigt man mehrere Altersstufen, dann fallen, wie die vorliegende Arbeit zeigt, die Erwerbsprozesse, insgesamt doch sehr deutlich aus.

13.2.2 Humorentwicklung

Anhand der vorliegenden empirischen Ergebnisse lassen sich zahlreiche Erkenntnisse zur Entwicklung des kindlichen Humors bestätigen. Durch die erzielten Befunde werden aber auch einzelne Ergebnisse der Humorforschung relativiert oder in Frage gestellt. Im Folgenden sollen wesentliche Erkenntnisse diskutiert werden, die aus der hier verfolgten erzählerwerbstheoretischen Fragestellung hervorgehen.

Wie aus dem Datenmaterial deutlich hervorgeht, sind im Vorschulalter die Witzpointen wie auch die Inkongruenzen in den erfundenen Geschichten handlungsbasiert. Das Wissen, das für das Verstehen dieser Beispiele notwendig ist, stammt zumeist aus alltäglichen Erfahrungsbereichen. Mit zunehmendem Alter der Kinder ist schliesslich die Kenntnis komplexer Sachverhaltsbereiche gefordert, und es lässt sich beobachten, dass die Vielfalt der Pointierungstechniken stetig zunimmt. Im vorliegenden Korpus kommen ab der zweiten Klasse Belege vor, die auf der Mehrdeutigkeit sprachlicher Elemente beruhen. Indem die Kinder beginnen, die Ambiguität von Sprache zur Erzielung von Witzpointen zu nutzen, erweitert sich die Palette der Pointierungsmöglichkeiten in qualitativer und quantitativer Hinsicht. In der vierten und in der sechsten Klasse wird das Spiel mit sprachlicher Ambiguität zunehmend subtiler, was sich darin äusserst, dass nebst den sprachlichen auch die soziokulturellen Wissensvoraussetzungen, die den Kinderwitzen zugrunde liegen, immer anspruchsvoller werden. Es stellt sich nun die Frage, inwiefern die hier erzielten Befunde zur Produktion mit den Erkenntnissen über die Rezeption von verbalem Humor übereinstimmen. Es gibt in der kognitionspsychologischen Forschung zur Humorentwicklung einen in zahlreichen Studien erhärteten und entsprechend häufig zitierten Befund, der besagt, dass Kinder im Alter zwischen sechs und acht Jahren die kognitive Fähigkeit entwickeln, Witzpointen zu verstehen, die auf sprachlicher Mehrdeutigkeit beruhen. Mit Blick auf die *Produktion* fragt die vorliegende Arbeit danach, wann Kinder beginnen, Witze zu *erzählen*, die auf sprachlicher Ambiguität beruhen. Wie oben bereits erwähnt, finden sich die ersten Belege, die auf dem Spiel mit sprachlicher Mehrdeutigkeit aufbauen, in der zweiten Klasse. Es trifft also nicht nur auf das Verstehen, sondern auch auf das Erzählen von Witzen zu, dass sprachliche Ambiguität zwischen dem Vorschulalter und der zweiten Klasse eine Rolle zu spielen beginnt. Allerdings werden hier die empirischen Ergebnisse nicht gleich begründet wie in der kognitionspsychologischen Humorliteratur, wo die Fähigkeit, sprachliche Ambiguität zu verstehen, in Anlehnung an Piaget mit dem Übergang zum konkret-operationalen Denken erklärt wird. Demgegenüber sind unter erzählerwerbstheoretischer Perspektive vor allem die narrativen Anforderungen von Interesse, die gefordert sind, um sprachliche Mehrdeutigkeit pointenwirksam einzusetzen.

Der Grund, weshalb die sprachbasierten Pointen in der zweiten Klasse noch auf eher einfachen Mechanismen beruhen, wird hier hauptsächlich in der erzählerisch bedingten Schwierigkeit gesehen, die verschiedenen Textteile des Witzes so aufeinander abzustimmen, dass die sprachliche Ambiguität als Auslöser der Pointe zum Tragen kommt. Dazu braucht es mehr als nur die Fähigkeit, einzelne Textelemente sprachlich miteinander zu verbinden. Vielmehr muss bei der narrativen Gestaltung auf die doppelte Bedeutungsstruktur des Textes geachtet werden, was vom Erzähler nicht nur die Übersicht über den gesamten Textverlauf, sondern auch die Fähigkeit erfordert, die Inkongruenz am Textende erzählerisch so zu verankern, dass der Umschlag von der einen Bedeutungsebene auf die andere überraschend erfolgt. Wie aus dem vorliegenden Korpusmaterial hervorgeht, können bei den Viertklässlern schon sehr raffinierte Pointen beobachtet werden, die sprachliche Mehrdeutigkeit auf unterschiedliche Weise mit kulturellem Wissen kombinieren. Dieser Aspekt wurde in der vorliegenden Arbeit insbesondere anhand von Witzpointen untersucht, die mit den verschiedenen Lesarten von Phraseologismen spielen. Phraseologische Pointen sind für die erzählerwerbstheoretische Fragestellung insofern aufschlussreich, als sie nicht nur ein fortgeschrittenes metasprachliches Bewusstsein, sondern in besonderem Masse auch die narrative Fähigkeit zur polyfunktionalen Vertextung voraussetzen. Im vierten Schuljahr finden sich zunächst nur Beispiele, die mit Phraseologismen in ihrer gebräuchlichen Form spielen. In der sechsten Klasse wird dann ein weiterer Entwicklungsschritt erreicht, der darin besteht, Phraseologismen in modifizierter Form zur Erzielung von Witzpointen zu verwenden. Aus erzählerwerbstheoretischer Sicht handelt es sich dabei um einen erhöhten Schwierigkeitsgrad und zwar aus zwei Gründen: Erstens muss sowohl die modifizierte als auch die gebräuchliche Form des Phraseologismus mit der Witzhandlung kompatibel sein und zweitens muss der Text erzählerisch so gestaltet sein, dass mit der notwendigen Rekonstruktion der phraseologischen Normalform zugleich auch der komische Kontrast zwischen den beiden Bedeutungsstrukturen offengelegt wird.

Wie aus diesen Ausführungen hervorgeht, werden unter erzählerwerbstheoretischer Perspektive andere Schwerpunkte gesetzt als in der kognitionspsychologischen Humorforschung. Während die kognitionspsychologisch orientierte Forschung danach fragt, in welcher Weise der Erwerb kognitiver Fähigkeiten das Verstehen gewisser Pointen ermöglicht, interessiert sich der erzählerwerbstheoretische Ansatz dafür, welche narrativen Fähigkeiten notwendig sind, um bestimmte Witze realisieren zu können. Trotz dieses unterschiedlichen Erkenntnisinteresses lassen sich anhand der vorliegenden Resultate verschiedene kognitionspsychologische Erkenntnisse bestätigen.

Dass die hier gewählte erzählerwerbstheoretische Perspektive teilweise auch zu ganz anderen Befunden führt als in anderen Richtungen der Humorforschung, zeigt sich besonders deutlich an einem Problembereich, der in der psychoanalytisch orientierten Humorforschung mit dem Begriff der «Witzfassade» bezeichnet wird. Im Anschluss an Freud (1905) und Wolfenstein (1978) wird in zahlreichen Humorstudien festgehalten, dass Kinder im Alter von ungefähr sechs Jahren beginnen, tabuisierte Sachverhaltsbereiche nicht mehr direkt anzusprechen, sondern hinter einer Witzfassade zu verbergen. Auf diese Weise können sich Kinder – so die psychoanalytische Annahme – über Tabubereiche wie z. B. die Sexualität verständigen, ohne mit Sanktionen rechnen zu müssen. Es handelt sich dabei um einen Befund, auf den in der Forschung zur Humorentwicklung auch in linguistischen Arbeiten häufig Bezug genommen wird, der jedoch durch die hier vorliegenden Resultate nicht bestätigt wird. Vom erzählerwerbstheoretischen Standpunkt her gesehen sprechen zwei empirische Befunde gegen das Vorhandensein einer Witzfassade bei Sechsjährigen: Erstens müsste der Anteil an Tabuwörtern in den Kinderwitzen ab dem Alter von sechs Jahren deutlich abnehmen, denn das Konzept der «Witzfassade» besagt, dass tabuisierte Sachverhalte nunmehr auf indirektem Weg thematisiert werden. Genau dies lässt sich jedoch anhand des vorliegenden Datenmaterials empirisch nicht nachweisen, sondern es trifft für die Kinder dieses Alters eher das Gegenteil zu: Gerade das öffentliche Aussprechen tabuisierter Wörter im Kontext von Witzen macht im Vorschulalter und im Grundschulalter besonders Spass. Dass die Textsorte Witz dabei in einem gewissen Sinne eine soziale Alibi-Funktion übernimmt, ist zwar durchaus richtig, jedoch nicht im Sinne einer psychoanalytisch konzipierten «Witzfassade». Vielmehr weisen die vorliegenden Befunde darauf hin, dass Kinder im Alter von sechs Jahren Witze als Vehikel verwenden, um die gesellschaftlich sanktionierten Themen explizit und ohne jegliche Fassade zur Sprache zu bringen. Es gibt noch eine weitere empirische Beobachtung, die das Vorhandensein einer «Witzfassade» in Frage stellt, und zwar würde die Wirksamkeit einer «Witzfassade» voraussetzen, dass die Kinder im Alter von sechs Jahren über die sprachlich-kognitive Fähigkeit verfügen, auf Dinge anzuspielen, ohne sie direkt zu benennen. Dass Kinder beim Erzählen von Witzen unmissverständlich auf tabuisierte Sachverhalte anspielen, ohne sie beim Namen zu nennen, lässt sich anhand des vorliegenden Korpus erst ab der vierten Klasse eindeutig nachweisen. Erst ab diesem Alter finden sich Witze, die erzählerisch darauf angelegt sind, tabuisierte

Sachverhalte zu thematisieren, ohne explizit etwas Anstössiges zu sagen. Für diese Typen von Witzen den Begriff «Witzfassade» zu verwenden wäre allerdings falsch, weil es dabei gerade nicht darum geht, ein tabuisiertes Thema zu verbergen, sondern der Reiz solcher Beispiele liegt darin, auf dem Weg der Anspielung Tabus ganz gezielt anzusprechen. Das Hauptproblem des Konzepts «Witzfassade» besteht aus erzähltheoretischer Sicht wohl darin, dass damit nicht nur ein angeblicher psychologischer Mechanismus, sondern gleichzeitig auch eine narrative Fähigkeit bezeichnet wird. Die vorliegenden Beobachtungen weisen nun aber darauf hin, dass die erzählerischen Kompetenzen nicht mit den postulierten psychologischen Gegebenheiten übereinstimmen. Das psychoanalytische Konzept der Witzfassade lässt sich also aus erzählerwerbstheoretischer Sicht nicht bestätigen, und zwar weder für die Erzähler im Vorschulalter noch für die älteren Kinder.

Es gibt auch einzelne Problembereiche, zu denen diese Studie nur ungefähre Angaben machen kann. So lässt sich etwa die Frage nicht exakt beantworten, wann Kinder damit beginnen, Witze zu erzählen. Wenn man die vorliegenden Daten vorsichtig interpretiert, weist vieles darauf hin, dass die Kinder spätestens im zweiten Kindergartenjahr eine gewisse Zahl an Witzen zumindest passiv kennen. Hingegen fällt es nicht allen Kindern dieses Alters gleich leicht, sich aktiv an Witze zu erinnern und sie auch folgerichtig zu erzählen. Die diesbezüglichen interindividuellen Unterschiede zwischen den Kindern fallen ziemlich deutlich aus, was es erschwert, den Beginn des Witzeerzählens auf ein bestimmtes Alter festzulegen. Ausserdem ist der Übergang vom Erfinden lustiger Geschichten zum Erzählen von Witzen fliessend. Wenn Kinder im Kindergarten einen Beitrag zur Witzrunde leisten möchten, aber keinen Witz kennen, dann erzählen sie häufig selbst erfundene Beispiele. Diese Phantasie-Witze weisen zwar verschiedene ad hoc konstruierte Inkongruenzen auf, enthalten in der Regel aber keine abschliessende Pointe. Hinzu kommt, dass zwischen dem bruchstückhaften Nacherzählen von Witzhandlungen und dem gezielt auf die Pointe hinführenden Erzählen von Witzen ein grösserer Überlappungsbereich besteht. Und schliesslich zeigen die vorliegenden Daten auch, dass Kinder einen teilweise anderen Umgang mit komischen Texten pflegen als Erwachsene. So kann es etwa im Kindergarten vorkommen, dass derselbe Witz oder dieselbe komische Geschichte in der gleichen Witzrunde mehrmals erzählt wird, ohne dass dies die Wirkung beim Publikum beeinträchtigen würde. Dies wäre unter Erwachsenen nicht denkbar. Bei den Kindern im Vorschulalter steht demnach eher das gemeinsame Lachen als das Lachen über eine gelungene Pointe im Vordergrund, wenn Witze erzählt werden. Aufgrund dieser recht verschiedenartigen Einflussgrössen ist es also nicht ohne weiteres möglich zu sagen, wann Kinder beginnen, Witze zu erzählen. Dennoch geht aus dem vorliegenden Datenmaterial deutlich hervor, dass Kinder im Laufe des Vorschulalters Freude daran entwickeln, sich gegenseitig Witze zu erzählen, auch wenn es sich dabei gelegentlich um Phantasie-Witze handelt.

Mit der Frage nach dem Beginn des Witzeerzählens ist eine andere Frage verbunden, und zwar die nach den Unterschieden zwischen kindlichem und erwachsenem Humor. Gemäss einer verbreiteten Annahme in der kognitionspsychologischen Humorliteratur ist die Entwicklung des Humors als ein Prozess aufzufassen, der von einfachen zu komplexen Formen des Humors verläuft. Diese Interpretation lässt sich anhand der vorliegenden Daten jedoch nur teilweise bestätigen. Zwar ist durchaus eine Zunahme der Komplexität in den Pointierungstechniken der älteren Kinder beobachtbar. Das bedeutet allerdings nicht, dass Witze, die auf einfachen Pointenstrukturen beruhen, mit zunehmendem Alter der Erzähler gänzlich verschwinden. Die vorliegenden Daten weisen vielmehr darauf hin, dass es zu einer Ausweitung von Pointierungsverfahren kommt, wobei einfachere Pointierungstechniken durchaus erhalten bleiben. Dass sich mit zunehmendem Alter das Spektrum an Pointenverfahren erweitert, wird im Rahmen der vorliegenden Arbeit jedoch nicht als Hinweis dafür interpretiert, dass zwischen dem kindlichen und dem erwachsenen Humor ein grundsätzlicher qualitativer Unterschied besteht, der einen klar definierbaren Übergang vom kindlichen zum erwachsenen Humor beinhaltet. Daher wird die Humorentwicklung hier auch nicht zwei distinkten Phasen zugeordnet, sondern wird als ein sich stetig verändernder Prozess erachtet. Damit soll zwar nicht verneint werden, dass der Humor Erwachsener teilweise komplexere Wissensvoraussetzungen und teilweise höhere Abstraktionsleistungen erfordert als der kindliche Humor, aber es handelt sich dabei eher um einen graduellen als um einen kategorialen Unterschied. Dementsprechend wird im Rahmen dieser Arbeit kein qualitativer Sprung vom kindlichen zum erwachsenen Humor angenommen und daher findet sich auch keine Altersangabe, die einen solchen Übergang markieren würde.

13.3 Ausblick

Obwohl es quer durch die verschiedensten Disziplinen eine kaum zu überblickende Fülle an Literatur zu den Themenbereichen Humor, Komik und Lachen gibt, lassen sich eine Reihe von grundlegenden Fragen noch immer nicht befriedigend beantworten. Dazu gehört auch die Frage nach der Funktionsweise von Witzpointen. Diesbezüglich wird in dieser Arbeit zwar vorgeschlagen, den sukzessiven Textaufbau und den damit verbundenen schemageleiteten Aufbau von Erwartungsstrukturen auf der Seite des Rezipienten stärker in den Vordergrund zu rücken. Damit kann dem Umstand besser Rechnung getragen werden, dass der Überraschungseffekt der Pointe nicht das Resultat eines statischen Bedeutungskontrastes, sondern das Resultat eines dynamischen Interpretationsprozesses ist. Allerdings lässt sich auch damit das Problem nicht umgehen, dass Form und Struktur von Witzen nicht losgelöst von der Funktion von Witzen betrachtet werden können. Beim Versuch, die Pointe mit linguistischen Mitteln zu beschreiben und den als komisch empfundenen Kontrast der beiden Bedeutungsebenen theoretisch zu fassen, zeigt sich sehr deutlich, dass die Frage, worüber wir lachen, sich letztlich nicht getrennt von der Frage beantworten lässt, weshalb wir überhaupt lachen. Um das Phänomen der Pointe präziser beschreiben zu können, ist daher einerseits eine engere Verbindung von linguistischen und wissenssoziologischen mit kognitions- und sozialpsychologischen Ansätzen erstrebenswert. Andererseits bedarf es nach wie vor weiterer Anstrengungen, um die verschiedenartigen Ursachen für das Lachen zu ergründen.

Auch im Bereich der Entwicklung des verbalen Humors dürfte es sich für künftige Arbeiten auszahlen, die Analyse der inhaltlich-strukturellen Ebene stärker mit der sozial-funktionalen Ebene zu verbinden. So sind sowohl vom entwicklungstheoretischen wie auch vom linguistischen Standpunkt her gesehen neue Erkenntnisse möglich, wenn vermehrt die sozialen Beziehungen zwischen den Interaktionspartnern und damit auch die Situationen, in denen Witze erzählt werden, berücksichtigt werden. Dies würde es ermöglichen, inhaltliche, formal-strukturelle und funktionale Aspekte der Humorentwicklung besser in ihrer gegenseitigen Bedingtheit zu erfassen. Ein solcher integrativer Ansatz kann Ausgangspunkt für die unterschiedlichsten Fragestellungen sein. Unter dieser Perspektive könnte beispielsweise die Frage von Interesse sein, wie und mit welchem Effekt Kinder in einer laufenden Kommunikationssituation die Spassmodalität sprachlich aushandeln. Dies ist ein Aspekt, der in der Humorforschung bislang noch kaum behandelt wurde. In eine andere Richtung zielt die Frage nach der Entwicklung des geschlechtsbezogenen Humorverhaltens. Auch diesbezüglich sind sowohl in theoretischer wie methodischer Hinsicht noch weitere Fortschritte möglich. Und es wäre durchaus auch denkbar, den Fokus stärker als bisher auf die interindividuellen Unterschiede bei der Humorentwicklung zu richten. Einen Witz effektvoll und zielgerichtet erzählen zu können, ist nicht allein eine Frage des Alters, sondern auch eine individuell unterschiedlich ausgebildete sprachlich-kommunikative Fähigkeit. Auch derartigen Aspekten könnten weitere Arbeiten noch vermehrt Rechnung tragen.

Aus der vorliegenden Auseinandersetzung mit den Themenbereichen Erzählerwerb und Humorentwicklung gehen auch Beobachtungen hervor, die ursprünglich nicht geplant waren. Dazu gehört der Befund, dass es eine Vielzahl an Kinderwitzen gibt, die über lange Zeiträume erhalten bleiben und die über Sprach- und Landesgrenzen hinweg erzählt werden. Im vorliegenden Datenmaterial gibt es verschiedene Witzbeispiele, die bereits in einer Humorstudie belegt sind, die Anfang der 50er-Jahre in New York durchgeführt wurde. Andere Beispiele, die heute noch sehr populär sind, finden sich schon in Witzsammlungen, die an Schulen in den 60er- und 70er-Jahren in Deutschland erhoben wurden. Nun ist die Erkenntnis zwar nicht neu, dass Witze Kleinformen des Alltags mit einer erstaunlichen Langlebigkeit sind, aber es stellt sich hier die Frage, wie bei den *Kindern* die enorme Verbreitung und die Popularität derselben Beispiele an verschiedenen Orten erklärt werden kann. Bei den Erwachsenen kann die grosse und teilweise sehr schnelle Verbreitung von Witzen auf die grössere Reichweite sozialer Netzwerke, die Medien und die modernen Kommunikationsmittel zurückgeführt werden. Bei den Kindern hingegen ist die Wirksamkeit dieser Faktoren bedeutend eingeschränkter. Im Hinblick auf die kindliche Witzkultur wäre es daher interessant, Genaueres über die Verbreitungskanäle und über die Tradierungspraktiken von Kinderwitzen zu erfahren. Detailliertere Kenntnisse über die Distributionswege von Kinderwitzen könnten sowohl bezüglich der Humorentwicklung als auch bezüglich des Erzählerwerbs aufschlussreiche Hinweise liefern.

14. Literaturverzeichnis

Adamzik, K. (2004): *Textlinguistik. Eine einführende Darstellung.* Tübingen. (= Germanistische Arbeitshefte 40).

Aebli, H. (1994): *Über das Verstehen von Witzen – eine kognitionspsychologische Analyse und einige pädagogische Schlussfolgerungen.* In: K. Reusser & M. Reusser-Weyeneth (Hrsg.): Verstehen. Psychologischer Prozess und didaktische Aufgabe. Bern, Göttingen, Toronto, Seattle, S. 89–109.

Albrecht, R. (1982): *«Was ist der Unterschied zwischen Türken und Juden?» (Anti-)Türkenwitze in der Bundesrepublik Deutschland 1982. Versuch über ein gesellschaftliches Dunkelfeld.* In: Zeitschrift für Volkskunde 78, S. 220–229.

Apel, F. (1977): *Die Phantasie im Leerlauf. Zur Theorie des Blödelns.* In: Sprache im technischen Zeitalter 61, S. 359–374.

Attardo, S. (1994): *Linguistic theories of humor.* Berlin, New York. (= Humor research 1).

Attardo, S. (2001): *Humorous Texts. A semantic and pragmatic Analysis.* Berlin, New York. (= Humor research 6).

Attardo, S. & Raskin, V. (1991): *Script theory revis(it)ed: joke similarity and joke representational model.* In: Humor 4, S. 293–347.

Attardo, S. & Chabanne, J.-C. (1992): *Jokes as a text type.* In: Humor 5, S. 165–176.

Attardo, S. & Attardo D. H. & Baltes, P. & Petray, M. J. (1994): *The linear organization of jokes: analysis of two thousand texts.* In: Humor 7, S. 27–54.

Auer, P. (1998): *Sprachliche Interaktion. Eine Einführung anhand von 22 Klassikern. Tübingen.* (= Konzepte der Sprach- und Literaturwissenschaft).

Auer, P. & di Luzio, A. (Hrsg.) (1992): *The Contextualisation of Language.* Amsterdam, Philadelphia.

Bachtin, M. M. (1969): *Literatur und Karneval. Zur Romantheorie und Lachkultur.* (Lizenzausgabe 1996). Frankfurt am Main.

Bamberg, M. G. W. (1987): *The Acquisition of Narratives. Learning to Use Language.* Berlin, New York, Amsterdam.

Bamberg, M. G. W. (1997) (Hrsg.): *Narrative Development.* Mahwah, New Jersey, London.

Bartlett, F. C. (1932): *Remembering. A study in experimental and social psychology.* Cambridge.

Bausinger, H. (1987): *Ironisch-witzige Elemente in der heutigen Alltagssprache.* In: Jahrbuch für Internationale Germanistik XIX, H. 2., S. 58–74.

Bausinger, H. (1994): *«Kennst Du den schon …?» Witz-Geschichte und Witzgeschichten.* In: Medium 1994 – Zeitschrift für Hörfunk, Fernsehen, Presse. (medium spezial 4), S. 6–9.

Bausinger, H. (1996): *Vorliterarische Formen.* In: U. Ricklefs (Hrsg.): Das Fischer Lexikon. Literatur. Bd. 3. Frankfurt am Main, S. 1979–1998.

Becker, T. (2001): *Kinder lernen erzählen. Zur Entwicklung der narrativen Fähigkeiten von Kindern unter Berücksichtigung der Erzählform.* Hohengehren.

Bergen, D. (1998): *Development of the sense of humor.* In: W. Ruch (Hrsg.): The sense of humor: explorations of a personality characteristic. Berlin, New York, S. 329–358.

Bergson, H. (1914): *Das Lachen.* Jena. (Orig. [1900]: Le Rire. Essay sur la Signification du Comique.).
Berman, R. A. (1988): *On the Ability to Relate Events in Narrative.* In: Discourse Processes 11, S. 469–497.
Best, O. F. (1989): *Der Witz als Erkenntniskraft und Formprinzip.* Darmstadt. (= Erträge der Forschung 264).
Bierbach, C. (1996): *«Chi non caca un kilo – zahlt 20 Mark Strafe!» Witze von Kindern zwischen zwei Kulturen.* In: H. Kotthoff (Hrsg.): Das Gelächter der Geschlechter, Humor und Macht in den Gesprächen von Frauen und Männern. (Zweite, überarb. und erw. Auflage). Konstanz, S. 247–273.
Bitter Bättig, F. (1999): *Die Entwicklung der schriftlichen Erzählfähigkeit vom 4. bis. 6. Primarschuljahr.* Bern, Berlin u. a. (= Europäische Hochschulschriften: Reihe 1, Deutsche Sprache und Literatur 1703).
Bloom, C. P. (1988): *The Role of Schemata in Memory for Text.* In: Discourse Processes 11, S. 305–318.
Böhler, M. (1981): *Die verborgene Tendenz des Witzes. Zur Soziodynamik des Komischen.* In: Deutsche Vierteljahresschrift für Literaturwissenschaft und Geistesgeschichte 55, S. 351–378.
Bönsch-Kauke, M. (2003): *Psychologie des Kinderhumors. Schulkinder unter sich.* Opladen.
Boueke, D. (1990): *Wie lernen Kinder, eine Geschichte zu erzählen?* In: W. Dinkelacker & L. Grenmann & W. Hörer (Hrsg.): Ja muz ich sunder riuwe sin: Festschrift für Karl Stackmann. Göttingen, S. 232–252.
Boueke, D. & Schülein, F. (1988): *«Story Grammars». Zur Diskussion um ein erzählstrukturelles Konzept und seine Konsequenzen für die Erzähldidaktik.* In: Wirkendes Wort 38, S. 125–143.
Boueke, D. & Schülein, F. (1991a): *Beobachtungen zum Verlauf der Entwicklung kindlicher Erzählfähigkeit.* In: E. Neuland & H. Bleckwenn (Hrsg.): Stil – Stilistik – Stilisierung. Linguistische, literaturwissenschaftliche und didaktische Beiträge zur Stilforschung. Frankfurt am Main, Bern, New York, Paris. S. 71–86. (= Europäische Hochschulschriften 39).
Boueke, D. & Schülein, F. (1991b): *Kindliches Erzählen als Realisierung eines narrativen Schemas.* In: H. H. Ewers (Hrsg.): Kindliches Erzählen – erzählen für Kinder: Erzählerwerb, Erzählwirklichkeit und erzählende Kinderliteratur. Weinheim, Basel, S. 13–41.
Boueke, D. & Schülein, F. & Büscher, H. & Terhorst, E. & Wolf, D. (1995): *Wie Kinder erzählen. Untersuchungen zur Erzähltheorie und zur Entwicklung narrativer Fähigkeiten.* München.
Brinker, K. (1997): *Linguistische Textanalyse. Eine Einführung in Grundbegriffe und Methoden.* 4., durchgesehene u. erweiterte Aufl. Berlin. (= Grundlagen der Germanistik 29).
Brock, A. (1996): *Wissensmuster im humoristischen Diskurs. Ein Beitrag zur Inkongruenztheorie anhand von Monty Python's Flying Circus.* In: H. Kotthoff (Hrsg.): Scherzkommunikation. Beiträge aus der empirischen Gesprächsforschung. Opladen, S. 21–48.
Brock, A. (1998): *Ein integratives Modell der Humorrezeption.* In: A. Brock & M. Hartung (Hrsg.): Neuere Entwicklungen in der Gesprächsforschung. Tübingen, S. 69–84. (= Script Oralia 108).
Brock, A. (2000): Rezension zu: *Kotthoff, H. (1998): Spass Verstehen. Zur Pragmatik von konversationellem Humor.* In: Gesprächsforschung – Online-Zeitschrift zur verbalen Interaktion. Ausgabe 1 (2000), S. 17–22.

Burger, H. (2003): *Phraseologie. Eine Einführung am Beispiel des Deutschen.* (2., überarb. Auflage). Berlin. (= Grundlagen der Germanistik 36).
Chapman, A. & Smith, J. R. & Foot, H. C. (1980): *Humour, Laughter and Social Interaction.* In: P. E. McGhee, & A. Chapman (Hrsg.): Children's Humour. Chichester, New York, Toronto, S. 141–179.
Chiaro, D. (1992): *The language of jokes. Analysing verbal play.* London, New York.
Crawford, M. (2003): *Gender and humor in social context.* In: Journal of pragmatics 35, S. 1413–1430.
Crystal, D. (1998): *Language Play.* Harmondsworth.
Davies, C. (1990): *Ethnic humor around the world: a comparative analysis.* Bloomington, Indianapolis.
Deckers, L. & Buttram, R. T. (1990): *Humor as a response to incongruities within or between schemata.* In: Humor 3, S. 53–64.
Deckers, L. & Avery. P. (1994): *Altered joke endings.* In: Humor 7, S. 313–321.
Dietrich, R. (2002): *Psycholinguistik.* Stuttgart, Weimar. (= Sammlung Metzler 342).
Dolitsky, M. (1986): *Review of Raskin (1985).* In: Journal of Pragmatics 10, S. 269–273.
Dolitsky, M. (1992): *Aspects of the unsaid in humor.* In: Humor 5, S. 33–43.
Ehlich, K. (1996): *Kindliche Sprachentwicklung, ihre Daten und ihre Konzeptualisierung.* In: K. Ehlich (Hrsg.): Kindliche Sprachentwicklung. Konzepte und Empirie. Opladen, S. 1–16.
Ehlich, K. & Wagner, K. R. (1989) (Hrsg.): *Erzähl-Erwerb.* Bern, Frankfurt am Main, New York, Paris. (= Arbeiten zur Sprachanalyse 8).
Ekman, B. (1984): *Das gute und das böse Lachen. Lachkulturforschung im Zeichen der Frage nach Funktion und Wert des Lachens.* In: Jahrbuch für Internationale Germanistik 16, S. 8–36.
Euler, B. (1991): *Strukturen mündlichen Erzählens. Parasyntaktische und sententielle Analysen am Beispiel des englischen Witzes.* Tübingen. (= Script Oralia 31).
Fietz, L. & Fichte, J. O. & Ludwig, H. W. (1996) (Hrsg.): *Semiotik, Rhetorik und Soziologie des Lachens. Vergleichende Studien zum Funktionswandel des Lachens vom Mittelalter zur Gegenwart.* Tübingen.
Fine, G. A. (1990): *With the boys. Little League Baseball and Preadolescent Culture.* Chicago.
Fischer, H. (1988): *Rätsel, Scherzfrage, Witz. Epische Kleinformen im Gebrauch sechs- bis zehnjähriger.* In: Fabula 29, S. 73–95.
Fischer, H. (1991): *Die kindliche Erzählwirklichkeit. Mündliche Texte von Grundschülern.* In: H. H. Ewers (Hrsg.): Kindliches Erzählen – Erzählen für Kinder. Erzählerwerb, Erzählwirklichkeit und erzählende Kinderliteratur. Weinheim, Basel, S. 42–60.
Forabosco, G. (1992): *Cognitive aspects of the humor process: the concept of incongruity.* In: Humor 5, S. 45–68.
Franke, W. (1983): *Erzählen. Skizze zur Beschreibung einer monologischen Kommunikationsform.* In: Praxis Deutsch. Zeitschrift für Theorie, Praxis, Dokumentation, S. 235–249.
Freud, S. (1905): *Der Witz und seine Beziehung zum Unbewussten.* (Lizenzausgabe 1992). Frankfurt am Main.
Freud, S. (1927): *Der Humor.* (Lizenzausgabe 1992). Frankfurt am Main.
Frey, H. J. (1994): *Wortspiel und Sprachwirklichkeit.* In: Sprache im technischen Zeitalter 32, S. 455–468.

Gardner, H. (1980): *Children's Literary Development: The Realms of Metaphors and Stories.* In: P.E. McGhee & J.H. Goldstein (Hrsg.): Handbook of Humor Research. Bd. 1. New York, Berlin, Heidelberg, Tokyo, S. 91–118.
Garfinkel, H. (1972): *Remarks on Ethnomethodology.* In: J. Gumperz & D. Hymes (Hrsg.): Directions in Sociolinguistics. The Ethnography of Communication. New York, S. 301–324.
Giora, R. (1988): *Victor Raskin: Semantic Mechanisms of Humor.* In: Philosophia 18, S. 409–415.
Giora, R. (1991): *On the cognitive aspects of the joke.* In: Journal of Pragmatics 16, S. 465–485.
Goodell, E.W. & Sachs, J. (1992): *Direct and Indirect Speech in English-Speaking Children's Retold Narratives.* In: Discourse Processes 15, S. 395–422.
Goffman, E. (1991): *Interaktionsrituale. Über Verhalten in direkter Kommunikation.* Frankfurt am Main. (Orig. [1967]: Interaction Ritual. Essays on Face-to-Face Behavior.).
Goffman, E. (1977): *Rahmen-Analyse. Ein Versuch über die Organisation von Alltagserfahrungen.* Frankfurt am Main. (Orig. [1974]: Frame-Analysis. An Essay on the Organization of Experience.).
Graesser, A.C. & Long, D.L. & Mio, J.S. (1989): *What are the cognitive components of humorous texts?* In: Poetics 18, S. 143–163.
Greimas, A.J. (1971): *Strukturale Semantik. Methodologische Untersuchungen.* Braunschweig. (Orig. [1966]: Sémantique stucturale. Recherche de méthode.).
Grice, H.P. (1979): *Logik und Konversation.* In: Meggle, G. (Hrsg.): Handlung, Kommunikation, Bedeutung. Frankfurt am Main, S. 243–265. (Orig. [1975]: Logic and Conversation.).
Groch, A.S. (1974): *Joking and Appreciation of Humor in Nursery School Children.* In: Child Development 45, S. 1098–1102.
Groeben, N. & Christmann, U. (2003): *Verstehen von Sprecherintentionen: Witz, Metapher, Ironie.* In: Rickheit, G. & Herrmann, T. & Deutsch, W. (Hrsg.): Psycholinguistik. Ein internationales Handbuch. Berlin, New York. S. 651–664. (=Handbücher zur Sprach- und Kommunikationswissenschaft Band 24).
Groth, R. (1992): *Der kleine Unterschied im Lachverhalten von Frauen und Männern und seine grossen Folgen. Eine linguistische Untersuchung zum Interaktionsverhalten in der Schule.* In: Günthner, S. & Kotthoff, H. (Hrsg.): Geschlechter im Gespräch. Kommunikation in Institutionen. Stuttgart.
Gruner, C.R. (1997): *The Game of Humor. A comprehensive theory of why we laugh.* New Brunswick, London.
Gülich, E. & Quasthoff, U.M. (1985): *Narrative Analysis.* In: T.A. van Dijk (Hrsg.): Handbook of Discourse Analysis. Bd. 2. London, Orlando, San Diego, New York, Toronto, Montreal, Sydney, Tokyo, S. 169–197.
Gülich, E. & Hausendorf, H. (2000): *Vertextungsmuster Narration.* In: Brinker, K. / Antos, G. / Heinemann, W. / Sager, S.F. (Hrsg.): Text- und Gesprächslinguistik. Ein internationales Handbuch zeitgenössischer Forschung. 1. Halbband. Berlin, New York, S. 368–385. (= Handbücher zur Sprach- und Kommunikationswissenschaft Band 16).
Gumperz, J. (2001): *Interactional Sociolinguistics: A Personal Perspective.* In: Schiffrin, D.; Tannen, D. & Hamilton. H.E. (Hrsg.) The handbook of Discourse Analysis. Massachusetts, Oxford. S. 215–228.
Harris, R.J. & Lee. D.J. & Hensley, D.L. & Schoen, L.M. (1988): *The Effect of Cultural Script Knowledge on Memory for Stories over Time.* In: Discourse Processes 11, S. 413–431.

Haslett, B. (1986): *A Developmental Analysis of Children's Narratives.* In: D. G. Ellis & W. A. Donohue (Hrsg.): Contemporary Issues in Language and Discourse Processes. Hillsdale, New Jersey, London, S. 87–109.

Hausendorf, H. & Quasthoff, U. M. (1989): *Ein Modell zur Beschreibung von Erzählerwerb bei Kindern.* In: K. Ehlich & K. R. Wagner (Hrsg.): Erzähl-Erwerb. Bern, Frankfurt am Main, New York, Paris, S. 89–112. (= Arbeiten zur Sprachanalyse 8).

Hausendorf, H. & Quasthoff, U. M. (1991): *Kinder erzählen, Erwachsene hören zu: Zur entwicklungstheoretischen Integration interaktiver, semantisch-pragmatischer und formaler Beschreibungsaspekte.* In: Linguistische Berichte 134, S. 253–275.

Hausendorf, H. & Quasthoff, U. M. (1996): *Sprachentwicklung und Interaktion. Eine linguistische Studie zum Erwerb von Diskursfähigkeiten.* Opladen.

Hausendorf, H. & Wolf, D. (1998): *Erzählentwicklung und -didaktik. Kognitions- und interaktionstheoretische Perspektiven.* In: Der Deutschunterricht 1/1998, S. 38–52.

Hauser, S. (2002): *«Es fliegen zwei Vögel ... dangangang!» – Beobachtungen zum Erwerb narrativer Fähigkeiten anhand der Textsorte Witz.* In: Häcki Buhofer, A. (Hrsg.): Spracherwerb und Lebensalter. Tübingen, Basel. S. 179–193.

Hauser, S. (2003): *Phraseologismen in Kinderwitzen.* In: Burger, H. / Häcki Buhofer, A. / Gréciano, G. (Hrsg.): Flut von Texten – Vielfalt der Kulturen. Ascona 2001 zur Methodologie und Kulturspezifik der Phraseologie. Hohengehren. S. 403–414.

Heinemann, M. (1998) (Hrsg.): *Sprachliche und soziale Stereotype.* FaM, Berlin u. a. (= Forum angewandte Linguistik 33).

Helmers, H. (1971): *Sprache und Humor des Kindes.* (Zweite, veränderte und erweiterte Auflage). Stuttgart.

Henne, H. & Rehbock, H. (1982): *Einführung in die Gesprächsanalyse.* (Zweite, verbesserte und erweiterte Auflage). Berlin, New York. (= Sammlung Göschen 2212).

Hickmann, M. & Liang, J. & Hendriks, H. (1989): *Diskurskohäsion im Erstspracherwerb: Eine sprachvergleichende Untersuchung.* In: Zeitschrift für Literaturwissenschaft und Linguistik 73, S. 53–74.

Hirsch, E. C. (1985): *Der Witzableiter oder Schule des Gelächters.* Hamburg.

Hoffmann, L. (1984): *Zur Ausbildung der Erzählkompetenz: eine methodische Perspektive.* In: K. Ehlich (Hrsg.): Erzählen in der Schule. Tübingen, S. 202–222.

Höllerer, W. (1976): *Zur Semiologie des Witzes.* In: Sprache im technischen Zeitaler 57, S. 72–84.

Hörman, H. (1971): *Semantische Anomalie, Metapher und Witz. Oder schlafen farblose grüne Ideen wirklich wütend?* In: Folia Linguistica 5, S. 310–330.

Horgan, D. (1981). *Learning to tell jokes: a case study of metalinguistic abilities.* In: Journal of Child Language 8, S. 217–224.

Hudson, J. A. & Saphiro, L. R. (1991): *From Knowing to Telling: The Development of Children's Scripts, Stories, and Personal Narratives.* In: A. McCabe & C. Peterson (Hrsg.): Developing narrative structure. Hillsdale, New Jersey, Hove, London, S. 89–136.

Huffzky, K. (1979): *Wer muss hier lachen? Das Frauenbild im Männerwitz. Eine Streitschrift.* Darmstadt.

Jenkins, M. M. (1996): *Was ist daran so lustig? Scherzen unter Frauen.* In: H. Kotthoff (Hrsg.): Das Gelächter der Geschlechter, Humor und Macht in den Gesprächen von Frauen und Männern. (Zweite, überarb. und erw. Auflage). Konstanz, S. 43–60.

Jose, P. E. (1988): *Liking of Plan-Based Stories: The Role of Goal Importance and Goal Attainment Difficulty.* In: Discourse Processes 11, S. 261–273.

Joyce, R. O. (1982): *Wall Street Wags: Uses of Humor in the Financial Communitiy.* In: Western Folklore 41, S. 292–303.

Kallmeyer, W. (1981): *Gestaltungsorientiertheit in Alltagserzählungen.* In: R. Kloepfer & G. Janetzke-Dillner (Hrsg.): Erzählungen und Erzählforschung im 20. Jahrhundert. Stuttgart, Berlin, Köln, Mainz, S. 409–429.

Karmiloff-Smith, A. (1985): *Language and cognitive processes from a developmental perspective.* In: Language and Cognitive Processes 1985, S. 61–85.

Keith-Spiegel, P. (1972): *Early Conceptions of Humor: Varieties and Issues.* In: J. H. Goldstein & P. E. McGhee (Hrsg.): The Psychology of Humor. Theoretical Perspectives and Empirical Issues. New York, London, S. 3–39.

Klages, A. (2002): *Humor unter Schülerinnen und Schülern. Feldstudie in einer 6. Klasse unter besonderer Berücksichtigung von geschlechtsspezifischen Unterschieden.* Diss. Zürich.

Klann-Delius, G. (1999): *Spracherwerb.* Stuttgart, Weimar. (= Sammlung Metzler 321).

Klein, J. (1998): *Linguistische Stereotypbegriffe. Sozialpsychologischer vs. semantik-theoretischer Tradierungsstrang und einige frametheoretische Überlegungen.* In: Heinemann, M. (Hrsg.): Sprachliche und soziale Stereotype. Frankfurt am Main, Berlin u. a. (= Forum angewandte Linguistik 33), S. 26–46.

Knapp, W. (2001): *Erzähltheorie und Erzählerwerb. Zur Diskussion neuerer Forschungsergebnisse.* In: Didaktik Deutsch 10, S. 26–48.

Köck, P. (1980): *Inferenzen. Drei Studien zum Thema Witz.* In: Grazer Linguistische Studien 11/12, S. 163–173.

Koestler, A. (1966): *Der göttliche Funke.* Bern u. a. (Orig. [1964]: The Act of Creation.)

Kolek, L. S. (1985): *Toward a poetics of comic narratives. Notes on the semiotic structure of jokes.* In: Semiotica 53, S. 145–163.

Konerding, K.-P. (1993): *Frames und lexikalisches Bedeutungswissen. Untersuchungen zur linguistischen Grundlegung einer Frametheorie und zu ihrer Anwendung in der Lexikographie.* Tübingen. (= Reihe Germanistische Linguistik 142).

Kotthoff, H. (1986): *Scherzen und Lachen in Gesprächen von Frauen und Männern.* In: Der Deutschunterricht 38, S. 16–28.

Kotthoff, H. (1995a): *Erzählstile in mündlichen Witzen. Zur Erzielung von Komikeffekten durch Dialoginszenierungen und die Stilisierung sozialer Typen im Witz.* Konstanz. (Fachgruppe Sprachwissenschaft der Universität Konstanz. Arbeitspapier Nr. 68).

Kotthoff, H. (1995b): *Von Klassenclowns und lächelnden Prinzessinnen. Geschlechtertypisierungen und Humorverhalten in der kindlichen Kommunikationsentwicklung.* In: Wagner, K. R. (Hrsg.): Sprechhandlungs-Erwerb. Essen, S. 141–158.

Kotthoff, H. (1996a) (Hrsg.): *Das Gelächter der Geschlechter, Humor und Macht in den Gesprächen von Frauen und Männern.* (Zweite, überarb. und erw. Auflage). Konstanz.

Kotthoff, H. (1996b) (Hrsg.): *Scherzkommunikation. Beiträge aus der empirischen Gesprächsführung.* Opladen.

Kotthoff, H. (1997): *Humoristische Aktivitäten im Gespräch. Witzige Wortspiele, Scherzphantasien und Frotzeleien im Deutschunterricht.* In: Didaktik Deutsch 2/1997, S. 17–34.

Kotthoff, H. (1998a): *Spass Verstehen. Zur Pragmatik von konversationellem Humor.* Tübingen. (= Reihe Germanistische Linguistik 196).

Kotthoff, H. (1998b): *Witzige Darbietungen auf eigene Kosten. Über Komplexitäten weiblicher Imagepolitik in der Scherzkommunikation.* In: Germanistische Linguistik 139–140, S. 253–277.

Kotthoff, H. (1998c): *Rezension zu Salvatore Attardo: «Linguistic Theories of Humor.»* In: Studies in Language 22:1, S. 205–212.
Kotthoff, H. (2000): *Gender and joking. On the complexities of women's image politics in humorous narratives.* In: Journal of pragmatics 32, S. 55–80.
Kotthoff, H. (2003): *Witz komm raus! Komik und Humor bei Kindern – ein Überblick.* In: Televizion 16/1.
Labov, W. (1972): *The Transformation of Experience in Narrative Syntax.* In: W. Labov (Hrsg.): Language in the Inner City. Philadelphia, S. 354–396.
Labov, W. & Waletzky, J. (1973): *Erzählanalyse: Mündliche Versionen persönlicher Erfahrung.* In: J. Ihwe (Hrsg.): Literaturwissenschaft und Linguistik. Bd. II. Frankfurt am Main, S. 78–126. (Orig. [1967]: Narrative analysis: oral versions of personal experience.).
LaFrance, M. (1983): *Felt versus Feigned Funniness: Issues in coding Smiling and Laughing.* In: P. E. McGhee & J. H. Goldstein (Hrsg.): Handbook of Humor Research. Bd. 1. New York, Berlin, Heidelberg, Tokyo, S. 1–12.
Landmann, S. (1988): *Der jüdische Witz. Soziologie und Sammlung.* (13., vollständig neu bearbeitete und wesentlich ergänzte Ausgabe). Olten und Freiburg im Breisgau.
Latta, R. L. (1999): *The Basic Humor Process. A Cognitive-Shift Theory and the Case against Incongruity.* Berlin, New York.
Lefort, B. (1992): *Structure of verbal jokes and comprehension in young children.* In: Humor 5, S. 149–163.
Linke, A. & Nussbaumer, M. & Portmann, P. R. (2004): *Studienbuch Linguistik.* (5., erweiterte Auflage). Tübingen. (= Reihe Germanistische Linguistik 121).
Linke, A. (1999): *«Wer sprach warum wie zu einer bestimmten Zeit?» – Überlegungen zur Gretchenfrage der Historischen Soziolinguistik am Beispiel des Kommunikationsmusters «Scherzen» im 18. Jahrhundert.* In: Sociolinguistica 13, S. 179–208.
Lixfeld, H. (1978): *Witz und Aggression. Zur Begriffsbestimmung und Funktion der Textsorte.* In: Zeitschrift für Volkskunde 74, 1–9.
Lixfeld, H. (1979): *Zielformen im Witz. Zur Variabilität und Stabilität in der Erzählüberlieferung.* In: Fabula 20, 107–115.
Lixfeld, H. (1984): *Witz und soziale Wirklichkeit.* In: Fabula 25, S. 188–213.
Lohaus, A. (1989): *Datenerhebung in der Entwicklungspsychologie: Problemstellung und Forschungsperspektiven.* Bern, Stuttgart, Toronto.
Long, D. L. & Graesser, A. C. (1988): *Wit and Humor in Discourse Processing.* In: Discourse Processes 11, S. 35–60.
Lüthi, T. (1996): *Das Lachen. Physiologische und psychologische Aspekte.* In: Neue Zürcher Zeitung vom 24. 12. 1996, S. 17.
Lypp, M. (1989): *Kinderliteratur und Erzählerwerb.* In: K. Ehlich & K. R. Wagner (Hrsg.): Erzähl-Erwerb. Bern, Frankfurt am Main, New York, Paris, S. 123–131. (= Arbeiten zur Sprachanalyse 8).
Macha, J. (1992): *Sprache und Witz. Die komische Kraft der Wörter.* Bonn.
McGhee, P. E. (1971): *Development of the humor response: a review of the literature.* In: Psychological Bulletin 76, S. 328–348.
McGhee, P. E. (1972): *On the Origins of Incongruity Humor: Fantasy Assimilation versus Reality Assimilation.* In: J. H. Goldstein & P. E. McGhee (Hrsg.): The Psychology of Humor. Theoretical Perspectives and Empirical Issues. New York, London, S. 61–80.

McGhee, P. E. (1974): *Development of Children's Ability to Create the Joking Relationship.* In: Child Development 45, S. 552–556.
McGhee, P. E. (1976a): *Sex differences in children's humor.* In: Journal of Communication 26, S. 176–189.
McGhee, P. E. (1976b): *Children's appreciation of humor: a test of the cognitive congruency principle.* In: Child Development 47, S. 420–426.
McGhee, P. E. (1979): *Humor. Its Origin and Development.* San Francisco.
McGhee, P. E. (1983): *The Role of Arousal and Hemispheric Lateralization in Humor.* In: P. E. McGhee & J. H. Goldstein (Hrsg.): *Handbook of Humor Research.* Bd. 1. New York, Berlin, Heidelberg, Tokyo, S. 13–37.
McGhee, P. E. & Chapman, A. (1980) (Hrsg.): *Children's Humour.* Chichester, New York, Toronto.
McGhee, P. E. & Goldstein, J. H. (1983) (Hrsg.): *Handbook of Humor Research.* Bd. 1: Basic Issues; Bd. 2: Applied Studies. New York, Berlin, Heidelberg, Tokyo.
McGhee, P. E. & Panoutsopoulou, T. (1990): *The role of cognitive factors in children's metaphor and humor comprehension.* In: Humor 3, S. 379–402.
Mandl, H. & Friedrich, H. F. & Hron, A. (1988): *Theoretische Ansätze zum Wissenserwerb.* In: H. Mandl & H. Spada (Hrsg.): Wissenspsychologie. München, Weinheim, S. 123–160.
Marfurt, B. (1977): *Textsorte Witz. Möglichkeiten einer sprachwissenschaftlichen Textsorten-Bestimmung.* Tübingen. (= Linguistische Arbeiten 52).
Masten, A. S. (1986): *Humor and Competence in School-aged Children.* In: Child Development 57, S. 461–473.
Michel-Andino, A. (2000): *Kleine Philosophie des Lachens. Ein Essay über das Phänomen des Komischen.* Koblenz.
Masten, A. S. (1989): *Humor appreciation in children. Individual differences and response sets.* In: Humor 2, S. 365–384.
Meng, K. (1989): *Erzählen und Zuhören im Kindergarten. Erste Beobachtungen an Dreijährigen.* In: K. Ehlich & K. R. Wagner (Hrsg.): Erzähl-Erwerb. Bern, Frankfurt am Main, New York, Paris, S. 11–30.
Meng, K. (1991): *Erzählen und Zuhören bei Drei- und Sechsjährigen.* In: K. Meng & B. Kraft & U. Nitsche (Hrsg.): Kommunikation im Kindergarten. Studien zur Aneignung der kommunikativen Kompetenz. Berlin, S. 20–131. (= Sprache und Gesellschaft 22).
Metz-Göckel, H. (1989): *Witzstrukturen. Gestalttheoretische Beiträge zur Witztechnik. Opladen.* (= Beiträge zur psychologischen Forschung 15).
Minsky, M. (1979): *A Framework for Representing Knowledge.* In: D. Metzing (Hrsg.): Frame conceptions and understanding. Berlin, New York, S. 1–25. (= Research in text theory 5).
Moser-Rath, E. (1978): *Frauenfeindliche Tendenzen im Witz.* In: Zeitschrift für Volkskunde 74, S. 40–57.
Müller, K. (1982): *Frame-Struktur und Alltagskommunikation. Zur Wechselbeziehung zwischen kognitiven Pozessen und pragmatischem Verstehen.* In: Grazer Linguistische Studien 16, S. 105–130.
Müller, K. (1983): *Formen der Markierung von ‹Spass› und Aspekte der Organisation des Lachens in natürlichen Dialogen.* In: Deutsche Sprache. Zeitschrift für Theorie, Praxis, Dokumentation, S. 289–321.

Nahemow, L. & McCluskey-Fawcett, K. A. & McGhee, P. E. (1986) (Hrsg.): *Humor and Aging.* Orlando u.a.

Neumann, N. (1986): *Vom Schwank zum Witz. Zum Wandel der Pointe seit dem 16. Jahrhundert.* Frankfurt, New York.

Neuss, N. (2003): *Humor von Kindern. Empirische Befunde zum Humorverständnis.* In: Televizion 16/1.

Nierenberg, J. (1984): *«Ich möchte das Geschwür loswerden.» Türkenhass in Witzen in der Bundesrepublik Deutschland.* In: Fabula 25, S. 229–240.

Norrik, N. L. (1986): *A frame-theoretical analysis of verbal humor: Bisociation as schema conflict.* In: Semiotica 30, 3/4, S. 225–245.

Norrik, N. L. (1989): *Intertextuality in Humor.* In: Humor 2, S. 117–139.

Norrik, N. L. (2001): *Jokes and joking in conversation.* In: Brinker, K. / Antos, G. / Heinemann, W. / Sager, S. F. (Hrsg.): Text- und Gesprächslinguistik. Ein internationales Handbuch zeitgenössischer Forschung. 2. Halbband. Berlin, New York, S. 1438–1449. (= Handbücher zur Sprach- und Kommunikationswissenschaft Band 16).

Norrik, N. L. (2003): *Issues in conversational joking.* In: Journal of Pragmatics 35, S. 1333–1359.

Nussbaumer, M. (1991): *Was Texte sind und wie sie sein sollen. Ansätze zu einer sprachwissenschaftlichen Begründung eines Kriterienrasters zu Beurteilung von schriftlichen Schülertexten.* Tübingen. (= RGL 119).

Ochs, E. & Taylor, C. & Rudolph, D. & Smith, R. (1992): *Storytelling as a Theory-Building Activity.* In: Discourse Processes 15, S. 37–72.

Oerter, R. (1999): Psychologie des Spiels. Ein handlungstheoretischer Ansatz. Weinheim, Basel.

Palmer, J. (1994): *Taking Humour Seriously.* London, New York.

Palmer, J. (1996): *Permission to joke: some implications of a well-known principle.* In: Semiotica 110, S. 23–26.

Peterson, C. & McCabe, A. (1991): *Linking Children's Connective Use and Narrative Macrostructure.* In: A. McCabe & C. Peterson (Hrsg.): Developing Narrative Structure. Hillsdale, New Jersey, Hove, London, S. 29–53.

Piaget, J. (1969): *Nachahmung, Spiel und Traum.* Stuttgart.

Pien, D. & Rothbart, M. K. (1976): *Incongruity and Resolution in Children's Humor: A Reexamination.* In Child Development 47, S. 966–971.

Pien, D. & Rothbart, M. K. (1980): *Incongruity Humour, Play, and Self-Regulation of Arousal in Young Children.* In: P. E. McGhee & A. Chapman (Hrsg.): Children's Humour. Chichester, New York, Toronto, S. 1–26.

Planalp, S. (1986): *Scripts, Story Grammars, and Causal Schemas.* In: D. G. Ellis & W. A. Donohue (Hrsg.): Contemporary Issues in Language and Discourse Processes. Hillsdale, New Jersey, London, S. 111–125.

Popp, W. (1990). *Humor und Sprachwitz des Kindes.* In: L. Duncker & F. Maurer & G. E. Schäfer (Hrsg.): *Kindliche Phantasie und ästhetische Erfahrung.* Langenau-Ulm, S. 95–110.

Popp, W. (1994): *Humor und Sprachwitz.* In: R. Fatke (Hrsg.): Ausdrucksformen des Kinderlebens. Bad Heilbrunn, S. 85–95.

Preisendanz, W. (1970): *Über den Witz.* Konstanz. (= Konstanzer Universitätsreden 13).

Provine, R. P. (1996): *Laughter.* In: American Scientist 84, S. 38–45.

Provine, R. P. (2000): *Laughter. A Scientific Investigation.* London.
Quasthoff, U. M. (1980): *Erzählen in Gesprächen. Linguistische Untersuchungen zu Strukturen und Funktionen am Beispiel einer Kommunikationsform des Alltags.* Tübingen.
Quasthoff, U. M. (1987): *Sprachliche Formen des alltäglichen Erzählens: Struktur und Entwicklung.* In: Willi Erzgräber und Paul Goetsch (Hrsg.): Mündliches Erzählen im Alltag, fingiertes mündliches Erzählen in der Literatur. Tübingen, S. 54–85.
Quasthoff, U. M. (2001): *Erzählen als interaktive Gesprächsstruktur.* In: Klaus Brinker, Gerd Antos, Wolfgang Heinemann, Sven F. Sager (Hrsg.): Text- und Gesprächslinguistik. Ein Handbuch zeitgenössischer Forschung. 2. Halbband. Berlin, New York, S. 1293–1309.
Quasthoff, U. M. (2003): *Entwicklung mündlicher Fähigkeiten.* In: Bredel, U. & Günther, H. & Klotz, P. & Ossner, J. & Siebert-Ott, G. (Hrsg.): Didaktik der deutschen Sprache. Ein Handbuch. Bd. 1. Paderborn u. a., S. 107–120.
Raskin, V. (1985): *Semantic Mechanisms of Humor.* Dordrecht, Boston, Lancaster.
Raskin, V. (1986): *Script-Based Semantic Theory.* In: D. G. Ellis & W. A. Donohue (Hrsg.): Contemproary issues in language and discourse processes. Hillsdale, New Jersey, London, S. 23–61.
Rasoloson, J. N. (1995): *Eine Analyse der Erzählfähigkeit von sechs- bis vierzehnjährigen Schülern am Beispiel von Witzerzählungen.* In: K. R. Wagner (Hrsg.): Sprechhandlungs-Erwerb. Essen, S. 159–184.
Renner, K. (1984): *Witz.* In: K. Kanzog & A. Masser (Hrsg.): Reallexikon der deutschen Literaturgeschichte. Bd. 4. Berlin, New York, S. 919–930.
Richard, C. (1997): *Laut lacht der Narr im Manne, leise lächelt Mona Lisa dazu.* In: Basler Zeitung vom 17. 2. 1997, S. 27–28.
Richter, G. (1993): *Methodische Richtlinien der Beschreibung gesprochener Sprache – Versuch einer Darstellung und Kritik.* In: G. Richter (Hrsg.): Methodische Grundfragen der Erforschung der gesprochenen Sprache. Frankfurt am Main, Berlin, Bern, New York, Paris, Wien, S. 7–14. (= Arbeiten zur Sprachanalyse 16).
Rickheit, G. (1977): *Probleme der Kindersprachforschung.* In: Deutsche Sprache. Zeitschrift für Theorie, Praxis und Dokumentation, S. 149–173.
Rickheit, G. & Strohner, H. (1993): *Grundlagen der kognitiven Sprachverarbeitung. Modelle, Methoden, Ergebnisse.* Tübingen, Basel. (= UTB 1735).
Rickheit, G. & Schade, U. (2000): *Kohärenz und Kohäsion.* In: Klaus Brinker, Gerd Antos, Wolfgang Heinemann, Sven F. Sager (Hrsg.): Text- und Gesprächslinguistik. Ein Handbuch zeitgenössischer Forschung. 1. Halbband. Berlin, New York, S. 275–283.
Röhrich, L. (1977): *Der Witz. Figuren, Formen, Funktionen.* Stuttgart.
Röhrich, L. (1981): *Aktuelle Probleme der Witzforschung.* In: R. Kloepfer & G. Janetzke-Dillner (Hrsg.): Erzählung und Erzählforschung im 20. Jahrhunder. Stuttgart, Berlin, Köln, Mainz.
Ruch, W. (1998) (Hrsg.): *The Sense of Humor. Explorations of a Personality Characteristic.* Berlin, New York.
Rumelhart, D. E. (1975): *Notes on a Schema for Stories.* In: D. G. Bobrow & A. Collins (Hrsg.): Representation and Understanding. New York, S. 211–236.
Sacks, H. (1974): *An Analysis of the Course of a Joke's Telling in Conversation.* In: R. Bauman & J. Sherzer (Hrsg.): Explorations in the Ethnography of Speaking. Cambridge, S. 337–353.

Sacks, H. (1992): *Sequencing: Utterances, Jokes and Questions (Lecture 12).* In: G. Jefferson (Hrsg.): Lectures on Conversation. Bd. I. Oxford, S. 95–103.
Sanches, M. & Kirshenblatt-Gimblett, B. (1976): *Children's Traditional Speech Play and Child Language.* In: B. Kirshenblatt-Gimblett (Hrsg.): Speech Play. Research and Resources for Studying Linguistic Creativity. Philadelphia, S. 65–110.
Schäfer, S. (1996): *Komik in Kultur und Kontext.* München.
Schade, U. & Langer, H. & Rutz, H. & Sichelschmidt, L. (1991): *Kohärenz als Prozess.* In: G. Rickheit (Hrsg.): Kohärenzprozesse. Modellierung von Sprachverarbeitung in Texten und Diskursen. Opladen, S. 7–58.
Schank. R.C. & Abelson, R.P. (1977): *Scripts, Plans, Goals and Understanding. An Inquiry into Human Knowledge Structures.* Hillsdale, New Jersey.
Schenda, R. (1978): *Witze, die selten zum Lachen sind. Bemerkungen zur gegenwärtigen französischen Witzblatt-Produktion.* In: Zeitschrift für Volkskunde 74, S. 58–75.
Schmidlin, R. (1999): *Wie Deutschschweizer Kinder schreiben und erzählen lernen. Textstruktur und Lexik von Kindertexten aus der Deutschschweiz und aus Deutschland.* Tübingen, Basel.
Schmidt, S.J. (1976): *Komik im Beschreibungsmodell kommunikativer Handlungsspiele.* In: W. Preisendanz & R. Warning (Hrsg.): Das Komische. München, S. 165–189.
Schnotz, W. (1994): *Aufbau von Wissensstrukturen. Untersuchungen zur Kohärenzbildung beim Wissenserwerb mit Texten.* Weinheim. (=Fortschritte der psychologischen Forschung 20).
Schreiner, J. (2003): *Humor bei Kindern und Jugendlichen. Eine Reise durch die Welt des kindlichen Humors.* Berlin.
Schu, J. (1993): *Verfahren bei der Erhebung eines Korpus zur gesprochenen Kindersprache.* In: G. Richter (Hrsg.): Methodische Grundfragen der Erforschung der gesprochenen Sprache. Frankfurt am Main, Berlin, Bern, New York, Paris, Wien, S. 15–21. (= Arbeiten zur Sprachanalyse 16).
Schu, J. (1994): *Kinder als Erzähler – Erwachsene als Zuhörer.* Frankfurt am Main, Berlin, Bern, New York, Paris, Wien. (= Sprache in der Gesellschaft 21).
Schu, J. (2001): *Formen der Elizitation und das Problem der Natürlichkeit von Gesprächen.* In: K. Brinker & G. Antos & W: Heinemann & S.F. Sager (Hrsg.): Text- und Gesprächslinguistik. Ein internationales Handbuch zeitgenössischer Forschung. 2. Halbband. Berlin, New York, S. 1013–1021.
Schülting, T. (1991): *«Soll das ein Witz sein?» Exemplarische Analyse des Handlungsmusters «Witzeerzählen».* In: E. Klein & F. Pouradier Duteil & K. H. Wagner (Hrsg.): Betriebslinguistik und Linguistikbetrieb. Bd. II. Tübingen, S. 227–237. (= Linguistische Arbeiten 261).
Schütte, W. (1991): *Scherzkommunikation unter Orchestermusikern. Interaktionsformen in einer Berufswelt.* Tübingen.
Schwitalla, J. (1997): *Gesprochenes Deutsch. Eine Einführung.* Berlin. (= Grundlagen der Germanistik 33).
Sherzer, J. (1985): *Puns and Jokes.* In: T.A. Van Dijk (Hrsg.): Handbook of Discourse Analysis. Bd. 3: Discourse and Dialogue. London, Orlando, San Diego, New York, Toronto, Montreal, Sydney, Tokyo, S. 213–221.
Shultz, T.R. (1976): *A Cognitive-Developmental Analysis of Humour.* In: A.J. Chapman & C. Foot (Hrsg.): Humour and Laughter: Theory, research and applications. London, New York, Sydney, Toronto, S. 11–36.

Shultz, T. R. & Horibe, F. (1974): *Development of the appreciation of Verbal Jokes.* In: Developmental Psychology 10, S. 13–20.
Shultz, T. R. & Robillard, J. (1980): *The Development of Linguistic Humour in Children. Incongruity through Role violation.* In: P. E. McGhee & A. Chapman (Hrsg.): Children's Humour. Chichester, New York, Toronto, S. 59–90.
Sorning, K. (1989): *Gesprächstyp Blödeln.* In: E. Weigand & F. Hundsnurscher (Hrsg.): Dialoganalyse II. Bd. I. Tübingen, S. 451–460. (= Linguistische Arbeiten 229).
Stocking, H. & Zillmann, D. (1996): *Humor von Frauen und Männern. Einige kleine Unterschiede.* In: H. Kotthoff (Hrsg.): Das Gelächter der Geschlechter, Humor und Macht in den Gesprächen von Frauen und Männern. (Zweite, überarb. und erw. Auflage). Konstanz, S. 229–246.
Sullivan, K. & Winner, E. & Hopfield, N. (1995): *How children tell a lie from a joke. The role of second order mental state attributions.* In: British Journal of Developmental Psychology 13, S. 191–204.
Suls, J. (1972): *A Two-Stage Model for the Appreciation of Jokes and Cartoons: An Information-Processing Analysis.* In: J. H. Goldstein & P. E. McGhee (Hrsg.): The Psychology of Humor. Theoretical Perspectives and Empirical Issues. New York, London, S. 81–100.
Suls, J. (1983): *Cognitive Processes in Humor appreciation.* In: P. E. McGhee & J. H. Goldstein (Hrsg.): Handbook of Humor Research. Bd. 1. New York, Berlin, Heidelberg, Tokyo, S. 39–57.
Sutton-Smith, B. (1976): *A Developmental Structural Account of Riddles.* In: B. Kirshenblatt-Gimblett (Hrsg.): Speech Play. Research and Resources for Studying Linguistic Creativity. Philadelphia, S. 111–119.
Szagun, G. (2000): *Sprachentwicklung beim Kind.* 6. vollständig überarbeite Auflage. Weinheim, Basel.
Terhorst, E. & Rickheit, G. & Strohner, H. & Wirrer, J. (1988): *Entwicklung mentaler Textmodelle im Grundschulalter.* In: Unterrichtswissenschaft 16, S. 74–85.
Terhorst, E. (1995): *Textverstehen bei Kindern. Zur Entwicklung von Kohärenz und Referenz.* Opladen.
Thimm, C. & Augenstein, S. (1996): *Lachen und Scherzen in einer Aushandlungssituation oder: Zwei Männer vereinbaren einen Termin.* In: Kotthoff, H. (Hrsg.): Scherzkommunikation. Beiträge aus der empirischen Gesprächsforschung. Opladen.
Tomasek, T. (1994): *Scherzfragen – Bemerkungen zur Entwicklung einer Textsorte.* In: W. Haug & B. Wachinger (Hrsg.): Kleinstformen der Literatur. Tübingen, S. 216–234.
Trabassso, T. & Nickels, M. (1992): *The Development of Goal Plans of Actions in the Narration of a Picture Story.* In: Discourse Processes 15, S. 249–275.
Ulrich, W. (1977): *Semantische Turbulenzen. Welche Kommunikationsformen kennzeichnen den Witz?* In: Deutsche Sprache. Zeitschrift für Theorie, Praxis, Dokumentation. S. 313–334.
Ulrich, W. (1978): *Der Missverständniswitz. Erscheinungsformen misslingender Kommunikation, dargestellt an einer ausgewählten Textsorte.* In: Muttersprache 88, S. 73–92.
Ulrich, W. (1979): Kommunikationsanalyse mit Hilfe des Witzes. In: Diskussion Deutsch 45, S. 73–90.
Ulrich, W. (1982): *Ansätze zu einer Textsorten-Semantik am Beispiel des Witzes.* In: K. Detering & W. Sucharowski (Hrsg.): Sprache erkennen und Sprache verstehen. Tübingen, S. 187–196. (= Linguistische Arbeiten 119).

Ulrich, W. (1991): *Linguistik und Didaktik der Textsorte Witz.* In: K. E. Sommerfeldt (Hrsg.): Sprachwissenschaft und Sprachkultur. Frankfurt am Main, Bern, New York, Paris, S. 199–206.

Ulrich, W. (1994): *Linguistik der Pointe.* In: D.W. Halwachs & I. Stütz (Hrsg.): Sprache – Sprechen – Handeln. Tübingen, S. 175–180. (= Linguistische Arbeiten 321).

Ulshöfer, R. (1975): *Witze – Verstösse gegen die Logik. Einführung in Logik und Argumentationslehre.* In: Der Deutschunterricht 27, S. 26–41.

Ulshöfer, R. (1978): *Versuche mit Witzen im 7. Schuljahr. Einführung in Grundbegriffe der Logik und der Argumentationslehre.* In: Der Deutschunterricht 30, S. 34–44.

van Alphen, I. (1996): *Wie die Jungen das Lachen lernten – und wie es den Mädchen wieder verging…* In: H. Kotthoff (Hrsg.): Das Gelächter der Geschlechter, Humor und Macht in den Gesprächen von Frauen und Männern. (Zweite, überarb. und erw. Auflage). Konstanz. S. 217–227.

Vogel, S. (1989). *Humor. A semiogenetic approach.* Bochum.

Wagner, K. R. (1986): *Erzähl-Erwerb und Erzählungs-Typen.* In: Wirkendes Wort 36. S. 142–156.

Wagner, K.R. (1996): *Die Bedeutung des Korpus für die Theorie des Spracherwerbs.* In: K. Ehlich (Hrsg.): Kindliche Sprachentwicklung. Konzepte und Empirie. Opladen. S. 135–158.

Wagner, K. R. & Putz, H. (1995): *Der Erwerb des Komischen: Von der freien über die befreiende zur befreiten Komik.* In: K. R. Wagner (Hrsg.): Sprechhandlungs-Erwerb. Essen, S. 123–140.

Wagner, K. R. & Steinsträter, C. (1989a): *Der Einfluss der Erzählsituation auf die Erzählproduktion.* In: K. Ehlich & K. R. Wagner (Hrsg.): Erzähl-Erwerb. Bern, Frankfurt am Main, New York, Paris, S. 113–122. (= Arbeiten zur Sprachanalyse 8).

Wagner, K.R. & Steinsträter, C. (1989b): *Individuelle Profile beim Erzähl-Erwerb.* In: K. Ehlich & K.R. Wagner (Hrsg.): Erzähl-Erwerb. Bern, Frankfurt am Main, New York, Paris, S. 49–62. (= Arbeiten zur Sprachanalyse 8).

Wardetsky, K. (1991): *Frühe Prägung? Märchenrezeption und Entwicklung literarischer Interessen.* In: H. H. Ewers (Hrsg.): Kindliches Erzählen – Erzählen für Kinder. Erzählerwerb, Erzählwirklichkeit und erzählende Kinderliteratur. Weinheim, Basel, S. 61–81.

Wehse, R. (1983): *Warum sind die Ostfriesen gelb im Gesicht? Die Witze der 11–14-jährigen – Texte und Analysen.* Frankfurt a. M., Bern. (= Europäische Hochschulschriften, Reihe 1, Bd. 588).

Wenzel, P. (1989): *Von der Struktur des Witzes zum Witz der Struktur. Untersuchungen zur Pointierung in Witz und Kurzgeschichte.* Heidelberg. (= Anglistische Forschungen 198)

Wirth, U. (1999): *Diskursive Dummheit. Abduktion und Komik als Grenzphänomene des Verstehens.* Heidelberg. (= Frankfurter Beiträge zur Germanistik 33).

Wolf, D. (2000): *Modellbildung im Forschungsbereich «sprachliche Sozialisation». Zur Systematik des Erwerbs narrativer, begrifflicher und literaler Fähigkeiten.* Frankfurt a.M., Berlin, Bruxelles, New York, Wien. (= Theorie und Vermittlung der Sprache 32).

Wolfenstein, M. (1978): *Children's Humor. A Psychological Analysis.* Bloomington, London. (erstmals erschienen 1954).

Wotjak, B. (1999): *Zu textuellen Vernetzungen von Phraseologismen am Beispiel von Sprachwitzen.* In: N. Fernandez Bravo, I. Behr & C. Rozier (Hrsg.): Phraseme und typisierte Rede. Tübingen, S. 51–62. (=Eurogermanistik 14).

Anhang

Erläuterungen zur Transkription

Die Wiedergabe der schweizerdeutschen Texte erfolgt in einer «literarischen», d. h. schriftnahen und möglichst lesefreundlichen Transkription, allerdings ohne Interpunktionszeichen. Im Allgemeinen wurde versucht, nicht unnötig von der standardsprachlichen Orthographie abzuweichen. Die Mundartlautung soll für Sprecher und Sprecherinnen, die des Schweizerdeutschen mächtig sind, nachvollziehbar sein. Die Übersetzung der schweizerdeutschen Witze (siehe rechte Spalte) verfährt Wort für Wort, auch da wo es der hochdeutschen Struktur nicht entspricht. Die Interpunktion dient dem besseren Verständnis.

–	Pause von 0.5 – 1 Sek.
– –	Pause von 1 – 2 Sek.
– – – [5 Sek.]	Pause mit Zeitangabe
/	Wort- bzw. Konstruktionsabbruch
LANGsam	Emphaseintonation
kursiv	auffällige Dehnung
[flüsternd] * … *	Kommentar zu paraverbalen Merkmalen und zum nonverbalen Verhalten. Der Kommentar bezieht sich auf die nachfolgende *Texteinheit*. Nonverbales Verhalten und paraverbale Merkmale (z. B. [singend]) werden nur bei Relevanz festgehalten.
[unverst.]	unverständliche Textpassage
<u>unterstrichen</u>	Hervorhebung für Analysezwecke
?	stark steigende Intonation (Frageintonation)
!	besonders betonte Äusserungseinheit (Ausruf) mit steigender oder fallender Intonation

Der Diphtong [iə] wird durch «ie» wiedergegeben (z. B. «lieb»), während für [i:] die Schreibung «ii» zur Anwendung kommt (z. B. «schriibe»). Abkürzungswörter werden der Lesbarkeit halber in Originalschreibweise wiedergegeben (z. B. «WC» statt «Wece»).

Kindergarten
1. Marc
e blondine isch emal äh uf de strass ume gfare da isch/ da isch si i eine iegfare und nachär isch si use cho cho luege und und hät glueged und seit ich ha doch ghuped
2. Irene
äh es isch emal äh en chines en franzos und en schwiizer gsi äh die händ/ die sind äh äh die sind is hotel nachane hät/ hät äh sind ganz vill lüüt use gränt und nachär hät äh hät – – de – äh hotelmaa [unverst.] gfröget warum ränet iir so schnäll use? nachane hät/ händs/ hät er gseit wil dobe so äh wils dobe spuckt nachane isch äh de schwiizer ue nachane häts gmacht ich bi de geischt schissi nachane isch er grad abe [Kinder korrigieren, der Geist heisse Sissi. 5 Sek.] nachane nachane isch er schnäll wider abe nachane nachane de de italiener und nachane ue – hät er scho wider gseit ich bi de geischt schis/ sissi nachane isch er grad wider abe nachane nachane isch äh de chines ufe nachane hät er äh hät er hät er scho wider gseit ich bi de geischt schissi nachane hät er/ han ich gseit/ hät er gseit de chines ich ha kei angscht vor dir
3. Jürg
es isch emal e grosmueter gsi die die hät en papagei gha und de hät müese DRÜ wörter lerne – dänn isch er furt gfloge und dänn isch er zu zwei stritende chind cho und so und die händ enand arschloch und so sache gseit und dänn isch er witergfloge dänn isch er zumene tschutifeld – cho dänn hät eine gschosse – – isch pfoschte gsi dänn hät de gooli gseit [*singend*] *zehn meter daneben! zehn meter daneben!* dänn isch er witergfloge und dänn isch er zumene flughafe cho dänn hät er hät hät er ghört rüefe [*singend*] *der dicke jumbo jet ist gelandet!* und dänn isch er wider hei gfloge und dänn hät er zerscht zu de grosmueter gseit [*singend*] *arschloch!* dänn hät si im welle en finke aarüere und dänn hät si nöd troffe und dänn hät er gseit [*singend*] *zehn meter daneben! zehn meter daneben!* und dänn isch er isch er um si umegfloge dänn isch

Kindergarten
1. Marc
Eine Blondine fuhr einmal äh auf der Strasse herum, da fuhr sie in einen hinein. Und nachher stieg sie aus, kam schauen und schaute und sagte: «Ich habe doch gehupt.»
2. Irene
Äh es war einmal ein Chinese, ein Franzose und ein Schweizer, äh die hatten/ die gingen ins Hotel. Nachher rannten ganz viele Leute raus und nachher fragte – – der – äh Hotelmann [unverst.]: «Warum rennt ihr so schnell raus?» Nachher sagte/ sagten/ sagte er: «Weil oben so äh weils oben spuckt.» Nachher ging äh der Schweizer rauf. Nachher machte es: «Ich bin der Geist Schissi.» Nachher ging er grad runter. [Kinder korrigieren, der Geist heisse Sissi. 5 Sek.] Nachher nachher ging er schnell wieder runter. Nachher nachher der der Italiener und nachher rauf – sagte er schon wieder: «Ich bin der Geist Schis/ Sissi.» Nachher ging er grad wieder runter. Nachher nachher ging äh der Chinese rauf, nachher sagte er öh sagte er schon wieder: «Ich bin der Geist Schissi.» Nachher sagte er/ sagte ich/ sagte er, der Chinese: «Ich habe keine Angst vor dir.»
3. Jürg
Es war einmal eine Grossmutter, die die hatte einen Papagei und der musste drei Wörter lernen. Dann flog er fort und dann kam er zu zwei streitenden Kindern und so und die sagten einander Arschloch und so Sachen. Und dann flog er weiter. Dann kam er zu einem Fussballfeld, dann schoss einer – – war Pfosten, dann sagte der Goalie [singend]: «Zehn Meter daneben! Zehn Meter daneben!» Dann flog er weiter und dann kam er zu einem Flughafen. Dann hörte er rufen [singend]: «Der dicke Jumbo Jet ist gelandet!» Und dann flog er wieder nach Hause und dann sagte er zuerst zu der Grossmutter [singend]: «Arschloch!» Dann wollte sie ihm einen Pantoffel anwerfen und dann traf sie nicht und dann sagte er [singend]: «Zehn Meter daneben! Zehn Meter daneben!» Und dann flog er flog er um sie herum, dann fiel

si umgheit und dänn hät er gseit [*singend*] *der dicke jumbo jet ist gelandet!*
4. Markus
es isch/ es isch emal en geischt gsi – und de isch imene zirkus gsi und dänn isch no en löi debi gsi und es gschpängscht de isch uf de Löi aneghockted [sic] und dänn isch er umdreit und dänn isch öpper cho und dänn hät er hät de löi drufgrüert und s gschpängscht isch abe gheit – und de löi isch fur/ isch furt gsi und dänn dä gschpängscht isch ufegange und dänn isch en mänsch cho und dänn isch de abegrännt und dänn isch isch s gschpängscht uf s dach ue gange – und det hät s chämi kaput gmacht – – mit emene bieli
5. Lea
es ISCH emal e frau gsi die hät es chind gha und das chind hät scho lang emal en hund welle ändlich häts emal eine übercho – es hät ESO freud gha hät am nöchschte taag grad – – uf em chindzgiwäg grad öppis usdänkt was si mit em hund – chönti mache – da isch isch ere öppis in sinn cho – wo si DEHEI gsi isch am NAMITAG hät sii isch si mit farb und emene pinsel use und hät em hund e BLUEME uf de rugge gmalet
6. Christian
s isch emal en fritzli gsi und de hät emal welle go poschte nachär hät eis auto kän TANK gha und s ander isch KAPUT gsi und dänn isch er halt gloffe und dänn hät er poschtet und deheime hät er/ d mueter grad welle s chämi butze aber dä/ dänn hät doch de vater grüeft chasch doch de chämifäger arüefe susch wirsch doch du ganz SCHWARZ

7. Andrea
es isch emal en franzos und en chines und en schwiizer gsi die händ/ die sind ufs WC go bisle nachane nachane isch de schwiizer ue nachane hät er grüeft ich bi de geischt schissi mit de – äh – – grüene auge und nachär isch er schnäll wider abe nachane isch de chines ue nachane hät er scho wider grüeft ich bi de geischt schi/ sissi mit de mit de blaue auge und nachane isch er scho wider abe cho

sie um und dann sagte er [singend]: «Der dicke Jumbo Jet ist gelandet!»
4. Markus
Es war/ es war einmal ein Geist – und der war in einem Zirkus und dann war noch ein Löwe dabei. Und ein Gespenst, der hockte auf den Löwen hin und dann drehte er um und dann kam jemand und dann warf er warf den Löwen drauf und das Gespenst fiel runter und der Löwe war for/ war fort und dann das Gespenst ging rauf und dann kam ein Mensch und dann rannte der runter und ging ging das Gespenst aufs Dach rauf – und dort machte es den Kamin kaputt – – mit einem Beil.
5. Lea
Es war einmal eine Frau, die hatte ein Kind und das Kind wollte schon lange einmal einen Hund. Endlich bekam es einmal einen. Es hatte so Freude, dachte sich am nächsten Tag grade – – auf dem Kindergartenweg grade etwas aus, was sie mit dem Hund – machen könnte. Da kam ihr etwas in den Sinn. Als sie zu Hause war, am Nachmittag ging sie ging sie mit Farbe und einem Pinsel raus und malte dem Hund eine Blume auf den Rücken.
6. Christian
Es war einmal ein Fritzli und der wollte einmal einkaufen gehen. Nachher hatte ein Auto keinen Tank und das andere war kaputt und dann ging er halt zu Fuss und dann kaufte er ein und zu Hause wollte er/ die Mutter gerade den Kamin putzen. Aber da/ dann rief doch der Vater: «[Du] kannst doch den Kaminfeger anrufen, sonst wirst doch du ganz schwarz.»
7. Andrea
Es war einmal ein Franzose und ein Chinese und ein Schweizer und die gingen aufs WC Pippi machen. Nachher nachher ging der Schweizer rauf. Nachher rief er: «Ich bin der Geist Schissi mit den – äh – – grünen Augen!» Und nachher ging er schnell wieder runter. Nachher ging der Chinese rauf, nachher rief er schon wieder: «Ich bin der Geist Schi/ Sissi mit den mit den blauen Augen!»

nachane isch isch de franzos ue und nachane hät scho wider grüeft ich bi de geischt sissi mit de grüene auge nachane hät de hät hät de franzos gseit wetsch no ä blaus aug?

8. Anna
es isch emal es auto gsi mit emene – CHINES – und – dänn isch er id wäschalag gange und dänn häts grad kei benzin meh gha und dänn hät hät er id wäschalag s auto müese schtosse – – und dänn isch er usecho und häts änedra e tankschtell gha und dänn isch/ hät er kä gäld me gha und dänn hät er eifach [unverst.] e wiifläsche i sin rugge gstellt

9. Manuel
es isch emal en chines gsi en franzos und en schwizer die sind in biene/ händs gmacht wer cha am längschte im bieneschwarm ine si dänn isch de franzos ie dänn händs en bisse und gstoche isch er grad wider use isch de chines ie händs en bi bisse und gschtoche isch er grad wider use und nachär isch de schwiizer ie und nachär hät er föif tag chönne drin blibe weisch wiso – hät in egge gschisse und dänn sind alli go frässe

10. Fabian
es isch emal en chines en schwiizer und en franzos gsi die die händ gmacht wer am längschte chan uf em ameisehuufe obehocke und nachär sind/ äh isch de franzos ue hät wider bisse und gstoche isch er grad wider abe und na/ nachär isch de chines ue hät en bisse und gstoche isch er grad wider abe nachär isch de schwiizer ue und hät hät föif tag chöne dobe blibe und nach/ nachane händs en freiwillig abegla und nachär händs en gfröget win er s gmacht hät er hät d königin töt und dänn sind alli ad beERDigung

11. Gabi
weisch warum mer äh uf dem öpfelbaum nie d elefante gset? wils blaui auge händ

Und nachher kam er schon wieder runter. Nachher ging ging der Franzose rauf und nachher rief schon wieder: «Ich bin der Geist Sissi mit den grünen Augen!» Nachher sagte der Franzose: «Willst du noch ein blaues Auge?»

8. Anna
Es war einmal ein Auto mit einem – Chinesen – und – dann ging er in die Waschanlage und dann hatte es grade kein Benzin mehr und dann musste er in die Waschanlage das Auto stossen – – und dann kam er raus und hatte es auf der anderen Seite eine Tankstelle. Und dann ist/ hatte er kein Geld mehr und dann stellte er einfach eine Weinflasche in seinen Rücken.

9. Manuel
Es war einmal ein Chinese, ein Franzose und ein Schweizer, die gingen in den Biene/ machten, wer am längsten im Bienenschwarm sein kann. Dann ging der Franzose rein. Dann bissen und stachen sie ihn, ging er grad wieder raus. Ging der Chinese rein, bissen und stachen sie ihn, ging er grad wieder raus und nachher ging der Schweizer rein und nachher konnte er fünf Tage drin bleiben. Weisst du wieso? Hat in die Ecke geschissen und dann gingen alle fressen.

10. Fabian
Es war einmal ein Chinese, ein Schweizer und ein Franzose, die die machten, wer am längsten auf dem Ameisenhaufen oben sitzen kann. Und nachher gingen/ äh ging der Franzose rauf, biss und stach wieder. Kam er grad wieder runter. Und na/ nachher ging der Chinese rauf. Biss und stach ihn. Ging er grade wieder runter. Nachher ging der Schweizer rauf und konnte fünf Tage oben bleiben. Und nach/ nachher liessen sie ihn freiwillig runter und nachher fragten sie ihn, wie er es machte. Er tötete die Königin und dann gingen alle an die Beerdigung.

11. Gabi
Weisst du, warum man äh auf dem Apfelbaum nie die Elefanten sieht? Weil sie blaue Augen haben.

12. Bettina
es es isch emal e frau gsi die hät immer es mässer im auto gha – – weisch für was? zum kurve schnide
13. Melanie
es sind emal si händ emal e frau grettet vomene zä meter schprungbrätt äh wämer abegumpt hät mer sich öppis chöne wünsche und dänn isch de chines abegumped und hät sich zitro gwünscht oder zum trinke isch er is zitro ine gheit nachane isch de ander isch de chines abegumped hät hät er sich coci gwünscht dänn isch er is coci iegheit isch de schwizer hät er welle abegumpe isch er isch er usgschlipft hät er sich no chöne hebe am schprungbrätt oder nachär hä/ hät er gseit mischt oder und dänn isch er no in mischt inegheit
14. Clemens
samichlaus du liebe maa gäll ich mues kä fitze ha gib mer lieber liim und kleischter dänn chläb ich dich as feischter
15. Sarah
es isch emal e frau gsi wo gern blutt baded hät und dänn isch si emal ame namitag isch si go bade gange und dänn hät si sich abzoge und isch go bade und dänn hät de badmeischter gseit chömed si doch zabig wider und dänn isch si heigange und dänn isch si zabig wider cho und dänn hät si sich abzoge und isch go bade s isch nöd la/ und dänn isch es nöd lang gange isch si usecho und hät gseit es hät/ es heg es heg si öpper aglanged und dänn isch si wiiter go bade und dänn isch si wider usecho und hät gseit es hät mi scho wider öpper aglanged hät de badmeischter s wasser abgla und dänn isch en maa dune gsi und dänn hät er irgend so öppis vergässe gha und dänn hät er gseit hät er gseit ich han öppis vergässe
16. Anina
es isch emal en polizischt gsi de de hät mich wele fange – nachane isch er/ han ich e schnee höhli gse und dänn han ich welle det ine dän bini bini nume hinder de istüre gsi und de/ er hät gmeint ich seg i die höhli ine und nachane isch er döt ine und nachane han ich d klappe zue gmacht

12. Bettina
Es war einmal eine Frau, die hatte immer ein Messer im Auto. – – Weisst du für was? Zum Kurve schneiden.
13. Melanie
Es waren einmal, sie retteten einmal eine Frau von einem zehn Meter Sprungbrett äh wenn man runterspringt, konnte man sich etwas wünschen. Und dann sprang der Chinese runter und wünschte sich Citro, oder, zum Trinken. Fiel er ins Citro. Nachher sprang der andere, sprang der Chinese runter, wünschte er sich Cola. Dann fiel er ins Cola. Ist der Schweizer, wollte er runterspringen, rutschte er aus, konnte er sich noch halten am Sprungbrett, nachher sagte er: «Mist!», oder, und dann fiel er noch in den Mist.
14. Clemens
Samichlaus du lieber Mann, gäll ich muss keine Rute haben? Gib mir lieber Leim und Kleister, dann klebe ich dich ans Fenster.
15. Sarah
Es war einmal eine Frau, die gerne nackt badete und dann ging sie einmal an einem Nachmittag ging sie baden und dann zog sie sich aus und ging baden und dann sagte der Bademeister: «Kommen Sie doch am Abend wieder.» Und dann ging sie nach Hause und dann kam sie am Abend wieder und dann zog sie sich aus und ging baden. Es ging nicht la/ und dann ging es nicht lange, kam sie raus und sagte, es hat/ es habe sie jemand angefasst. Und dann ging sie weiter baden und dann kam sie wieder raus und sagte: «Es hat mich schon wieder jeamand angefasst.» Liess der Bademeister das Wasser ab und dann war ein Mann unten und dann hatte er irgend so etwas vergessen und dann sagte er: «Ich habe etwas vergessen.»
16. Anina
Es war einmal ein Polizist, der der wollte mich fangen. Nachher ist er/ sah ich eine Schneehöhle und dann wollte ich dort rein, dann war ich war ich nur hinter der Eistüre und er meinte, ich sei in diese Höhle rein und nachher ging er dort rein und nachher machte ich die Klappe zu.

17. Michi
sami niggi näggi hinder em oofe stäggi gib mer nuss und äh – gib mer nuss und gaggele dänn chasch hei mis ross go sattle

18. Matthias
es isch emal en mantafarer gsi de isch in en baum inegfare und dänn isch er usgschtige hät gseit ch ha doch ghUped
19. Clemens
es isch en schwizer und en ängländer uf en berg ufegange – und dänn iisch – isch am ängländer de ra/ de radio abe nei si händ no de radio mitgno dänn isch am ängländer de radio abegheit und dänn hät de schwiizer eso afange singe/ gsunge [*singend*] *hol de radio! hol de radio!* dänn hät de zweit de radio gholt nei wart am SCHWIIZER isch er abegheit und dänn hät er hät er gsunge [*singend*] *hol de radio! hol de radio!* dänn hät er de radio ufegholt
20. Denise
es isch emal en schwiizer en ängländer und en – franzos gsi die händ e wett gmacht dä wo am längschte chan uf em ameiseberg – chan si dänn isch de ängländer gange – isch er grad wider use – – – [3 Sek.] dänn isch de franzos gange isch er grad wider use und dänn isch de schwiizer gange hät eis ameisli töt und dänn sind grad all ad beerdigung
21. Clemens
en franzos und en schwizer und en engländer – – – [3 Sek.] sind emal/ händ müese in es wäschpi näscht go biene töte und dänn isch de engländer gange isch er voll/ isch er usegschtoche mit emene mit emene verschtachlete gsicht – – und dän isch de de de schwizer äh franzos inegange au usecho und wider verschtachlets gsicht dänn isch de schwizer ine hät bienekönigin töt und dänn sind alli a d beerdigung und er hät dänn chönne de honig nä
22. Reto
Mirjam säg emal zürisee
zürisee
ha di geschter uf em häfi gse

17. Michi
Sami Niggi Näggi, hinter dem Ofen steck ich, gib mir Nuss und äh – gib mir Nuss und kacken, dann kannst du nach Hause mein Pferd satteln.
18. Matthias
Es war einmal ein Mantafahrer, der fuhr in einen Baum und dann stieg er aus und sagte: «Ich habe doch gehupt.»
19. Clemens
Es gingen ein Schweizer und ein Engländer auf einen Berg rauf – und dann ging dem Engländer der Radio runter. Nein, sie nahmen noch den Radio mit. Dann fiel dem Engländer der Radio runter und dann fing der Schweizer so an zu singen, sang: «Hol den Radio! Hol den Radio!» Dann holte der zweite den Radio, nein warte, dem Schweizer fiel er runter und dann sang er: «Hol den Radio! Hol den Radio!» Dann holte er den Radio rauf.
20. Denise
Es war einmal ein Schweizer, ein Engländer und ein – Franzose, die machten eine Wette, derjenige der am längsten auf dem Ameisenberg – sein kann. Dann ging der Engländer – kam er grad wieder raus – – – [3 Sek.] Dann ging der Franzose, kam er grad wieder raus und dann ging der Schweizer, tötete ein Ameislein und dann gingen grad alle an die Beerdigung.
21. Clemens
Ein Franzose und ein Schweizer und ein Engländer – – – [3 Sek.] waren einmal/ mussten in ein Wespennest, Bienen töten. Und dann ging der Engländer, kam er voll/ kam er rausgestochen mit einem mit einem verstachelten Gesicht – – und dann ging der der der Schweizer äh Franzose rein, kam auch raus und wieder verstacheltes Gesicht. Dann ging der Schweizer rein, tötete die Bienenkönigin und dann gingen alle an die Beerdigung und er konnte dann den Honig nehmen.
22. Reto
Mirjam, sag einmal Zürichsee.
Zürichsee.
Hab dich gestern auf dem Nachthafen gesehen.

23. Michi
was isch i de mitti vo ton?
s o
24. Irene
säg emal mus
mus
häsch en chopf am hus
25. Jonathan
emale hät es meitli ä chaz gha und und und diä chaz hät diä cha/ und s meitli hät immer diä chaz gschtreichlet und diä chaz hät immer gsch/ äm so gschnurrt und dänn isch s mami cho hät gseit chasch bitte dä motor abschtelle
26. Jonathan
emale isch/ dä schwizer und dä italiener händ emal händ emale versproche dass si go dass si go flugzüg fahre gönd und nachane hät hä hät/ sinds is flugzüg inegstige nachane sinds losgfahre und nachane hät de franzos gseit ich wot i minere wält öpis öppis guet mache hät er en öpfelbütschgi abegrüert und nachane hät hät er/ isch dä franzos dracho hät er gseit chwot i minere wält äh öppis guets mache hät es öpfelbütschgi au abegrüert und nachane isch de schwizer dracho nachane hät de schwizer gseit ich wott i minere wält öppis öppis schlächts mache nachane hätt er ä bombe abegrüert [Kinder lachen] und nachane sind [unverst.] dä franzos gange det händs es meitli gfunde [*klagend*] *MÖ mir isch es öpfelbütschgi uf de chopf gheit* und nachane [Kinder lachen] isch isch/ sinds zum franzos gange und nachane hät hät det en Bueb brüelet [*klagend*] *MÖ mir isch au en öpfelbütschgi uf de chopf gheit* und nachane hät hät hät hät uf de schwiz und nachane isch de schwiz dra cho und nachane hät de Bueb gseit JUHU! ich ha so lut gfurzet dass s hus zäme gcheit isch
27. Nicola
emal isch en chines en schwizer und en amerikaner gsi und nachane hät de chines gseit chum mer mached ä wett und nachane hätt de schwizer gseit ä gaggi wett [lachen, unverst.] wer am meischte gagga hät [lacht] und

23. Michi
Was ist in der Mitte von Ton?
Das ‹O›.
24. Irene
Sag einmal Maus!
Maus.
Hast einen Kopf am Haus
25. Jonathan
Einmal hatte ein Mädchen eine Katze und und und diese Katze hatte/ diese Ka/ und das Mädchen streichelte immer diese Katze und diese Katze schnurrte immer äm so und dann kam die Mami und sagte: «Kannst du bitte den Motor abstellen.»
26. Jonathan
Einmal war/ der Schweizer und der Italiener versprachen einmal, dass sie Flugzeug fahren gehen. Und nachher haben/ stiegen sie ins Fleugzeug ein, nachher fuhren sie los und nachher sagte der Franzose: «Ich will in meiner Welt etwas etwas gut machen.» Warf er einen Apfelkern runter. Und nachher kam der Franzose dran, sagte er: «Ich will in meiner Welt auch etwas Gutes machen.» Warf einen Apfelkern auch runter. Und nachher kam der Schweizer dran, nachher sagte der Schweizer: «Ich will in meiner Welt etwas etwas Schlechtes machen.» Nachher warf er eine Bombe runter. [Kinder lachen] Und nachher gingen [unverst.] ging der Franzose, dort fanden sie ein Mädchen [klagend]: «Mö, mir ist ein Apfelkern auf den Kopf gefallen.» Und nachher [Kinder lachen] ist ist/ gingen sie zum Franzosen und nachher weinte dort ein Junge[klagend]: «Mö, mir ist auch ein Apfelkern auf den Kopf gefallen.» Und nachher hat auf der Schweiz kam der Schweiz [sic] dran und nachher sagte der Junge: «Juhu! Ich habe so laut gefurzt, dass das Haus zusammengefallen ist.»
27. Nicola
Einmal war ein Chinese, ein Schweizer und ein Amerikaner und nachher sagte der Chinese: «Komm wir machen eine Wette.» Und nachher sagte der Schweizer: «Eine Kacke Wette. [lachen, unverst.] Wer am meisten

nachane hät de amerikaner ganz vil gässe und nachane isch er plötzlich ufs AB und nachane mit emene Sack hätt gaggeled und hät gseit ZWÄI PFUND! und nachane hät er di andere gholt und nachane hät dä chines ganz vil gässe und dää hät dänn au mit emene Sack ufs AB und hät gseit DRÜ PFUND! und hät di andere gholt und nachane isch er wiiter [lacht] schwiizer ganz ganz vil gässe [unverst.] plötzli und zerscht hät er no en zapfe is füdli ta [Kinder lachen] isch er mit em sack ufs AB und nachane – – hä hät er nume eis tröpfli gha [Kinder lachen] und dänn hät er gseit in Japan im fall DET häts GAGGA grägnet und in CHINA isch e chue vomene zapfe töt worde [unverst.] dä gagga vom schwizer gsi

Kacke hat.» [lacht] Und nachher ass der Amerikaner ganz viel und nachher ging er plötzlich aufs AB [Schweizerdeutsch für WC] und nachher mit einem Sack, kackte und sagte: «Zwei Pfund!» Und nachher holte er die anderen und nachher ass der Chinese ganz viel und der ging dann auch mit einem Sack aufs AB [WC] und sagte: «Drei Pfund!» und holte die anderen. Und nachher ging er weiter [lacht] Schweizer ass ganz ganz viel. [unverst.] Plötzlich und zuerst tat er noch einen Zapfen in den Hintern, [Kinder lachen] ging er mit dem Sack aufs AB [WC] und nachher – – hatte er nur ein Tröpfchen. [Kinder lachen] Und dann sagte er: «In Japan, im Fall, dort regnete es Kacke und in China wurde eine Kuh von einem Zapfen getötet.» [unverst.] War die Kacke des Schweizers.

28. Michael
dänn isch wider en en chines en amerikaner und en schwiizer gsi und nachane hä hät de chines gseit chum mer mached äh wer am mei/ di bescht technik hät und nachane hät hät de chines hät er plötzli so gret [hält den Zeigefinger vor den Mund] und nachane händ di andere gseit he was machsch du? ja MIR händ dänk öises telefon im FINGER ibaut und nachane hät de chines – – nei de amerikaner – – – [3 Sek.] und nachene händ di andere gseit und äh was machsch dänn du? dänn hät er gseit ja MIR händ öises telefon dänk im ZA ibaut und nachane hät de schwizer/ dänn sinds es schtückli wiiter gloffe und nachane hät de schwizer plötzli grauehaft GFURZET [lacht] und nachane hät er händ di andere gseit HE was furzisch du dänn so? – – und nachane hät de schwizer ja MIR schwizer sind dänk VIL besser MIR händ i öisem füdli en fax ibaue

28. Michael
Dann war wieder ein ein Chinese, ein Amerikaner und ein Schweizer und nachher sagte der Chinese: «Komm, wir machen, wer am mei/ die beste Technik hat.» Und nachher redete der Chinese plötzlich so. [hält den Zeigefinger vor den Mund] Und nachher sagten die anderen: «He, was machst du?» «Ja, wir haben eben unser Telefon im Finger eingebaut.» Und nachher sagte der Chinese – – nein der Amerikaner – – – [3 Sek.] und nachher sagten die anderen: «Und äh was machst denn du? » Dann sagte er: «Ja wir haben unser Telefon eben im Zahn eingebaut.» Und nachher hat der Schweizer/ dann gingen sie ein Stück weiter und nachher furzte der Schweizer plötzlich grauenhaft [lacht] und nachher sagte er sagten die anderen: «He, was furzst du denn so?» – – und nachher der Schweizer: «Ja, wir Schweizer sind eben viel besser, wir haben in unserem Hintern einen Fax eingebaut.»

29. Jonathan
emale isch de schwizer und de franzos und de italiener isch/ händ gwettet wer am meischte chan/ wer am meischte chan im äm im im geisseschtall chan hocke und nachane hät de hät de/ isch de isch de franzos inegange und nachane i/ hä/ isch er sofort wider usegränt

29. Jonathan
Einmal wetteten der Schweizer und der Franzose und der Italiener, wer am meisten kann/ wer am längsten im äm im im Ziegenstall sitzen kann. Und nachher ging der ging der Franzose rein und nachher rannte er sofort wieder raus. Und nachher ging der Italiener

und nachane isch de italiener ine gane und nachane isch er au sofort wider use usegränt und nachane isch de schwizer ine gange und nachane isch er drü drü schtund dine blibe und nachane isch er use cho nachane hät er gseit du wiso häsch du so lang chöne dine blibe? und nachane hät er gseit wil ich ebe d geisse use gla han

30. Michael
emal isch e mueter und es meitli nöimed hi und nachane und nachane häts meitli e tusigernote vom bode ufgläse und nachane und dänn hät d mueter gseit was uf em bode LIT törf mer nöd nä und nachane sinds echli witergloffe und nachane – – hä häts ä bananeschale uf em bode gha und nachane isch dänn d mueter druf gschli gschlipft und nachane hät – s meitli gseit was uf em bode lit törf mer nöd NÄ

31. Nadir
känsch de witz vom sekundefritz?
isch scho verbi

32. Rebekka
wiso nimmt e blondine e autotüre id wüeschti mit? – –
Kindergärtnerin: id wüeschti?
anderes Kind: dass si cha d schibe abela
Rebekka: [unverst.] immer wänns heiss isch

33. Jeanina
wiso tönd blondine hägli um d badwanne? – – dass si nöd cha zwit useschwümmt

34. Silvan
kännsch de witz vom ballon? – bumm!

35. Jeanine
kännsch de witz vom – hohle und vom [X] ghörlose? – du muesch was säge dänn ghörsch nüd

36. Rebekka
drü gönd ine – sind drü zauberer – de [sic] erschti hät gseit ich wett eimal gschider wärde di zweit hät gseit ich wett zweimal gschider wärde und die dritt hät gseit – ich

rein und nachher rannte er auch sofort wieder raus. Und nachher ging der Schweizer rein und nachher blieb er drei drei Stunden drin und nachher kam er raus, nachher sagte er: «Du, wieso konntest du so lange drinnen bleiben?» Und nachher sagte er: «Weil ich eben die Ziegen rausgelassen habe.»

30. Michael
Einmal gingen eine Mutter und ein Mädchen irgendwohin und nachher hob das Mädchen eine Tausendernote vom Boden auf. Und nachher und dann sagte die Mutter: «Was auf dem Boden liegt, darf man nicht nehmen.» Und nachher gingen sie ein wenig weiter und nachher – – hatte es eine Bananenschale auf dem Boden und nachher rutschte dann die Mutter darauf aus und nachher sagte – das Mädchen: «Was auf dem Boden liegt, darf man nicht nehmen.»

31. Nadir
Kennst du den Witz vom Sekundenfritz?
Ist schon vorbei.

32. Rebekka
Wieso nimmt eine Blondine eine Autotüre mit in die Wüste? – –
Kindergärtnerin: In die Wüste?
anderes Kind: Dass sie die Scheibe runterlassen kann
Rebekka: [unverst.] immer wenn es heiss ist

33. Jeanina
Wieso tun die Blondinen kleine Zäune um die Badewanne? – – Dass sie nicht zu weit rausschwimmen kann.

34. Silvan
Kennst du den Witz vom Ballon? – Bumm!

35. Jeanine
Kennst du den Witz vom – Hohlen und vom [X] Gehörlosen? – Du musst «Was?» sagen, dann hörst du nichts.

36. Rebekka
Drei gehen rein – sind drei Zauberer – der [sic] erste sagte: «Ich will einmal gescheiter werden.» Die zweite sagte: «Ich will zweimal gescheiter werden.» Und die dritte sagte: –

wott tusig mal gschider wärde isch si en ma worde

37. Sandra

was macht e blondine i de wüeschti mit em staubsuger? – [Kinder lachen; unverst.] de sand uf/ de sand ufsuge

38. Rebekka

aso ei zwei [unverst.] chämifäger s händ no welle es chämi abputze – – – [Kinder lachen] nei putze meini – und dänn hät/ isch eine une gsi eine obe – dä wo une gsi isch hät ufe grüeft bring mer doch s chämi abe [Kinder lachen 2 Sek.] das isch ebe eine won ich sälber erfunde han

39. Silvan

kännsch de witz vo de sibe riter?

Kindergärnterin: nää

Silvan: gaht nüme witer

40. Andris

was macht e blondine mit em hus uf de wüeschti? [lacht] mit em hus [unverst. 2 Sek.] nei nei nei was macht e blondine mit em hus vo träge mit s hus träge uf uf d wüeschti? – s hus bis det hi träge uf dwüeschti? hä?

anderes Kind: ich weiss nöd was — [3 Sek.]
säg was — [2 Sek.]

Kindergärtnerin: weisch du was?

Andris: ja d blondine treit doch s hus uf d wüeschti

41. Rebekka

wiso nimmt ä blondine id wüeschti en autotüre mit? dass si chan s feischter abela wä/ wänns ihre z heiss isch [unverst.; 2 Sek.] muess si doch chönne es ganzes auto mitnä als nume e türe

42. Julien

Andris kännsch de witz vom appizäller?

anderes Kind: nei

Julien: er hät er hät s bei broche und weisch warum? er isch mit de leitere go ab/ erdbeeri go abläse

«Ich will tausendmal gescheiter werden.» Wurde sie ein Mann.

37. Sandra

Was macht eine Blondine in der Wüste mit dem Staubsauger? – [Kinder lachen; unverst.] Den Sand auf/ den Sand aufsaugen.

38. Rebekka

Also ein zwei [unverst.] Kaminfeger wollten noch einen Kamin abputzen – – – [Kinder lachen] nein, putzen meine ich – und dann hat/ war einer unten einer oben – derjenige, der unten war, rief hinauf: «Bring mir doch den Kamin runter. » [Kinder lachen 2 Sek.] Das ist eben einer, den ich selber erfunden habe.

39. Silvan

Kennst du den Witz von den sieben Reitern?

Kindergärnterin: Nein.

Silvan: Geht nicht mehr weiter.

40. Andris

Was macht eine Blondine mit dem Haus auf der Wüste? [lacht] mit dem Haus [unverst. 2 Sek.] Nein, nein, nein, was macht eine Blondine mit dem Haus von tragen mit das Haus tragen auf auf die Wüste? – das Haus bis dort hin tragen auf die Wüste? Hä?

anderes Kind: Ich weiss nicht was — [3 Sek.]
sag [du] was — [2 Sek.]

Kindergärtnerin: Weisst du was?

Andris: Ja, die Blondine trägt doch das Haus auf die Wüste.

41. Rebekka

Wieso nimmt eine Blondine in die Wüste eine Autotüre mit? Dass sie das Fenster runterlassen kann, we/ wenn es ihr zu heiss ist [unverst. 2 Sek.] muss sie doch ein ganzes Auto mitnehmen können als nur eine Türe.

42. Julien

Andris, kennst du den Witz vom Appenzeller?

anderes Kind: Nein.

Julien: Er hat er hat das Bein gebrochen und weisst du warum? Er ging mit der Leiter ab/ Erdbeeren pflücken

43. Rebekka
aso es hät emal es gschtell gä wo hät chönne laufe s isch ganz lislig also nei also es gschtell hät doch chönne laufe aber de besitzer hät ebe ganz gschwind müese zur arbeit – – und – dänn – isch das – s gschtell usegschliche und dänn hät er so pressiert isch er grad bimhus verbigloffe und dänn ischs ischs äh/ hät er doch das gschtell bumm gmacht und weil er hät nüme das chönne i ieträge hät ers müese mit id arbeit nä

43. Rebekka
Also es gab einmal ein Gestell, das konnte laufen, es ging ganz leise also nein, also ein Gestell konnte doch laufen aber der Besitzer musste eben ganz geschwind zur Arbeit. Und – dann – schlich das – Gestell hinaus und dann beeilte er sich so, lief gerade beim Haus vorbei und dann machte er doch das Gestell bumm und weil er das nicht mehr hineintragen konnte, musste er es mit in die Arbeit nehmen.

44. Silvan
äm en ma hät emal wöle – äm fräge welle zug uf lausanne gaht hät de eint/ de hät es coci trunke de ander hät er gseit wo gaht de zug uf lausanne mmm [bewegt beide Arme gestikulierend vor und rückwärts] wo gat de zug uf lausanne mmm [bewegt beide Arme gestikulierend vor und rückwärts] wo gat de zug/ chönd si mich/mir nöd säge wo de zug uf lausanne gaht? ich chan doch nöd rede wänn ich d köffer i de händ/ wänn ich d händ nid leer han

44. Silvan
Äm ein Mann wollte einmal – ähm fragen, welcher Zug nach Lausanne geht. Trank der eine/ der trank ein Cola, der andere sagte er: «Wo geht der Zug nach Lausanne?» «mmm» [bewegt beide Arme gestikulierend vor und rückwärts] «Wo geht der Zug nach Lausanne?» [bewegt beide Arme gestikulierend vor und rückwärts] «Wo geht der Zug/ können Sie mich/ mir nicht sagen, wo der Zug nach Lausanne geht?» «Ich kann doch nicht reden, wenn ich den Koffer in den Händen/ wenn ich die Hände nicht leer habe.»

45. Rebekka
ich weiss no es rätsel es isch grüen hät en stil und flüsst de bach durab? – – – [2 Sek.] es isch es blatt –
und namal öppis es isch grüen hät en stil und flüsst au de bach durab – wider es blatt

45. Rebekka
Ich weiss noch ein Rätsel: Es ist grün, hat einen Stil und fliesst den Bach hinunter? – – – [2 Sek.] Es ist ein Blatt –
Und nochmal etwas: es ist grün, hat einen Stil und fliesst auch den Bach hinab – wieder ein Blatt.

46. Rosanna
en ma isch emal im reschtorant gsi dänn dä hät e fläsche bier bi sich gha und nacher dass er nöd z schnäll trinkt hät er es zädeli gschribe ich habe reingespuckt und nachär won er wider cho isch hät hät öper gschribe ich habe auch reingespuckt

46. Rosanna
Ein Mann war einmal im Restaurant, dann, der hatte eine Flasche Bier bei sich und nachher damit er nicht zu schnell trinkt, schrieb er einen Zettel: Ich habe reingespuckt. Und nachher, als er wieder kam, schrieb jemand: Ich habe auch reingespuckt.

47. Diana
wiso nimmt d blondine immer äntefuetter is WC mit? zum d äntefuetter fuettere

47. Diana
Wieso nimmt die Blondine immer Entenfutter ins WC mit? Um die Entenfutter zu füttern.

48. Katja
aso en – en schwizer isch emal imene flugi gfloge wo s uhüne vill ganz vill chinese [unverst.] und nachane isch de pilot cho und hät

48. Katja
Also, ein – ein Schweizer flog einmal in einem Flugzeug, wo es ganz viele Chinesen hatte. [unverst.] Und nachher kam der Pilot und

gseit hebed all/ hebed eu alli a de schtange guet ich mues de bode abebräche mir sind zvil dänn händ sichs alli ghebed und nachane hät de pilot wider gseit öpper mues abegumpe mir sind immer no z schwer und nachhane hät de schwizer gseit ICH! und nachane händ alli chinese klatschet

49. Marc

isch emal en bueb gsii mit ere grossmueter isch in wald gange hät er e zäänernote gfunde hät er gseit dörf ich si uufnää? hät er gseit NEI! hät er es glettise gfunde hät er gseit dörf ich s uufnää? hät hät d grossmueter gseit NEI! nachher hät er namal e zäänernote gfunde hät er hät hät er gseit dörf ich si uufnää? nachher hät er gseit – – – [5 Sek.] hät d grossmueter gseit – was am bode liit dörf me nöd uufnää und nachane isch si umgfalle – nachane hät si gseit – – chasch mer hälfe uufschtaa? nachhane hät de bueb gseit was am bode liit dörf me nöd uufnää

50. Nicole

ich würi eine känne – – – [5 Sek.] es chönnt eine so säge säg emal see und dänn seit en andere fee

51. Nicole

es isch emal en elefant gsii de hät en fründ gfunde und DÄ fründ hät im hät AU en fründ gfunde – und dänn sind ALLI mitenand uf EImal fründe worde sind dur d STADT und d mänsche händ sich ganz fescht gwunderet – – doch eines tages sind si truurig worde – dass d elefante nüme deet gsii sind si händ si gsuecht aber NIE mee händ se si gfunde – eines tages wo alli lüüt händ wele uufgää zum die elefante sueche HÄnd se si wider gfunde

52. Nicole

d chatz hät emale d smartis gfunde und dänn gässe debii sinds nur us plastik gsii

53. Flurin

samichlaus du liebe maa gäll ich dörf dich in bart ine schlaa

54. Clarissa

kännsch de witz vom unkel fritz? de hät es velo ohni sitz

sagte: «Haltet alle/ haltet euch alle an der Stange gut, ich muss den Boden abbrechen, wir sind zu viele.» Dann hielten sich alle und nachher sagte der Pilot wieder: «Jemand muss runterspringen, wir sind immer noch zu schwer.» Und nachher sagte der Schweizer: «Ich!» Und nachher klatschten alle Chinesen.

49. Marc

War einmal ein Junge mit einer Grossmutter, ging in den Wald, fand er eine Zehnernote, sagte er: «Darf ich sie aufheben?» Sagte er: «Nein!» Fand er ein Bügeleisen, sagte er: «Darf ich es aufheben?» Sagte die Grossmutter: «Nein!» Nachher fand er nochmal eine Zehnernote, sagte er: «Darf ich sie aufheben?» Nachher sagte er – – – [5 Sek.] sagte die Grossmutter: «Was am Boden liegt, darf man nicht aufheben.» Und nachher fiel sie um – nachher sagte sie: «Kannst du mir helfen aufzustehen?» Nachher sagte der Junge: «Was am Boden liegt, darf man nicht aufheben.»

50. Nicole

Ich würde einen kennen – – – [5 Sek.] Es könnte jemand so sagen: «Sag einmal See» und dann sagt ein anderer: «Fee».

51. Nicole

Es war einmal ein Elefant, der fand einen Freund und dieser Freund fand im fand auch einen Freund – und dann waren auf einmal alle miteinander Freunde, gingen durch die Stadt und die Menschen wunderten sich sehr. Doch eines Tages wurden sie traurig, dass die Elefanten nicht mehr dort waren. Sie suchten sie, aber nie mehr fanden sie sie. Eines Tages, als alle Leute aufgeben wollten, die Elefanten zu suchen, fanden sie sie wieder.

52. Nicole

Die Katze fand eimal die Smarties und ass sie dann, dabei waren sie nur aus Plastik.

53. Flurin

Samichlaus du lieber Mann, gäll [Schweizerdeutsch für ‹nicht wahr?›], ich darf dich in den Bart schlagen.

54. Clarissa Kennst du den Witz vom Onkel Fritz? Der hat ein Velo ohne Sitz.

55. Joachim
emale sind zwei chüe gsi und di einti hät muh gmacht und die ander mäh und dänn hät die wo muh gmacht hät gseit wiso tuesch immer s thema wächsle
56. Melanie
hät d lehrerin gseit ähm du müsisch ähm als ufzgi drü äh es äh äh du muesch es lied vo es lied kännelerne – – und dänn hät [unverst.] gseit [*singend*] *du dumme lehrerin! du dumme lehrerin!* – – – [Kinder lachen, 5 Sek.] und dänn häts mami en chueche bache mit äh marzipanschwein – – – [Kinder lachen] [*singend*] *ein schwein aus marziPAN! ein schwein aus marziPAN!* [Kinder lachen] und dänn hät er gseit äh hät er gseit [*singend*] *oh baby tu das nicht! oh baby tu das nicht?* – – – [Kinder lachen] [unverst.] *ich bin der sUperman! ich bin der sUperman!* dänn isch er id schuel gange dänn hät er gseit/ hät d lehrerin gseit häsch es äh es lied zur ufzgi glernt? hät er gseit JA! dänn hät er gseit hät si gseit SINGS emal vor! dänn hät er gseit [*singend*] *du dumme lehrerin! du dumme lehrerin!* hät si gs/ WAS bin ich? [*singend*] *ein schwein aus marziPAN! ein schwein aus marziPAN!* [unverst.] *oh baby tu das nicht! oh baby tu das nicht!* WAS bisch du? *ich bin der superman ich bin der superman*
57. Noemi
es isch emal en schwizer en chines und en japaner gsi die sind in es flugzüg dann hät de eint en chäs abegrüert nachhär sind si zerscht emal abe gange mit em flugzüg und dänn händ si en bueb gseh brüele dänn händ si de bueb gfröget warum brüellsch du eso? mö mir isch en chäs uf de chopf gheit dänn sind si witer gange mit em flugzüg hät de chines en schinke abegheit händ si äs meitli gse brüele dune dänn sind si abegange händ das meitli gfröget warum brüellsch du eso? mir isch en schinke uf de chopf gheit dänn sind si witergfloge dänn hät de eint e bombe abeglo dänn sind si abegange mit em flugzüg dänn händ si es meitli gse lache dänn händ si s meitli

55. Joachim
Es waren einmal zwei Kühe und die eine machte «muh» und die andere «mäh» und dann sagte diejenige, die «muh» gemacht hat: «Wieso wechselst du immer das Thema?»
56. Melanie
Die Lehrerin sagte ähm du müsstest ähm als Hausaufgabe drei äh ein äh äh du musst ein Lied kennenlernen. Und dann sagte [unverst.] [singend]: «Du dumme Lehrerin! Du dumme Lehrerin!» – – – [Kinder lachen, 5 Sek.] Und dann hat die Mami einen Kuchen gebacken mit äh Marzipanschwein. [Kinder lachen] [singend:] «Ein Schwein aus Marzipan! Ein Schwein aus Marzipan!» [Kinder lachen] Und dann sagte er äh sagte er [singend]: «Oh Baby, tu das nicht! Oh Baby tu das nicht!» [Kinder lachen] [unverst.] «Ich bin der Superman! Ich bin der Superman!» Dann ging er zur Schule, dann sagte er/ sagte die Lehrerin: «Hast du ein Lied als Hausaufgabe gelernt?» Sagte er: «Ja!» Dann sagte er sagte sie: «Sing es einmal vor!» Dann sagte er [singend]: «Du dumme Lehrerin! Du dumme Lehrerin!» Sagte sie: «Was bin ich?» [singend:] «Ein Schwein aus Marzipan! Ein Schwein aus Marzipan!» [unverst.] «Oh Baby, tu das nicht! Oh Baby, tu das nicht!» «Was bist du?« «Ich bin der Superman, ich bin der Superman.»

57. Noemi
Es war einmal ein Schweizer, ein Chinese und ein Japaner, die gingen in ein Flugzeug. Dann warf der eine einen Kase runter. Nachher gingen sie zuerst einmal runter mit dem Flugzeug und dann sahen sie einen Knaben weinen. Dann fragten sie den Knaben: «Warum weinst du so?» «Mö, mir ist ein Käse auf den Kopf gefallen.» Dann gingen sie weiter mit dem Flugzeug, warf der Chinese einen Schinken runter. Sahen sie unten ein Mädchen weinen. Dann gingen sie runter und fragten dieses Mädchen: «Warum weinst du so?» «Mir ist ein Schinken auf den Kopf gefallen.» Dann flogen sie weiter. Dann liess der eine eine Bombe runter. Dann gingen sie runter mit

gfröget warum lachsch du eso? will ich ha müese furze und dänn isch s schuelhus explodiert

58. Michael
es isch emal en bueb gsi dä isch mit em velo am mami verbi gfahre und hät am mami gseit mami mami ich chan ohni händ fahre und dänn isch er umkehrt hät gseit mami mami ich chan ohni füess und s nöchschte mal won er cho isch hät er gseit [*imitiert zahnloses Sprechen*] *mami mami ich chan ohni zäh*

59. Sandra
es isch en schwizer en chines und en japaner gsi de chines isch ufs WC hät gseit huhu was suchst du hier? isch er grad tot umgheit isch dä – – chines ine cho huhu was suchst du hier? au grad tot umgheit isch de schwizer ine cho huhu was suchst du hier? das scheisspapier

60. Leon
es isch emal en bueb gsi und en vater und e muetter und es baby dänn hät de vater gseit/ immer gseit ich bin der superman ich bin der superman und dänn isch er zu de muetter hät d muetter gseit ich bin ein schwein aus marzipan ich bin ein schwein aus marzipan und dänn isch es zum baby dänn hät er gseit oh baby tu das nicht oh baby tu das nicht dänn isch er emal id schuel dänn hät er dänn hät er gseit ich bin der superman ich bin der superman dänn hät d lehrerin gfröget was bin dänn ich dänn hät er gseit ein schwein aus marzipan ein schwein aus marzipan und dänn hät d lehrerin im eini welle haue und dänn hät er gseit oh baby tu das nicht oh baby tu das nicht

2. Klasse

61. Michaela
es isch emal – e grossmueter gsi es chind und en vater – de vater isch go schaffe – nachane hätt s chind müese go schlafe nachane isch es füdliblutt is bett gange nachane hät s – – s grosmueti gfraget wo häsch dis pijama? hät si

dem Flugzeug. Dann sahen sie ein Mädchen lachen. Dann fragten sie das Mädchen: «Warum lachst du so?» «Weil ich furzen musste und dann ist das Schulhaus explodiert.»

58. Michael
Es war einmal ein Knabe, der fuhr mit dem Fahrrad an der Mami vorbei und sagte zur Mami: «Mami, Mami, ich kann ohne Hände fahren.» Und dann kehrte er um und sagte: «Mami, Mami, ich kann ohne Füsse.» Und das nächste Mal als er kam, sagte er [imitiert zahnloses Sprechen]: «Mami, Mami, ich kann ohne Zähne.»

59. Sandra
Es war ein Schweizer, ein Chinese und ein Japaner. Der Chinese ging aufs WC, sagte: «Huhu, was suchst du hier?» Fiel grade tot um. Kam der – – Chinese herein: «Huhu, was suchst du hier?» Fiel auch grade tot um. Kam der Schweizer herein: «Huhu, was suchst du hier?» «Das Scheisspapier.»

60. Leon
Es war einmal ein Junge und ein Vater und eine Mutter und ein Baby. Dann sagte der Vater immer: «Ich bin der Superman, ich bin der Superman.» Und dann ging er zur Mutter. Sagte die Mutter: «Ich bin ein Schwein aus Marzipan, ich bin ein Schwein aus Marzipan.» Und dann ging es zum Baby. Dann sagte er: «Oh Baby, tu das nicht, oh Baby, tu das nicht.» Dann ging er einmal in die Schule. Dann sagte er: «Ich bin der Superman, ich bin der Superman.» Dann fragte die Lehrerin: «Was bin denn ich?» Dann sagte er: «Ein Schwein aus Marzipan, ein Schwein aus Marzipan.» Und dann wollte die Lehrerin ihm eine hauen und dann sagte er: «Oh Baby, tu das nicht, oh Baby, tu das nicht.»

2. Klasse

61. Michaela
Es war einmal eine Grossmutter, ein Kind und ein Vater. Der Vater ging arbeiten. Nachher musste das Kind schlafen gehen. Nachher ging es splitternackt ins Bett. Nachher fragte die Grossmutter: «Wo hast du dein Pijama?»

gseit das isch s pijama jahr zweituusig nachane isch s grossmami au eso is bett nachane isch de vati hei cho nachane hätt de vater gfräget wo häsch dis pijama? hät er gseit – – hät si gseit das isch s pijama zwei/ jahr zweituusig nachane hät er gseit chasch es grad nachli glettä

62. Marc

einisch isch en/ hät/ sind drü aso en swizer [sic] en japaner und ää [unverst.] dütschländer die sind uf s flugi gange dänn hän hät händs händ er gseit mir müend ali öppis abela öpper hät öpper/ äm wa hani jetz welä säge a ja öpper hät – – banane abe gschüsst [unverst.] öpper ä ä öpfel abegrüert dä hät dä s dä swizer ä bombe und nei und ja de swizer e bombe und dä hät is – de dütschländer hät e bananesinti und dänne hät hät es meitli brüelet äm – was hä dä chunt en bueb was häsch? mir is en öpfel uf de chopf gfloge und dä dä gat er witer – gset er es meitli brüelet ich äm/ ich bi äm /was häsch? ich bi uf de bananesinti usgrütscht nachär gat er no witer was lachisch du? weisch ich ha müese furze isch grad isch grad da hine s hus zäme gfloge

63. Fabienne

aso es isch emal – – de fritzli und de hansli in wald gange und nachär hä sind zwei papageie uf em ascht ghocked – eine isch rot gsi eine isch grüen gsi dänn nachär hä isch dä fritzli seit zum hansli hol mer de hol mer [unverst.] papagei abe isch er ufe hät er eine abegno dänn hät er gfröget wiso häsch – nid de grüen gholt will er nani rif gsi isch

64. Yolanda

wiso nämet d amerikaner brot uf s WC mit? damit er cha d WC änte füetere

65. Irene

es boot leit grad am ufer a da seit de bueb vo wo chömed er färima da seit er so du chline süesse schnufer ich chume grad vom andere ufer

Sagte sie: «Das ist das Pijama Jahr zweitausend.» Nachher ging die Grossmama auch so ins Bett. Nachher kam der Vati nach Hause. Nachher fragte der Vater: «Wo hast du dein Pijama?» Sagte er – – sagte sie: «Das ist das Pijama Jahr zweitausend.» Nachher sagte er: «Kannst es grade noch ein wenig bügeln.»

62. Marc

Einmal ging ein/ hat/ gingen drei, also ein Schweizer, ein Japaner und ein Deutschländer [Deutscher], die gingen auf das Flugzeug. Dann sagte er: «Wir müssen alle etwas runterlassen.» Jemand/ ähm, was wollte ich jetzt sagen ähm, ja, jemand warf eine Banane runter [unverst.] jemand warf einen Apfel runter, da warf der Schweizer eine Bombe und nein und ja der Schweizer eine Bombe und der Deutschländer eine Bananenschale und dann weinte ein Mädchen ähm. «Was ha/», da kommt ein Junge: «Was hast du?» «Mir ist ein Apfel auf den Kopf geflogen.» Und dann geht er weiter, sieht er ein Mädchen, [das] weint. «Was hast du?» «Ich bin auf der Bananenschale ausgerutscht.» Nachher geht er noch weiter: «Was lachst du?» «Weisst du, ich musste furzen, krachte da hinten gerade das Haus zusammen.»

63. Fabienne

Also es gingen einmal – – der Fritzli und der Hansli in den Wald und nachher sassen zwei Papageien auf dem Ast – einer war rot, einer war grün. Dann, nachher sagt der Fritzli zum Hansli: «Hol mir den, hol mir [unverst.] Papagei runter.» Ging er rauf, nahm er einen runter, dann fragte er: «Wieso hast du – nicht den grünen geholt?» «Weil er noch nicht reif war.»

64. Yolanda

Wieso nehmen die Amerikaner Brot mit auf das WC? Damit er die WC-Ente füttern kann.

65. Irene

Ein Boot legt grad am Ufer an, da sagt der Junge: «Von wo kommt Ihr, Fährmann?» Da sagt er: «So, du kleiner süsser Schnufer*, ich komme grad vom anderen Ufer.» *wörtlich «Schnaufer»; verniedlichende Personenbezeichnung, insbesondere für kleine Kinder

66. Irene
es isch emal en sch/ en dütsche en schwizer und en – amerikaner gsi nachane händs beschlosse si gönd is grand canyon use – und nachane isch sinds det ane gschtande und nachane isch en geischt use ufe cho und nachane hät er gseit ihr dörfed jetzt öppis in grand canyon use rüefe und das wo zrugg chunt dörfed er – ha und nachär isch de dütsche ane gschtande und hät grueft germany mani mani und nachane hät er u vil gäld übercho – nachane isch de schwizer ane gschtande und hät grüeft switzerland länd länd länd und nachär hät er ganz en hufe land übercho und nachär isch de amerikaner ane gschtande und hät grüeft [unverst.] steit eit eit

67. Patricia
aso äh es isch emal en öschterricher en amerikaner und en schwizer gsi und nachane ischs ne langwilig gsi dänn händs gmacht wer am längschte cha – uf em ameisehufe hocke und nachane [unverst.] isch de öschterricher e minu/ e sekunde grad wider derab hinder de baum nachane – – de amerikaner EI MINUTE! isch au wider abe gschprunge und hinder de baum nachane de schwizer ei schtund zwei schtund drü schtund vier schtund föif schtund sächs schtund sibe schtund acht schtund nün schtund – zä schtund elf schtund zwölf schtund ischs em verleidet isch er au hinder de baum nachär hät er gseit wiso bisch bisch du so lang druf ghocked? ich ha eis ameisi töded nachär sind ali a d beerdigung gange

68. Sämi
es isch emal än chines – ÄN schwizer und än dütsche gsi – dä diä händ gmacht wer am nächschte chan äm – im bienlihus si dä hät/ isch dä isch dä – dütsch äh iegange – – nachere schtund wider usecho – – und dänn isch de – schwizer iegange – nach zwei schtund wider usecho – – dänn isch dä – chines iegange und dänn hät/ isch er EI schtund ZWEI schtund DRÜ schtund usecho hät hät er nume mit eim bienlistich und dän hät hät

66. Irene
Es waren einmal ein Deutscher, ein Schweizer und ein Amerikaner. Nachher beschlossen sie, in den Grand Canyon rauszugehen – und nachher stand standen sie dort hin und nachher kam ein Geist raus rauf und nachher sagte er: «Ihr dürft jetzt etwas in den Grand Canyon raus rufen und das, was zurückkommt, dürft ihr haben.» Und nachher stand der Deutsche hin und rief: «Germany many many.» Und nachher bekam er sehr viel Geld. Nachher stand der Schweizer hin und rief: «Switzerland länd länd länd.» Und nachher bekam er einen ganzen Haufen Land. Und nachher stand der Amerikaner hin und rief: «[unverst.] steit eit eit.»

67. Patricia
Also äh es war einmal ein Österreicher, ein Amerikaner und ein Schweizer. Und nachher war es ihnen langweilig, dann machten sie, wer am längsten – auf dem Ameisenhaufen sitzen kann. Und nachher [unverst.] ging der Österreicher eine Minu/ eine Sekunde, kam grad wieder runter, hinter den Baum. Nachher – – der Amerikaner: eine Minute! Sprang er auch wieder runter und hinter den Baum. Nachher der Schweizer: eine Stunde, zwei Stunden, drei Stunden, vier Stunden, fünf Stunden, sechs Stunden, sieben Stunden, acht Stunden, neun Stunden – zehn Stunden, elf Stunden, zwölf Stunden, verleidete es ihm. Ging er auch hinter den Baum. Nachher sagte er: «Wieso bist du so lange drauf gesessen?» «Ich habe eine Ameise getötet, nachher gingen alle an die Beerdigung.»

68. Sämi
Es war einmal ein Chinese, ein Schweizer und ein Deutscher, der die machten, wer am nächsten im Bienenhaus sein kann. Ging der Deutsche äh rein, nach einer Stunde [kam] er wieder raus – – und dann ging der – Schweizer rein – nach zwei Stunden kam er wieder raus – – dann ging der Chinese rein und dann war er eine Stunde, zwei Stunden, drei Stunden, kam er raus, hatte er nur mit einen Bienenstich. Und dann sagte der Schweizer, der

äh – – äh dä schwizer dä dütschi gseit wie häsch da gmacht? dänn hät er gseit king kang kong – kinesen sind nicht dumm scheisse in die ecke bienen gehen schmecken

69. Michaela

aso einisch sind en dütsche en öschtericher und en schwizer gsi und dänn händs gmacht wer am längschte cha uf em WC cha si aso wer aso si händ zerscht gmacht wer am meischte cha trinke und nachane hä/ und wer nie mues go bisle wer am längschte nöd mues go bisle und nachane isch de amerikaner – – – [3 Sek.] nei – – – [3 Sek.] de öschtricher hä hät zä bier trunke [unverst.] und nachär isch de öschtricher – – hät elf bier trunke – – u und dänn nachane [unverst.] und nachane isch de schwizer de hät hundert bier trunke und de hät zä schtund nüm müese go bisle und dä hät gseit wie häsch das gmacht? und dänn hät er gseit weisch ich han windle agleit

70. Carmen

es isch es sind emal en franzos en italiener und en schwizer go flüge dänn dänn händs gseit was machemer wänn en ris chund? [unverst.] dä franzos hät gseit ich gumpe use de italiener hät gseit ich gang – under de bank und de schwizer hät gseit ich blibe hocke dänn isch würklich en ris cho dänn isch de franzos usegumped de schwizer – äh de italiener isch under de bank und de schwizer isch hocke blibe dänn hät de äm – de ris gseit du dörfsch der öppis wünsche wil du hocke blibe bisch dänn hät er gseit am liebschte es par neui underhose wil i vor angscht id hose gschisse ha

71. David

es sind emal zwei banane gsi die händ es loch müese mache nachär – – seit er ou ich mag nüme ich han so en chrumme rugge chömer nöd pause mache?

72. Nadia

aso es sind emal drü bäre gsi die sind uf mene schiff übers meer gfahre das isch am tag immer still gsi nur i de nacht häts agfange dänn sind schnarchmüggli cho ganz en schwarm

Deutsche: «Wie hast du das gemacht?» Dann sagte er: «King kang kong – Chinesen sind nicht dumm, scheisse in die Ecke, Bienen gehen schmecken.»

69. Michaela

Also, einmal waren ein Deutscher, ein Österreicher und ein Schweizer und dann machten sie, wer am längsten auf dem WC sein kann, also wer, also sie machten zuerst wer am meisten trinken kann und nachher/ und wer nie pinkeln muss, wer am längsten nicht pinkeln muss. Und nachher ist der Amerikaner – – – [3 Sek.] nein – – – [3 Sek.] der Österreicher trank zehn Bier [unverst.] und nachher war der Österreicher – – trank elf Bier – – und dann, nachher [unverst.] und nachher trank der Schweizer, der trank hundert Bier und der musste zehn Stunden nicht mehr pinkeln gehen und der sagte: «Wie hast du das gemacht?» Und dann sagte er: «Weisst du, ich habe Windeln angezogen.»

70. Carmen

Es ging es gingen einmal ein Franzose, ein Italiener und ein Schweizer fliegen. Dann, dann sagten sie: «Was machen wir, wenn ein Riese kommt?» [unverst.] Der Franzose sagte: «Ich springe raus.» Der Italiener sagte: «Ich gehe – unter die Bank.» Und der Schweizer sagte: «Ich bleibe sitzen.» Dann kam wirklich ein Riese, dann sprang der Franzose raus, der Schweizer – äh der Italiener ging unter die Bank und der Schweizer blieb sitzen. Dann sagte ähm – der Riese: «Du darfst dir etwas wünschen, weil du sitzen geblieben bist.» Dann sagte er: «Am liebsten ein Paar neue Unterhosen, weil ich vor Angst in die Hose geschissen habe.»

71. David

Es waren einmal zwei Bananen, die mussten ein Loch machen – – sagt er: «Ou, ich mag nicht mehr, ich habe so einen krummen Rücken, können wir nicht Pause machen?»

72. Nadia

Also, es waren einmal drei Bären, die fuhren auf einem Schiff übers Meer. Das war am Tag immer still, nur in der Nacht fing es an. Dann kamen die Schnarchmücklein, ein ganzer

ganz vill dänn – – häts eis bärli gstoche dänn isch das umgheit und isch ipfuset dänn hät eini s zweite dänn isch es au umgfloge und ipfuset s dritti isch aber rot gsi und das isch ja e signalfarb für – – – für d mugge

73. Bastian
aso es isch emal e frau zum dokter gange und nacher hät si gseit sii herr dokter ich erwarte es chindli aber es chunt nie use nachär hät de dokter gseit dänn luegemer emal ie nachär hät er hät er mal s teleskop gno und emal in buch ie gaffed – – hät/ isch s baby drin gsi und nachär hät er gseit und nachär hät er s baby gschnell ja nachär hät er s baby ganz undersuecht im buch ine und nachär isch er wider us em buch use cho und nachär hät er gseit si müend öppis härts ässe dänn chunts use und nachär isch d frau hei gange hät zerscht en stumpe gässe nachär en tisch nachär en stuel nachär es pärli es pärli schue und dänn no es glace und nachär isch es au nanig use cho – und nachär isch isch si wider zum dokter nachär hät er gseit/ hät si gseit si s baby chunt immer nanig use nachär hät de dokter gseit ja dänn schlitzet mer emal de buch uf und lueged emal grad ie nachär hät er de buch ufghaue und iegluegd nachär s baby s baby d schue agha uf em stuel ghokked d füess uf uf em tisch gla/ glace gschläkked und de stumpe im mul

74. Astrid
es isch emal e frau zum dokter gange [unverst.] scho zum füfte mal zum dokter gange wägere – pilzvergiftig de dokter hät scho zum füfte mal gseit si töfed nu die pilz ässe wo si känned nachane hät d frau gseit dä einzig won ich känne isch de flügepilz

75. Andreas
äm s isch emal e mus und en elefant [unverst.] und nachär isch er äh de elefant uf d mus gstande und nachär hät er hät hät de elefant gseit hät s der weh ta tschuldigung

Schwarm, ganz viele, dann – – wurde ein Bärlein gestochen, dann fiel dieses um und schlief ein, dann stach eine das zweite, dann fiel es auch um und schlief ein. Das dritte aber war rot und das ist ja eine Signalfarbe für – – – für die Mücken.

73. Bastian
Also, es ging einmal eine Frau zum Doktor und nachher sagte sie: «Sie, Herr Doktor, ich erwarte ein Kind, aber es kommt nie raus.» Nachher sagte der Doktor: «Dann schauen wir einmal rein.» Nachher nahm er mal das Teleskop und schaute mal in den Bauch rein – – war das Baby drin. Und nachher sagte er und nachher hat er das Baby schnell, ja, nachher untersuchte er das Baby ganz im Bauch drinnen und nachher kam er wieder aus dem Bauch raus und nachher sagte er: «Sie müssen etwas Hartes essen, dann kommt es raus.» Und nachher ging die Frau nach Hause, ass zuerst einen Zigarre, nachher einen Tisch, nachher einen Stuhl, nachher ein Paar ein Paar Schuhe und dann noch ein Eis und nachher kam es auch noch nicht heraus. Und nachher ging sie wieder zum Doktor, nachher sagte er/ sagte sie: «Sie, das Baby kommt immer noch nicht raus.» Nachher sagte der Doktor: «Ja, dann schlitzen wir mal den Bauch auf und schauen mal grad rein.» Nachher haute er den Bauch auf und schaute rein, nachher hatte das Baby die Schuhe an, sass auf dem Stuhl, die Füsse auf auf dem Tisch, lutschte Eis und hatte die Zigarre im Mund.

74. Astrid
Es ging einmal eine Frau zum Doktor [unverst.] schon zum fünften Mal zum Doktor wegen einer – Pilzvergiftung. Der Doktor sagte schon zum fünften Mal: «Sie dürfen nur die Pilze essen, die Sie kennen.» Nachher sagte die Frau: «Der einzige, den ich kenne, ist der Fliegenpilz.»

75. Andreas
Ähm, es war einmal eine Maus und ein Elefant [unverst.] und nachher ist er äh stand der Elefant auf die Maus und nachher sagte der Elefant: «Hat's dir weh getan? Entschul-

und so und dänn hät d mus gseit nei nei cha mir ja au passiere
76. Alexandra
es isch emal e frau gsi die hät en bueb gha und de isch mongolid und dänn hät [unverst.] sinds go spaziere hä hät d frau gseit was isch das? das isch äh es [unverst.] super – grate guet dänn sinds witergloffe dänn händs äh hät d frau wider gseit was isch das? häts gseit das isch e banknote – super guet dänn hät er äh isch er witergloffe und dänn häts irgendwie/ es isch eso eis [unverst.] es velo mit drü räder
andere Kinder: es tandem
Alexandra: ir sind di mongolide – de mogolid hät ja müese säge eigentlich es isch es tandem
[Verwirrung 5 Sek.]
Alexandra: es isch ebe de witz dass ir säged es isch es tandem und dänn sind ir dä mongolid
77. Jasmin
aso es isch emal es müsli mit emene elefant is kino gange und dänn häts nu no zwei plätz hinder enand gha dänn isch de elefant di vorne – ghocked und äh s müsli hine und dänn isch pause gsi und dänn hät s müsli zum elefant gseit – – das isch im fall u ecklig wännt nüt gsesch und dänn nachär hät de e hät de elefa/ hät s müsli gseit chömmer nöd emal tusche nachär hät er gseit ja guet – – und nachär hät/ is s kino fertig gsi und nachär hät s müsli gseit gsesch jetz emal wie das ecklig isch wännt nüt gsesch

78. Carmen
ja aso es sind emal en italiener en franzos und en schwizer gsi und nachär händs müese zoberscht in stock uelaufe in hundertschte stock und äh i de mitti hät de – – schwizer gseit – äm hät de schwizer gseit ich han es gheimnis und nachane händ di andere zwei gseit seisch euis – das geheimnis und nachane hät er gseit erscht wämmer dobe sind und nachedhär sinds dobe gsi hät de schwizer gseit ich ha de schlüssel vergässe

digung.» und so. Und dann sagte die Maus: «Nein, nein, kann mir ja auch passieren.»
76. Alexandra
Es war einmal eine Frau, die hatte einen Jungen und der war mongoloid und dann [unverst.] gingen sie spazieren, sagte die Frau: «Was ist das?» «Das ist äh ein [unverst.]» «Super – geraten, gut.» Dann gingen sie weiter, dann sagte die Frau wieder: «Was ist das?» Sagte es: «Das ist eine Banknote.» «Super, gut.« Dann hat er äh ging er weiter und dann hatte es irgendwie/ es ist so eins [unverst.] so ein Velo mit drei Rädern.
andere Kinder: ein Tandem.
Alexandra: Ihr seid die Mongoliden [sic] – der Mongolide musste ja eigentlich sagen: Es ist ein Tandem.
[Verwirrung 5 Sek.]
Alexandra: Es ist eben der Witz, dass ihr sagt, es ist ein Tandem und dann seid ihr der Mongolide.
77. Jasmin
Also, es ging einmal ein Mäuschen mit einem Elefant ins Kino und dann hatte es nur noch zwei Plätze hintereinander, dann sass der Elefant vorne und äh das Mäuschen hinten und dann war Pause und dann sagte das Mäuschen zum Elefanten: Das ist im Fall sehr unangenehm, wenn du nichts siehst.» Und dann nachher sagte der Elefa/ sagte das Mäuschen: «Können wir nicht einmal tauschen?» Nachher sagte er: «Ja, gut.» Und nachher war das Kino fertig und nachher sagte das Mäuschen: «Siehst du jetzt einmal, wie unangenehm das ist, wenn du nichts siehst.»
78. Carmen
Ja also, es waren einmal ein Italiener, ein Franzose und ein Schweizer und nachher mussten sie zuoberst in einen Stock hinaufgehen, in den hundertsten Stock und äh in der Mitte sagte der – – Schweizer äm: «Ich habe ein Geheimnis.» Und nachher sagten die anderen zwei: «Sagst du uns – das Geheimnis?» Und nachher sagte er: «Erst wenn wir oben sind.» Und nachher waren sie oben, sagte der Schweizer: «Ich habe den Schlüssel vergessen.»

79. Andreas
aso es isch emal e mus und en elefant i de wüesti go laufe nachär hät – hät de elefant gseit ou ich ha so heiss ich schwitze so und dänn hät d mus gseit törfsch i mim schatte laufe

80. Sandra
es isch emal äh – e frau gsi mit emene mit zwei hünd und s eint hät höseli em höseli abe gheisse [unverst.; Kinder sprechen 5 Sek.] s eint hät höseli abe gheisse und s andere pimmeli gheisse sinds in park gloffe und dänn und dänn isch [unverst.] gsi und dänn isch en polizischt cho und dänn isch – s höseli uf de baum ue und äm – s – – pimmeli hinder de busch nachär hät d frau gseit – höseli abe pimmeli füre und nachane hät de ma hät de polizischt d hose abegla und s pimmeli

81. Martina
d lehrerin hät zum fritzli gseit fritzli ich HA der doch gseit Alles wo mer cha alange schrib mer grOss warum schribsch dänn du löi mit emene chline äl? – – dänn seit dä fritzli SI frä lehrerin ich wünsche ine VILL vergnüege wänn si de löi alanged

82. Manuel
wüssed si wi wiso dass d äh d amerikaner pfäffer über de fernseh abe läred? damit s bild scharf wird

83. Stefan
es isch emal en ma is reschtorant cho dänn chunt de chelner an tisch und fräget – – äm was wänd si ässe? dänn seit dä gascht – – grüezi herr chelner ich/ chelner ich han ich han hunger win en wolf da seit de chelner tuet mer leid aber rotchäppli hämmer nöd uf lager

84. Simon
aso – – zwe bauarbeiter – oder nei en bauarbeiter zum andere – – wa bi/ bi wa bisch du? – seit er bi nüt – dänn seit de ander guet wänt fertig bisch – machemer firabig

79. Andreas
Also, es gingen einmal eine Maus und ein Elefant in der Wüste spazieren. Nachher sagte der Elefant: «Oh, ich habe so heiss, ich schwitze so.» Und dann sagte die Maus: «Du darfst in meinem Schatten gehen.»

80. Sandra
Es war einmal äh – eine Frau mit einem mit zwei Hunden und das eine hiess Höschen em Höschen runter [unverst.; Kinder sprechen 5 Sek.] das eine hiess Höschen runter und das andere Pimmelchen. Gingen sie in den Park und dann [unverst.] und dann kam ein Polizist und dann ging – das Höschen auf den Baum rauf und äm – das – – Pimmelchen hinter den Busch. Nachher sagte die Frau: «Höschen runter, Pimmelchen hervor.» Und nachher liess der Mann, liess der Polizist die Hose runter und das Pimmelchen.

81. Martina
Die Lehrerin sagte zu Fritzchen: «Ich sagte dir doch, alles, was man anfassen kann, schreibt man gross. Warum schreibst du dann Löwe mit einem kleinen ‹l›?» Dann sagt Fritzchen: «Sie, Frau Lehrerin, ich wünsche Ihnen viel Vergnügen, wenn Sie den Löwen anfassen.»

82. Manuel
Wissen Sie, wie wieso dass äh die Amerikaner Pfeffer über den Fernseher schütten? Damit das Bild scharf wird.

83. Stefan
Es kam einmal ein Mann ins Restaurant, dann kommt der Kellner an den Tisch und fragt: «Ähm was möchten Sie essen?» Dann sagt der Gast: «Grüezi Herr Kellner, ich habe Hunger wie ein Wolf.» Da sagt der Kellner: «Tut mir leid, aber Rotkäppchen haben wir nicht auf Lager.»

84. Simon
Also – – zwei Bauarbeiter – oder nein, ein Bauarbeiter zum anderen: «Was bi/ Bei was bist du?» [Womit bist du gerage beschäftigt?] – Sagt er: «Bei [mit] nichts.» – Dann sagt der andere: «Gut, wenn du fertig bist, machen wir Feierabend.»

85. Felix
aso es isch emal es ehepaar go flüge mit emene gepard – uns nachär isch s fluzüg abgstürzt nachär hä abgschtürzt nachär hät hät äh d polizei gseit wa hä/ wa häsch du gmacht? wa hät s ehepaar gmacht? mh mh und wa hät wa hät/ äh wa häsch du gmacht? brrr

86. Ursi
es isch äh/ wüssed er wiso dass d oschtfriise türe us aso dass d oschtfrisemänner immer türe ushänked bevors ufs WC gönd?
Felix: dass s nöd chönd durs is schlüsselloch luege

87. Sonja
wüssed er wiso dass grossmüetere immer äm – brotmöckli ufs WC bringed?
Samuel: zum d WC änte füetere

88. Bastian
aso es isch ener echli es liedli aso ja ich ghöre es glöggli das lütet so nett ich leg s pijama a und gang is bett es lütet und lütet und wet nüme höre ich glaub ich hau dem glöggli jetz es par ad schnöre

89. Melissa
aso es sind emal zwe so – vomene altersheim so Alti lüt sind eso – amene ganz heisse TAG sinds eso uf de schtrass gloffe nachär vo de sunne schpieglets eso immer äh äh uf uf de ter nachär nachär hän händs gseit [*erleichtert*] *äh ÄNDlich wasser* jetz machi grad en chöpfler – nachär hät er so so en chöpfler uf de ter gmacht und nachär hät er gseit a nid cho! nid cho! s wasser isch glaubs gfrore

90. Leo
was isch grüen und chlopft ad türe?
en chlopfsalat

91. Simon
äm – aso dä sohn zu sim vater [*mit hoher Stimme*] *paapi gisch mer bisseguet am mor/ andere morge en/ – zwe franke?* dänn seit er de vater – wänd öppis wotsch vo mir

85. Felix
Also, es ging einmal ein Ehepaar fliegen mit einem Gepard – und nachher stürzte das Flugzeug ab, nachher sagte die Polizei: «Was hast du gemacht? Was hat das Ehepaar gemacht?» «Mh mh.» «Und was hast du gemacht?» «Brrr.»

86. Ursi
Es war äh/ Wisst ihr, wieso dass die Ostfriesen die Türe aus also dass die Ostfriesenmänner im-mer die Türe aushängen, bevor sie aufs WC gehen?
Felix: Dass sie nicht durchs Schlüsselloch schauen können.

87. Sonja
Wisst ihr, wieso dass Grossmütter immer äm – Brotstückchen aufs WC bringen?
Samuel: Um die WC-Ente zu füttern.

88. Bastian
Also es ist eher ein wenig ein Liedchen, also ja. Ich höre ein Glöckchen, das läutet so nett. Ich zieh das Pijama an und gehe ins Bett. Es läutet und läutet und will nicht mehr aufhören. Ich glaub ich hau dem Glöckchen jetzt ein paar an die Schnauze.

89. Melissa
Also, es gingen einmal zwei so – von einem Altersheim so alte Leute – an einem ganz heissen Tag gingen so auf der Strasse. Nachher spiegelt es immer so von der Sonne auf dem Teer [Schweizerdeutsch für Asphalt]. Nachher nachher sagten sie [erleichtert]: «Ah, endlich Wasser. Jetzt mach ich grad einen Kopfsprung.» Nachher machte er so so einen Kopfsprung auf den Asphalt und nachher sagte er: «Ah! Nicht kommen, nicht kommen! Das Wasser ist, glaub ich, gefroren.»

90. Leo
Was ist grün und klopft an die Türe?
Ein Klopfsalat.

91. Simon
Ähm – also, der Sohn zu seinem Vater [mit hoher Stimme]: «Papi, gibst du mir bitte am anderen Morgen zwei Franken?» Dann sagt er, der Vater: «Wenn du etwas willst, dann

dänn red normal – dänn seit er – – hoi alte rück mal n schein raus
92. Andrea
was isch gäl und flügt dur d luft?
en chines wo e bombe gfunde hät
93. Alex
aso s het emal de fritzli hät emal es sexheftli aglueget [Kinder lachen] und dänn hät er d mueter gfröget du mami wa heisst sexbombe? nachär hät si hät si nöd welle d warheit säge dän hät si gseit Oma nacher isch er gange und nacheme zitli wider cho – – und nachär hät er gfragt du mami wa heisst BH und nachär hät si au nöd wider welle d wahrheit säge und hät gseit mantel und nacher isch er gAnge und nachär wider cho und dänn hät er scho wider gfragt du mami wa heisst bumse? und nachär hät wider nöd welle – d wahrheit säge und nachär hät si gseit ässe und nachär isch d oma cho und nachär hät er gseit hoi sexbombe ziä de BH ab und chum go bumse
94. Ursi
es isch emal äh ä brünetä gsi und ä blondine gsi dänn hän händs/ sinds uf ere brugg gsi dänn händs gwettet wer zerscht dune isch und nachene – – isch blo/ aso d brünete abegumped und d blon und d blondine hät no müese zerscht um de wäg fröge
95. Tanja
was isch das es isch grüen und lit im sarg?
es sterbsli
96. Stefanie
aso de daniel hät emal sinere tante en brief gschribe – dänn hät er gschribe – liebi tante – würsch mer bitte äm in ere wuche tusig äh nei hundert franke schicke? dänn chunt nachere wuche chunt en brief zrugg vo de tante mit zä franke dine dänn hät si gschribe LIEbe daniel – da sind dini ZÄ franke aber ich mues di no verbessere zäni schribt mer zä schribt mer nöd mit zwei null

97. Samuel
sisch eifach vom samichlaus – – äm – was isch das für es liechtli was isch das für en schii

rede normal.» Dann sagt er: «Hoi Alter, rück mal 'n Schein raus.»
92. Andrea
Was ist gelb und fliegt durch die Luft?
Ein Chinese, der eine Bombe gefunden hat.
93. Alex
Also, Fritzchen schaute einmal ein Sexheftchen an [Kinder lachen] und dann fragte er die Mutter: «Du Mutti, was heisst Sexbombe?» Nachher wollte sie nicht die Wahrheit sagen, dann sagte sie: «Oma.» Nachher ging er und kam nach einer Weile wieder – – und nachher fragte er: «Du Mutti, was heisst BH?» Und nachher wollte sie auch wieder nicht die Wahrheit sagen und sagte: «Mantel.» Und nachher ging er und dann fragte er schon wieder: «Du Mutti, was heisst bumsen?» Und nachher wollte wieder nicht die Wahrheit sagen und nachher sagte sie: «Essen.» Und nachher kam die Oma und nachher sagte er: «Hoi Sexbombe, zieh den BH aus und komm bumsen.»
94. Ursi
Es war einmal äh eine Brünette und eine Blondine, dann waren sie auf einer Brücke, dann wetteten sie, wer zuerst unten ist und nachher sprang die Blo/ also die Brünette runter und die Blon und die Blondine musste zuerst noch nach dem Weg fragen.
95. Tanja
Was ist das, es ist grün und liegt im Sarg?
Ein Sterbschen.
96. Stefanie
Also, der Daniel schrieb einmal seiner Tante einen Brief – dann schrieb er: «Liebe Tante – würdest du mir bitte äm in einer Woche tausend äh nein hundert Franken schicken?» Dann kommt nach einer Woche ein Brief zurück von der Tante mit zehn Franken drin. Dann schrieb sie: «Lieber Daniel – hier sind Deine zehn Franken, aber ich muss dich noch verbessern: zehn schreibt man zehn schreibt man nicht mit zwei Null.»
97. Samuel
Es ist einfach vom Samichlaus – – äm – was ist das für ein Lichtlein, was ist das für ein

de chlaus mit em ferrari chunt grad de wald duri mit eme sibezger id kurve mit eme achzger in baum mit eme hunderter uf de fridhof das isch sin letschte traum

98. David

es isch emal e blondine ines elektrogschäft gange nachane hät si gseit ghaa ich wett genAU DE fernseh nachane hät – hät hät ver verchäuferin gseit gha a blo/ a blondine verchaufemer nöd nachane isch si am nächschte tag mit schwarze haar inegange ich hätti gern DE fernseh nachane hät verchäuferin gseit gha a ver/ blondine verchaufemer nöd und das hät si di di ganz wuche gmacht gha immer mit enere andere haarfarb – nachane – am nächschte tag isch si – wider verbi nachane häts hät mi mit VIOLETTE haar [Kinder lachen] ich hätti gern DE fernseh dänn hät d verchäuferin gseit gha – a blondine verchaufemer nöd und dänn hät d blondine gseit gha wiso wüssed si dass ich e blondine bin nachane hät d verchäuferin gseit gha das isch kän fernseh das isch en mikrowälle

99. Julia

wiso nimmt d blondine e türe mit ufs WC? – – [einige Kinder lachen]

Julia: [zeigt auf David] David
David: nei ich wei/ wetts nöd säge
Julia: Rahel
Rahel: dass niemert ine gseht
Julia: ja

[einige Kinder kommen nicht draus, es hat ja schon eine Türe]

Julia: ja aber si isch/ si tuets eifach vors schlüsselloch dass niemert ie chan luege

100. Mirjam

wivil öschterricher passed ine telefonkabine ie?

de häsch vo mir

tusig die sind so hohl die chasch inenand ieschtelle

101. Thomas

es isch äh – en italiener en türk und en schwizer hän/ händ gwettet wer zerscht a/ äh wer

Schein. Der Klaus [Sankt Nikolaus] mit dem Ferrari kommt grad durch den Wald. Mit siebzig in die Kurve, mit achtzig in den Baum, mit hundert auf den Friedhof, das ist sein letzter Traum.

98. David

Es ging einmal eine Blondine in ein Elektrogeschäft, nachher sagte sie: «Ich will genau diesen Fernseher.» Nachher sagte die Ver Verkäuferin: «An Blo/ an Blondinen verkaufen wir nicht.» Nachher ging sie am nächsten Tag mit schwarzen Haaren hinein: «Ich hätte gerne diesen Fernseher.» Nachher sagte die Verkäuferin: «An Ver/ Blondinen verkaufen wir nicht.» Und das machte sie die ganze Woche, immer mit einer anderen Haarfarbe. Nachher – am nächsten Tag ging sie wieder vorbei, mit violettem Haar [Kinder lachen]: «Ich hätte gerne diesen Fernseher.» Dann sagte die Verkäuferin: «An Blondinen verkaufen wir nicht.» Und dann sagte die Blondine: «Wieso wissen Sie, dass ich eine Blondine bin?» Nachher sagte die Verkäuferin: «Das ist kein Fernseher, das ist eine Mikrowelle.»

99. Julia

Wieso nimmt die Blondine eine Türe mit ufs WC? – – [einige Kinder lachen]

Julia: [zeigt auf David] David.
David: Nein, ich wills nicht sagen.
Julia: Rahel.
Rahel: Dass niemand hinein sieht.
Julia: Ja.

[einige Kinder kommen nicht draus, es hat ja schon eine Türe]

Julia: Ja, aber sie tut sie einfach vors Schlüsselloch, dass niemand hineinschauen kann.

100. Mirjam

Wieviele Österreicher passen in eine Telefonkabine rein?

anderes Kind: Den hast du von mir.

Tausend, die sind so hohl, die kannst du ineinander hineinstellen.

101. Thomas

Es war äh – ein Italiener, ein Türke und ein Schweizer wetteten, wer zuerst äh wer am

am schnällschte uf em mars obe isch – – eis zwei drü dänn isch de italiener isch i die richtig gännt de schwizer i die richtig de türk isch an kiosk gännt hät es mars kauft isch druf gschtande ich han gunne
102. Alexandra
es isch emal – en bueb gsi de hät gseit min papi isch so en schisshaas wänns mami furtgaht dänn dänn gaht de papi immer zu de nachbare übere go schlafe
103. Nina
warum chamer zwüsched vier und föif nöd in urwald? [längere Pause ca. 9 Sek.] wil dänn de elephant am fallschirm springe isch
104. David
was isch farbig und rännt us us de chuchi? fluchtsalat
105. David
was isch brun und chläbt a de wand?
Dominique: e bruni turte
David: nei [unverst.]
Mädchen: dräck?
David: nei
jemand: chläbchueche
David: stimmt
106. Nina
warum sind d krokodil so flach?
will en elefant immer ufs abetramped
107. Mirjam
wüssed si warum d öschterricher am auto es A und e käs Ö?
verschiedene Kinder: wills arschlöcher sind [unverst. 5 Sek.]
Mirjam: arschloch schribt mer nöd mit Ö
108. Claudia
es isch emal e frau mitemene chind go schpaziere – und dänn – – – [6 Sek.] sinds über e wise – – und dänn häts eso en häts meitli gfräget maami töffi ich de handschtand mache? [lacht] dänn hät si gseit nei susch gsehnd d buebe dini unzgi [Kinder lachen] – – – maami töffi de handschtand mache? dänn hät si gseit nei susch gsehnd d buebe dini unzgi [Kinder lachen] dänn sinds dehei gsi maami töffi ich de handschtand mache? nei susch gsehnd d buebe dini undzgi dänn isch s meitli

schnellsten auf dem Mars oben ist. Eins, zwei, drei, dann rannte der Italiener rannte in diese Richtung, der Schweizer in diese Richtung. Der Türke rannte an den Kiosk, kaufte ein Mars, stand drauf: «Ich habe gewonnen.»
102. Alexandra
Es war einmal – ein Junge, der sagte: «Mein Papi ist so ein Angsthase, wenn Mutti fortgeht, dann geht der Papi immer zu den Nachbarn rüber schlafen.»
103. Nina
Warum kann man zwischen vier und fünf nicht in den Urwald? [längere Pause ca. 9 Sek.] Weil dann der Elefant am Fallschirmspringen ist.
104. David
Was ist farbig und rennt aus aus der Küche? Fluchtsalat.
105. David
Was ist braun und klebt an der Wand?
Dominique: Eine braune Torte.
David: Nein. [unverst.]
Mädchen: Dreck?
David: Nein.
jemand: Klebkuchen.
David: Stimmt.
106. Nina
Warum sind die Krokodile so flach?
Weil ein Elefant immer auf sie drauftritt.
107. Mirjam
Wissen Sie warum die Österreicher am Auto ein A und kein Ö haben?
verschieden Kinder: Weil sie Arschlöcher sind. [unverst. 5 Sek.]
Mirjam: Arschloch schreibt man nicht mit Ö.
108. Claudia
Es ging einmal eine Frau mit einem Kind spazieren – und dann – – – [6 Sek.] gingen sie über eine Wiese – – und dann fragte das Mädchen: «Mami, darf ich den Handstand machen?» [lacht] Dann sagte sie: «Nein, sonst sehen die Buben deine Unterhosen.» [Kinder lachen] «Mami, darf ich den Handstand machen?» Dann sagte sie: «Nein, sonst sehen die Buben deine Unterhosen.» [Kinder lachen] Dann waren sie zuhause: «Mami, darf ich den Handstand machen?» «Nein, sonst

use – – und dänn hä häts si d handschtand gmacht isch ine gange maami ich han de handschtand gmacht dänn händ aber d buebe dini unzgi gseh nei ich has eifach abzoge

sehen die Buben deine Unterhosen.« Dann ging das Mädchen raus – – und dann machte es den Handstand, ging rein: «Mami, ich habe den Handstand gemacht.» «Dann haben aber die Buben deine Unterhosen gesehen.« «Nein, ich hab sie einfach ausgezogen.»

109. Natalie
es sind emal drü tomate gsi e grossi e mittleri und e chlini dänn händs gwettet de wo zerscht über de andere strasserand chunt dänn isch di gross dure gange dänn hät se si – de – erscht – autofahrer verquätscht dänn isch di mittler durgegange de zweit autofahrer verquätscht dänn isch di chli duregange hät glueget isch duregange

109. Natalie
Es waren einmal drei Tomaten, eine grosse, eine mittlere und eine kleine, dann wetteten sie, wer zuerst über den anderen Strassenrand kommt. Dann ging die grosse rüber, dann wurde sie vom ersten Autofahrer zerquetscht. Dann ging die mittlere rüber, vom zweiten Autofahrer verquetscht. Dann ging die kleine rüber, schaute und ging rüber.

110. Christina
es isch emal e frau gsi und en papagei und dä hät immer banane gseit und dänn hät äm d frau gseit wännt no eimal banane seisch dänn schteck ich dich in WC und dänn hät de papagei banane gseit dänn hät d frau – de papagei in ins WC gschte/ gschteckt und dänn i isch d frau is WC gange und dänn hät de papagei s füdli gseh gseit füdli gseh füdli gseh

110. Christina
Es war einmal eine Frau und ein Papagei und der sagte immer «Banane» und dann sagte äm die Frau: «Wenn du noch einmal Banane sagst, dann stecke ich dich ins WC.» Und dann sagte der Papagei: «Banane». Dann steckte die Frau den Papagei ins WC und dann ging die Frau aufs WC und dann sagte der Papagei: «[Ich habe] den Hintern gesehen, Hintern gesehen.»

111. Sophie
es sind emal zwei ballön dur d wüeschti gfloge dänn hät de erschti ballon achtung da vorne en kaktussssss dä zweit ich wEIssssss

111. Sophie
Es flogen einmal zwei Ballone durch die Wüste, dann [sagte] der erste Ballon: «Achtung, da vorne, ein Kaktussssss!» Der zweite: «Ich weissss.»

112. David
wiso tüend d öschterrichter – – pfäffer über de – bildschirm/ computerbildschirm? damit s bild schärfer wird

112. David
Weshalb tun die Österreicher – – Pfeffer über den – Bildschirm/ Computerbildschirm? Damit das Bild scharfer wird.

113. Nicole
was isch en unterschid zwüsched ere lus und em elefant? – de elefant cha d lüs ha aber d lüs de elefant nöd

113. Nicole
Was ist ein Unterschied zwischen einer Laus und einem Elefanten? – Der Elefant kann die Läuse haben aber die Läuse den Elefanten nicht.

114. Silvan
wiso äh – wämmer en ma und e frau als schneema bout wiso brucht mer dänn für de ma länger als für d frau?

Nicole:	wil de ma grösser isch
Silvan:	nei
Mädchen:	will mer de ma zerscht mus ushöhle

114. Silvan
Wieso äh – wenn man einen Mann und eine Frau als Schneemann baut, wieso braucht man dann für den Mann länger als für die Frau?

Nicole:	Weil der Mann grösser ist.
Silvan:	nein
Mädchen:	Weil man den Mann zuerst aushöhlen muss.

115. Nicolas
es isch emal bus und es isch emal en bus und äh – äh ja es isch emal en bus gsi – – dä dänn isch zunere Station cho dänn hät er aghalte sind achze lüt igschtige und drü wider us – nachane si sind – – isch er zunere nächschte bushaltestell cho dänn si sind föif – sind föif igschtige und eine wider us und nachane isch er zunere ande andere bushaltestell cho – isch sind zä lüt igschtige und föif wider us – und nachane sind isch zunere nächschte cho dänn sind sind zwölf igschtige und zwei wider us – – ja – und nachane isch er zunere nächschte cho dänn sind wider zä igschtige und eine wider us wievil bushaltestelle sinds gsi?
116. Timea
äm es isch emal en papagei gsi de isch [unverst.] dänn hät er äm müese – usflüge hä/ hät si gseit zur straf muesch usflüge und innerhalb vonere halbe stund drü wörter lerne und nachher isch si witer/ isch er – gfloge und nacher isch er zu [unverst.] cho und det händ d chind gseit *arschloch arschloch* und isch/ hät er sich gmerkt witergfloge isch er zumene fuessballplatz cho dänn händs grad welle es tor schüsse und ischs aber äm am tor verbi [*singend*] *drei meter daneben* [Kinder lachen] isch er witergfloge isch zumene flughafe cho und dänn dänn isch dänn hät äm häts det grad gheisse [*singend*] *der dicke jumbojet ist gelandet der dicke jumbojet ist gelandet* isch er äm ali drü gmerkt isch wider heigfloge und dänn hät er aber meh als e halb schtund gha und nachhär hät si gseit säg mer jetzt aber mindeschtens diä drü Wörter und dänn hät er gseit *arschloch arschloch* und dänn hä dänn hät si gseit was? und dänn dänn hät si ihm welle tasse nach em schüsse und dänn isch si denäbed gange dänn hät er gseit *drei meter daneben drei meter daneben * hät si en wele fange isch si uf em teppich usgrutscht isch uf de buch gfloge und dänn hät er gseit *der dicke jumbojet ist gelandet der dicke jumbojet ist gelandet*
117. Lisa
es isch emal en italiener en schwizer und en jugo gsi und dänn isch de jugo iegange is hotel

115. Nicolas
Es war einmal ein Bus und es war einmal ein Bus und äh – äh ja, es war einmal ein Bus – – dann kam er zu einer Station, dann hielt er an, stiegen achtzehn Leute ein und drei wieder aus. Nachher kam er zu einer nächsten Bushaltestelle, dann stiegen fünf ein und eine wieder aus und nachher kam er zu einer anderen Bushaltestelle – stiegen zehn Leute ein und fünf wieder aus – und nachher kam er zur nächsten, dann stiegen zwölf ein und zwei wieder aus – – ja – und nachher kam er zu einer nächsten, dann stiegen wieder zehn ein und einer wieder aus. Wieviele Bushaltestellen waren es?
116. Timea
Äm es war einmal ein Papagei, der war [unverst.] dann musste er äm – ausfliegen, dann sagte sie: «Zur Strafe musst du ausfliegen und innerhalb einer Stunde drei Wörter lernen.» Und nachher ging sie weiter/ flog er weiter und nachher kam er zu [unverst.] und dort sagten die Kinder: «Arschloch, Arschloch!» [Das] merkte er sich, flog weiter, kam er zu einem Fussballplatz, dann wollten sie grade ein Tor schiessen, aber es ging am Tor vorbei: «Drei Meter daneben!» Flog er weiter, kam zu einem Flughafen und dann hiess es dort gerade: «Der dicke Jumbojet ist gelandet, der dicke Jumbojet ist gelandet!» Merkte er sich alle drei, flog er wieder nach Hause und dann hatte er aber mehr als eine halbe Stunde und nachher sagte sie: «Sag mir jetzt aber mindestens die drei Wörter.» Und dann sagte er: «Arschloch, Arschloch!» Und dann sagte sie: «Was?» Und dann wollte sie eine Tasse nach ihm werfen und dann ging sie daneben und dann sagte er: «Drei Meter daneben, drei Meter daneben!» Wollte sie ihn fangen, rutschte sie aus, fiel auf den Bauch und dann sagte er: «Der dicke Jumbojet ist gelandet, der dicke Jumbojet ist gelandet!»

117. Lisa
Es waren einmal ein Italiener, ein Schweizer und ein Jugo und dann ging der Jugo rein ins

iecho hät er gfröget cha/ häts da irgendwo es WC? dänn hät er gseit ja dänn isch er ufs WC dänn hät er hät eso e schtimm gseit *wänn de deckel abegheit simmer tood wänn de deckel abegheit simmer tood* dänn isch er usegrännt dänn isch de italiener ie dänn hät er gfröget häts da irgendwo es WC? dann hät er gseit – ja und dänn isch er ufs WC und dänn hät er hät e lisligi schtimm gseit *wänn de deckel abegheit simmer tood wänn de dekkel abegheit simmer tood* dänn isch de sch/ isch er usegrännt dänn isch de schwizer ie dänn hät er gseit – häts da irgendwo es WC? dänn hät er gseit ja dänn isch er ufs WC dänn hät e lisligi schtimm gseit *wänn de deckel abegheit simmer tood wänn de deckel abegheit simmer tood* dänn hät er s liecht aglöscht sind alles ameise uf em WC deckel gsi und händ grüeft *wänn de deckel abegheit simmer tood wänn de deckel abegheit simmer tood*

Hotel, kam rein, fragte er: «Hat's hier irgendwo ein WC?« Dann sagte er: «Ja.» Dann ging er aufs WC, dann sagte so eine Stimme: «Wenn der Deckel runterfällt, sind wir tot. Wenn der Deckel runterfällt, sind wir tot.» Dann rannte er raus, dann ging der Italiener rein, dann fragte er: «Hat's hier irgendwo ein WC?» Dann sagte er: «Ja.» Und dann ging er aufs WC und dann sagte eine leise Stimme: «Wenn der Deckel runterfällt, sind wir tot. Wenn der Deckel runterfällt, sind wir tot.» Dann rannte er raus, dann ging der Schweizer rein, dann sagte er: «Hat's hier irgendwo ein WC?» Dann sagte er: «Ja.» Dann ging er aufs WC, dann sagte eine leise Stimme: «Wenn der Deckel runterfällt, sind wir tot. Wenn der Deckel runterfällt, sind wir tot.» Dann löschte [sic] er das Licht an, waren alles Ameisen auf dem WC-Deckel und riefen: «Wenn der Deckel runterfällt, sind wir tot. Wenn der Deckel runterfällt, sind wir tot.»

118. Claudio
es isch emal en türk go laufe – – dänn isch er grad amene burehus ver/ verbicho – dänn isch er/ hät er äh det isch grad de he fritz chum emal use was macht e geiss uf em balkon? äh was machsch mit de geiss uf em balkon [Bricht ab; weiss nicht mehr weiter.]

118. Claudio
Es ging einmal ein Türke spazieren – – dann kam er grad an einem Bauernhaus vorbei. Dann war er/ hat er/ äh dort war grad der «He, Fritz, komm mal raus! Was macht eine Ziege auf dem Balkon? Äh was machst du mit der Ziege auf dem Balkon?» [Bricht ab; weiss nicht mehr weiter.]

119. Michelle
wie erkännt me dass en elefant im chüelschrank gsi isch?
anderes Mädchen: wils/ wäg de spure im butter

119. Michelle
Wie erkennt man, dass ein Elefant im Kühlschrank war?
anderes Mädchen: Weil es/ wegen den Spuren im Butter.

120. Mario
ich han AU eine vomene papagei – es isch emal e frau und en papagei gsi d frau hät gseit söllsch emal id Wält use go VIER wörter lerne – dänn isch er isch er zum – zum m fuessballplatz cho – dänn hät er ghört [*singend*] *ooleeoleoleoleeooleeoolee * und dänn isch er – zun/ zunere metzgerEI cho – – – und dänn ghört/ dänn hät er gseit mi/ mit dem messer mit dem messer geht es besser. dänn isch er zuneretelefonkabine cho dänn hä/ hä/ hät/ häts gseit [*kurz und energisch

120. Mario
Ich habe auch einen von einem Papagei. Es war einmal eine Frau und ein Papagei, die Frau sagte: «Du sollst einmal in die Welt hinaus vier Wörter lernen gehen.» Dann kam er zum Fussballplatz – dann hörte er: «Oolee oleoleolee.» Und dann kam er – zu einer Metzgerei – – – und dann sagte er: «Mit dem Messer, mit dem Messer geht es besser.» Dann kam er zu einer Telefonkabine, dann sagte es: «Jajajajajajaja.» Dann lag ein Mann tot am [auf dem] Boden, kam der Polizist [unverst.],

ausgesprochen*] *jajajajajaja* dänn isch er isch isch en – isch en isch en MA tod am bode gläge isch de polizischt cho [unverst.] dänn hät de hät de polizischt gseit hät de poli/ polizischt gseit sind SII das gsi? mit dem mis/ äh hä gsei/ hät er hät er gseit *jajajajajaja* dänn hät er gseit mit was? mit dem messer mit dem messer geht es besser und dänn isch äh hät er gseit jetzt chömed si is gfängnis hät er gseit *ooleeoleoleoleeooleeoolee*

dann sagte der Polizist: «Waren Sie das?» «Mit dem mis/ äh sagte er: «Jajajajajaja.» Dann sagte er: «Mit was?» «Mit dem Messer, mit dem Messer geht es besser.» Und dann sagte er: «Jetzt kommen Sie ins Gefängnis.» Sagte er: «Ooleeoleoleolee.»

121. Sandro
was macht – e blondine i de wüeschti?
David: staubsuge

121. Sandro
Was macht – eine Blondine in der Wüste?
David: Staubsaugen

122. Sara
es isch emal en italiener en franzos und en schwizer is halebad und nachher sinds abem sprungbrätt und nachher hät sich jede chönne öpis wünsche de franzos hät sich es coci gwünscht und isch abegumped nachhär hät er alles ustrunke dänn isch de – italiener cho isch abegumpet und hät sich rivella gwünscht isch er alles ustrunke und nachher isch de schwizer cho usgrütscht und hät gseit scheisse und nachher isch alles volle scheisse gsi

122. Sara
Es gingen einmal ein Italiener, ein Franzose und ein Schweizer ins Hallenbad und nachher sprangen sie vom Sprungbrett und nachher konnte sich jeder etwas wünschen. Der Franzose wünschte sich eine Cola und sprang runter, nachher trank er alles aus. Dann kam der – Italiener, sprang runter und wünschte sich Rivella, trank er alles aus und nachher kam der Schweizer, rutschte aus und sagte: «Scheisse!» Und nachher war alles voll Scheisse.

123. Alissa
es sind emal en italiener en schwizer und en franzos gsi die händ gwettet wer am längschte cha in en ameisehufe inega – dänn isch de franzos ine ei sekunde – dänn isch de italiener ine – zwei sekunde dänn [lacht] isch de schwizer ine föif minute dänn händ di andere gfröget wie häsch das gmacht dänn hät de schwizer gseit ich han eifach königin tödet und dänn sind alli ad beerdigung

123. Alissa
Es waren einmal ein Italiener, ein Schweizer und ein Franzose, die wetteten, wer am längsten in einen Ameisenhaufen hineingehen könne. Dann ging der Franzose rein: eine Sekunde. Dann ging der Italiener rein: zwei Sekunden. Dann [lacht] ging der Schweizer rein: fünf Minuten. Dann fragten die anderen: «Wie hast du das gemacht?» Dann sagte der Schweizer: «Ich habe einfach die Königin getötet und dann gingen alle an die Beerdigung.»

124. Tim
es sind emal es isch emal en schwizer en afrikaner und en italiener gsi und die händ uf ere uf ere bauschtell gschaffed gha dänn hä/ hät de eint de schwizer gseit gha WEHE! da isch chäs drin – im bröt/ im brötli dänn hät er ufgmacht isch chäs drin gsi furtgschosse nachher hät de italiener gseit gha WEHE! da isch schinke drin ufgmacht schinke drin furtgschosse und nachane de – de nei de anderes Kind: schwizer hani scho gha afrikaner

124. Tim
Es waren einmal es war einmal ein Schweizer, ein Afrikaner und ein Italiener und die arbeiteten auf einer Baustelle. Dann sagte der eine, der Schweizer: «Wehe, da ist Käse drin, im Brötchen!» Dann machte er [es] auf, war Käse drin, fortgeworfen. Und nachher sagte der Italiener: «Wehe, da ist Schinken drin!» Aufgemacht, Schinken drin, fortgeworfen. Und nachher der – der nein der anderes Kind: Schweizer. Hatte ich schon, Afrikaner: «Wehe,

WEHE! da isch fleisch drin ufgmacht fleisch drin furtgschosse – und nachane am nächschte tag händs [unverst.] wänns no eimal händ alli drü gseit gha wänns no eimal das dine hät vo geschter – dänn gumpi vom – hus obenabe – nachane händs a all drü ufgmacht alli wider s glich dine gha sinds dänn sinds obenabe gumped nachane hät sind all drü fraue vo däne ad beerdigung gange und nachane hät die eint frau gseit gha er isch sälber schuld er hät sis brötli sälber gschtriche

125. Sarina

kännsch de chürzischt je/ jegerwitz? – händ sich zwe jeger troffe

126. Maria

s isch emal de fritzli gsi dänn hät de lehrer gseit so als ufgabe müend er jede familiemitglid fräge – öbs es versli händ für id schuel dänn isch er heigange hät er d mueter gfrägt mami häsch du für mich – es versli? häts si gseit hinder de sibe bärge bi de sibe zwärge und dänn hät hät er sich das gmerkt dänn isch er zum vater gange dänn hät er hät er gfröget papi häsch du mir es witzli es versli nachane hät er gseit – [*singend*] *ich bin es rosarots warzeschein ich bin es rosarots warzeschein* dänn hät er sich das gmerkt dänn isch er zum brüeder dänn hät er gfröget häsch du für mich es versli *ich bi de supermän ich bi de supermän* dänn hät er gseit – – nei zerscht isch d schwöschter cho – dänn nachher [unverst.] dänn isch er zu de schwöschter dänn hät er hät er gseit gha häsch du für mich es versli hät si gseit LA MI IN RUE! und dänn isch de brüeder cho und dänn hät er – gseit häsch du für mich es versli und dänn hät er gseit *ich bi de supermän ich bi de supermän* und dänn isch er am nächschte tag id schuel nachane hät de lehrer gfrogt so fritzli jetz bisch du dra mi dine versli dänn hät er gseit HINder de sibe BÄRge bi de sibe zwärge hät er gseit guet s NÄCHschti *ich bin es rosarots warzeschein ich bin es rosarots warzeschein* und dännä isch er – – – zum nächschte cho und nachher hät de lehrer gfroget etz namal s nächschti dänn hät er gseit

da ist Fleisch drin!» Aufgemacht, Fleisch drin, fortgeworfen. Und nachher, am nächsten Tag [unverst.] wenn sie noch einmal, sagten alle drei: «Wenn es noch einmal das drin hat von gestern, dann spring ich vom – Haus runter.» Nachher machten sie es alle drei auf, hatten alle wieder das gleich drin, sprangen sie runter. Nachher gingen alle drei Frauen von denen an die Beerdigung und nachher sagte die eine Frau: «Er ist selber schuld, er hat sein Brötchen selber gestrichen.»

125. Sarina

Kennst du den kürzesten Jägerwitz? – Haben sich zwei Jäger getroffen.

126. Maria

Es war einmal der Fritzli, dann sagte der Lehrer: «So, als Aufgabe müsst ihr jedes Familienmitglied fragen, ob es ein Verslein habe für in die Schule.» Dann ging er nach Hause, fragte er die Mutter: «Mami, hast du für mich – ein Verslein?» Sagte sie: «Hinter den sieben Bergen, bei den sieben Zwergen.» Und dann merkte er sich das, dann ging er zum Vater, dann fragte er: «Papi, hast du mir ein Witzchen, ein Verslein?» Dann sagte er [singend]: «Ich bin ein rosarotes Warzenschwein, ich bin ein rosarotes Warzenschwein.» Dann merkte er sich das, dann ging er zum Bruder, dann fragte er: «Hast du für mich ein Verslein?» «Ich bin der Superman, ich bin der Superman.» Dann sagte er – – nein, zuerst kam die Schwester, dann nachher [unverst.] dann ging er zur Schwester, dann sagt er: «Hast du für mich ein Verslein?» Sagte sie: «Lass mich in Ruhe!» Und dann kam der Bruder und dann sagte er: «Hast du für mich ein Verslein?» und dann sagte er: «Ich bin der Superman, ich bin der Superman.» Und dann ging er am nächsten Tag in die Schule, nachher fragte der Lehrer: «So, Fritzli, jetzt bist du dran mit deinen Verslein.» Dann sagte er: «Hinter den sieben Bergen, bei den sieben Zwergen.» Sagte er: «Gut, das nächste.» «Ich bin ein rosarotes Warzenschwein, ich bin ein rosarotes Warzenschwein.» Und dann kam er zum nächsten und dann fragte der Lehrer: «Jetzt noch-

LA MI IN RUE! hät er gseit etz gangi aber grad de diräktor go hole nacher hät er gseit was häsch vorher lehrer gseit nachher hät er gseit *ich bi de supermän ich bi de supermän*

127. Nadine
kännsch de witz vom schnäggli? – – es isch emal es schnäggli über d brugg kroche – – –
Versuchsleiter: und dänn?
Nadine: musch warte bis es dänne isch

128. Jil
es isch emal en schwizer en italiener und en [unverst.] die händ gwettet wer am längschte chan uf em dach hocke ohni ufs WC ga nachär isch de italiener – [unverst.] ein tag dänn nachär isch de franzos ufe – de hät chöne e WUche dobe blibe nächer de schwizer de isch es jahr dobe blibe – andere Kinder: de chinES [überlappend] de chines d chines isch es gsi de isch es jahr dobe blibe dänn händs gfröget wie häsch das gmacht? dänn hät er gseit anderes Kind [Junge] laut: a ich känn en *sching schang schung chinesen sind nicht dumm sching schang schung chinesen haben windeln um*

129. David
David: was isch grüen und chlopft a de türe? – Samuel
Samuel: en frosch
[David schüttelt den Kopf]
David: Natalie
Natalie: en eilien
David: nei
Anna: en tannebaum
David: nei – Philona
Philona: en erbse
David: nei
Stefan: en chlopfsalat
David: stimmt

130. Leandra
de fritzli isch emal id schuel gange dänn händs zeichnigsschtund gha und dänn händs müese e chue [unverst.] zeichne und dänn isch de lehrer zum fritzli cho und hät gseit da isch

mals das nächste.» Dann sagte er: «Lass mich in Ruhe.» Sagte er: «Jetzt gehe ich aber gerade den Direktor holen.» Nachher sagte er: «Was hast du vorher dem Lehrer gesagt?» Nachher sagte er: «Ich bin der Superman, ich bin der Superman.»

127. Nadine
Kennst du den Witz vom Schnecklein? – – Es kroch einmal ein Schnecklein über die Brücke.
Versuchsleiter: Und dann?
Nadine: Du musst warten bis es drüben ist.

128. Jil
Es war einmal ein Schweizer, ein Italiener und ein [unverst.], die wetteten, wer am längsten auf dem Dach sitzen kann, ohne aufs WC zu gehen. Nachher war der Italiener – [unverst.] einen Tag, dann nachher ging der Franzose rauf, der konnte eine Woche oben bleiben, nachher der Schweizer, der blieb ein Jahr oben andere Kinder: der Chinese [überlappend] der Chinese, der Chinese war es, der blieb ein Jahr oben, dann fragten sie: «Wie hast du das gemacht?» Dann sagte er anderes Kind [Junge] laut: Ah ich kenne ihn! «Sching Schang Schung, Chinesen sind nicht dumm. Sching Schang Schung, Chinesen haben Windeln um.»

129. David
David: Was ist grün und klopft an der Türe? – Samuel
Samuel: Ein Frosch
[David schüttelt den Kopf]
David: Natalie
Natalie: Ein Alien.
David: Nein.
Anna: Ein Tannebaum.
David: Nein – Philona
Philona: Eine Erbse.
David: Nein.
Stefan: Ein Klopfsalat.
David: Stimmt.

130. Leandra
Der Fritzli ging einmal in die Schule, dann hatten sie Zeichnungsstunde und dann mussten sie eine Kuh [unverst.] zeichnen und dann kam der Lehrer zum Fritzli und sagte: «Da

dänn dis gras? [unverst.] häts scho gfrässe dänn hät de lehrer gseit wo isch dänn d chue? dänn hät er gseit die isch dänk zrugg in schtall wills kä gras me hät

131. Monika
was heisst DIEKUHRANNTEBISSIEFIEL-AUFIHROHRUM? – – – [7 Sek.] [*schnell gesprochen*] *Die KUH rannte bis SIE fiel auf ihr ohr rum* oder ich känn namal eine wasSERgelTEkuPFERgeltE oder schipfensterchen

132. Dominik
was isch grüen und frisst flüge? – und hät e langi roti zunge?
Philipp: es kameleon
Dominik: ja

133. Corina
was hockt i de chile und blüetet uf em chopf? – – Alexa
Alexa: es pommfritli [unverst.] – es pommfritli wo kätschöp [Ketchup] obe dra hät
Corina: ja stimmt aber es heisst nöd pommfritli sondern FROMMfritli – mit kätschöp uf em chopf

134. Belinda
was lit im sarg und isch grüen?
Kevin: es tomätli
Sarah: es erbsli
Belinda: es sterbsli

135. David
es isch emal en papagei und e frau gsi de papagei hät immer hörnli gässe und dänn hä/ hät d frau gseit gha wännd no eimal hörnli issisch dänn rissi dir all fädere us dänn hät er no es hörnli gässe dänn hät si im all fädere usgrisse – nachane isch er uf de balkon gange nachane hät er en ma mit ere glatze gse und nachane hät er gseit gha händs si au hörnli gschtibizt?

136. Paulo
es isch emal e igelfamilie über e strass und na/ nachher isch es auto cho und hät alli überfahre ussert u/ bis uf de chlinscht nachher isch de in e bauloch gheit und nachher sind

ist denn dein Gras?» [unverst.] «Hat es schon gefressen.» Dann sagte der Lehrer: «Wo ist denn die Kuh?» Dann sagte er: «Die ist eben zurück in den Stall, weil es kein Gras mehr hat.»

131. Monika
was heisst diekuhranntebissiefielaufihrohrum? – – – [7 Sek.] [schnell gesprochen:] Die KUH rannte bis SIE fiel auf ihr ohr rum oder ich känn namal eine wasSERgelTEkuPFERgeltE oder schipfensterchen

132. Dominik
Was ist grün und frisst Fliegen? – und hat eine lange rote Zunge?
Philipp: Ein Kameleon.
Dominik: Ja.

133. Corina
Was sitzt in der Kirche und blutet auf dem Kopf? – – Alexa
Alexa: Ein Pommfritchen [unverst.] – Ein Pommfrittchen, das Ketchup oben drauf hat.
Corina: Ja, stimmt, aber es heisst nicht Pommfrittchen, sondern FROMMfrittchen – mit Ketchup auf dem Kopf.

134. Belinda
Was liegt im Sarg und ist grün?
Kevin: Ein Tomätli.
Sarah: Ein Erbsli.
Belinda: Ein Sterbsli.

135. David
Es war einmal ein Papagei und eine Frau. Der Papagei ass immer Hörnli und dann sagte die Frau: «Wenn du noch einmal Hörnli isst, dass reiss ich dir alle Federn aus.» Dann ass er noch ein Hörnli, dann riss sie ihm alle Federn aus. Nachher ging er auf den Balkon und nachher sah er einen Mann mit einer Glatze und nachher sagte er: «Haben Sie auch Hörnli geklaut?»

136. Paulo
Es ging einmal ein Igelfamilie über die Strasse und nachher kam ein Auto und überfuhr alle, bis auf den kleinsten. Nachher fiel der in ein Bauloch und nachher ging die Stink-

d stinktierfamilie sind über d strass allit to bis uf de chlinscht isch au is bauloch gheit nachher hä hät de/ häts igeli brüelt und hät gfröget was bin ich? nachhäer häts gseit chli brun du häsch stachle du bisch en igel s stinktier und nachher häts stinktier brüelt hät gfrögt was bin ich? du bisch schwarz wiss du stinksch du bisch en jugo

137. Bianca

was isch brun und schwümmt im see?
es ubrot

138. Sabrina

es isch emal eson es cherzli gsi das isch uf em tannebaum gsi nachhär isch en anders cherzli cho das hät gseit hoi was machsch jetz – nachärt hät si gseit ich gang es anders cherzli go bsueche – nachhär isch aber s andere cherzli nöd dehei gsi nachhär das cherzli wider gfröget wetsch mit mir/ wetsch zu mir hei cho? nachhär häts gseit nei ich gang lieber zum mim nächschte fründ

139. Tania

was isch rot und flügt dur de urwald?
en tarzan wo sunnebrand hät

140. David

wiso chlätteret e blondine über es fänschter?
will si wett luege was dehinder steckt

141. David

ich han eifach es versli – [singt] alli mini ufgzi schwümet uf em see schwümet uf em see hoffentli vertrinkets dänn hani gar kei meh

142. Kim

wie lang chan en schonglör [Jongleur] schongliere? bis eine abegheit

143. Thomas

Ich habe auch ein Liedchen [singt]: Alle meine Entchen, schwimmen in der Röhre, schwimmen in der Röhre, kommt eine alte Göre, haut den andern auf die Schnauze.

144. Pascal [singt]

alli mini äntli schwümet uf em dach schwümet uf em dach chunt de Michael Jackson und haut si alli flach

tierfamilie über die Strasse, alle tot, bis auf den kleinsten, fiel auch ins Bauloch. Nachher weinte das Igelchen und fragte: «Was bin ich?» Nachher sagte es: «Klein, braun, du hast Stacheln. Du bist ein Igel.» [sagte] das Stinktier. Und nachher weinte das Stinktier, fragte: «Was bin ich?» «Du bist schwarz-weiss, du stinkst. Du bist ein Jugo.»

137. Bianca

Was ist braun und schwimmt im See?
Ein U-Brot.

138. Sabrina

Es war einmal so ein Kerzlein, das war auf dem Tannenbaum, nachher kam ein anderes Kerzlein, das sagte: «Hoi, was machst du jetzt?» Nachher sagte sie: «Ich gehe ein anderes Kerzlein besuchen.» Nachher war aber das andere Kerzlein nicht zuhause, nachher fragte das Kerzlein wieder: «Willst du zu mir nach Hause kommen?» Nachher sagte es: «Nein ich gehe lieber zu meinem nächsten Freund.»

139. Tania

Was ist rot und fliegt durch den Urwald?
Ein Tarzan mit Sonnenbrand.

140. David

Weshalb klettert eine Blondine über das Fenster?
Weil sie schauen will, was dahinter steckt.

141. David

Ich habe einfach ein Verslein [singt]: Alle meine Aufgaben schwimmen auf dem See, schwimmen auf dem See, hoffentlich ertrinken sie, dann habe ich keine mehr.

142. Kim

Wie lange kann ein Jongleur jonglieren? Bis eine runterfällt.

143. Thomas

ich han au es liedli – [singt] alli mini äntli schwümet i de röhre schwümet i de röhre chunt di al/ chunt en alti göre haut e haut de ander uf d schnöre

144. Pascal [Singt:]

Alle meine Entlein schwimmen auf dem Dach, schwimmen auf dem Dach, kommt der Michael Jackson, haut sie alle flach.

145. Diana
alli mini äntli – tschutet uf em see tschutet uf dem see de goli isch versoffe da rüfet alli je

145. Diana
Alle meine Entlein – spielen Fussball auf dem See, spielen Fussball auf dem See. Der Goalie ist ertrunken, da rufen alle: Je!

146. Andrea
aso es isch emal en bueb gsi de hät müese zum zahnarzt – – und de zahnarzt – isch scho parat gsi und dänn hät er müese i das za/ aso i das zimmer vo dem zahnarzt und de zahnarzt isch SOO! müed gsi dänn hät er grüe/ de bueb müese – äm – ebe en stuel anesitze nachane isch – de zahnarzt cho isch igschlafe und dänn – und de bueb hät äm – dänn au eso äm en borer gha dänn hät en id hand gno hät nöd gwüsst wo ane dänn hät er em zahnarzt demit alli zä usegschlage

146. Andrea
Also, es war einmal ein Knabe, der musste zum Zahnarzt. Und der Zahnarzt war schon bereit und dann musste er in das, also in das Zimmer von diesem Zahnarzt. Und der Zahnarzt war soo müde. Dann musste der Knabe äm eben einen Stuhl, sich hinsetzen. Nachher kam der Zahnarzt, schlief ein. Und dann – und der Knabe hatte äm – dann auch so äm einen Bohrer. Dann, nahm ihn in die Hand und wusste nicht wohin. Dann schlug er dem Zahnarzt damit alle Zähne raus.

147. David
ich han namal es liedli [singt] alli mini äntli fared schi fared schi – da chunt e grossi schanze haut si all uf d ranze

147. David
Ich habe noch ein Liedchen [singt]: Alle meine Entlein fahren ski, fahren ski, da kommt eine grosse Schanze, haut sie alle auf den Ranzen.

148. Thomas
äm – es isch emal en türk gsi de isch am abig go laufe dänn isch eine cho hät em es mässer in rugge inegsteckt am nächschte morge äh isch d frau mit em ma zum doktor hät klopfet min ma hät es mässer im rugge gseit ich ha firabig türe zuegmacht klopfet min ma hät es mässer im rugge ich ha firabig [unverst.] min ma hät es mässer im rugge chömed si ine – – zeiged si mal hät s mässer gno is aug inegsteckt jetzt chönd si zum augenarzt – de isch en stock witerobe

148. Thomas
Äm, es war einmal ein Türke, der ging am Abend spazieren. Dann kam einer, steckte ihm ein Messer in den Rücken. Am nächsten Morgen äh ging die Frau mit dem Mann zum Doktor, klopfte: «Mein Mann hat ein Messer im Rücken.» Sagte: «Ich habe Feierabend«, machte die Türe zu. Klopft: «Mein Mann hat ein Messer im Rücken.» «Ich habe Feierabend.» [unverst.] «Mein Mann hat ein Messer im Rücken.» «Kommen Sie herein. Zeigen sie mal.» Nahm das Messer, ins Auge rein gesteckt: «Jetzt können Sie zum Augenarzt, der ist einen Stock weiter oben.»

149. Petra
es isch emal e frau gsi die hät en hund gha die hät en buse tauft und nachhär hät si namal en hund kauft de hät si au buse tauft und nachhär hät si müese in en zug hät de schofför [Chauffeur] gfröget döffet mini zwei buse au mitcho? dänn hät de schofför gseit klar ich lass ja min pimmel au nöd dehei

149. Petra
Es war einmal eine Frau, die hatte einen Hund. Die taufte ihn Busen. Nachher kaufte sie nochmal einen Hund. Den taufte sie auch Busen. Und nachher musste sie in einen Zug. Fragte den Chauffeur: «Dürfen meine zwei Busen auch mitkommen?» Dann sagte der Chauffeur: «Klar, ich lasse ja meinen Pimmel auch nicht zu Hause.»

4. Klasse

150. Dominik

aso e frau isch in en anitquitäte lade – – nachär hät si es bild gse und hät gseit das isch aber schön vomene unbegabte maler das bild isch nöd schön – nachär chunt de verchäufer und seit gnädigi frau das isch – käs bild sondern das isch eusen GArderobespiegel

151. Fabian

s hirni/ [räuspern] s isch emal es hirni und es wei/ es sind emal zwe buebe gsi eis hät hirni gheisse und eis weiss nöd nachär händs gseit/ hät s hirni gseit ich ga is schwümmbad chunsch mit weiss nöd? nachär hät s weiss nöd gseit nei ich gang in wald go spaziere nachär – isch uf em wäg s weiss nöd am polizischt begägnet nachär hät de polizischt gfröget wie heissisch du? hät er gseit weiss nöd nachär hä hät de polizischt gfröget und wo isch s hirni? im schwümmbad

152. Nicola

äm s TElifon äh dehäi äh – binere familie hät s telifon glütet äh hät de vater abgno isch e stimm cho ich bin der geist mit der roten hand – nachane hät de ma ufghänkt – häts scho wider glütet isch d mueter ane – – nachane isch wider die schtimm cho ich bin der geist mit der roten hand – gaht s CHIND dra – hät wider die schtimm ghört ich bin der geist mit der roten hand nachane isch s baby as telefon gange isch wider die schtimm cho ich bin der geist mit der roten hand nachane häts baby gseit ich bin das be/ und ich bin das baby mit der vollgeschissenen windel

153. Sandra

es isch emal en ma mit emene hund go spaziere und dä hund hät truck gheisse – und dänn nachane sinds go spaziere und de isch de hund abghaue ja [unverst.] vogrännt und dänn hät de ma immer grüeft [*singend*] *TRUCK TRUCK* und dä hät ä frau us em feischter grüeft ich trucke ja scho lang aber es chunt nüt

4. Klasse

150. Dominik

Also, eine Frau ging in einen Antiquitätenladen. Nachher sah sie ein Bild und sagte: «Das ist aber schön [sic] von einem unbegabten Maler. Das Bild ist nicht schön.» Nachher kommt der Verkäufer und sagt: «Gnädige Frau, das ist kein Bild, sondern das ist unser Garderobenspiegel.»

151. Fabian

Das Hirn/ [räuspern] es war einmal ein Hirn und ein wei/ es waren einmal zwei Knaben. Einer hiess Hirn und einer Weissnicht. Nachher sagten sie/ sagte das Hirn: «Ich gehe ins Schwimmbad. Kommst du mit, Weissnicht?» Nachher sagte das Weissnicht: «Nein, ich gehe in den Wald spazieren.» Nachher begegnete auf dem Weg das Weissnicht dem Polizisten. Nachher fragte der Polizist: «Wie heisst du?» Sagte er: «Weissnicht.» Nachher fragte der Polizist: «Und wo ist das Hirn?» «Im Schwimmbad.»

152. Nicola

Äm das Telefon äh zu hause äh bei einer Familie läutete das Telefon. Nahm der Vater ab. Kam eine Stimme: «Ich bin der Geist mit der roten Hand.» Nachher legte der Mann auf. Läutete es schon wieder. Ging die Mutter hin. Nachher kam wieder diese Stimme: «Ich bin der Geist mit der roten Hand.» Geht das Kind ran. Hörte wieder diese Stimme: «Ich bin der Geist mit der roten Hand.» Nachher ging das Baby ans Telefon. Kam wieder diese Stimme: «Ich bin der Geist mit der roten Hand.» Nachher sagte das Baby: «Ich bin das Ba/ und ich bin das Baby mit der vollgeschissenen Windel.»

153. Sandra

Es ging einmal ein Mann mit einem Hund spazieren und der Hund hiess Truck. Und dann, nachher, gingen sie spazieren und dann haute der Hund ab, ja [unverst.] davongerannt. Und dann rief der Mann immer [singend]: «Truck! Truck!» Und dann rief eine Frau aus dem Fenster: «Ich presse ja schon lange aber es kommt nichts.» [‹trucke› Schweizerdeutsch für ‹pressen›]

154. Leo
warum macht dä güggel d auge zue wänn er singt? wil er s lied uswändig kännt
155. Stefan
aso en bergbur will uf s standesamt und nachär fart er mit de öffentliche verker und nachäre stigt er is taxi und seit im sis zil bald druf sinds losgfare nachär fallt am bergbur de stern vorne uf em taxi uf und er frogt für was de isch – er seit de taxifahrer witzlet vor sich hi für jede – – – [3 Sek.] aso für jede räntner won ich umfahre/ aso nei das isch s ziil für räntner für jede räntner won ich umfahre chum ich ä prämie bi de chrankekasse über grad druf hi fahrt er extra uf en alti frau zue im letschte augeblick wicht er no us aber me ghört glich äh aso ja eifach en knall nachär seit de bergbur vo hinde si händ glück gha das ich no gschnäll d türe ufgrisse het susch wär ine das mal d prämie dur d latte gange
156. Marco
was suecht en öschterricher im ris uf em risfeld?
de unkel benn
157. Carlo
aso äm es sind es isch emal en franzos en italiener und en schwizer is schwümmbad nachär äm – – hät/ wänn er ab em sprungbrätt hät chöne gumpe dänn hät er händ si sich öppis chöne wünsche er hät gwünscht ich wott is rivella isch er abegumpet und isch is isch is rivella gange nachär hät de – – italiener gseit und ich wott is silber isch er abegumpet und isch is silber gange und nachär äh isch – – de und nachär isch de schwizer isch usgrutscht und hät gseit scheisse
158. Christian
es auto isch us em gotthardtunnel usecho nachär hät det eso blasmusik gspilt nachär isch en ma zunene ane cho si sind de zweithundertscht wo us dem tunnel use chunt si händ zweitusig franke gune nachär hät er gseit was mached si mit dem gäld? nachär hät de

154. Leo
Warum macht der Hahn die Augen zu, wenn er singt? Weil er das Lied auswendig kennt.
155. Stefan
Also, ein Bergbauer will aufs Standesamt. Und nachher fährt er mit dem öffentlichen Verkehr und nachher steigt er ins Taxi und sagt ihm sein Ziel. Bald darauf fuhren sie los. Nachher fällt dem Bergbauer der Stern vorne auf dem Taxi auf und er fragt, für was der ist. Er sagt/ der Taxifahrer witzelt vor sich hin: «Für jeden, also für jeden Rentner, den ich umfahre/» Also nein. «Das ist das Ziel für Rentner. Für jeden Rentner, den ich umfahre, erhalte ich eine Prämie bei der Krankenkasse.» Gerade daraufhin fährt er extra auf eine alte Frau zu. Im letzten Augenblick weicht er noch aus. Aber man hört trotzdem äh also, ja, einfach einen Knall. Nachher sagt der Bergbauer von hinten: «Sie haben Glück gehabt, dass ich noch schnell die Türe aufgerissen habe, sonst wäre Ihnen diesmal die Prämie durch die Latten gegangen.»
156. Marco
Was sucht ein Österreicher im Reis auf dem Reisfeld?
Den Uncle Ben.
157. Carlo
Also, äm es gingen es ging einmal ein Franzose, ein Italiener und ein Schweizer ins Schwimmbad. Nachher äm hat/ wenn ab dem Sprungbrett springen konnte, dann konnte er konnten sie sich etwas wünschen. Er wünschte: «Ich will ins Rivella.» Sprang er runter und ging ins Rivella. Nachher sagte der Italiener: «Und ich möchte ins Silber.» Sprang er runter und ging ins Silber. Und nachher äh und nachher rutschte der Schweizer aus und sagte: «Scheisse.»
158. Christian
Ein Auto kam aus dem Gotthardtunnel raus. Nachher spielte dort so Blasmusik. Nachher kam ein Mann zu ihnen hin: «Sie sind der Zweithundertste, der aus diesem Tunnel raus kommt. Sie haben zweitausend Franken gewonnen.» Nachher sagte er: «Was machen Sie

ma gseit wo gfare isch zerscht emal de füereruswis hät d frau näbedra gseit si müend nöd uf de lose de isch bsoffe nachär hät di schwerhörig oma hine use grüeft ich het nie tänkt dass mer mit emene gschtolene auto so wit chömed häts us em koferrum tönt simmer scho über d gränze?

159. Jasmin
aso es sind emal zwei türm imene chäller une ghocked und es hät [lacht] en chline und en grosse und dusse häts gstürmt – und dä hät de chli zum grosse gseit du ich han angst und dänn seit de gross – musch kei angst ha ich han es joghurt im sack

160. Petra
was isch orangsch und äh lauft über en berg ine?
es wandarinli
161. Vera
es sitzet zwei vögel uf em baum – de einti gheit abe und de ander heisst hans
das isch dänk au eso en unlogische
162. Thomas
was isch brun und schwümmt under wasser?
es ubrot
163. David
drü kelett [sic] chömed us em grab use und nachär stönds mit töffli amene baum – und nachär händs gseit di nämemer – nachär isch de/ hät de gseit zum andere hät eis skelett gseit zum andere ich ha no öppis vergässe isch s mit em grabstei zrugg cho nachär hät s andere skelett gseit ja wa machsch dänn mit dem grabstei? nachär hät s ander gseit ich fahr doch nöd ohni füereruswis

164. Marcel
es sind drü lüt äh drü gfangeni vors erschüsserigskommando cho – und dänn äh sinds isch de erschti cho en ösch/ en schwizer isch a d wand gschtande – äh – de kommandant so gseit [*langsam gesprochen*] *anlegen – zielen* dänn rüeft de schwizer es brennt!

mit diesem Geld?» Nachher sagte der Mann, der gefahren ist: «Zuerst einmal den Führerschein.» Sagte die Frau nebendran: «Sie müssen nicht auf den hören, der ist besoffen.» Nachher rief die schwerhörige Oma hinten raus: «Ich hätte nie gedacht, dass wir mit einem gestohlenen Auto so weit kommen.» Tönte es aus dem Kofferraum: «Sind wir schon über die Grenze?»
159. Jasmin
Also, es sassen einmal zwei Türme in einem Keller unten und es hat einen kleinen und einen grossen und draussen stürmte es. Und dann sagte der kleine zum grossen: «Du, ich habe Angst.» Und dann sagt der grosse: «Du musst keine Angst haben, ich habe ein Joghurt im Sack.»
160. Petra
Was ist orange und geht über einen Berg?
Ein Wandarinli.

161. Vera
Es sitzen zwei Vögel auf einem Baum. Der eine fällt hinunter und der andere heisst Hans.
Das ist denk [halt] auch so ein unlogischer.
162. Thomas
Was ist braun und schwimmt unter Wasser?
Ein U-Brot.
163. David
Drei Kelette [sic] kommen aus einem Grab raus und nachher stehen sie mit Mopeds an einem Baum. Und nachher sagten sie: «Die nehmen wir.» – Nachher ist der/ sagte der zum anderen, sagte ein Skelett zum anderen: «Ich habe noch etwas vergessen.» Kam es mit dem Grabstein zurück. Nachher sagte das andere Skelett: «Ja, was machst du denn mit diesem Grabstein?» Nachher sagte das andere: «Ich fahre doch nicht ohne Führerausweis.»
164. Marcel
Es kamen drei Leute äh drei Gefangene vors Erschiesserungskommando [sic]. Und dann äh kamen, kam der erste. Ein Öst/ ein Schweizer stand an die Wand. Äh der Kommandant so sagte: [langsam gesprochen] «Anlegen! Zielen!» Dann ruft der Schweizer: «Es brennt!

– es brännt es brännt! all lueged umenand äh und äh de schwizer rännt über d mur und isch wäg – nachane am nächschte tag – – chunt en – dütsche – – dänn schtaht er a d wand de äh kommandant wider [*langsam gesprochen*] *anlegen – zielen* dänn rüeft de dütsch es brennt! es brennt! all lueged wider ume und er rännt weg nachane de öschterricher gsets us em gfängnisfeischter und seit a da chani au – nachane chunt er a d mur de kommandat wider [*langsam gesprochen*] *anlegen – zielen* dänn de öschterricher feuer!

165. Andrea

d schwizer mached d öschterricher immer abe nachär händ d öschterricher dänkt ou jetzt mached mir d schwizer au mal abe und dänn händs gseit – zu de schwizer aso boued e brugg i de wüeschti und rissed si wider ab und nachär händ d schwizer e brugg bout und händs händs si si wider welle abrisse – isch aber nöd gange d öschterricher sind am fische gsi

166. Florian

es isch e langi schlange vor de arche noah nachär frögt de frosch de giraff lueg emal was det vorne passiert wils eso stau hät nachär seit de giraff zum frosch mer chönd lang warte de tusigfüessler ziet sini husschue a

167. Corinne

en schwizer en italiener und en span/ und en spanier – händ mal welle/ händ mal uf s WC muese – dann sinds bimene hotel gange und händ gfrögt chömir uf s WC ga und dänn seit de dänn seit de wirt dä – dä wo detä – – seit guet ir chönd ga und dänn gat zerscht de spanier gat er ine dänn chunt es/ en geischt und dänn de geischt seit ich bin der geist mit dem roten auge und und dänn seit de spanier äh nei dänn rännt de spanier us em WC und dänn gat de – was hani jetz au gseit – – de italiener gat dänn und dänn chunt de geischt wider und seit ich bin das/ ich bin der geist mit dem roten auge und dänn seit – äh und dänn rännt de italiener use – und dänn gat

Es brännt, es brännt!» Alle schauen umher äh und äh der Schweizer rennt über die Mauer und ist weg. Nachher, am nächsten Tag, kommt ein Deutscher. Dann steht er an die Wand. Der äh Kommandant wieder [langsam gesprochen]: «Anlegen! Zielen!» Dann ruft der Deutsche: «Es brennt! Es brennt!» Alle schauen wieder umher und er rennt weg. Nachher, der Österreicher sieht es aus dem Gefängnisfenster und sagt: «Ah, das kann ich auch.» Nachher kommt er an die Mauer. Der Kommandant wieder: «Anlegen! Zielen!» Dann der Österreicher: «Feuer!»

165. Andrea

Die Schweizer machen die Österreicher immer runter. Nachher dachten die Österreicher: «Ou, jetzt machen wir die Schweizer auch einmal runter.» Und dann sagten sie – zu den Schweizern: «Also, baut eine Brücke in der Wüste und reisst sie wieder ab!» Und nachher bauten die Schweizer eine Brücke und wollten sie wieder abreissen. – Ging aber nicht. Die Österreicher waren am Fischen.

166. Florian

Es gibt eine lange Schlange vor der Arche Noah. Nachher fragt der Frosch die Giraffe: «Schau mal, was dort vorne passier», weil es so Stau hat. Nachher sagt die Giraffe zum Frosch: «Wir können lange warten. Der Tausendfüssler zieht seine Hausschuhe an.»

167. Corinne

Ein Schweizer, ein Italiener und ein Span/ und ein Spanier wollten/ mussten mal aufs WC. Dann gingen sie bei einem Hotel und fragten: «Können wir aufs WC gehen?» Und dann sagt der dann sagt der Wirt, der – der dort – – sagt: «Gut, ihr könnt gehen.» Und dann geht zuerst der Spanier. Geht er rein, dann kommt ein Geist und dann der Geist, sagt: «Ich bin der Geist mit dem roten Auge.» Und und dann sagt der Spanier, äh nein, dann rennt der Spanier aus dem WC. Und dann geht der – was habe ich jetzt auch gesagt? – – der Italiener geht dann und dann kommt der Geist wieder und sagt: «Ich bin das/ ich bin der Geist mit dem roten Auge.» Und dann

de schwizer – und dänn seit – chunt wider de geischt und seit ich bin das/ der geist mit dem roten auge und dänn seit de schwizer wotsch no es blaus?

168. Florian
en ma gat uf d bank und flüschtered am bankagschtellte [*leise*] *chönt ich vierzg millione izale?* nachär seit de bankagschtellti säged sis doch lüter ich chas nöd verschta dänn seit er wider [*leise*] *chönt ich vierzg millione izale* nachär verschtat er s immer nanig – si chönt doch ruig lüter fröge äh lüter säge – nachär seit er namal und luegt seit er namal [*leise*] *ich möcht gern vierzg millione izale* und luegt um sich ume öb niemert ume isch nachär seit de bankagschtellti i de schwiz isch armuet doch kei schand

169. Patrick
was mached zwe neger imene schlafsack?
twix
170. Stefan was macht e blondine i de wüeschti?
staubsuge
171. Bastian
de dracula gat zum coifför und dänn frögt de zahnarzt muesi bore? dänn seit de dracula nei nur aspitze
172. Richard
es isch emal en äh blöde gsi wo e mattschibe gha hät dä isch i de irreastalt gsi und dänn dänn isch äh hät de dokter emal gseit äh jetzt äh – dörfsch emal use zum bus ie go fahre dänn hät de hät de – wo de blöd isch je! ich cha jetzt au use – dänn isch er use d stäge durab äh links übere und dänn isch er a de bushalte stell gsi dänn hät äh er de bus gse cho um de egge ume hät er gseit [*singend*] *de bus isch da! de bus isch da!* nachär isch de bus dure gfare nachär hät er gseit de bus ich duregfare und dänn isch er ue zum dokter und hät gseit de bus isch duregfare und dänn hät de dokter gseit jetz gasch namal abe

sagt – äh und dann rennt der Italiener raus. Und dann geht der Schweizer – und dann sagt – kommt wieder der Geist und sagt: «Ich bin das/ ich bin der Geist mit dem roten Auge.» Und dann sagt der Schweizer: «Willst du noch ein blaues?»
168. Florian
Ein Mann geht zur Bank und flüstert dem Bankangestellten [leise]: «Könnte ich vierzig Millionen einzahlen?» Nachher sagt der Bankangestellte: «Sagen Sie es doch lauter. Ich kann es nicht verstehen.» Dann sagt er wieder [leise]: «Könnte ich vierzig Millionen einzahlen?» Nachher versteht er es immer noch nicht. «Sie können doch ruhig lauter fragen äh lauter sagen.» Nachher sagt er noch mal und schaut, sagt er noch mal [leise]: «Ich möchte gerne vierzig Millionen einzahlen.» und schaut um sich herum ob niemand da ist. Nachher sagt der Bankangestellte: «In der Schweiz ist Armut doch keine Schande.»
169. Patrick
Was machen zwei Neger in einem Schlafsack?
Twix.
170. Stefan Was macht eine Blondine in der Wüste?
Staubsaugen.
171. Bastian
Der Dracula geht zum Coiffeur und dann fragt der Zahnarzt: «Muss ich bohren?» Dann sagt der Dracula: «Nein, nur anspitzen.»
172. Richard
Es war einmal ein Blöder, der eine Mattscheibe hatte. Der war in der Irrenanstalt. Und dann, dann ist äh sagte der Doktor einmal äh: «Jetzt äh darfst du einmal raus zum Bus, hinein fahren gehen.» Dann der, der welcher der Blöde ist: «Je! Ich kann jetzt auch raus.» Dann ist er raus, die Treppe runter äh links rüber und dann war er an der Bushaltestelle. Dann sah er den Bus kommen, um die Ecke rum. Sagte er [singend]: «Der Bus ist da! Der Bus ist da!» Nachher fuhr der Bus vorbei. Nachher sagte er: «Der Bus ist durchgefahren.» Und dann ging er rauf zum Doktor und sagte: «Der Bus ist durchgefahren.» Und dann

und dänn isch er namal abe gange isch er namal/ hät er namal de bus gse hät er gseit [*singend*] *de bus isch da! de bus isch da!* und dänn und dänn isch er namal ue und dänn hät de dokter gseit isch er wider duregfare? dänn hät er gseit ja jetz gasch aber zmitts uf d strass und winksch voll fescht wied chasch und dänn isch de bus cho und dänn hät dänn hät er gseit [*singend*] *de bus isch da! de bus isch da!* jam dänn isch er überchared worde dänn hät de bus schofför gseit [*singend*] *ich bi de bus schofför! de bus schofför!*

sagte der Doktor: «Jetzt gehst du noch einmal runter.» Und dann ging er nochmal runter, ging er nochmal/ sah er nochmal den Bus. Sagte er [singend]: «Der Bus ist da! Der Bus ist da!» Und dann und dann ging er noch mal rauf und dann sagte der Doktor: «Fuhr er wieder durch?» Dann sagte er: «Ja.» «Jetzt gehst du aber mitten auf die Strasse und winkst voll [so] fest wie du kannst.» Und dann kam der Bus und dann sagte er [singend]: «Der Bus ist da! Der Bus ist da!» Jam, dann wurde er überfahren. Dann sagte der Buschauffeur [singend]: «Ich bin der Buschauffeur! Der Buschauffeur!»

173. Ursula

en geischt seit zum geischt glaubsch du a mänsche? [Die Lehrerin fordert Ursula auf, den Witz zu erklären.] Ursula: äm – – de gei/ en en mänsch seit ja amigs zum mänsch äm glaubsch du an geischter? seit er sicher nei oder?

173. Ursula

Ein Geist sagt zum Geist: «Glaubst du an Menschen? » [Die Lehrerin fordert Ursula auf, den Witz zu erklären.] Ursula: Äm – – der Gei/ ein ein Mensch sagt ja jeweils zum Menschen äm: «Glaubst du an Geister. » Sagt er sicher nein, oder?

174. Martina

aso en hase und e schlange sind mol in äh in e wirtschaft cho nochär äm chunt de kellner so zum hase nochär frögt er ja so [unverst.] was wänd si bschtelle? nochär seit de hase en salot nochär got er zu de schlange nochär frögt er wa wänd si bschtelle? jä nüt ich frisse nochär s häsli

174. Martina

Also, ein Hase und eine Schlange kamen einmal in äh in eine Wirtschaft. Nachher äm kommt der Kellner so zum Hasen. Nachher fragt er ja so [unverst.]: «Was wollen Sie bestellen?» Nachher sagt der Hase: «Einen Salat.» Nachher geht er zu der Schlange. Nachher fragt er: «Was wollen Sie bestellen?» «Ja, nichts. Ich fresse nachher das Häslein.»

175. Ursi

es isch emal en oschtfrise gsi dä isch bimene zoll verbi cho dänn – – hätt er gfröget obs ä ä telefonkabine hätt dänn hätt er gseit miteme zwänzg/ aso de zöllner hätt gseit miteme zwänzger cha/ chasch telefoniere nochäne – – hätt de zöllner de zwänzger abeflüge la und nochär hätt de oschtfris gschnäll de fuess druff due nochäne wo de zöllner wäggange isch hätt er en wider ufgläse und dänn hätt er eso gmacht [hält die Hand ans Ohr] und hätt gseit hallo hallo

175. Ursi

Es war einmal ein Ostfriese, der kam bei einem Zoll vorbei. Dann fragte er, ob es eine Telefonkabine gebe. Dann sagte er: «Mit einem zwanzig/» Also der Zöllner sagte: «Mit einem Zwanziger ka/ kannst du telefonieren.» Nachher liess der Zöllner den Zwanziger runter fallen und nachher tat der Ostfriese schnell den Fuss drauf. Nachher, als der Zöllner wegging, las er ihn wieder auf. Und dann machte er so [hält die Hand ans Ohr] und sagte: «Hallo! Hallo!»

176. Stefanie

aso es sind emal en papagei es äffli und es krokodil zäme ghocked und dänn hätts krokodil s äfffli gfröget wo gasch dänn du id

176. Stefanie

Also, es sassen einmal ein Papagei, ein Äfflein und ein Krokodil zusammen. Und dann fragte das Krokodil das Äfflein: «Wo gehst

FErie? hätts äffli gseit – – min papi cha guet chlätere mis mami cha guet chlätere mis brüederli cha guet chlätere mis schwöschterli cha guet chlätere mir gönd ufe id berge [unverst.] und dänn häts häts s äffli s vögeli gfröged wo gasch dänn du id fe/ FErie? häts vögeli gseit – – min papi cha guet flüge mis mami cha guet flüge mini gschwüschterti chönd guet flüge mis brüederli cha guet flüge mir gönd echli id luft – – dänn hä hät s äffli und s vögeli s krokodil gfröget wo gasch dänn du id FErie? dän häts krokodil gseit – min papi hät e grosses mul mis mami hät e grosses mul mis schwöschterli hät äs grosses mul min brüeder hät es grosses mul ich han e grosses mul mir gönd echli uf züri

du in die Ferien?» Sagte das Äfflein: «Mein Papi kann gut klettern, meine Mami kann gut klettern, mein Brüderlein kann gut klettern, mein Schwesterlein kann gut klettern, wir gehen rauf in die Berge [unverst.].» Und dann fragte das Äfflein das Vögelein: «Wo gehst denn du in die Fe/ Ferien?» Sagte das Vögelein: «Mein Papi kann gut fliegen, meine Mami kann gut fliegen, meine Geschwister können gut fliegen, mein Brüderlein kann gut fliegen, wir gehen ein bisschen in die Luft.» Dann fragte das Äfflein und das Vögelein das Krokodil: «Wo gehst denn du in die Ferien?» Dann sagte das Krokodil: «Mein Papi hat ein grosses Maul, meine Mami hat ein grosses Maul, mein Schwesterlein hat ein grosses Maul, mein Bruder hat ein grosses Maul, ich habe ein grosses Maul, wir gehen ein bisschen nach Zürich.»

177. Felix
es sind emal zwe wäber gsi die händ nüme chöne wäbe nacher sinds id wüeschti gange nacher hät de eint zum andere gseit wiso treisch eigentlich immer a VW türe näbed dir na? wänn i heiss han chan i d schibe abe la – – und dänn isch namal zwe wäber gsi und dänn sinds gange und dänn hät dä eint zum andere gseit wiso treisch du immer a schtange bi dir? wänn en löi chunt chan id schtange furt rüere dänn chani schnäller ränne

177. Felix
Es waren einmal zwei Weber, die konnten nicht mehr weben. Nachher gingen sie in die Wüste. Nachher sagte der eine zum andern: «Wieso trägst du eigentlich immer eine VW-Türe neben dir nach?» «Wenn ich heiss habe, kann ich die Scheibe runter lassen.» Und dann gab es nochmal zwei Weber. Und dann gingen sie und dann sagte der eine zum andern: «Wieso trägst du immer eine Stange bei dir?» «Wenn ein Löwe kommt, kann ich die Stange weg werfen. Dann kann ich schneller rennen.»

178. Sophie
[singt] frääre schaagge hand am haage dorme wu doofe kuh sonne le matine alte wäschmaschine bim bam bum du bist dumm

178. Sophie
[Singt] Frère Jacques, Hand am Haken, dormez vous, doofe Kuh, sonnez les matines, alte Waschmaschine, bim bam bum, du bist dumm.

179. Ivo
aso es sind emal zwei räuber gsi und aso echli ein gschide und echli en dumme und dänn hät de gschid gseit gha so hüt znacht bräched mer us und dänn gömmer übers dach und wänn de polizischt eus dunne ghört dänn sägemer eifach miau und dänn meint de dunne mir säged e chatz dänn nachher ischs abig worde und dänn isch de gschid zerscht drüber dänn hät de polizischt dunnde gseit halt! wer da? und dänn hät de dobe gseit gha miau

179. Ivo
Also, es waren einmal zwei Räuber und, also, ein bisschen ein kluger und ein bisschen ein dummer. Und dann sagte der Kluge: «So, heute Nacht brechen wir aus. Und dann gehen wir über das Dach. Und wenn der Polizist uns unten hört, dann sagen wir einfach ‹miau› und dann meint der unten, wir seien eine Katze.» Dann nachher wurde es Abend und dann ging der Kluge zuerst darüber. Dann sagte der Polizist unten: «Halt! Wer da?» Und dann sagte

und nacher de polizischt dunne a da isch nur e chatz und nacher isch de dumm cho aso echli dumm cho isch er au [unverst.] dänn de polizischt halt! wer da? nachher hät de dobe gseit da isch di ander chatz

180. Cyrill
äm füfzä blondine schtönd vor em kino und wartet uf die sächzät warum? – – äm – – äm wil de film ab sächzäni isch

181. Adrian
e blondine gat in es gschäft aso eifach in en lade und seit ich will de fernseh det obe dänn seit de verchäufer nei! an e blondine verchaufemer kei fernseh am nächschte tag chunnt si wider seit ich möcht de fernseh det obe seit er nei! an e blondine verchaufemer kei fernseh am nächschte tag chunnt si wider und seit ich möcht de fernseh det obe dänn seit de verchäufer nei! an e blondine verchaufemer kei fernseh gaht si sich go d haar färbe grüen gaht si wider is gschäft seit ich möcht de fernseh det obe de verchäufer nei! an e blondine verchaufemer kei fernseh seit si warum wüssed si dass ich e blondine bin wils kän fernseh isch sondern en mikrowäle

182. Karin
wiso läred äh blondine wasser über en compi?
Junge: dass si chan im internet umesörfe
183. Fabienne
was macht e blondine uf em mischtstock?
Mädchen: si verteidiget ihres revier
184. Chantal
was macht e blondine i de wüschti?
Mädchen: si tuet staubsuge
185. Anne
es isch emal en überfall passiert und dänn sind e blondine e brunhaarigi und e rothaarigi sind zu de polizei gange und dänn d polizei aso häts eso es [unverst.] gha und wänns öppis

der oben: «Miau.» Und nachher der Polizist unten: «Ah, da ist nur eine Katze.» Und nachher kam der Dumme, also ein bisschen Dumme. Ging er auch [unverst.]. Dann der Polizist: «Halt! Wer da?» Nachher sagte der oben: «Da ist die andere Katze.»

180. Cyrill
Äm, fünfzehn Blondinen stehen vor dem Kino und warten auf die sechzehnte. Warum? – – Äm – – äm weil der Film erst ab sechzehn ist.

181. Adrian
Eine Blondine geht in ein Geschäft, also einfach in einen Laden und sagt: «Ich will den Fernseher dort oben.» Dann sagt der Verkäufer: «Nein! An eine Blondine verkaufen wir keine Fernseher.» Am nächsten Tag kommt sie wieder, sagt: «Ich möchte den Fernseher dort oben.» Sagt er: «Nein! An eine Blondine verkaufen wir keine Fernseher.» Am nächsten Tag kommt sie wieder und sagt: «Ich möchte den Fernseher dort oben. Dann sagt der Verkäufer: «Nein! An eine Blondine verkaufen wir keine Fernseher.» Geht sie sich die Haare färben, grün. Geht sie wieder ins Geschäft, sagt: «Ich möchten den Fernseher dort oben.» Der Verkäufer: «Nein! An eine Blondine verkaufen wir keine Fernseher.» Sagt sie: «Warum wissen sie, dass ich eine Blondine bin?» «Weil es kein Fernseher ist, sondern eine Mikrowelle.»

182. Karin
Wieso leeren äh Blondinen Wasser über einen Compi?
Junge: Dass sie im Internet surfen können.
183. Fabienne
Was macht eine Blondine auf dem Miststock?
Mädchen: Sie verteidigt ihr Revier.
184. Chantal
Was macht eine Blondine in der Wüste?
Mädchen: Sie tut staubsaugen.
185. Anne
Es passierte einmal ein Überfall und dann gingen eine Blondine und eine Braunhaarige und eine Rothaarige zur Polizei und dann die Polizei, also es gab so ein [unverst.] und wenn

falsch gseit hät äh häts piipst und zerscht isch die brunhaarig cho und zum säge wos wos gsi sind dänn hät si gseit gha ich dänkes im bett dänn isch die rothaarig cho und nachher hät si au gseit ich dänkes im bett und dänn hät d blondine gseit ich dänkes piip – – – e blondine cha nöd dänke

186. Silvio

de inschpäkter fröget äm de de äm usbrächer wo sind si uf de uf d nacht vom füfzäte uf de sächzäte gsi dänn seit er äm aber herr inspektor da war ich doch hier ich musste ihnen sagen wo ich äh bei der nacht vom fünften auf den sechsten war

187. Matz

äm aso en bueb gaht uf en buurehof und det gseht er äm es muetterschwein e ganz dicks und dänn seit [unverst.] äm wiso isch die so dick? und dänn äh und dänn hät de buur gseit weiss au nöd und nacher hät äm de bueb gseit äm ah wahrschinlich wills die chline schweinli si immer ufpumbet

188. Lars

e grossmuetter seit zum papagei du muesch drü wörter lerne und nacher gaht er und nacher schtrittet en bueb und es meitli und nacher seit de bueb zum meitli arschloch und nacher seit de papagei ou das mues mer *guet* bhalte isch er witergange uf de fuessballplatz grad penalty gä und nacher hät er si verschosse hät de goli gseit [*singend*] *zehn meter daneben zehn meter daneben* nacher hät de papag/ papagei gseit ou das mues mer *guet* bhalte witergange zum flugplatz und nachane isch de jumbo jet glandet und nachane [unverst.] de jumbo jet isch glandet de jumbo jet isch glandet hät de papagei gseit ou das chamer *guet* bhalte wider retour nachane hät er [unverst.] gseit aso d grossmueter äm aso häsch jetz dini drü wörter? de papagei ja! nachane hät si was für eini? arschloch nachane hät si hät si e banane – isch aso denäbe und nachane seit er [*singend*] *zehn meter daneben zehn meter daneben* und nachane rutscht si uf de aso uf de bananeschale us und nachane

es etwas Falsches sagte äh piepste es. Und zuerst kam die Braunhaarige und zum sagen wo sie wo sie waren. Dann sagte sie: «Ich denke im Bett.» Dann kam die Rothaarige und nachher sagte sie auch: «Ich denke im Bett.» Und dann sagte die Blondine: «Ich denke» Piep – – – eine Blondine kann nicht denken.

186. Silvio

Der Inspektor fragt äm den den äm Ausbrecher: «Wo waren sie auf der auf die Nacht vom fünfzehnten auf den sechzehnten?» Dann sagt er äm: «Aber Herr Inspektor da war ich doch hier. Ich musste Ihnen sagen wo ich äh bei der Nacht vom fünften auf den sechsten war.»

187. Matz

Äm also ein Knabe geht auf einen Bauernhof und dort sieht er äm ein Mutterschwein, ein ganz dickes. Und dann sagt [unverst.] äm: «Wieso ist die so dick?» Und dann äh und dann sagte der Bauer: «Weiss auch nicht.» Und nachher sagte äm der Knabe äm: «Ah, wahrscheinlich weil es die kleinen Schweinlein sie immer aufpumpen.»

188. Lars

Eine Grossmutter sagt zum Papagei: «Du musst drei Wörter lernen.» Und nachher geht er und nachher streiten ein Knabe und ein Mädchen und nachher sagt der Knabe zum Mädchen: «Arschloch.» Und nachher sagt der Papagei: «Ou, das muss ich mir gut behalten.» Ging er weiter auf den Fussballplatz. Gab grade Penalty. Und nachher verschoss er sie. Sagte der Goalie [singend]: «Zehn Meter daneben. Zehn Meter daneben.» Nachher sagte der Papag/ Papagei: «Ou, das muss ich mir gut behalten.» Weitergegangen zum Flugplatz. Und nachher landete der Jumbo Jet. Und nachher [unverst.]: «Der Jumbo Jet ist gelandet. Der Jumbo Jet ist gelandet.» Sagte der Papagei: «Ou, das kann ich mir gut behalten.» Wieder retour. Nachher sagte er [unverst.] also die Grossmutter äm, also: «Hast du jetzt deine drei Wörter?» Der Papagei: «Ja!» Nachher hat sie: «Was für eine?» «Arschloch.» Nachher hat sie hat sie eine Banane. Ist also daneben und nachher sagt er [singend]: «Zehn

seit si [lachend] de jumbo jet isch glandet de jumbo jet isch glandet

189. Elodie
es isch emal en has zumene beck gange dänn hät er gfröget äh händ si rüebli? nachane hät er gseit nei dänn isch er am nächschte tag wider cho händ si rüebli? dänn hät er gseit nei – nachane am nächschte tag isch er dänn wider cho und hät wider gfröget händ si rüebli? dänn hät er wider gseit nei nachane hät er gseit de beck äh wännd namal chunsch hau di mit hunderter negel ad wand am nächstsche tag wider cho händ si rüebli? nachane hät hät de beck gseit aso nei dänn hät dänn hät de has gfröget händ si jetz hunderter negel dänn nachane hät de beck gseit für was? ja zum mich ad wand nagle

190. Francesca
aso es isch en ma gsi de isch zum dockter gange und hät gseit ich mues andauernd nüsse was sagen sie dazu? hatschi äh gesundheit
191. Tom
aso e frau gaht zum doktor und seit ich ich möcht min buse vergrössere la müend nachane seit de dokter si müend immer zitrone zitrone säge [unverst.]

192. Lia
en has isch in en lade gange und hät gseit hat du rührei? und nachher hät de [unverst.] gseit nei mir händ kei rüerei am nächschte tag wider hat du rührei? und nachher händs gseit nei – mir händ kei rüerei nachane am nächschte tag wider hat du rührei? nei mir händ kei rüerei mir händs scho mal gseit nimmt de has äm es ei und rüerts am bode jetzt hat du rührei

193. Fabio
e frau seit aso e muetter vom chind seit schickts zum beck es brot go hole isch er gange

Meter daneben. Zehn Meter daneben.» Und nachher rutscht sie auf der also auf der Bananenschale aus und nachher sagt sie [lachend]: «Der Jumbo Jet ist gelandet. Der Jumbo Jet ist gelandet.»
189. Elodie
Es ging einmal ein Hase zu einem Bäcker. Dann fragte er äh: «Haben Sie Karotten?» Nachher sagte er: «Nein.» Dann kam er am nächsten Tag wieder: «Haben Sie Karotten?» Dann sagte er: «Nein.» Nachher, am nächsten Tag kam er dann wieder und fragte wieder: «Haben Sie Karotten?» Dann sagte er wieder: «Nein.» Nachher sagte er, der Bäcker äh: «Wenn du noch mal kommst, haue ich dich mit den Hunderter Nägeln an die Wand.» Am nächsten Tag, kam wieder: «Haben Sie Karotten?» Nachher sagte der Bäcker also: «Nein.» Dann fragte der Hase: «Haben Sie jetzt Hunderter Nägel?» Dann nachher sagte der Bäcker: «Für was?» «Ja, zum mich an die Wand nageln.»
190. Francesca
Also, es war ein Mann, der ging zum Doktor und sagte: «Ich muss andauernd niesen. Was sagen Sie dazu? » «Hatschi, äh Gesundheit. »
191. Tom
Also, eine Frau geht zum Doktor und sagt: «Ich, ich möchte meinen Busen vergrössern lassen.» Müssen, nachher sagt der Doktor: «Sie müssen immer Zitrone Zitrone sagen.» [unverst.]
192. Lia
Ein Hase ging in einen Laden und sagte: «Hat [sic] du Rührei?» Und nachher sagte der [unverst.]: «Nein, wir haben kein Rührei.» Am nächsten Tag wieder: «Hat [sic] du Rührei?» Und nachher sagten sie: «Nein, wir haben kein Rührei.» Nachher, am nächsten Tag wieder: «Hat [sic] du Rührei?» «Nein, wir haben kein Rührei. Wir sagten es schon mal.» Nimmt der Hase äm ein Ei und wirft es auf dem Boden. «Jetzt hat [sic] du Rührei.»
193. Fabio
Eine Frau sagt, also, eine Mutter von einem Kind sagt, schickt es zum Bäcker ein Brot

nachane hät de beck wider zue gha und nachane hät er sich en arschbagge abgschnitte [Gelächter] da mami häsch dis brot dänn hät si abgschnitte hät si devo gässe hät si gseit mh das isch so fein am nänänächschte morge hät si wider gseit gan mer namal gschnäll zum beck es brot go hole abegange hät wider de beck zue gha wider äm wider es fudi aso en arschbagge abgschnitte mami da häsch wider s brot nachane hät si wider probiert mh am nächschte morge holsch mer namal eis? nei ich han leider nur zwei arschbagge

194. Diego

e muetter vomene mongoloide chind äm seit jetzt muesch emal elei id schuel ga nachane gseit [*mit verstellter Stimme*] *jaajaa* [Gelächter] und nachane [unverst.] bus und hät gseit *dörf ich es billet es billet ha?* [Gelächter] und de busfahrer voll eine gschmiert hät de mongoloid afange brüele und isch hei grännt dänn de mongo *mami de busfahrer hät mer eis gschmiert* äm d muetter ja das isch doch nöd so schlimm gang äm probiers wider [unverst., Gelächter] und hät gseit *törf ich bisseguet es billet HA* und nachane het em de busfahrer wider eis ghaue und nachane hät isch er heigrännt brüelend und hät wider gseit *mami de busfahrer het mer eis ghaue* und nachher d muetter aso das reicht jetzt jetzt muesch aber jetzt chumi jetz chumi emal mit und red mit mal dem busfahrer sinds am nächschte tag gange nachher er namal gfröget *törf i bisseguet jetz es billet ha* hät er ihm namal eini ghaue und nachher isch d muetter cho aso si herr busfahrer so schlat mer doch nöd min junge aso min bueb und nachher de busfahrer *ja ich han nöd gärn wämmer mich naäfft*

195. Denise

es isch emal en papagei gsi de hät immer scheiss gmacht und nachher hä hät d frau gseit

holen. Ging er. Nachher hatte der Bäcker wieder geschlossen. Und nachher schnitt er sich eine Arschbacke ab [Gelächter]. «Da, Mami, hast du dein Brot.» Dann schnitt sie ab, ass sie davon, sagte sie: «Mmh, das ist so fein.» Am nächsten Morgen sagte sie wieder: «Geh mir noch mal schnell zum Bäcker ein Brot holen.» Ging runter, hatte wieder der Bäcker geschlossen. Wieder äm wieder ein Po, also eine Arschbacke abgeschnitten. «Mami, da hast du wieder das Brot.» Nachher probierte sie wieder. «Mmh.» Am nächsten Morgen: «Holst du mir noch mal eines?» «Nein, ich habe leider nur zwei Arschbacken.»

194. Diego

Eine Mutter von einem mongoloiden Kind äm sagt: «Jetzt musst du einmal alleine in die Schule gehen.» Nachher gesagt: «Jaa, jaa.» [Gelächter] Und nachher [unverst.] Bus und sagte: «Darf ich ein Billett, ein Billett haben?» [Gelächter] Und der Busfahrer voll eine geschmiert. Fing der Mongoloide an zu weinen und rannte nach Hause. Dann der Mongo: «Mama, der Busfahrer hat mir eins geschmiert.» Äm die Mutter: «Ja, das ist doch nicht so schlimm. Geh äm probier es wieder.» [unverst., Gelächter] und sagte: «Darf ich bitteschön ein Billet haben?» Und nachher haute ihm der Busfahrer wieder eine. Und nachher hat rannte er nach Hause, weinend und sagte wieder: «Mami, der Busfahrer hat mir eine gehauen.» Und nachher die Mutter: «Also, das reicht jetzt. Jetzt musst du aber, jetzt komme ich jetzt komme ich einmal mit und rede mit mal [sic] dem Busfahrer.» Gingen sie am nächsten Tag. Nachher er noch mal gefragt: «Darf ich bitteschön jetzt ein Billett haben?» Hat er ihm noch mal eine gehauen. Und nachher kam die Mutter: «Also Sie, Herr Busfahrer, so schlägt man doch nicht meinen Jungen also meinen Buben.» Und nachher der Busfahrer: «Ja, ich habe nicht gerne, wenn man mich nachäfft.»

195. Denise

Es war einmal ein Papagei, der machte immer Scheiss. Und nachher sagte die Frau äh:

äh wännd jetzt nöd ufhörsch scheiss mache dänn riss ich der jede suntig e fädere us nachher sinds zum pfarrer gange nachhane hät de pfarrer gseit wänn jeder tag nur sonntag wär dänn hät de papagei gschreit dann hätt ich keine federn mehr

196. Lara

aso äm drü männer sind so ime ime so äm schwümbi gange und isch alles leer gsi ussert s schprungbrätt und nachher äm isch det so en so zauberer gsi und de hät de hät gseit jede hät ein wunsch frei [unverst.] und nachher de erschti gumpt und und seit ich wett äm ich wett GOLD! nachher isch ie isch äh abegange aso isch iegumpt nachher isch alles gold gsi – nachher de zweiti hät gseit ich wott SILBER! isch au drigange und nachher de dritt hät voll alauf gholt und isch voll usgschlipft und hätt gseit SCHEISSE!

197. Timo

was isch orangsch und lauft de berg deruf? Es WANDarinli

198. Marc

äm was isch äh grüen und macht immer wider äh miau miau? en frosch wo e fremdschprach glernt hät

199. Evi

was isch wiss und versteckt sich aso was isch wiss und isch schüch und verschteckt sich hin hinder em baum? E schüchi milch

200. Raimond

was isch rot und lit i de wüeschti? e wüeschtetomate nei en rote fade was sich schwarz und lit i de wüeschti? en schwarze fade nei de schatte vom rote fade

201. Jonas

en schwizer en italiener und en – en jugo äm sind imene flugzüg gsi und aso isch scho grad am afang gsi und dänn hät de schwizer en öpfel abegschosse und aso usegschosse und nachane hät de italiener gfröget ja wiso häsch jetzt das gmacht? ja weisch ich han [unverst.] nachher schüsst de äm schüsst de italiener e cocifläsch abe und nachher frögt de jugoslav äm wiso häsch jetzt das gmacht? und äm de

«Wenn du jetzt nicht aufhörst Scheiss machen, dann reisse ich dir jeden Sonntag eine Feder aus.» Nachher gingen sie zum Pfarrer. Nachher sagte der Pfarrer: «Wenn jeder Tag nur Sonntag wär.» Dann schrie der Papagei: «Dann hätte ich keine Federn mehr.»

196. Lara

Also, äm drei Männer gingen so in einem in einem Schwimmbad und es war alles leer ausser das Sprungbrett. Und nachher äm war dort so ein so Zauberer und der sagte: «Jeder hat einen Wunsch frei.» [unverst.] Und nachher der erste springt und und sagt: «Ich will äm, ich will GOLD!» Nachher ging hinein, ging äh runter also sprang hinein. Nachher war alles Gold. Nachher der zweite sagte: «Ich will SILBER!» Ging auch hinein. Und nachher der dritte, holte voll Anlauf und rutschte voll aus und sagte: «SCHEISSE!»

197. Timo

Was ist orange und geht den Berg hinauf? Ein WANDarinchen.

198. Marc

Äm, was ist äh grün und macht immer wieder äh miau miau? Ein Frosch, der eine Fremdsprache gelernt hat.

199. Evi

Was ist weiss und versteckt sich, also, was ist weiss und ist schüchtern und versteckt sich hin hinter dem Baum? Eine schüchterne Milch.

200. Raimond

Was ist rot und liegt in der Wüste? Eine Wüstentomate. Nein, ein roter Faden. Was ist schwarz und liegt in der Wüste? Ein schwarzer Faden. Nein, der Schatten des roten Fadens.

201. Jonas

Ein Schweizer, ein Italiener und ein – ein Jugo äm waren in einem Flugzeug. Und, also, war schon grade am Anfang. Und dann warf der Schweizer einen Apfel runter und, also, hinaus. Und nachher fragte der Italiener: «Ja, wieso hast du das jetzt gemacht?» «Ja, weisst du, ich habe [unverst.]» Nachher wirft der äm wirft der Italiener eine Colaflasche runter. Und nachher fragt der Jugoslawe äm: «Wieso hast

italiener ja wills mer SCHPASS macht! nachher schüsst de [unverst.] abe vo allne nachher frögt de schwizer ja wiso häsch jetz DAS gmacht? ja äm ich ha die so gfunde uf eusem land so nacher äh chömeds sinds sinds dune acho und äh sinds usgschtige nachher chunt es brüelends chind dehär nachher frögt äh frögt de schwizer wiso BRÜELSCH du so fescht hä? nacher [*klagend*] *ja wonich mini mutter [unverst.] isch mer öpfel uf de chopf gheit* nachane de schwizer aha isch guet und nachane äh isch wider es brüelnds chind cho äm und nachane hät de italiener gfrögt wiso wiso brüelsch escho? und nachane äm nachane s chind äm ja will mer e cocifläsch uf de chopf gheit isch äh ah ja isch ja isch guet und nachher plötzli chunt so eso megalachends es chind dähär nachher frögt de schwizer ja wiso lachsch dänn eso? nachher äh nei de jugoslav frögt ihn so ja wiso lachsch dänn eso? ja wo ich gfurzt ha isch s ganze [unverst.] id luft gheit

202. Beatrice
aso es isch emal en türk en schwizer und en italiener gsi die händ die händ müese aso in es hotel und det häts nuno drü [unverst.] frei gha i eim häts [unverst.] gha im andere bienli und i de andere roti ameise id [unverst.] isch de italiener gange nachher chunt er nach ere schtund wider use – und nachane ja und nachane isch de isch de türk isch bi de bienli iegange und nachane isch er nachere sekunde wider usecho ganz verschtoche und nachane isch de schwizer zu de ameise ie und öppe – äh drü jahr isch er det ine blibe und nachher isch er wider usecho dänn händs gfröget warum häsch jetz chönne so lang äh det ine blibe? ja ich han d ameisekönigin umbracht – und dänn sind alli ad beerdigung

203. Markus
en schwizer en ju/ en jugoslav und en türk sind sind is hotel aso ja und nachhane hät de schwizer eso unbedingt aso müese bisle es loch

du jetzt das gemacht?» Und äm der Italiener: «Ja, weil es mir SPASS macht!» Nachher wirft der [unverst.] runter von allen. Nachher fragt der Schweizer: «Ja, wieso hast du jetzt DAS gemacht?» «Ja, äm, ich habe die so gefunden auf unserem Land so.» Nachher äh kommen sie, kamen sie unten an und äh stiegen sie aus. Nachher kommt ein weinendes Kind daher. Nachher fragt äh fragt der Schweizer: «Wieso WEINST du so fest, hä?» Nachher [klagend]: «Ja, als ich meine Mutter [unverst.] fiel mir ein Apfel auf den Kopf.» Nachher der Schweizer: «Aha, ist gut.» Und nachher äh kam wieder ein weinendes Kind. Äm und nachher fragte der Italiener: «Wieso, wieso weinst du so?» Und nachher, äm nachher das Kind äm: «Ja, weil mir eine Colaflasche auf den Kopf fiel.» Äh «Ah ja, ist, ja, ist gut.» Und nachher, plötzlich, kommt so so megalachendes ein Kind daher. Nachher fragt der Schweizer: «Ja, wieso lachst du denn so?» Nachher äh nein, der Jugoslawe fragt ihn so: «Ja, wieso lachst du denn so?» «Ja, als ich furzte, ist das ganze [unverst.] in die Luft gefallen.»

202. Beatrice
Also, es war einmal ein Türke, ein Schweizer und ein Italiener. Die mussten, die mussten also in ein Hotel. Und dort waren nur noch drei [unverst.] frei. In einem gab es [unverst.], im anderen Bienlein und in der anderen rote Ameisen. In die [unverst.] ging der Italiener. Nachher kommt er nach einer Stunde wieder raus. Und nachher, ja und nachher ging der ging der Türke ging bei den Bienlein rein. Und nachher kam er nach einer Sekunde wieder raus, ganz verstochen. Und nachher ging der Schweizer zu den Ameisen rein und etwa – äh drei Jahre blieb er dort drinnen. Und nachher kam er wieder raus. Dann fragten sie: «Warum konntest du jetzt so lange äh dort drin bleiben?» «Ja, ich brachte die Ameisenkönigin um und dann gingen alle an die Beerdigung.»

203. Markus
Ein Schweizer, ein Ju/ ein Jugoslawe und ein Türke gingen ins Hotel. Also, ja, und nachher musste der Schweizer so unbedingt also pin-

gmacht iebislet und nachane hät de türk hät aso au is zimmer bislet loch gmacht au id erde bislet und nachane isch de hotelchef go chlopfe cho bim schwizer gfröget gaht alles guet? de schwizer JA gaht alles guet isch er zum türk gange go chlopfe hät er gfröget gaht alles guet? JA nachane isch er zum jugoslav go chlopfe nachher hät er gseit ja wartet si schnäll chli ich mues schnäll ane ane schwümme

keln. Machte ein Loch, pinkelte hinein. Und nachher pinkelte der Türke also auch ins Zimmer. Loch gemacht auch in die Erde gepinkelt. Und nachher kam der Hotelchef klopfen, beim Schweizer gefragt: «Geht alles gut?» Der Schweizer: «JA, geht alles gut.» Ging er zum Türken klopfen, fragte: «Geht alles gut?» «JA.« Nachher ging er zum Jugoslawen klopfen. Nachher sagte er: «Ja, warten Sie schnell ein bisschen. Ich muss schnell herbei herbei schwimmen.»

204. Fiona

äm au en en schwizer en italiener und en en jugoslav äm sind uf de eifelturm und nachher hät de äm jugoslav d uhr abegrüert woner dune acho isch isch si scho kapputt det gläge nachher häts de italiener abegschosse isch si dune äh scho kapputt gsi nachäre häts de schwizer agegrüert isch i de mitti vom eifelturm no en kafi go trinke und seeleruhig seeleruhig abe abegloffe d wändelträppe nachäre dune hät er d uhr ufgfange nachane händ händ äm de italiener und de jugoslav händ en gfröget wie wie häsch das gmacht? dänn hät de schwizer gseit er he/äm ich han d uhr äm e schtund zrugg gschtellt

204. Fiona

Äm, auch ein ein Schweizer, ein Italiener und ein ein Jugoslawe äm gingen auf den Eiffelturm. Und nachher warf der Jugoslawe die Uhr runter. Als er unten ankam, lag sie schon kaputt dort. Nachher warf es der Italiener runter. War sie unten auch schon kaputt. Nachher warf es der Schweizer runter, ging in der Mitte vom Eiffelturm noch einen Kaffe trinken und seelenruhig seelenruhig runter gegangen die Wendeltreppe. Nachher, unten, fing er die Uhr auf. Nachher fragten äm der Italiener und der Jugoslawe: «Wie, wie hast du das gemacht?» Dann sagte der Schweizer: «Er hat/ äm ich stellte die Uhr äm eine Stunde zurück.»

205. Markus

en schwizer en chines und en italiener händ e wett gmacht dass äm amene see überschwümed ohni nassi haar z übercho nachane isch zerscht de chines inegumped isch äne acho häts ohr äm äm aglanget hät gseit ja mini haar sind nass worde ich han d wett verlORE bis jetzt! nachhär isch de schwizer iegumped und nachhär isch er äne acho und hät au de chopf alanget und hät gseit ah ich ha au d wett verlOre wahrschinli verlürt si au de italiener! de italiener VILL ruhig äm is wasser iegumped und isch äne wider acho [unverst.] händ die andere gseit he din din chopf isch ja dini ohre sind ja gar nöd nass und dänn säged si aso aso äm dänn dini ohre sind gar nöd nass aso und dänn äm händ die andere hät de schwizer gseit wiso häsch das gmacht ja ich ha e chline glatze

205. Markus

Ein Schweizer, ein Chinese und ein Italiener machten eine Wette, dass sie äm an einem See rüberschwimmen ohne nasse Haare zu kriegen. Nachher sprang zuerst der Chinese rein. Kam drüben an. Fasste das Ohr äm äm an, sagte: «Ja, meine Haare sind nass geworden. Ich habe die Wette verlOREN bis jetzt!» Nachher sprang der Schweizer rein. Und nachher kam er drüben an und fasste auch den Kopf an und sagte: «Ah, ich habe auch die Wette verlOren. Wahrscheinlich verliert sie auch der Italiener.» Der Italiener VIEL ruhig äm sprang ins Wasser und kam drüben wieder an [unverst.]. Sagten die anderen: «He, dein dein Kopf ist ja, deine Ohren sind ja gar nicht nass.» Und dann sagen sie also, also äm dann: «Deine Ohren sind gar nicht nass.» Also, und dann äm haben die anderen, sagte der Schweizer: «Wieso hast du das gemacht?» «Ja, ich habe eine kleine Glatze.»

206. Rolf
aso es isch en ma ad tankschtell gange und hät gseit tröpfeln sie mir bitte den tank voll – äh wieviel kostet ein – tropfen benzin? gratis dann tröpfeln sie mir bitte den tank voll

207. Pia
es isch emal en bueb uf e reis gange dänn isch en art en möngi verbicho dänn hät er müese schisse dänn isch er uf de baum uegange und nachhär hät er gschisse und nachhär unedra isch de – pfarrer am bäte gsi und hät gs – – oh gott was willst du von mir? nachhär hät de dobe gseit WC papier

208. Juliette
[singt]: alli mini äntli schwümed uf de wälle schwümed uf de wälle chunnt e korälle haut em eis ad schälle ou je ou je was isch passiert alli mini äntli sind kaschtriert

209. Simon
ich han au es alli mini äntli lied [singt]: alli mini äntli schwümed uf em dach schwümed uf em dach chunnt de michael jackson haut si alli flach

210. Lukas
[singt]: alli mini äntli schwümed uf em – im klosett schwümed im klosett tu ich einmal spühlen sind sie alle weg

211. Sylvie
es chlises liedli was isch das für es liechtli was isch das für en schii de chlaus mit em ferrari fahrt grad de wald duri mit füfzg ine kurve mit hundert inen baum mit tusig uf de fridhof das isch sin letschte traum

212. Serge
aso e frau und en ma sind go dusche und nachher frögt s chindli äm törfi au mit cho go tusche? nachher seit de vater ich weiss nöd muesch s mami fräge äh d mueter ja okE nachhane sinds id duschi und nachhane hät s chind bim bapi obenanbe glueged und nachher hät s chindli gseit bapi was isch das da

206. Rolf
Also, es ging ein Mann an die Tankstelle und sagte: «Tröpfeln Sie mir bitte den Tank voll – äh wie viel kostet ein Tropfen Benzin?» «Gratis.» «Dann tröpfeln Sie mir bitte den Tank voll.»

207. Pia
Es ging einmal ein Knabe auf eine Reise. Dann kam eine Art ein Möngi vorbei. Dann musste er scheissen. Dann ging er auf den Baum hinauf. Und nachher hat er geschissen und nachher unten dran war der Pfarrer am beten und hat ges – – «Oh, Gott, was willst du von mir?» Nachher sagte der oben: «WC Papier.»

208. Juliette
Singt: Alle meine Entlein schwimmen auf der Welle, schwimmen auf der Welle. Kommt eine Korelle, haut ihm eins an die Schelle. Ou je, ou je, was ist passiert? Alle meine Entlein sind kastriert.

209. Simon
Ich habe auch ein Alle meine Entlein Lied. Singt: Alle meine Entlein schwimmen auf dem Dach, schwimmen auf dem Dach. Kommt der Michael Jackson. Haut sie alle flach.

210. Lukas
Singt: Alle meine Entlein schwimmen auf dem – im Klosett, schwimmen im Klosett. Tu ich einmal spülen, sind sie alle weg.

211. Sylvie
Ein kleines Liedchen: Was ist das für ein Lichtlein, was ist das für ein Schein? Der Klaus [Sankt Nikolaus] mit dem Ferrari fährt grad durch den Wald. Mit fünfzig in die Kurve, mit hundert in einen Baum, mit tausend auf den Friedhof, das ist sein letzter Traum.

212. Serge
Also, eine Frau und ein Mann gingen duschen. Und nachher fragt das Kindlein äm: «Darf ich auch mitkommen [zum] duschen?» Nachher sagt der Vater: «Ich weiss nicht. Musst die Mami fragen.» Äh die Mutter: «Ja, okay.» Nachher gingen sie in die Dusche. Und nachher schaute das Kind beim Papi hinun-

une? seit er da isch es schlängli nachher frögt er s mami luegt er au wider abe MAMI was isch das da une? seit si das isch min urwald und nachhane luegt er ue und seit MAMI was isch das da obe? das sind mini zwei kanönli – gat er use tröchnet sich ab dänn gönds is bett nachhane nachhane seit de bueb mami mami pass uf de bapi chunnt mit sim schlängli i din i din urwald chum schüss de chum schüss de am bapi sis schlängli mit de kanönli abe

213. Maya
aso es gu/ es gummibärlipaar hät ghüratet – und dänn sinds in spital und dänn hä/ isch de gummibärlivater ganz ufgregt gsi – dänn isch äm – aso die frau usecho und hät gseit – äm – ich gratuliere ine dänn hät er gseit was ischs was ischs was ischs dänn hät si gseit es grüens
214. Luzia
zwei ballön sind mal dur d wüeschti gfloge nachane hät de e/hät de erschti gseit achtung det häts en kaktussss nachane hät de zweiti gseit ich weisssss
215. Lotta
was isch grüen und lit im sarg
es stärbsli
216. Martina
was isch farbig und gumpt i de konditorei umenand?
de tarzipan
217. Nadja
was isch rot und gumpt vo baum zu baum?
de tarzan mit em sunnebrand
218. Lea
was isch orangsch und lauft de berg duruf?
es wandarinli
219. Christine zwei sandchörnli laufet am am st/ am strand strand ume hät s einte gseit seit s einte zum andere du ich du ich glaub mir werdet verfolgt

ter. Und nachher sagte das Kindlein: «Papi, was ist das da unten?» Sagt er: «Das ist ein Schlänglein.» Nachher fragt er die Mami, schaut auch wieder hinunter: «MAMI, was ist das da unten?» Sagt sie: «Das ist mein Urwald.» Und nachher schaut er hoch und sagt: «MAMI, was ist das da oben?» «Das sind meine zwei Kanönlein.» Geht er raus, trocknet sich ab. Dann gehen sie ins Bett. Nachher, nachher sagt der Knabe: «Mami, Mami, pass auf, der Papi kommt mit seinem Schlänglein in deinen in deinen Urwald. Komm, schiess dann, komm, schiess dann dem Papi sein Schlänglein mit den Kanönlein runter.»

213. Maya
Also, ein Gu/ ein Gummibärchenpaar hat geheiratet. Und dann gingen sie ins Spital und dann ha/ war der Gummibärchenvater ganz aufgeregt. Dann ist äm, also dann kam diese Frau hinaus und sagte äm: «Ich gratuliere Ihnen.» Dann sagte er: «Was ist es? Was ist es?» Dann sagte sie: «Ein grünes.»
214. Luzia
Zwei Ballone flogen einmal durch die Wüste. Nachher sagte der erste: «Achtung, dort hat es einen Kaktussssss.» Nachher sagte der zweite: «Ich weissssss.»
215. Lotta
Was ist grün und liegt im Sarg?
Ein Sterbsli.
216. Martina
Was ist farbig und springt in der Konditorei herum?
Der Tarzipan.
217. Nadja
Was ist rot und springt von Baum zu Baum?
Der Tarzan mit einem Sonnenbrand.
218. Lea
Was ist orange und geht den Berg hinauf?
Ein Wandarinlein.
219. Christine
Zwei Sandkörnchen gehen am am St/ am Strand Strand umher. Sagte das eine/ sagt das eine zum andern: «Du, ich, du, ich glaube wir werden verfolgt.»

220. Jeanette
aso en en schwizer en italiener und en en japaner stönd uf em eifelturm und und aso und pro probiered d uhr abeschüsse aber au une wider uffange nachher gaht zerscht ja dänn gaht zerscht de japaner tuet d uhr abeschüsse aber dänn aber d uhr isch scho lang am bode nachher gaht de italiener tuet tuet d uhr abeschüsse aber wänn er chunt aso d uhr isch scho lang am bode und er cha si nüme fange nachher tuet de schwizer d uhr aberüere lauft gmüetlich abe gaht no en kafi go trinke macht sich langsam parat und dänn stat er une am eifelturm wartet no e minute und hebt dänn d uhr wie hät er s gmacht?

221. Daniel
was isch rot und chläbt a de wand?
es chläbbeeri

222. Chris
was macht e blondine aso aso uf em grund une?
si suecht de leonardo di caprio

223. Caroline
aso aso es sind emal zwei päärli gsi die händ imene grosse huus gwohnt und dänn häts no chinde gha und une e fr/ und e frau und dänn hä/ si aso sind das päärli si/ aso sind zu de frau abegange äh nei händ si si troffe und händ gseit grüezi gratulieret si eus – äm mir händ ghüratet seit si oke äh hät si s gratu/ gratuliert und dänn und dänn isch d frau am dusche gsi und dänn seit er – – ja und dänn chunt äh isch d frau am dusche gsi lütets bi de duschi und dänn dänkt äm luegt si durs schlüsselloch und dänkt ja das isch ja sowiso nur de blind macht uf – äm dänn sei/ seit er gratulieret si mir ich gseh wider

224. Nidia
aso was macht e blondine mit emene stückli brot uf em WC?
d WC änte füettere

220. Jeanette
Also, ein ein Schweizer, ein Italiener und ein ein Japaner stehen auf dem Eiffelturm. Und und also und pro probieren die Uhr hinunter zu werfen aber auch unten wieder aufzufangen. Nachher geht zuerst, ja, dann geht zuerst der Japaner, wirft die Uhr runter. Aber dann, aber die Uhr ist schon lange am Boden. Nachher geht der Italiener, wirft die Uhr runter. Aber als er kommt, also die Uhr ist schon lange am Boden und er kann sie nicht mehr fangen. Nachher wirft der Schweizer die Uhr runter. Geht gemütlich runter, geht noch einen Kaffee trinken, macht sich langsam bereit und dann steht er unten am Eiffelturm, wartet noch eine Minute und hält dann die Uhr. Wie hat er das gemacht?

221. Daniel
Was ist rot und klebt an der Wand?
Eine Klebbeere.

222. Chris
Was macht eine Blondine also also auf dem Grund unten?
Sie sucht den Leonardo di Caprio.

223. Caroline
Also, also, es waren einmal zwei Pärchen, die wohnten in einem grossen Haus. Und dann gab es noch Kinder und unten eine Fr/ und eine Frau. Und dann si also sind das Pärchen also gingen zu der Frau hinunter. Äh nein, trafen sie sie und sagten: «Grüezi. Gratulieren Sie uns? Äm, wir haben geheiratet.» Sagt sie: «Okay.» Äh gratu/ gratulierte sie. Und dann, und dann war die Frau am duschen und dann sagt er – ja und dann kommt äh war die Frau am duschen, läutet es bei der Dusche und dann denkt äm schaut sie durchs Schlüsselloch und denkt: «Ja, das ist ja sowieso nur der Blinde.» Macht auf äm dann sagt er: «Gratulieren Sie mir. Ich sehe wieder.»

224. Nidia
Also, was macht eine Blondine mit einem Stücklein Brot auf dem WC?
Die WC Ente füttern.

225. Paul
zwei äm en schwizer en japaner und – und een öschtricher sind in ere schweinestall inegange wer am längschte chan drin si – de erschti isch ine – de sch/ de öschtricher isch ine föif minute äh ei minute usghalte ine gange WÄ wie das stinkt det ine de – de ander — de japaner isch inegange nach zwei minute usecho/cho wä wie das det ine stinkt nachher isch de schwizer ine – nach zä minute isch de gä/ nachane sind zwei usecho und nachane hät händs gseit ii wis det ine stinkt weisch warum wüssed si warum?
anderes Kind: ich weiss es
Paul: Remo
Remo: will er gfurzt hät
Paul: ja genau

226. Simona
äm es sind emal en japaner en – en japaner en italiener und en schwizer händ emal e wett gmacht wer am längschte imene bienehüsli cha si – dänn isch de äm i/ was han i jetzt gseit [Kinder lachen] dänn isch de italiener ine nach zwei minute wider usecho hät alles stich gha dänn isch de jaPAner ine isch nach/ isch nach drü minute usecho hät alles stich gha alles au bienlistich gha dänn isch de schwizer ine isch er so mal nach füfzä minute wider cho oder kän einzige stich und dänn händ die andere gfröget ja wi häsch du das gschafft und so? und dä hät eine gseit ja ich ha halt/ da hät de schwizer ja ich ha halt d bienekönigin töted dänn sind alli ad beerdigung

227. Guido
wiso rännt d blondine bevor si is bett gaht drühundert-füfzg mal ums bett? damit wänn damit wänn en dieb chunt damit si vorsprung hät
228. Laura
aso e blondine gaht in es gschäft dänn frögt si det aso de ma dörf ich de fernseh chaufe dänn hät si [sic] gseit ane blondine verchaufe mer

225. Paul
Zwei äm ein Schweizer und ein Japaner und – und ein Österreicher gingen in einer [sic] Schweinestall hinein. Wer am längsten drin sein kann. Der erste ging hinein, der Sch/ der Österreicher ging hinein. Fünf Minuten äh eine Minute ausgehalten. Hinein gegangen: «WÄ, wie das stinkt dort drin.» Der – der andere — der Japaner ging hinein. Nach zwei Minuten raus gekommen: «Wä, wie das dort drinnen stinkt.» Nachher ging der Schweizer rein – nach zehn Minuten ist der gä/ nachher kamen zwei raus. Und nachher sagten sie: «Ii, wie es dort drin stinkt.» Weisst du warum? Wissen Sie warum?
anderes Kind: Ich weiss es.
Paul: Remo Remo: Weil er gefurzt hat.
Paul: Ja, genau.
226. Simona
Äm, es waren einmal ein Japaner ein – ein Japaner, ein Italiener und ein Schweizer machten einmal eine Wette gemacht, wer am längsten in einem Bienenhäuschen sein kann. Dann ist der äm i/ Was habe ich jetzt gesagt? [Kinder lachen] Dann ging der Italiener rein. Kam nach zwei Minuten wieder raus. Hatte alles Stiche. Dann ging der Japaner rein. Kam nach/ kam nach drei Minuten raus. Hatte alles Stiche, hatte alles auch Bienenstiche. Dann ging der Schweizer rein. Kam er so mal nach fünfzehn Minuten wieder, oder [Schweizerdeutsch für ‹nicht wahr?›]. Kein einziger Stich. Und dann fragten die anderen: «Ja, wie hast du das geschafft und so?» Und dann sagte einer : «Ja, ich habe halt/» da hat der Schweizer: «Ja, ich tötete halt die Bienenkönigin. Dann gingen alle an die Beerdigung.»
227. Guido
Wieso rennt die Blondine bevor sie ins Bett geht dreihundertfünfzig Mal ums Bett? Damit wenn, damit wenn ein Dieb kommt, damit sie Vorsprung hat.
228. Laura
Also, eine Blondine geht in ein Geschäft. Dann fragt sie dort also den Mann: «Darf ich diesen Fernseher kaufen?» Dann sagte sie [sic]: «An

nüt nachane isch si heigange hät d haar rot gfärbt – isch si wider is gschäft gange hät gfrögt dörf ich de fernseh ha? dänn hät er gseit nei a blondine verchaufe mer nüt dänn isch si wider heigange hät si brun gfärbt – nachher isch si wider det ane gange hät si gfröget dörf ich de fernseh chaufe nachher hät er gse/ händs gseit nei a blondine verchaufe mer nüt nachher hät si gfröget wiso wüssed si dass ich e blondine bin? hät er gseit ja will das gar kän fernseh isch sondern en mikrowälle

229. Gianna
aso s isch emal en japaner en – – italiener und en schwizer gsi äh nei ja und dänn isch de italiener ine gange und nach/ äm bienlihus und dänn isch er nach nach föif minute wider usecho hät hät alles stich gha nachher isch de schwizer ine – äm isch nach zwei minute usecho hät alles stich gha isch de äm japaner ine isch nach füfzä minute use cho – – – dänn händs gseit äm wie häsch du das gschafft? und nachher hät er gseit tsching tschang tschung chinesen sind nicht dumm sie scheissen in die ecken bienen gehen schmecken
230. Mirjam
aso drü ameise händ emal en mänsch müese undersueche nachher isch de [sic] erschti is ohr gange und nachher isch er und de zweit isch isch is mul gange und de dritt isch — [lacht, unverst.] nachher isch de erscht wider usecho und nachedhär wä det ine isch alles chläbrig und es hät alles so ohreschmalz nachher isch de zweit wider usecho hät gseit wä det ine isch also us em mul dänn hät er gseit wä det ine isch alles nass und und es stinkt und so und nachher isch de dritt usecho und nachher hät er gseit WÄ det ine det stinkts und es — [18 Sek.] und es isch en brune tornado verbicho
231. Yanik
zwei fischli schwümed anenand verbi seit de eint hai! de ander seit wo wo wo?

eine Blondine verkaufen wir nichts.» Nachher ging sie nach Hause, färbte die Haare rot, ging sie wieder ins Geschäft, fragte: «Darf ich diesen Fernseher haben?» Dann sagte er: «Nein, an Blondinen verkaufen wir nichts.» Dann ging sie wieder nach Hause, färbte sie braun. Nachher ging sie wieder dorthin, fragte: «Darf ich diesen Fernseher kaufen?» Nachher sagte er/ sagten sie: «Nein, an Blondinen verkaufen wir nichts.» Nachher fragte sie: «Wieso wissen Sie, dass ich eine Blondine bin?» Sagte er: «Ja, weil das gar kein Fernseher ist, sondern eine Mikrowelle.»
229. Gianna
Also, es war einmal ein Japaner, ein – – Italiener und ein Schweizer äh, nein, ja. Und dann ging der Italiener rein und nach/ äm Bienenhaus und dann kam er nach nach fünf Minuten wieder raus. Hatte hatte alles Stiche. Nachher ging der Schweizer rein – äm, kam nach zwei Minuten raus. Hatte alles Stiche. Ging der äm Japaner rein. Kam nach fünfzehn Minuten raus. – – – Dann sagten sie äm: «Wie hast du das geschafft?» Und nachher sagte er: «Tsching tschang tschung, Chinesen sind nicht dumm. Scheissen in die Ecken, Bienen gehen schmecken.»
230. Mirjam
Also, drei Ameisen mussten einmal einen Menschen untersuchen. Nachher ging der [sic] erste ins Ohr. Und nachher ging er und der zweite ging in den Mund und der dritte ging — [lacht, unverst.]. Nachher kam der erste wieder raus. Und nachher: «Wäh, dort drin ist alles klebrig und es hat alles so Ohrenschmalz.» Nachher kam der zweite wieder raus. Sagte: «Wäh, dort drin ist alles aus dem Mund.» Dann sagte er: «Wäh, dort drin ist alles nass und und es stinkt und so.» Und nachher kam der dritte raus und nachher sagte er: «Wäh, dort drin stinkt es und es — [18 Sek.] und es kam ein brauner Tornado vorbei.»
231. Yanik
Zwei Fischlein schwimmen aneinander vorbei. Sagt der eine: «Hi!» Der andere sagt: «Wo, wo, wo?»

232. Yanik
en schwizer en japaner und en – – chines glaub sind id badi dänn händs gwettet wer [unverst.] chan – und nachher hät de erschti gseit ich wett is bier gumpe dänn isch er is bier gumpt und dänn de zweiti ich möcht i wi gumpe isch er in wi gumped und de dritt isch usgschlipft und hät gschei/ gseit scheisse und dänn isch er id scheisse abegheit

233. Francine
chömed so chinese zu de schwizer und säged – ihr händ immer so vill mal über eus glacht jetzt wämmir emal über eu lache hät händ d schwizer gseit okei was sölle mer mache? händs gseit/ händ d chinese gseit baued zmitts i de wüe/ wüeschti en äm [unverst.] e brugg uf händs es gmacht dänn sinds wider zämecho dänn händ d chinese gseit so ir chönds wider abboue mir händ gnueg glacht dänn hät de sch/ händ d schwizer gseit gaht gar nöd äm sind zvill chinese druf wo wo fisched

234. Stefan
aso eimal eimal sind so ganz vill blondine ime saal aso sind so am ässe gsi nachher chunnt e brünette und hät gseit so jetzt müemer emal luege wie guet dass blondine chönd rächne dänn isch eini füre hät gs/ hät d brünette gseit äm was git zwei plus zwei? hät si gseit nün falsch – dänn händ all grüeft gänd ere namal e chance! gäbed ere namal e chance! und dänn hät si namal gseit was git drü plus drü? sibe falsch alli wider grüeft gäbed ere namal e chance! gäbed ere namal e chance! dänn hät si gseit was git föif plus föif? zä händ all grüeft gänd ere namal e chance! gänd ere namal e chance!

235. Stefan
sind/ händ sich emal zwei hünd troffe dänn seit de eint ich ich heisse arko vom schlosshof und du bisch du au adlig? ja ich heisse runter vom sofa

232. Yanik
Ein Schweizer, ein Japaner und ein – – Chinese, glaube ich, sind [gingen] in die Badi [Badeanstalt]. Dann wetteten sie, wer [unverst.] kann. Und nachher sagte der erste: «Ich will ins Bier springen.» Dann sprang er ins Bier. Und dann der zweite: «Ich möchte in Wein springen.» Sprang er in Wein. Und der dritte rutschte aus und hat geschei/ sagte: «Scheisse!» Und dann fiel er in die Scheisse runter.

233. Francine
Kommen so Chinesen zu den Schweizern und sagen: «Ihr habt immer so viele Male über uns gelacht. Jetzt wollen wir einmal über euch lachen.» Sagte sagten die Schweizer: «Okay, was sollen wir machen?» Sagten sie/ sagten die Chinesen: «Baut mitten in der Wü/ Wüste eine äm [unverst.] eine Brücke auf.» Machten sie es. Dann kamen sie wieder zusammen. Dann sagten die Chinesen: «So, ihr könnt es wieder abbauen. Wir haben genug gelacht.» Dann sagte der Sch/ sagten die Schweizer: «Geht gar nicht. Äm, sind zu viele Chinesen drauf, die fischen.»

234. Stefan
Also, einmal, einmal waren so ganz viele Blondinen in einem Saal, also waren so am Essen. Nachher kommt eine Brünette und sagte: «So, jetzt müssen wir einmal schauen, wie gut Blondinen rechnen können.» Dann ging eine nach vorn. Sagte die Brünette äm: «Was gibt zwei plus zwei?» Sagte sie: «Neun.» «Falsch.» Dann riefen alle: «Gebt ihr nochmal eine Chance! Gebt ihr nochmal eine Chance!» Und dann sagte sie nochmal: «Was gibt drei plus drei?» «Sieben.» «Falsch.» Riefen alle wieder: «Gebt ihr nochmal eine Chance! Gebt ihr nochmal eine Chance!» Dann sagte sie: «Was gibt fünf plus fünf?» «Zehn.» Riefen alle wieder: «Gebt ihr nochmal eine Chance! Gebt ihr nochmal eine Chance!»

235. Stefan
Waren/ trafen sich einmal zwei Hunde. Dann sagt der eine: «Ich, ich heisse Arko vom Schlosshof. Und du? Bist du auch adelig?» «Ja, ich heisse Runter vom Sofa.»

236. Alessandra
aso drü sind ufenere insle gsi nachher isch e fee cho hät si gseit äm jede cha sich öppis wünsche de erschti hät gseit ich wett hei schwups isch er dihei gsi de zweit ich wett au hei! schwups isch er äh dihei gsi de dritt ich wett dass wider chömed schwups sinds wider da gsi

236. Alessandra
Also, drei waren auf einer Insel. Nachher kam eine Fee. Sagte sie äm: «Jeder kann sich etwas wünschen.» Der erste sagte: «Ich will nach Hause.» Schwups, war er zu Hause. Der zweite: «Ich will auch nach Hause!» Schwups, war er auch zu Hause. Der dritte: «Ich will, dass sie wieder kommen.» Schwups, waren sie wieder da.

237. Nicole
äh aso i de schuel aso s isch de erscht schueltag gsi und nachher frögt hät de lehrer alli nach em name gfrögt nachher seit seit de erscht ja seit de erscht ich heisse sepp nachher seit de lehrer das heisst josef und und du wi heissisch du? dänn seit der zweit ich heisse hannes dänn seit er das heisst johannes und dänn nachher hät hät de lehrer no welle wüsse wie de dritt heisst dänn hät de dritt gseit ich heisse jokurt

237. Nicole
Äh, also, in der Schule, also, es war der erste Schultag und nachher fragt, fragte der Lehrer alle nach dem Namen. Nachher sagt sagt der erste, ja, sagt der erste: «Ich heisse Sepp.» Nachher sagt der Lehrer: «Das heisst Josef. Und und du, wie heisst du?» Dann sagt der zweite: «Ich heisse Hannes.» Dann sagt er: «Das heisst Johannes.» Und dann, nachher wollte der Lehrer noch wissen wie der dritte heisst. Dann sagte der dritte: «Ich heisse Jokurt.»

238. Jan
aso e blondine isch mit irer fründin so go schpaziere – hät d fründin gseit da en tote vogel d blondine seit [Erzähler schaut nach oben] wo wo?

238. Jan
Also, eine Blondine ging mit ihrer Freundin so spazieren. Sagte die Freundin: «Da, ein toter Vogel.» Die Blondine sagt [Erzähler schaut nach oben]: «Wo? Wo?»

239. Marcel
guet – zwei äm zwei elefante äm bummlet verliebt i de gegend umenand rüssel a rüssel dänn seit plötzlich d frau – hoffentlich füersch du mich nöd a de nase um/ rum

239. Marcel
Gut, zwei äm zwei Elefanten äm bummeln verliebt in der Gegend umher, Rüssel an Rüssel. Dann sagt plötzlich die Frau: «Hoffentlich führst du mich nicht an der Nase rum.»

240. Piero
de aso äm de fritzli gaht id schuel dänn seit er dänn seit d lehrerin zell emal uf schwizerdütsch uf zä eis zwei drü vier föif sächs sibe acht nün zä und dänn und jetzt uf hochdütsch eins zwei drei vier fünf sieben acht neun zehn halt halt du häsch sechs du hast sechs vergessen dänn hät de fritzli gseit sechs ist noch nicht für kleine kinder

240. Piero
Der, also äm der Fritzli geht in die Schule. Dann sagt er, dann sagt die Lehrerin: «Zähl einmal auf schweizerdeutsch auf zehn.» «Eis, zwei, drü, vier, föif, sächs, sibe, acht, nün, zä.» Und dann: «Und jetzt auf Hochdeutsch.» «Eins, zwei, drei, vier, fünf, sieben, acht, neun, zehn.» «Halt, halt! Du hast sechs, du hast sechs vergessen.» Dann sagte der Fritzli: «Sechs ist noch nicht für kleine Kinder.»

241. Christof
zwei häuser gehen in der wüste spazieren eines eins trägt ein fenster da sagt es ah himmel ist mir heiss – ja dann mach doch das fenster auf

241. Christof
Zwei Häuser gehen in der Wüste spazieren. Eines, eins trägt ein Fenster. Da sagt es: «Ah, Himmel, ist mir heiss.» «Ja, dann mach doch das Fenster auf.»

242. Christof
was haben lehrer und wolken gemeinsam? wenn sie sich verziehen da wirds ein schöner tag
243. Svenia
de vater mit sinere tochter isch emal in zoo gange und dänn dänn hät d tochter gseit du papi chömmer nöd vo da es tier chaufe? da seit de vater ja s wär schön aber weisch s ässe choschtet ä vill und dä hät s chind gseit äh d tochter gseit äm ja dänn chaufemer doch das tier da da staht füe/ füttern verboten

244. Gian
zwei mäuse [unverst.] dann fliegt eine fledermaus vorbei da sagt die eine maus zur andern wann ich mal gross bin dann werd ich auch pilot
245. Hannes
also s arschloch und hirni fahred ime auto und nachher seit s hirni ich mus umbedingt äm bisle da s/ äm da seit s arschloch ja da seit s arschloch du chasch da vorne wo mer über d brugg iegönd chasch eimal in bach ie seiche händs det aghalte – aso hät s arschloch aghalte sinds usgschtige und dänn isch d polizei cho si dörfed da nöd ahalte wie heissed si? arschloch wie heissed si? arschloch säged si jetz richtig wie si heissed! arschloch wo händ si au ihres hirni? am bach une am seiche

246. Tabea
drü blondine laufed dur de wald dänn chömeds an en fluss und nachher chunt e fee und nachher seit si jedere hät ein wunsch frei di erschti wünscht sich dass si es es ruederboot hät zum übere ruedere – di zweiti wünscht sich dass si flügel hät zum übere flüge und di dritti wünscht dass si i de mitti isch gat zwei schritt übere und über d brugg

247. Christian
aso de fritz gat id schuel d lehrerin frögt musch drü lieder uf hüt namitag chöne – gat er hei – – gat äm gat mit sinere schwöschter

242. Christof
Was haben Lehrer und Wolken gemeinsam? Wenn sie sich verziehen da wird's ein schöner Tag.
243. Svenia
Der Vater mit seiner Tochter ging einmal in den Zoo. Und dann dann sagte die Tochter: «Du, Papi, können wir nicht von hier ein Tier kaufen?» Da sagt der Vater: «Ja, es wäre schön. Aber weisst du, das Essen kostet auch viel.» Und dann sagte das Kind, äh, sagte die Tochter: «Ja, dann kaufen wir doch das Tier da. Da steht fü/ füttern verboten.»
244. Gian
Zwei Mäuse [unverst.]. Dann fliegt eine Fledermaus vorbei. Da sagt die eine Maus zur andern: «Wann [sic] ich mal gross bin, dann werd ich auch Pilot.»
245. Hannes
Also, das Arschloch und Hirn fahren in einem Auto. Und nachher sagt das Hirn: «Ich muss unbedingt äm pinkeln.» Da äm da sagt das Arschloch, ja, da sagt das Arschloch: «Du kannst da vorne, wo wir über die Brücke gehen, kannst du einmal in den Bach rein pissen.» Hielten sie dort an, also, hielt das Arschloch an. Stiegen sie aus. Und dann kam die Polizei. «Sie dürfen hier nicht anhalten. Wie heissen Sie?» «Arschloch.» «Wie heissen Sie?» «Arschloch.» «Sagen Sie jetzt richtig, wie Sie heissen!» «Arschloch.» «Wo haben Sie auch Ihr Hirn?» «Am Bach unten am Pissen.»
246. Tabea
Drei Blondinen gehen durch den Wald. Dann kommen sie an einen Fluss. Nachher kommt eine Fee und nachher sagt sie: «Jede hat einen Wunsch frei.» Die erste wünscht sich, dass sie ein ein Ruderboot hat um hinüber zu rudern. Die zweite wünscht sich, dass sie Flügel hat um rüber zu fliegen. Und die dritte wünscht, dass sie in der Mitte ist. Geht zwei Schritte rüber und über die Brücke.
247. Christian
Also, der Fritz geht in die Schule. Die Lehrerin fragt: «[Du] musst drei Lieder auf heute Nachmittag können.» Geht er heim. Geht äm

go spile – iri schwöschter so so [unverst.] nachher seit – – seit er nei seit si zu im du dummi chue du dummi chue gaht er go fernseh luege gseht er de superman – de superman seit so [*singend*] *ich bin de superman ich bin de superman* – luegt er sinere mueter is schlüsselloch ine d mueter seit zum ma gang sofort use de ma seit [*singend*] *o baby tu das nicht o baby tu das nicht* [lacht, Kinder lachen] aso dann gat er wider id schuel frögt/ d lehrerin seit häsch die drü lieder de fritz seit ja du dummi chue du dummi chue wer meinsch du/ was fallt der i? wer meinsch du wer du bisch? ich bin de superman ich bin de superman [lacht] ich hau der e paar ad ohre [*singend*] *o baby tu das nicht*

248. Andreas
es rätsel – warum sind elefante grau?
so sinds echli schlanker
249. Lily
aso si ich han zwei de eint isch eifach es es rätsel was schtat i de mitt vo paris?
s r
250. Lily
jetzt namal eine das isch aso en witz aso vier hase sind emal go zälte aso go übernachte dusse nachher hät de erschti hät sini frau mitgno falls em langwilig wird de zweiti hät bier mitgno falls em langwilig wird und de dritti hät de plattespiler mitgno falls em langwilig wird und de viert hät gseit mir wirds nöd langwilig ich schlaf di ganzi nacht und drum bruch ich nüt und nachher sinds sinds go schlafe und nachher am nächschte morge isch de erscht cho wo isch mini frau? wer hät si gno? und nachher isch de zweit cho wo isch mis bier? wer het si gno wer häts gno? und nachher isch de dritt cho wo isch min plattespiler wer hät en gno? und nachher isch de viert de vierti cho hicks bicks tschatschatscha hicks bicks tschatschatscha

geht mit seiner Schwester spielen. Ihre Schwester so so [unverst.] Nachher sagt – – sagt er, nein, sagt sie zu ihm: «Du dumme Kuh, du dumme Kuh.» Geht er Fernseh schauen. Sieht er den Superman. Der Superman sagt so [singend]: «Ich bin der Superman. Ich bin der Supermann.» Schaut er seiner Mutter ins Schlüsselloch rein. Die Mutter sagt zum Mann: «Geh sofort raus.» Der Mann sagt [singend]: «Oh Baby, tu das nicht. Oh Baby, tu das nicht.» [lacht, Kinder lachen] Also, dann geht er wieder in die Schule. Fragt/ die Lehrerin, sagt: «Hast du die drei Lieder?» Der Fritz sagt: «Ja, du dumme Kuh, du dumme Kuh.» «Wen meinst du? Was fällt dir ein? Wer meinst du, wer du bist?» «Ich bin der Superman, ich bin der Superman.» [lacht] «Ich hau der ein paar an die Ohren.» [Singend] «Oh Baby, tu das nicht.»
248. Andreas
Ein Rätsel – Warum sind Elefanten grau?
So sind sie ein bisschen schlanker.
249. Lily
Also Sie, ich habe zwei, der eine ist einfach ein Rätsel. Was steht in der Mitte von Paris?
Das ‹r›.
250. Lily
Jetzt noch mal einer. Das ist also ein Witz. Also, vier Hasen gingen einmal zelten, also übernachten draussen. Nachher nahm der erste, nahm seine Frau mit falls ihm langweilig wird. Der zweite nahm Bier mit, falls ihm langweilig wird. Und der dritte nahm den Plattenspieler mit, falls ihm langweilig wird. Und der vierte sagte: «Mir wird es nicht langweilig. Ich schlafe die ganze Nacht und darum brauche ich nichts.» Und nachher gingen sie schlafen. Und nachher, am nächsten Morgen, kam der erste: «Wo ist meine Frau? Wer hat sie genommen?» Und nachher kam der zweite: «Wo ist mein Bier? Wer hat sie genommen hat es genommen?» Und nachher kam der dritte: «Wo ist mein Plattenspieler? Wer hat ihn genommen?» Und nachher kam der vierte der vierte: «Hicks bicks tschatschatscha, hicks bicks tschatschatscha.»

251. Vanessa
Also, ein Mäuslein und ein Elefant gingen ins Kino. Und nachher das Mäu/ äm der Elefant sass vorne und das Mäuslein hinten. Und nachher äm waren sie so – in der/ gingen sie so in die Pause und so und nachher sagte das Mäuslein: «So, darf ich jetzt mal vorne hokken?» Dann sagte der Elefant: «Okay.» Und nachher sass das Mäuslein vorne und der Elefant hinten. Nachher schaute das Mäuslein mitten im Film nach hinten und sagte: «Jetzt siehst du mal wie das ist.»

252. Eric
aso es müsli und en elefant sind is kino und nachedher isch a de kasse gschtande programm föif franke und nachher isch de elefant hei isch hät de elefant gseit tschau müsli ich gang wider dänn seit er seit s müsli wiso aso das kino isch scho so tür pro gramm föif franke

253. Eric
äm es müsli und en elefant händ wele go bade nachher isch de elefant – de nei s müsli isch ine de elefant hät sini badhose gsuecht seit er zum müsli müsli chum gschwind use! Wiso? ich wott luege öb du mini badhose ahäsch

254. Fabrice
aso – de has gaht zum becker häsch du mohrechueche? dänn hätt er gseit nei isch er gange dänn chun/ isch er wider emal cho hast du mohrechueche? hät er gseit nei dänn isch er – – dänn isch er wider cho nach vierzä tag – und dänn hät er gseit hattu mohrechueche? dänn hät er gseit ja dänn hät de has gseit jetzt weisch du wie grusig dass sind

255. Tobias
en has – isch mal in migros gange nachher – äh am in er/ in an eneren kiosk und nachhär hät er gseit hät er gseit händ si es rüe/ händ si es rüebli? nachher hät er gsei/ nachher hät er gseit nei! am nächschte tag wider cho nachher hät er gseit – händ si es rüebli? nei! nachhane am dritte tag wider cho händ si es rüebli? nei! und am vierte tag isch er wider cho –

251. Vanessa
aso es müsli und en elefant sind is kino gange und nachher s mü/ äm de elefant isch vorne gsässe und s müsli hine und nachher – äm sinds so – i de/ sinds so id pause gange und so und nachher hät s müsli gseit so dörf ich jetzt mal vorne hocke? dänn hät de elefant gseit oke und nachher sin/ isch s müsli vorne gsässe und de elefant hine nachher hät s müsli zmitts im film hindere gluegt und gseit jetzt gsesch emal wie das isch

252. Eric
Also, ein Mäuslein und ein Elefant gingen ins Kino. Und nachher stand an der Kasse: Programm fünf Franken. Und nachher ging der Elefant nach Hause. Ist/ Sagte der Elefant: «Ciao Mäuslein. Ich gehe wieder.» Dann sagt er, sagt das Mäuslein: «Wieso?» «Also, das Kino ist schon so teuer – pro Gramm fünf Franken.»

253. Eric
Äm, ein Mäuslein und ein Elefant wollten baden gehen. Nachher ging der Elefant, nein, das Mäuslein rein. Der Elefant suchte seine Badehose. Sagt er zum Mäuslein: «Mäuslein, komm geschwind raus!» «Wieso?» «Ich will schauen, ob du meine Badehose anhast.»

254. Fabrice
Also – der Hase geht zum Bäcker: «Hast du Mohrenkuchen?» Dann sagte er: «Nein.» Ging er. Dann komm/ kam er wieder einmal: «Hast du Mohrenkuchen?» Sagte er: «Nein.» Dann kam er – – dann kam er wieder nach vierzehn Tagen – und dann sagte er: «Hattu [sic] Mohrenkuchen?» Dann sagte er: «Ja.» Dann sagte der Hase: «Jetzt weisst du, wie eklig dass die sind.»

255. Tobias
Ein Hase – ging einmal in die Migros. Nachher äm am in/ an einen Kiosk. Und nachher sagte er, sagte er: «Haben Sie eine Ka/ haben Sie eine Karotte?» Nachher sagte er/ nachher sagte er: «Nein!» Am nächsten Tag wieder gekommen. Nachher sagte er: «Haben Sie eine Karotte?» «Nein!» Nachher, am dritten Tag, wieder gekommen: «Haben Sie eine Karot-

nä äh händ si es rüebli? he am nächschte tag wännt namal frögsch dänn dänn nagle ich dich mit tuusig negel ad wand nachher isch er am nächschte wider am nächschte tag wider cho hät er zum kiosk hät er gfröget händ si tusig negel nei! nachher hä/ nachher hät er gseit guet gimmir – gimmer es rüebli du arschloch

256. Belina
en has hät emal mit emene tuusigfüessler im aso imene reschtorant abgmacht nachher am am föifi und dänn nachher isch so dä has isch pünktlich am föifi det gsi und de tuusigfüessler isch dänn am halbi sächsi i isch er au inecho und nachher hät de has gfrögt wiso häsch so lang gha? na nachher – – nachher hät de tuusigfüessler eso gseit ja chasch du nöd läse? dusse häts es schild und det schtat bitte schuhe ab äh abziehen

257. Ria
es isch en chines äh nei en japaner gsi und de de und dänn hät er nöd dütsch chönne und dänn isch er zume metzger gange dänn hät dänn hät de metzger gseit mit dem messer geht es besser und nachher isch amene fuessballschpil gsi und dänn hät häts glaubs en unfall geh oder so
258. Nadine
aso ich weiss en au nüme so genau – aso äm de vater hät so frägt es meitli wo julia heisst und nachher häts hät er so gfrögt was isch für zit? und nachher hät er hät si gseit ich sägs nöd susch musi is bett
259. Prisca
es isch so en ma bim ober gsi und hät gseit chan ich bitte es fleisch ha? hät er gseit ja hät er aber si das fleisch isch doch vo geschter dänn seit er ja wänn si das fleisch vo hüt wännd müend si morn wider cho

260. Emanuel
holländer händ welle de schwizer pass händs en nöd übercho dänn händs [unverst.] über en fluss müese schwüme oder meer nei fluss

te?» «Nein!» Und am vierten Tag kam er wieder – nä äh: «Haben Sie eine Karotte?» «He, am nächsten Tag, wenn du nochmal fragst, dann dann nagle ich dich mit tausend Nägeln an die Wand.» Nachher kam er am nächsten Tag am nächsten Tag wieder zum Kiosk, fragte er: «Haben Sie tausend Nägel?» «Nein.» Nachher/ nachher sagte er: «Gut, gib mir/ gib mir eine Karotte du Arschloch.»
256. Belina
Ein Hase hat einmal mit einem Tausendfüssler im also in einem Restaurant abgemacht. Nachher, um um fünf Uhr. Und dann nachher war so der Hase war pünktlich um fünf dort. Und der Tausendfüssler ist dann um halb sechs, ist er auch hinein gekommen. Und nachher fragte der Hase: «Wieso hattest du so lange?» Na/ nachher – nachher sagte der Tausendfüssler so: «Ja, kannst du nicht lesen? Draussen gibt es so ein Schild und dort steht: Bitte Schuhe ab äh ausziehen.»
257. Ria
Es war ein Chinese äh nein, ein Japaner und da da und dann konnte er nicht Deutsch. Und dann ging er zu einem Metzger. Dann sagte, dann sagte der Metzger: «Mit dem Messer geht es besser.» Und nachher war an einem Fussballspiel. Und dann gab es glaub einen Unfall oder so.
258. Nadine
Also, ich weiss ihn auch nicht mehr so genau – also äm der Vater fragte so ein Mädchen, das Julia heisst und nachher fragte er so: «Wie viel Uhr ist es?» Und nachher sagte er, sagte sie: «Ich sag es nicht. Sonst muss ich ins Bett.»
259. Prisca
Es war so ein Mann beim Ober und sagte: «Kann ich bitte ein Fleisch haben.» Sagte er: «Ja.» Hat er aber: «Sie, das Fleisch ist doch von gestern.» Dann sagt er: «Ja, wenn Sie das Fleisch von heute wollen, müssen Sie morgen wieder kommen.»
260. Emanuel
Holländer wollten den Schweizer Pass. Kriegten sie ihn nicht. Dann mussten sie [unverst.] über einen Fluss schwimmen oder Meer, nein

– dänn – isch de sohn übere gschwume da häsch de schwizer pass nachher isch d tochter überegschwume da häsch de schwizer pass isch de vater überegschwume da häsch de schwizer pass nachher isch d mueter i de mitti isch si versoffe dänn hät de vater gseit zu de chinde isch ja nume e holländerin

261. Samuel
was passiert wänn zwei tuusigfüessler sich umarmed?
es git en rissverschluss

6. Klasse
262. Matthias
en öschterricher isch id schwiz cho und hät äh welle uf en berg ufe ga dänn hät en bulle gseit gha si müend mit em auto rückwärts ufefahre wil de wil det obe chö chönd si nöd umchere und nachere schtund isch er wider abegfahre äh äh hinderschi abegfare hät er gseit ja det obe han ich doch chönne chere

263. Roger
en jäger hät im wald en jogger verschosse – wiso?
er hät es reebock t-shirt agha
264. Rafael
was wird röter und röter? en tiini wo sich mit de de de rasierklinge gschnitte hät was wird wiisser und wiisser im egge? d muetter wo gli e herzbaragge hät
265. Pia
was sitzt uf em baum und seicht?
es seichhörnli

266. Claude
was lit am nil und verschmilzt?
es schokodil
267. Martina
es chind gaht zumene kiosk und frägt hättu fänchelglace? [Kinder lachen] – – nei am nächschte tag chunnts wider hättu fänchelglace? nei wännd no eimal chunnsch chunnt er as jesuschrüz chunts namal hättu fänchelglace? nei häsch nöd ghört was ich geschter

Fluss – dann – schwamm der Sohn rüber. «Da hast du den Schweizer Pass.» Nachher schwamm die Tochter rüber. «Da hast du den Schweizer Pass.» Schwamm der Vater rüber. «Da hast du den Schweizer Pass.» Nachher ersoff die Mutter in der Mitte. Dann sagte der Vater zu den Kindern: «Ist ja nur eine Holländerin.»
261. Samuel
Was passiert, wenn zwei Tausendfüssler sich umarmen?
Es gibt einen Reissverschluss.

6. Klasse
262. Matthias
Ein Österreicher kam in die Schweiz und wollte auf einen Berg hinauf gehen. Dann sagte ein Bulle: «Sie müssen mit dem Auto rückwärts hinauf fahren. Weil dort oben kö können Sie nicht umkehren.» Und nach einer Stunde fuhr er wieder runter äh äh rückwärts runter. Sagte er: «Ja, dort oben konnte ich doch wenden.»
263. Roger
Ein Jäger erschoss im Wald einen Jogger – wieso?
Er trug ein Reebok T-Shirt.
264. Rafael
Was wird röter und röter? Ein Teenie, der sich mit der der der Rasierklinge schnitt. Was wird weisser und weisser in der Ecke? Die Mutter, die bald eine Herzbaracke hat.
265. Pia
Was sitzt auf dem Baum und seicht [Schweizerdeutsch für ‹pisst›]?
Ein Seichhörnchen.
266. Claude
Was liegt am Nil und verschmilzt?
Ein Schokodil.
267. Martina
Ein Kind geht zu einem Kiosk und fragt: «Hättu [sic] Fencheleis?» [Kinder lachen] – – «Nein.» Am nächsten Tag kommt es wieder: «Hättu [sic] Fencheleis?» «Nein. Wenn du noch einmal kommst, kommt er ans Jesuskreuz.» Kommt es nochmal: «Hättu [sic] Fencheleis?»

gseit han? nachher – isch es so am jesuschrüz nachher hättu au fänchelglace welle?

268. Pierre
aso de haas gaht zum – ä süessigkeitelade und frägt – hä häsch du banane? aso nei häsch du tuusig banane? nachher seit er nei han ich nöd gaht er am nächschte tag wider häsch du tuusig banane? seit er nei ich bschtelle wännd morn chunsch dänn hani sovil dänn chunnt er am nächschte tag wider häsch du tuusig banane? seit er ja seit de haas gäll isch vill

269. Cécil
en chline dinosaurier frägt sini mueter gäll wämmir stärbed chöme mer in himmel seit d mueter nei is museum

270. Sarah
weles tier hät de schwanz vorne?
die drei muskeltiere

271. Bernhard
aso en adler frisst a muus – und nachher [unverst.] und nachher luegt si zum – arsch use [lacht] und dänn frägt si de adler ja wie höch simmer dänn jetz ja drütuusig meter jetz mach bloss kän scheiss

272. Laura
aso en schwizer en franzose und en russ göndzumene hotel nachher frägeds händ si no es lärs zimmer nachher [unverst.] ja eis aber ich weiss nöd öb mer det überläbe chan und nachher gat de russ ie und nach zwei minute chunt er usegrännt – äm mit a/ überall äm – ameisebiss nachher – nachher gat de franzose ie und de chunt au i zwei minute use au mit überall ameisebiss gaat de schwizer ie – ein tag zwei tage drü tage vier tage e wuche es jahr und nachher chunt er use – nachher fräget de russ und de franzos ja wie wie häsch du det chöne drinblibe nachher seit er ja ich han d königin töded und [unverst.]

«Nein. Hast du nicht gehört, was ich gestern sagte?» Nachher – ist es so am Jesuskreuz, nachher: «Hättu [sic] auch Fencheleis gewollt?»

268. Pierre
Also, der Hase geht zum – einem Süssigkeitenladen und fragt: «Ha/ hast du Bananen?» Also nein: «Hast du tausend Bananen?» Nachher sagte er: «Nein, hab ich nicht.» Geht er am nächsten Tag wieder: «Hast du tausend Bananen?» Sagt er: «Nein. Ich bestelle. Wenn du morgen kommst, dann habe ich so viele.» Dann kommt er am nächsten Tag wieder: «Hast du tausend Bananen?» Sagt er: «Ja.» Sagt der Hase: «Gell, ist viel.»

269. Cécil
Ein kleiner Dinosaurier fragt seine Mutter: «Gell, wenn wir sterben, kommen wir in den Himmel.» Sagt die Mutter: «Nein, ins Museum.»

270. Sarah
Welches Tier hat den Schwanz vorne?
Die drei Muskeltiere.

271. Bernhard
Also, ein Adler frisst eine Maus – und nachher [unverst.] und nachher schaut sie zum – Arsch hinaus [lacht]. Und dann fragt sie den Adler: «Ja, wie hoch sind wir denn jetzt?» «Ja dreitausend Meter.» «Jetzt mach bloss keinen Scheiss.»

272. Laura
Also, ein Schweizer, ein Franzose und ein Russe gehen zu einem Hotel. Nachher fragen sie: «Haben sie noch ein leeres Zimmer?» Nachher [unverst.]: «Ja, eines. Aber ich weiss nicht, ob man dort überleben kann.» Und nachher geht der Russe rein und nach zwei Minuten kommt er rausgerannt – äm mit a/ überall äm Ameisenbissen. Nachher – nachher geht der Franzose rein. Und der kommt auch in zwei Minuten raus, auch mit überall Ameisenbisse. Geht der Schweizer rein – ein Tag, zwei Tage, drei Tage, vier Tage, eine Woche, ein Jahr und nachher kommt er raus – nachher fragen der Russe und der Franzose: «Ja, wie wie konntest du dort drin bleiben?» Nachher sagt er: «Ja, ich habe die Königin getötet und [unverst.]».

273. Julie
aso es gönd e paar ameise in es hotel und wännd en platz und nachher sägeds ja s hät käs zimmer meh frei – aber nachher findets glich no platz für die ameise eine gaht in lift eine gaht in [unverst.] und eine gaht ufs WC und nachher am nächschte tag tüends beschpräche wies gsi isch seit de eint – ja im lift isch es ganz schön gsi ganz ruhig s chömed nu mängisch lüt ine de im bassin hät s gliche gseit und nachher de im WC seit ja s isch scho schön s rägnet eifach immer

274. Jan
aso es aso es isch emal es grüens männli gsi hät uf em grüene planet gwohnt grüeni wise und äm – äh grüeni hüser und grüene türe und alles dänn gaht d türe di grüen türe uf chunt es rots männli ine – nachher seits ou jetzt bin i im falsche witz

275. Tom
aso e aso so e butzfrau seit zum ma – so zu ihrem ma äh jetzt häsch scho wider zwei ver – schideni socke a dänn seit er ja ich han namal so [unverst.] s gliche gliche paar socke

276. Riccardo
[unverst.] aso chömed in es hotel und de lift isch kaputt und s zimmer isch [unverst.] aso fangets a laufe dänn seit er – chlini paapii ich mus der öppis säge nachher seit er erscht wämmer dobe sind und dänn nachher laufets wiiter – seit er [*singende Stimme*] *paapii es isch aber dringend* dänn seit er ja erscht wämmer dobe sind [unverst.] [*singende Stimme*] *aber s isch sehr wichtig* nachher seit er – seit er wider erscht wämmer dobe sind dänn sinds dobe nachher jetzt chaschs säge ja me händ dune de schlüssel vergässe

277. Ilona
zwei buebe gönd in wald und de einti seit du da vorne häts echo gömmer det hi nachher gön/ nachher seit er nachher seit er jetzt schüss de ander schüsst keis echo nachher seit er ja

273. Julie
Also, es gehen ein paar Ameisen in ein Hotel und wollen einen Platz. Und nachher sagen sie: «Ja, es hat kein Zimmer mehr frei.» Aber nachher finden sie doch noch Platz für diese Ameisen. Eine geht in den Lift, eine geht in [unverst.] und eine geht aufs WC. Und nachher, am nächsten Tag besprechen sie wie's war. Sagt der eine: «Ja im Lift war es ganz schön, ganz ruhig, es kommen nur manchmal Leute rein.» Der im Bassin sagte das gleiche. Und nachher der im WC sagt: «Ja, es ist schon schön, es regnet einfach immer.»

274. Jan
Also es, also es war einmal ein grünes Männlein, wohnte auf dem grünen Planet. Grüne Wiesen und äm – äh grüne Häuser und grüne Türen und alles. Dann geht die Türe, die grüne Türe auf, kommt ein rotes Männlein rein – nachher sagt es: «Ou, jetzt bin ich im falschen Witz.»

275. Tom
Also eine, also so eine Putzfrau sagt zum Mann – so zu ihrem Mann äh: «Jetzt hast du schon wieder zwei verschiedene Socken an.» Dann sagt er: «Ja, ich habe noch mal so [unverst.] das gleiche gleiche paar Socken.»

276. Riccardo
[unverst.] also kommen in ein Hotel und der Lift ist kaputt und das Zimmer ist [unverst.] also fangen sie an zu gehen. Dann sagt er – Kleiner: «Paapii, ich muss dir etwas sagen.» Nachher sagt er: «Erst wenn wir oben sind.» Und dann nachher gehen sie weiter – sagt er [singende Stimme]: «Paapii, es ist aber dringend.» Dann sagt er: «Ja, erst wenn wir oben sind.» [unverst.] [singende Stimme] «Aber es ist sehr wichtig.» Nachher sagt er – sagt er wieder: «Erst wenn wir oben sind.» Dann sind sie oben. Nachher: «Jetzt kannst du's sagen.» «Ja, wir haben unten den Schlüssel vergessen.»

277. Ilona
Zwei Buben gehen in den Wald und der eine sagt: «Du, da vorne hat es Echo. Gehen wir dorthin.» Nachher geh/ nachher sagt er, nachher sagt er: «Jetzt schiess.» Der andere schiesst.

aber echli witer gönds witer jetzt schüss er schüsst keis echo nachher seit er [unverst.] jetzt schüss ich han kei pfiil me

Kein Echo. Nachher sagt er: «Ja, aber ein bisschen weiter.» Gehen sie weiter. «Jetzt schiess.» Er schiesst. Kein Echo. Nachher sagt er [unverst.]: «Jetzt schiess.» «Ich habe keine Pfeile mehr.»

278. Florina

aso bimene hu/ drüstöckige huus wohnt vorne e frä/ aso zoberscht e frau i de mitti es päärli und zunterscht en blinde [Kinder lachen] und nachher gaht di oberscht frau go bumse und nachher tuets uf eimal lüte nachher seit si ah wer isch das scho wider das luegt si us em guckloch dänn gsehts si s pärli vom zweite stock leit si de mantel a und macht d türe uf nachher seit sägeds chasch eus gratuliere mir tüend äntlich hürate nachher äm tuet si si gratuliere schmeisst de mantel irgendwo häre gaat si wider go dusche tuets namal lüte nachher si so ah chame nöd emal in rue dusche – gat si uf luegt us em guckloch und seit ah s isch de blinde ah da bruch i ja kän mantel macht si uf de blind seit chasch mer gratuliere ich gseh wider

278. Florina

Also bei einem Hau/ dreistöckigen Haus wohnt vorne eine Frau/ also zu oberst eine Frau, in der Mitte ein Pärchen und zuunterst ein Blinder. [Kinder lachen] Und nachher geht die oberste Frau bumsen. Und nachher läutet es auf einmal. Nachher sagt sie: «Ah, wer ist das schon wieder das?» Schaut sie aus dem Guckloch. Dann sieht sie das Pärchen vom zweiten Stock. Zieht sie den Mantel an und macht die Türe auf. Nachher sagt sagen sie: «Du kannst uns gratulieren. Wir heiraten endlich.» Nachher äm gratuliert sie. Schmeisst den Mantel irgendwo hin. Geht sie wieder duschen. Läutet es nochmal. Nachher sie so: «Ah, kann man nicht einmal in Ruhe duschen.» Geht sie auf, schaut aus dem Guckloch und sagt: «Ah, es ist der Blinde, ah, da brauche ich ja keinen Mantel.» Macht sie auf, der Blinde sagt: «Kannst mir gratulieren. Ich sehe wieder.»

279. Sascha

en busfahrer und en pfarrer sterbed gliichzitig dänn dänn chömeds in himmel ue de gott lat de busfahrer ie aber äh de pfarrer nöd dänn frögt de pfarrer d DÄ lasch ie de wo immer flueche tuet und da ich wo immer mini predigte ghalte gha han MICH lasch nöd ie? nachher seit de gott wo de busfahrer sin bus gfahre isch hät äm hät händ alli bätted aber wo de pfarrer sini predige ghalte hät händ alli gschlafe

279. Sascha

Ein Busfahrer und ein Pfarrer sterben gleichzeitig. Dann dann kommen sie in den Himmel hinauf. Der Gott lässt den Busfahrer rein aber äh den Pfarrer nicht. Dann fragt der Pfarrer: «Den lässt du rein? Der, der immer flucht und da, ich, der immer meine Predigten hielt, mich lässt du nicht rein?» Nachher sagt der Gott: «Als der Busfahrer seinen Bus fuhr, äm betete beteten alle. Aber als der Pfarrer seine Predigten hielt, schliefen alle.»

280. Benjamin

was isch grüen und lit im strassegrabe?
es sterbsli

280. Benjamin

Was ist grün und liegt im Strassengraben?
Ein Sterbsli.

281. Pasquale

was isch brun und schwümmt im wasser?
es ubrot

281. Pasquale

Was ist braun und schwimmt im Wasser?
Ein U-Brot.

282. Lucien

was isch orange und lauft uf de bärge?
es wandarinli

282. Lucien

Was ist orange und geht auf den Berg?
Ein Wandarinli.

283. Ivo
was isch grüen und schwingt sich vo torte zu torte?
es tarzipan
284. Alex
was läbt im fluss hät acht ärm und isch gschminkt?
en tuntefisch
285. Andi
was isch brun süess und läbt i de wüeschti?
es karaMEL
286. Anja
aso en ma hät uf de schtrass en pinguin gfunde dänn isch er uf de polizeiposchte und hät gfröget was er mit dem söll mache hät de polizischt gseit ich würd am beschte mal mitem in zoo ga isch er wider gange am nächschte tag isch de polizischt und de ma mit em pinguin händ sich wider troffe und nachher hät de polizischt gseit sind si jetzt nöd mitem in zoo? nachher hät de ma gseit doch geschter simmer in und zoo hüt gömmer is kino

287. Boris
aso – de lehrer seit zum fritz – äm als ufzgi bring mer morn drü sätz mit wo du dihei ghörsch – – dänn gaht de fritzli hei und frögt äm sini muetter nei sin vater – du vater weisch du en satz? seit de vater NEI! dänn gaht er zu de muetter dänn seit d muetter dänn seit de seit de fritz zu sinere mueter du weisch du en satz? dänn seit si ich ha kei ziit! dänn gaht er zu de schwöschter dänn seit d schwöschter äh nei dänn seit de brüeder zu de schwöschter was lisisch du det für es buech? dänn seit d schwöschter ich lis es [lacht] ich lis es buech über de gorilla blauarsch dänn gaht er id schuel dänn seit de lehrer FRITZLI! WEISCH du jetzt die sätz? seit de fritzli NEI! [lacht] dänn seit de lehrer – fritzli jetzt SEISCH mer die sätz! ich ha kei zit! du fritzli wer glaubsch wer wer glaubsch du wer ich bin? en gorilla blauarsch

283. Ivo
Was ist grün und schwingt sich von Torte zu Torte?
Ein Tarzipan.
284. Alex
Was lebt im Fluss, hat acht Arme und ist geschminkt?
Ein Tuntenfisch.
285. Andi
Was ist braun, süss und lebt in der Wüste?
Ein KaraMEL.
286. Anja
Also, ein Mann fand auf der Strasse einen Pinguin. Dann ging er auf den Polizeiposten und fragte, was er mit diesem machen solle. Sagte der Polizist: «Ich würde am besten mal mit ihm in den Zoo gehen.» Ging er wieder. Am nächsten Tag ist der Polizist und der Mann mit dem Pinguin, trafen sich wieder. Und nachher sagte der Polizist: «Sind sie jetzt nicht mit ihm in den Zoo?» Nachher sagte der Mann: «Doch. Gestern waren wir im Zoo und heute gehen wir ins Kino.»
287. Boris
Also – der Lehrer sagt zum Fritz – äm: «Als Aufgabe, bring mir morgen drei Sätze mit, die du zu Hause hörst.» Dann geht der Fritzli nach Hause und fragt äm seine Mutter, nein seinen Vater: «Du, Vater, weisst du einen Satz?» Sagt der Vater: «Nein!» Dann geht er zu der Mutter. Dann sagt die Mutter, dann sagt der sagt der Fritz zu seiner Mutter: «Du, weisst du einen Satz?» Dann sagt sie: «Ich habe keine Zeit!» Dann geht er zu der Schwester. Dann sagt die Schwester äh, nein, dann sagt der Bruder zu der Schwester: «Was liest du dort für ein Buch?» Dann sagt die Schwester: «Ich lese ein [lacht] ich lese ein Buch über den Gorilla Blauarsch.» Dann geht er in die Schule. Dann sagt der Lehrer: «Fritzli! Weisst du jetzt diese Sätze?» Sagt der Fritzli: «Nein.» [lacht] Dann sagt der Lehrer: «Fritzli, jetzt sagst du mir diese Sätze.» «Ich habe keine Zeit!» «Du Fritzli, wer glaubst, wer wer glaubst du, wer ich bin?» «Ein Gorilla Blauarsch.»

288. Manuela
d lehrerin seit – aso frägt ihri klass vo wo chunt de schtrom? und dänn dänn streckt de fritzli uf – dänn seit d lehrerin ja fritzli? und dä seit de fritzli – US em urwald dänn seit d lehrerin wie chunsch jetz dänn uf DAS? dänn seit er – ja hüt am morge hät min vater welle de rasierapparat amache und dänn isch er nöd gange und dänn hät er hät er gfluecht jetzt händ die DUMme affe wider de schtrom abgschtellt
289. Ralph
zwei männer gönd dur d wüeschti de einti hät e e telefonkabine bi sich und de ander en amboss und dänn seit der einti für was häsch dänn du e telefonkabine debi? – seit er wänn de löi chunnt dänn säg ich herr telefon ans herr herr l löwe ans telefon dänn seit de ander für was häsch dänn du de ambos debi? wänn ich en ablege chani schnäller laufe

290. Manuela
äh aso es isch so en ma wo is zoogschäft gat nachher häts eso drü papageie eine links eine rächts und eine i de mitti – und dänn – sei/ aso frögt er de verchäufer wievil choschtet dä links? seit de verchäufer SÄCHStuusig dänn seit de chund ja und was cha dänn de für das? dänn seit er dütsch französisch und italienisch – und dänn nachher sei/ dänn seit er äh ja und de rächts wievil choschtet de? dänn seit de ver/ äh de verchäufer ACHTtusig dänn seit er ja was cha dänn de für DAS? und dänn seit de verchäufer de chan dütsch französich italienisch änglisch und nachher – frögt er wider und dä i de mitti wievil choschtet de? dänn seit er de verchäufer zätuusig und dänn seit er de chund ja was cha dänn de für das? dänn seit de verchäufer ja das hegi äh hani au nanig usegfunde aber wänn ich am morgen in lade chu/ in lade inechum dänn säged ihm beidi säged die linggs und rächts immer sali chef

288. Manuela
Die Lehrerin sagt – also fragt ihre Klasse: «Von wo kommt der Strom?» Und dann dann streckt der Fritzli auf – dann sagt die Lehrerin: «Ja, Fritzli?» Und dann sagt der Fritzli: «Aus dem Urwald.» Dann sagt die Lehrerin: «Wie kommst du jetzt denn auf das?» Dann sagt er: «Ja, heute Morgen wollte mein Vater den Rasierapparat anmachen und dann ging er nicht. Und dann fluchte er: «‹Jetzt haben diese dummen Affen wieder den Strom abgestellt.›»
289. Ralph
Zwei Männer gehen durch die Wüste. Der eine hat eine eine Telefonkabine bei sich und der andere einen Amboss. Und dann sagt der eine: «Für was hast denn du eine Telefonkabine dabei?» Sagt er: «Wenn der Löwe kommt, dann sage ich: ‹Herr, Telefon ans Herr Herr Löwe ans Telefon›.» Dann sagt der andere: «Für was hast denn du den Amboss dabei?» «Wenn ich ihn ablege, kann ich schneller gehen.»
290. Manuela
Äh also, es ist so ein Mann, der ins Zoogeschäft geht. Nachher hat es so drei Papageien. Einer links, einer rechts und einer in der Mitte. Und dann sa/ also fragt er den Verkäufer: «Wie viel kostet der links?» Sagt der Verkäufer: «Sechstausend.» Dann sagt der Kunde: «Ja und was kann denn der für das?» Dann sagt er: «Deutsch, Französisch und Italienisch.» Und dann, nachher sagt/ dann sagt er äh: «Ja und der rechts? Wie viel kostet der?» Dann sagt der Ver/ äh der Verkäufer: «Achttausend.» Dann sagt er: «Ja was kann denn der für das?» Und dann sagt der Verkäufer: «Der kann Deutsch, Französisch, Italienisch und Englisch.» Und nachher – fragt er wieder: «Und der in der Mitte? Wie viel kostet der?» Dann sagt er, der Verkäufer: «Zehntausend.» Und dann sagt er, der Kunde: «Ja was kann denn der für das?» Dann sagt der Verkäufer: «Ja das hätte äh habe ich auch noch nicht herausgefunden. Aber wenn ich am Morgen in den Laden ko/ in den Laden reinkomme, dann sagen ihm beide, sagen die links und rechts immer ‹Sali Chef›.»

291. Benno
e blondine und e brünette mached mached es wetttränne wer zerscht abem eifelturm abegumped aso und dänn wer gheit zerscht abe? anderer Schüler: d brünette d blondine hät nachem wäg müese fröge
292. Dieter
aso drü schüeler gönd ufs schprungbrätt – nachher chunt e fee und seit jede cha sich – aso si händ angscht zum abegumpe nachher chunt e fee und seit jede chan sich öppis wünsche wo/ mit was er abegumpe wött aso was dunne isch – nachher seit de ei/ erschti – wii – nachher gumpt er abe und isch alles wii döte nachher trinkt er alles us – – und nachher nachher seit de zweiti schpaghetti nachher gumpt er abe isch alles schpaghetti uf em bode – und dänn isst er alles uf dänn nachher [lacht] und nachher de dritti schliffered us und schei/ seit scheisse

293. Yannick
für was brucht e blondine en staubsuger i de wüeschti?
zum de sand wegsuge
294. Jan
aso e frau wo schwanger isch gaht go jogge in wald – nachher – äh nachher isch en jäger det dä verwächsled si mit emene tier nachher schüsst er si abe – nachher muss muss si in spital – acht chugle hät er gschosse sächs chönds usenoperiere dänn e paar jahr spä später – äh d söhn sind uf de wält dänn chunnt de erschti sohn und seit mami mami bim gaggele isch es metallchügeli use a usecho [Kinder lachen] nachher seit si aah dänn fählt ja numeno eis nachher chunnt de zweiti sohn mami mami mami jetzt seit si jaja dir isch bim gaggele es metallchügeli usech usecho dänn seit er nei ich han bim pisse en hund erschosse

295. Yahav
aso äm de hirni und de weissnöd gönd go poschte – und nacher gönds go poschte und so nachher tüends zahle und nachher äm –

291. Benno
Eine Blondine und eine Brünette machen machen ein Wettrennen, wer zuerst vom Eiffelturm runter springt. Also und dann wer fällt zuerst runter? Anderer Schüler: Die Brünette, die Blondine musste nach dem Weg fragen.
292. Dieter
Also, drei Schüler gehen auf das Sprungbrett. Nachher kommt eine Fee und sagt: «Jeder kann sich –» Also sie hatten Angst zum runter springen. Nachher kommt eine Fee und sagt: «Jeder kann sich – etwas wünschen, das/ mit dem er runter springen will, also was unten ist.» Nachher sagt der ei/ der erste: «Wein.» Nachher springt er runter und ist alles Wein dort. Nachher trinkt er alles aus – – und nachher nachher sagt der zweite: «Spaghetti.» Nachher springt er runter. Ist alles Spaghetti auf dem Boden – und dann isst er alles auf. Dann nachher [lacht] und nachher der dritte rutscht aus und «Schei/» sagt: «Scheisse.»
293. Yannick
Für was braucht eine Blondine einen Staubsauger in der Wüste?
Zum den Sand wegsaugen.
294. Jan
Also, eine Frau, die schwanger ist, geht joggen in den Wald. Nachher – äh nachher ist ein Jäger dort, der verwechselt sie mit einem Tier. Nachher schiesst er sie ab. Nachher muss muss sie ins Spital – acht Kugeln schoss er, sechs können sie raus operieren. Dann ein paar Jahre spä später – äh die Söhne sind auf der Welt, dann kommt der erste Sohn und sagt: «Mami, Mami, beim Kacken kam ein Metallkügelchen raus a raus.» [Kinder lachen] Nachher sagt sie: «Aah, dann fehlt ja nur noch eines.» Nachher kommt der zweite Sohn: «Mami, Mami, Mami.» Jetzt sagt sie: «Ja, ja, dir kam beim Kacken ein Metallkügelchen raus.» Dann sagt er: «Nein. Ich habe beim Pissen einen Hund erschossen.»
295. Yahav
Also äm der Hirn und der Weissnicht gehen einkaufen – und nachher gehen sie einkaufen und so. Nachher zahlen sie. Und nach-

nei nei wart schnäll ich fang namal a – aso de hirni mh [Räuspern] und de ich weissnöd gönd go poschte nachher frönds go parkiere und dänn häts aber kei platz me und nachher tüends en eifach so an strasserand s auto aneschtelle und nachher sinds am zahle und nachher seit s hirni ich gang schnäll ufs WC und de ich weiss nöd gaht no so go d sache ipacke und so und nachher äm chunnt de polizischt und seit wie heisset si? ich weiss nöd nachher frögt er wie heisset si? ich weiss nöd und nachher seit de polizischt wo händ si dänn ihres hirni gla? uf em WC

her äm – nein, nein, warte schnell, ich fange nochmals an. Also, der Hirn mh [räuspern] und der Ichweissnicht gehen einkaufen. Nachher gehen sie parkieren. Und dann hat es aber keinen Platz mehr. Und nachher stellen sie ihn, das Auto einfach so an den Strassenrand. Und nachher sind sie am zahlen und nachher sagt das Hirn: «Ich gehe schnell aufs WC.» Und der Ichweissnicht geht noch so die Sachen einpacken und so und nachher äm kommt der Polizist und sagt: «Wie heissen Sie?» «Ichweissnicht.» Nachher fragt er: «Wie heissen Sie?» «Ichweissnicht.» Und nachher sagt der Polizist: «Wo haben Sie denn Ihr Hirn gelassen?» «Auf dem WC.»

296. Boris
aso äm – – äm en schwizer rännt amene usländer verbi und seit em du TUbel! [lacht] und dänn seit de usländer [*tiefe Stimme*] *wänn das no eimal seisch nimm ich dir d zä use* dänn seit de schwizer wiso? ich bin zahnarzt [lacht] dänn seit er [*tiefe Stimme*] *nei mit fuuscht*

296. Boris
Also äm – – äm ein Schweizer rennt an einem Ausländer vorbei und sagt ihm: «Du Dummkopf!» [lacht] Und dann sagt der Ausländer [tiefe Stimme]: «Wenn du das noch einmal sagst, nehme ich dir die Zähne raus.» Dann sagt der Schweizer: «Wieso? Ich bin Zahnarzt.» [lacht] Dann sagt er [tiefe Stimme]: «Nein, mit Faust.»

297. Manuela
aso e blondine gaht zunere grossfirma gaht so an empfang und verlangt de herr meier – und – und nachher – aso – [*wendet sich an zwei lachende Mitschüler*] *was was lachet ir eigentlich so s isch ja gar nöd lusch nanig luschtig – aso WÜRKLI* und dänn nachedhär sei/ seit si wo de herr meier isch und dänn seit de am empfang wiso händ si eigentlich e matraze uf irem rugge? dänn seit si ja de herr meier hät gseit ich mües all unterlage mitnä woni heg

297. Manuela
Also, eine Blondine geht zu einer Grossfirma. Geht so an den Empfang und verlangt den Herr Meier – und – und nachher – also [wendet sich an zwei lachende Mitschüler:] Was lacht ihr eigentlich so? Es ist ja gar nicht lust noch nicht lustig. Also wirklich! Und dann nachher sa/ sagt sie, wo der Herr Meier ist. Und dann sagt der am Empfang: «Wieso haben sie eigentlich eine Matratze auf Ihrem Rücken?» Dann sagt sie: «Ja, der Herr Meier hat gesagt, ich müsse alle Unterlagen mitnehmen, die ich habe.»

298. Nick
de schwizer de franzos und de – – ängländer mached äm wer am witischte ä bombe cha schüsse dänn hät de ängländer nei de schwizer agfange eis zwei drü [*imitiert Explosion*] *pchch* chunnt de franzos un deux trois [*imitiert Explosion*] *pchch* chunnt de ängländer a one a two a one two [*imitiert Explosion*] *pchch*

298. Nick
Der Schweizer, der Franzose und der – – Engländer machen äm wer am weitesten einen Bombe werfen kann. Dann fing der Engländer, nein der Schweizer an: «Eins zwei drei.» [imitiert Explosion] pchch. Kommt der Franzose: «Un deux trois.» [imitiert Explosion] pchch. Kommt der Engländer: «a one a two a one two [imitiert Explosion] pchch.»

299. Olivier
EIN schwizer und hundert franzose sind imene flugzüg – dänn seit de de – pilot mir münd alles gepäck usewärfe mir sind z schwer gheieds alles – gepäck use dänn seit de pilot mir sind no immer z schwer mir müend de bode abela und dänn seit er mir seged no immer z schwer – eine mir mir bruchet ein freiwillige wo abegumped dänn seit de schwizer ICH alli hebed sich anere schtange dänn seit er ICH und dänn klatsched alli franzose

300. Rolf
en italienerin isch schwanger – si hät — [7 Sek.] si isch schwanger – gaht si zum dokter – und seit [*hohe Stimme*] *mamma mia kindeli kommt mamma mia kindeli kommt* nachher nachher isch de dokter go untersueche nei nei s chind chunnt nonig nach nachere schtund mues si furze seit si [*hohe Stimme*] *mamma mia kindeli kommt mit motorrad*

301. Yannick
drü italienerfraue wetted wele ma sich – also wele ma sich am sich öppis chan de frau in arsch ine schtecke am nächschte tag seit d frau ja miin ma hät chönne de finger bi mir is arschloch ineschtecke nachher seit er seit die ander ja das isch ja no gar nüt miin ma hät de ganz arm chönne ineschtecke nachher seit die dritt francesco komm raus

302. Lukas
also es isch en mantafahrer und vornedra isch en laschtwage die sind uf de autobahn und es isch winter aso hät glattiis und es schneit nachher bi de erschte ample schtigt de mantafahrer us em auto us und chlopft ad schiibe und nachher seit er ja grüezi ich bin mantafahrer sie verlieren ladung seit er ja logisch verlür ich ladi ladig nachher so ja das isch mer egal nachher fahrt er wiiter nachher bi de zweite ample isch er wider cho äm ich bin mantafahrer ich bin scho vorhher verbicho äm sie verlieren ladung und nachher seit de

299. Olivier
Ein Schweizer und hundert Franzosen sind in einem Flugzeug. Dann sagt der der Pilot: «Wir müssen alles Gepäck raus werfen. Wir sind zu schwer.» Werfen sie alles – Gepäck raus. Dann sagt der Pilot: «Wir sind noch immer zu schwer, wir müssen den Boden runter lassen.» Und dann sagt er, wir seien [sic] noch immer zu schwer: «Einer, wir wir brauchen einen Freiwilligen, der runter springt.» Dann sagt der Schweizer: «Ich.» Alle halten sich an einer Stange. Dann sagt er: «Ich.» Und dann klatschen alle Franzosen.

300. Rolf
Eine Italienerin ist schwanger. Sie hat — [7 Sek.] sie ist schwanger. Geht sie zum Doktor – und sagt [hohe Stimme]: «Mamma mia, Kindelein kommt. Mamma mia, Kindelein kommt.» Nachher nachher ging der Doktor untersuchen: «Nein, nein, das Kind kommt noch nicht.» Nach nach einer Stunde muss sie furzen. Sagt sie [hohe Stimme]: «Mamma mia, Kindelein kommt mit Motorrad.»

301. Yannick
Drei Italienerfrauen wetten, welcher Mann sich – also welcher Mann sich am sich etwas kann der Frau in den Arsch rein stecken. Am nächsten Tag sagt die Frau: «Ja mein Mann konnte den Finger bei mir ins Arschloch rein stecken.» Nachher sagt er sagt die andere: «Ja, das ist ja noch gar nichts. Mein Mann konnte den ganzen Arm rein stecken.» Nachher sagt die dritte: «Francesco, komm raus!»

302. Lukas
Also, es ist ein Mantafahrer und vorne dran ist ein Lastwagen. Die sind auf der Autobahn und es ist Winter, also hat Glatteis und es schneit. Nachher bei der ersten Ampel steigt der Mantafahrer aus dem Auto aus und klopft an die Scheibe und nachher sagt er: «Ja grüezi, ich bin Mantafahrer. Sie verlieren Ladung.» Sagt er: «Ja, logisch verliere ich Ladung.» Nachher so: «Ja, das ist mir egal.» Nachher fährt er weiter. Nachher bei der zweiten Ampel kam er wieder äm: «Ich bin Mantafahrer. Ich bin schon vorher vorbei gekommen, äm

laschtwagefahrer ja logisch verlür ich ladig ich has doch ine scho mal gseit nachher äm de gahts wiiter dänn chlopft er nome/ namal und seit grüezi ich bin mantafahrer nachher – seit er ja das weiss i wüssed si was ich bin? ich bin en salzstreuer

303. Yves
äm – es es rumschiff vo de NASA gaht is wältall ufe – – und dänn – NASA und dänn merkt de pilot ou die da une uf der erde händ eus äm händ eus äm zwenig tribstoff mitgä [lacht] und dänn seit dänn seit dänn seit eine dänn händ dänn händ alli angscht dänn chunnt em pilot en idee und dänn rüeft er lut alli bohne ässe!
304. Anna
also im kino dänn chunnt de ma am aso det wo me billet cha chaufe am billetverchäufer verbi dänn seit de aber si chömed doch jet scho s dritte MAL verBI – zum billet chaufe? ja wüssed si det vorne isch so en typ wo mer immer d charte verrisst

305. Ivan
aso – amene trottoir sind emal zwei strassenarbeiter händ hät eine es loch grabe und de ander häts wider zuegmacht [unverst.] dänn händs wider zuegmacht dänn isch öpper verbigloffe und hät gfrögt was dänn das söll dänn hät de eint gseit ja aso normalerwis simmer z dritte aber hüt fählt de wo d bäum amel ietuet
306. Marco
aso zwei schiissdräck händ sich mal uf de schtrass troffe da seit de eint zum andere chum jetzt gömmer go e bank überfalle seit de ander ok chunt so de dünnpfiff seit dörfi au mitcho dänn seit er de schissdräck nei mir bruchet nur härti sieche

307. Pascal
sind so zwei fisch uf em märt gsi dänn träffet si sich so amene tisch dänn seit de eint hai seit de ander wo?

Sie verlieren Ladung.» Und nachher sagt der Lastwagenfahrer: «Ja, logisch verliere ich Ladung. Ich sagte es Ihnen doch schon mal.» Nachher äm dann geht es weiter. Dann klopft er noch mehr/ nochmal und sagt: «Grüezi, ich bin Mantafahrer.» Nachher – sagt er: «Ja, das weiss ich. Wissen Sie was ich bin? Ich bin ein Salzstreuer.»
303. Yves
Äm – ein ein Raumschiff von der NASA geht ins Weltall rauf – – und dann – NASA und dann merkt der Pilot: «Ou, die da unten auf der Erde haben uns äm haben uns äm zuwenig Treibstoff mitgegeben.» [lacht] Und dann sagt dann sagt dann sagt einer, dann haben dann haben alle Angst. Dann kommt dem Pilot eine Idee und dann ruft er laut: «Alle Bohnen essen!»
304. Anna
Also, im Kino, dann kommt der Mann am also dort wo man Billette kaufen kann am Billettverkäufer vorbei. Dann sagt der: «Aber Sie kommen doch jetzt schon das dritte Mal vorbei – zum Billette kaufen?«Ja, wissen Sie, dort vorne ist so ein Typ, der mir immer die Karte zerreisst.»
305. Ivan
Also – an einem Trottoir sind einmal zwei Strassenarbeiter. Grub einer ein Loch und der andere machte es wieder zu. [unverst.] Dann machten sie wieder zu. Dann kam jemand vorbei und fragte, was denn das soll. Dann sagte der eine: «Ja, also, normalerweise sind wir zu dritt. Aber heute fehlt der, der die Bäume jeweils hinein tut.»
306. Marco
Also, zwei Scheissdreck trafen sich mal auf der Strasse. Da sagt der eine zum andern: «Komm, jetzt gehen wir eine Bank überfallen.» Sagt der andere: «Okay.» Kommt so der Dünnpfiff, sagt: «Darf ich auch mitkommen?» Dann sagt er, der Scheissdreck: «Nein, wir brauchen nur harte Kerle.»
307. Pascal
Waren so zwei Fische auf dem Markt. Dann treffen sie sich so an einem Tisch. Dann sagt der eine: «Hi.» Sagt der andere: «Wo?»

308. Andreas
was isch was isch gäl und hät krücke?
es krücken
309. Jasmin
aso es isch eine – in so e beiz gange und hät gseit ja ich bschtell drü bier und nachher seit äh seit si ja wotschs nöd hinderenand? nei ich mues grad mitenand ha will – äm ich mues no für mini zwei kollege wonich verzellt/ aso versproche dass ich immer für si au es bier trinke – und nachhär hät si s bracht und es isch immer so witer gange und eines tages chunt de ander und nachhär seit er ja ich möcht zwei bier ha nachhär seit so d frau ja wiso nur zwei? nachhär seit de ander ja ich han ufghört trinke

310. Tobias
aso so en arbeiter chunt mal z spat is gschäft da seit de chef schisst en de chef zäme dänn seit er wiso chunsch erscht jetz? seit er weisch warum? uf em lift stat nur für vier persone weisch wie lang hani müese warte bis drü zumer cho sind

311. Stefan
isch emal en ma zum arzt gange so im wartezimmer hockt e frau mit emene verband um de chopf frögt er si wasch passiert? dänn seit si ich hamer d ferie müese us em chopf schla

312. Silvio
aso en chund gaht mal is reschtorant und dänn seit er zum ober ich han e suppe wo zwei flüge kämpfed dänn seit er ja für vier franke chasch ja kän schtierkampf erwarte

313. Sabrije
was macht e blondine mit emene stuck brot uf em wece?
d änte füetere
314. Rahel
aso seit es breitmulfröschli zum fröschli ja wiso häsch du so es aso so es spitzmul? seits ja ich säge jede morge confitüüüre dänn seit s breitmulfröschli ja ich probiers emal us chu-

308. Andreas
Was ist, was ist gelb und hat Krücken?
Ein Krücken.
309. Jasmin
Also, es ging einer – in so ein Wirtshaus und sagte: «Ja, ich bestelle drei Bier.» Und nachher sagt äh sagt sie: «Ja, willst du sie nicht hintereinander?» «Nein, ich muss sie grad miteinander haben, weil äm ich muss noch für meine zwei Kollegen wo ich erzählt also versprochen, dass ich immer für sie auch ein Bier trinke.» Und nachher brachte sie es und es ging immer so weiter. Und eines Tages kommt der andere und nachher sagt er: «Ja, ich möchte zwei Bier haben.» Nachher sagt so die Frau: «Ja, wieso nur zwei?» Nachher sagt der andere: «Ja, ich habe aufgehört zu trinken.»
310. Tobias
Also, so ein Arbeiter kommt mal zu spät ins Geschäft. Da sagt der Chef, scheisst ihn der Chef zusammen. Dann sagt er: «Wieso kommst du erst jetzt?» Sagt er: «Weisst du warum? Auf dem Lift steht: nur für vier Personen. Weisst du wie lange musste ich warten, bis drei zu mir kamen.»
311. Stefan
Ging einmal ein Mann zum Arzt. So im Wartezimmer hockt eine Frau mit einem Verband um den Kopf. Fragt er sie: «Was ist passiert?» Dann sagt sie: «Ich musste mir die Ferien aus dem Kopf schlagen.»
312. Silvio
Also, ein Kunde geht mal ins Restaurant und dann sagt er zum Ober: «Ich habe eine Suppe, wo zwei Fliegen kämpfen.» Dann sagt er: «Ja, für vier Franken kannst du ja keinen Stierkampf erwarten.»
313. Sabrije
Was macht eine Blondine mit einem Stück Brot auf dem WC?
Die Ente füttern.
314. Rahel
Also, sagt ein Breitmaulfröschlein zum Fröschlein: «Ja, wieso hast du so ein also so ein Spitzmaul?» Sagt es: «Ja, ich sage jeden Morgen ‹Konfitüüüre›.» Dann sagt das Breitmaul-

me inere wuche wider nachane e wuche später chunt s breitmulfröschli mit emene MEgabreite mul wider nachane seits s fröschli ja wiso häsch dänn so e breits mul? dänn seits ja ich ha ebe – s wort vergässe hani immer gseit marmelAde

fröschlein: «Ja, ich probier's einmal aus. Komme in einer Woche wieder.» Nachher, eine Woche später kommt das Breitmaulfröschlein mit einem mega breiten Maul wieder. Nachher sagt das Fröschlein: «Ja, wieso hast du denn so ein breites Maul?» Dann sagt es: «Ja, ich habe eben – das Wort vergessen. Sagte ich immer ‹Marmelade›.»

315. Sven

was seit en stimmbrüchige ma am telefon? diese nummer ist falsch diese nummer ist ungültig

315. Sven

Was sagt ein stimmbrüchiger Mann am Telefon?

Diese Nummer ist falsch. Diese Nummer ist ungültig.

316. Elena

ja äm s isch en en pfarrer isch i de chile gschtande und s isch hochwasser gsi und nachhane [unverst.] isch em s wasser bis da ane gange nachane isch d fürwehr cho und hät gseit äh schtiged si i susch vers/ äm vertrinked si und nachhär hät gseit nei ich glaub a gott nachane isch er wit/ aso isch er isch s wasser bis da ufe gschtande und nachhär sinds wider cho chum jetzt müend si aber ischtige susch vertrinked si dänn würklich nei ich glaub a gott und nachhane hät er nuno chöne irgendwie s eso mache nachane [verneinend] hää ischs ischs wider cho [verneinend] nää ja chum mir retted si jetzt gl/ äm su äm susch vertrinked si äm nei ich glaub a gott und nachane isch er vertrunke isch er in aso hät er gott gfröged äm – ja wiso häsch du mich nöd grettet? dänn seit er ja ich has doch die ganz zit probiert

316. Elena

Ja, äm es stand ein ein Pfarrer in der Kirche und es war Hochwasser. Und nachher [unverst.] ging ihm das Wasser bis dahin. Nachher kam die Feuerwehr und sagte äh: «Steigen Sie ein, sonst vers/ äm ertrinken Sie.» Und nachher sagte: «Nein, ich glaube an Gott.» Nachher stand er weit/ also stand er stand ihm das Wasser bis hier hinauf. Und nachher kamen sie wieder: «Komm, jetzt müssen Sie aber einsteigen, sonst ertrinken Sie dann wirklich.» «Nein, ich glaube an Gott.» Und nachher konnte er es nur noch irgendwie so machen, nachher [verneinend]: «Hää.» Kam es wieder [verneinend]: «Nää.» «Ja, komm wir retten Sie jetzt gl/ äm so/ äm sonst ertrinken Sie.» «Äm nein, ich glaube an Gott.» Und nachher ertrank er. Ist er in also, fragte er Gott äm: «Ja, wieso hast du mich nicht gerettet?» Dann sagt er: «Ja, ich habe es doch die ganze Zeit probiert.»

317. Louis

aso en es gschpängscht i de nacht mit mit em aut wird mit mit em auto ertappt – seit de polizischt ja äh chönnt ich ihre uswis gseh? ja gärn de wo/ de grabschtei isch im isch im – isch hine ine

317. Louis

Also, ein Gespenst in der Nacht mit mit dem Aut/ wird mit dem Auto ertappt. Sagt der Polizist: «Ja, äh könnte ich Ihren Ausweis sehen?» «Ja, gerne, der wo/ der Grabstein ist im, ist im – ist hinten drin.»

318. Vinzenz

aso en pfarrer fahrt mit em auto freihändig dur d schtrass frägt en [unverst.] aso NEI! – äh si si chönt da nöd freihändig fahre ja wiso? gott fahrt mir mir z zweit am schtür? das choschtet äxtra

318. Vinzenz

Also, ein Pfarrer fährt mit dem Auto freihändig durch die Strasse. Fragt ein [unverst.]: «Also nein! – Äh Sie, Sie können da nicht freihändig fahren.» «Ja wieso? Gott fährt mir mir.» «Zu zweit am Steuer? Das kostet extra.»

319. Pascal
aso en jugo gaht zumene tätowierer und seit und äh seit ich möcht en uf de schwanz en ferrari – dänn macht er das dänn frögt de täto wiso wetsch du uf uf de schwanz en ferrari? dänn seit er ich fahr am nächschte eh hine in arsch ine

320. Theo
en jugo chunt am nächschte tag so is gschäft dänn schisst en de chef zäme wiso häsch bi mir iproche? dänn seit er – ich hAn gar nöd iproche seit de chef jawa ich han dini händabdrück gseh dänn seit de jugo ich han doch händsche agha

321. Sabrije
aso es isch emal – en bueb gsi de isch bim nachbar uf em baum aso bim nachbar häts en baum so en chriesibaum isch er uf em baum gsi und hät chriesi gässe nachane isch de nachbar usecho hät gseit du wännd nöd abe chunsch dänn gang is grad dim vater go säge hät er gseit gha si chönnts em ruig säge er hockt nämlich zwei äscht obe a mir

322. Alessandra
aso äh es eso dänn seit en lehrer zum chind – aso ja jetzt mues ich dir jetzt chunt dänn din vater graui haar über wänn er dis zügnis gseht nachhär seit s chind ja da wird er sich freue er hät nämlich e glatze

323. Andreas
seit e mus nach em frässe aso ich ich glaub ich mues nu no e paar kilo zuenä dänn hält mi jede für e chatz

324. Stefan
eine fahrt immer mit emene mit em töff de hät eso e zipfelchappe dänn chunt d polizei und seit wärum häsch kän helm a und zipfelchappe? dänn hät de ander gseit ja ich ha mal e zipfelchappe und de helm us em oberschte stock abegrüert de helm isch kaputt gange und d zipfelchappe isch ganz blibe

319. Pascal
Also, ein Jugo geht zu einem Tätowierer und sagt und äh sagt: «Ich möchte einen auf den Schwanz einen Ferrari.» Dann macht er das. Dann fragt der Täto: «Wieso möchtest du auf auf den Schwanz einen Ferrari?» Dann sagt er: «Ich fahre dem nächsten eh hinten in den Arsch rein.»

320. Theo
Ein Jugo kommt am nächsten Tag so ins Geschäft. Dann scheisst ihn der Chef zusammen: «Wieso hast du bei mir eingebrochen?» Dann sagt er: «Ich habe gar nicht eingebrochen.» Sagt der Chef: «Ja was. Ich habe deine Handabdrücke gesehen.» Dann sagt der Jugo: «Ich hatte doch Handschuhe an.»

321. Sabrije
Also, es war einmal – ein Junge, der war beim Nachbarn auf dem Baum, also beim Nachbarn hat es einen Baum, so ein Kirschbaum, war er auf dem Baum und ass Kirschen. Nachher kam der Nachbar raus und sagte: «Du, wenn du nicht runter kommst, dann gehe ich das grade deinem Vater erzählen.» Sagte er: «Sie können es ihm ruhig sagen. Er hockt nämlich zwei Äste oben an mir.»

322. Alessandra
Also, äh ein so, dann sagt ein Lehrer zum Kind: «Also, ja, jetzt muss ich dir, jetzt bekommt dann dein Vater graue Haare, wenn er dein Zeugnis sieht.» Nachher sagt das Kind: «Ja, da wird er sich freuen. Er hat nämlich eine Glatze.»

323. Andreas
Sagt eine Maus nach dem Fressen: «Also ich ich glaube ich muss nur noch ein paar Kilo zunehmen, dann hält mich jeder für eine Katze.»

324. Stefan
Einer fährt immer mit einem mit dem Motorrad, der hat so eine Zipfelmütze. Dann kommt die Polizei und sagt: «Warum hast du keinen Helm an und Zipfelmütze?» Dann sagte der andere: «Ja, ich warf mal eine Zipfelmütze und den Helm aus dem obersten Stock runter. Der Helm ging kaputt und die Zipfelmütze blieb ganz.»

325. Andreas
aso de fritzli merkt plötzlich dass sis handy schället dänn dänkt er aso jetz das isch aber komisch es weiss doch niemert dass ich da bin

325. Andreas
Also, der Fritzli merkt plötzlich, dass sein Handy läutet. Dann denkt er: «Also jetzt, das ist aber komisch, es weiss doch niemand, dass ich da bin.»

326. Kathi
hät e frau so en hund kauft nächher hät si nöd gwüsst wi si wi s en söll taufe hät si es schild gseh wo druf gschtande isch nöi mode hät si en halt nöi mode tauft isch si mal is hallebad hät de hund mitgno isch id umkleidekabine nachher isch ere de hund weggloffe isch si use füdliblutt und hät grüeft nöi MODE! nöi MODE! [lacht] am nächschte tag sind alli so füdliblutt uf de schtrass umegloffe

326. Kathi
Kaufte eine Frau so einen Hund. Nachher wusste sie nicht wie sie, wie sie ihn taufen soll. Sah sie ein Schild auf dem drauf stand: Neue Mode. Taufte sie ihn halt ‹Neue Mode›. Ging sie mal ins Hallenbad, nahm den Hund mit. Ging in die Umkleidekabine. Nachher lief ihr der Hund weg. Ging sie raus, splitternackt und rief: «Neue Mode! Neue Mode!» [lacht] Am nächsten Tag liefen alle so splitternackt auf der Strasse rum.

327. Pascal
de hitler hät so füf lüt am sim tisch und seit jetzt machemer es würfelschpili de wo s sächsi hät de hät no e chance z überläbe bi de andere zahle wirsch verschosse de erscht würflet s eis verschosse de dritt au füf knapp wird no verschosse dänn de viert es zwei au verschosse de füft hät es sächsi jetzt seit de hitler törfsch namal würfle

327. Pascal
Der Hitler hat so fünf Leute am [sic] seinem Tisch und sagt: «Jetzt machen wir ein Würfelspiel. Der, der die Sechs hat, der hat noch eine Chance zu überleben. Bei den anderen Zahlen wirst du erschossen.» Der erste würfelt die Eins. Erschossen. Der dritte auch, fünf, knapp. Wird noch erschossen. Dann der vierte, eine Zwei. Auch erschossen. Der fünfte hat eine Sechs. Jetzt sagt der Hitler: «Du darfst nochmals würfeln.»

328. Fabio
zwei fründe i de nacht und dänn seit de eint zum andere um mitternacht du da isch schöne himmel da obe dänn seit de ander und ja was schlüssisch drus? seit de ander schön wätter seit er nei s zält isch weg

328. Fabio
Zwei Freunde in der Nacht und dann sagt der eine zum anderen um Mitternacht: «Du da ist schöner Himmel, da oben.» Dann sagt der andere: «Und ja, was schliesst du daraus?» Sagt der andere: «Schönes Wetter.» Sagt er: «Nein. Das Zelt ist weg.»

329. Alessandra
aso es gönd zwei mantafahrer is karate und det halt lärneds so mit em chopf ziegelschtei verbräche und nachher s isch so guet wännt agriffe wirsch dänn seit de ander ja griff ich irgendwänn en ziegelschtei a?

329. Alessandra
Also, es gehen zwei Mantafahrer ins Karate und dort halt lernen sie so mit dem Kopf Ziegelsteine zerbrechen. Und nachher: «Es ist so gut wenn du angegriffen wirst.» Dann sagt der andere: «Ja, greife ich irgendwann einen Ziegelstein an?»

330. Andreas
seit en rägewurm zu ihre zu sim agebetete aso entweder du liebsch mi oder ich werf mi vors huen

330. Andreas
Sagt ein Regenwurm zu ihrem zu seinem Angebeteten: «Also entweder du liebst mich oder ich werfe mich vors Huhn.»

331. Pascal
aso zwei ameise träffed si sich sich eso und verzelled sich so erläbnis di eint verzellt ich bi über so zwei HOchi bärge gloffe [Kinder lachen] die ander seit ich bi dur en dschungel gloffe und bi irgendwo abegheit bi wider uecho und bi devogloffe
332. Andreas
wälzt sich en elefant im ameisehufe alli chömed alli ameise – äm gönd uf ihn ue und wännd en aagriiffe dänn schtat er uf und schüttlet sich und nu no ei amei/ ameise blibt bi sim hals rüefed alli une würg en würg en

331. Pascal
Also, zwei Ameisen treffen sie sich sich so und erzählen sich so Erlebnisse. Die eine erzählt: «Ich ging über so zwei hohe Berge.» [Kinder lachen] Die andere sagt: «Ich ging durch einen Dschungel und fiel irgendwo runter. Kam wieder raus und lief davon.»
332. Andreas
Wälzt sich ein Elefant im Ameisenhaufen. Alle kommen, alle Ameisen äm gehen auf ihn drauf und wollen ihn angreifen. Dann steht er auf und schüttelt sich und nur noch eine Amei/ Ameise bleibt bei seinem Hals. Rufen alle unten: «Würg ihn, würg ihn.»

Ulla Kleinberger Günther

Kommunikation in Betrieben

Wirtschaftslinguistische Aspekte der innerbetrieblichen Kommunikation

Bern, Berlin, Bruxelles, Frankfurt am Main, New York, Oxford, Wien, 2003.
257 S., zahlr. Abb., Tab. und Graf.
Zürcher Germanistische Studien. Bd. 57
Herausgegeben von Michael Böhler, Harald Burger,
Peter von Matt und Ulrich Stadler
ISBN 3-03910-049-1 br.
sFr. 45.– / € 31.– / €** 29.– / £ 19.– / US-$ 34.95*

* inkl. MWSt. – nur gültig für Deutschland und Österreich ** exkl. MWSt.

In Betrieben wird unter besonderen Bedingungen gesprochen und geschrieben. Wie begegnet die Linguistik dem Phänomen der betriebsinternen sprachlichen Kommunikation? Im ersten, theoretischen Teil zeigt die vorliegende Studie, mit welchen Methoden die Linguistik und benachbarte Disziplinen sich mit den verschiedenen Formen betriebsinterner Kommunikation auseinandersetzen. Im zweiten, empirischen Teil präsentiert und interpretiert die Autorin Daten, die in rund 50 halbgeleiteten Interviews mit Mitarbeiterinnen und Mitarbeitern verschiedener Schweizer Industriebetriebe erhoben wurden. Die Interviewten, die in der Betriebshierarchie untere Stufen und häufig sogenannte «Drehscheibenpositionen» einnehmen, geben Auskunft zu Kommunikation und Informationsablauf, Effizienz von Medien-, Kommunikations- und Sprachwahl etc. In den Blickpunkt rückt dabei die Softcommunication, die bislang in der Forschung kaum eine Rolle gespielt hat. Es zeigt sich aber, dass Gespräche in nicht geplanten und nicht strukturierten Abläufen für die innerbetriebliche Kommunikation von eminenter Wichtigkeit sind.

Aus dem Inhalt: Kommunikation – Innerbetriebliche Kommunikation – Einstellungen – Fachkommunikation – Fremdsprachen – Informationssuchlauf – Softcommunication.

Die Autorin: Ulla Kleinberger Günther, geb. 1963 in Zürich, Studium der Germanistik, Romanistik und Vergl. germanischen Sprachen in Zürich, 1992 Promotion, 1993-1995 Forschungsaufenthalte an den Universitäten in Berkeley/USA und Heidelberg/BRD. 1995-1999 Oberassistentin des Deutschen Seminars der Universität Zürich. 2000 Habilitation an der Universität Zürich. Gegenwärtig tätig als Privatdozentin und Wissenschaftliche Mitarbeiterin des Deutschen Seminars der Universität Zürich und als Dozentin der Fakultät für Kommunikationswissenschaft der Universität Lugano.

PETER LANG
Bern · Berlin · Bruxelles · Frankfurt am Main · New York · Oxford · Wien

Beat L. Müller

Der Sprechakt als Satzbedeutung

Zur pragmatischen Grundform der natürlichen Sprache

Bern, Berlin, Bruxelles, Frankfurt am Main, New York, Oxford, Wien, 2003.
359 S., 3 Tab.
Europäische Hochschulschriften: Reihe 21, Linguistik. Bd. 265
ISBN 3-03910-122-6 br.
sFr. 83.– / € 57.20 / €** 53.50 / £ 35.– / US-$ 63.95*

* inkl. MWSt. – nur gültig für Deutschland und Österreich ** exkl. MWSt.

Diese Studie befasst sich mit der Sprechakttheorie in bezug auf pragmatische und philosophische Fragestellungen und untersucht den semantischen Charakter der natürlichen Sprache. Im Mittelpunkt steht die Analyse der semantischen Grundstruktur der Spracheinheiten mit sogenannt illokutiver Bedeutung. Der Autor erarbeitet ein umfassendes Modell, das exemplarisch vor allem auf das Versprechen, die Assertion und die Deklarative angewandt wird. Abschliessend wird die pragmatische Ausrichtung der natürlichen Sprache mit den Ansätzen der zeitgenössischen Philosophie verglichen.

Aus dem Inhalt: Die pragmatische Dimension des Sprachsystems – Gegenstandsbestimmung: von der Äusserung zum Illoquenten – Die pragmatische Bedeutung – Der perlokutive Anspruch als Illoquent-Bedeutung – Illoquent und Satz: die Ausdrucksweise der illokutiven Bedeutung – Die semantische Grundstruktur des Illoquenten – Die illokutive Bedeutung der Assertion und des Versprechens – Zur illokutiven Bedeutung der Deklarative – Bilanz und weiterführende Gedanken.

Der Autor: Beat L. Müller studierte Germanistik, Geschichte und Pädagogik an der Universität Zürich. Nach der Promotion, journalistische Tätigkeit. Anschliessend Zweitstudium in Philosophie und Theologie in Rom. Der Autor ist heute in Zürich im Bereich der Bildung und Seelsorge tätig.

PETER LANG
Bern · Berlin · Bruxelles · Frankfurt am Main · New York · Oxford · Wien

Printed by
CPI books GmbH, Leck

FSC
www.fsc.org
MIX
Papier | Fördert
gute Waldnutzung
FSC® C083411

Kolibri 360 GmbH
Ferdinand-Jühlke-Straße 7
99095 Erfurt, Deutschland
produktsicherheit@kolibri360.de